新闻出版改革发展项目
国家出版基金项目
中医古籍抢救工程示范项目

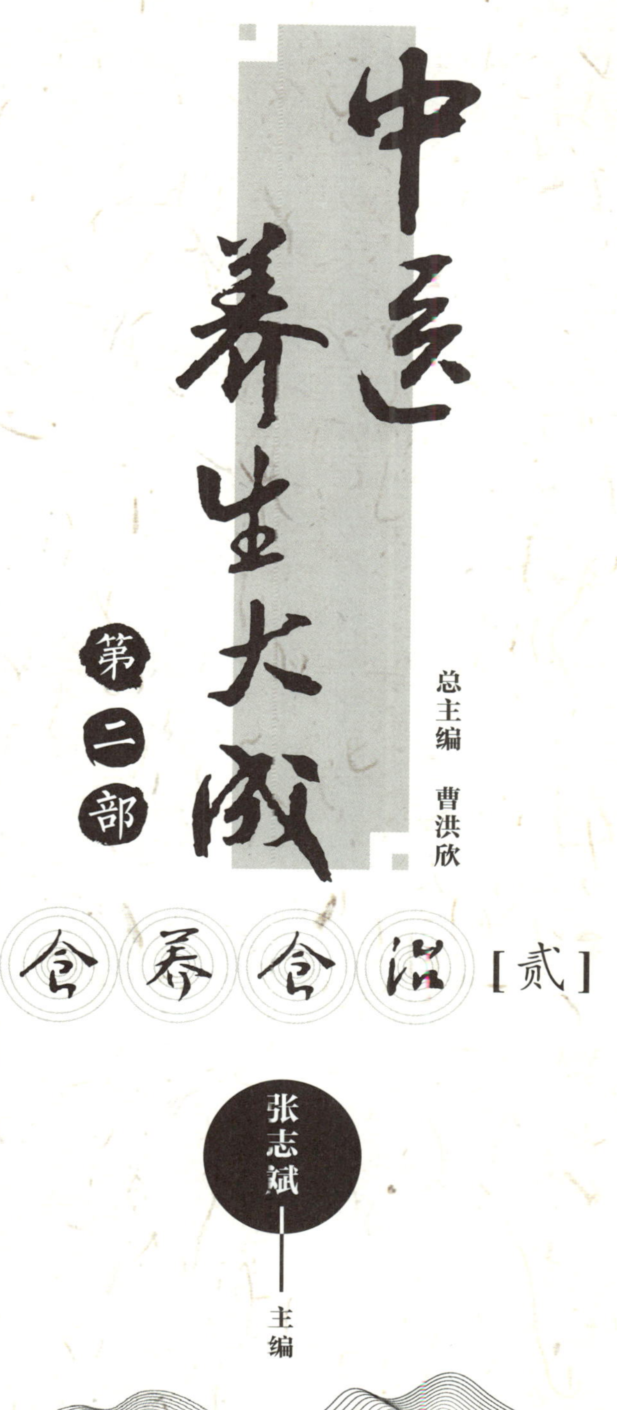

海峡出版发行集团 | 福建科学技术出版社
THE STRAITS PUBLISHING & DISTRIBUTING GROUP | FUJIAN SCIENCE & TECHNOLOGY PUBLISHING HOUSE

宋氏尊生部卷之五

宋氏尊生部卷之六

宋氏尊生部卷之七

宋氏尊生部卷之八

宋氏尊生部卷之九

宋氏尊生部卷之十

〔1〕粥部：原与其下“饭部”合作“粥饭部”。今据正文分开处理。

〔2〕豆：原缺，今据正文补。

〔3〕藏青梅法：原无“法”字，后有“二法前后”四字，据正文改。

〔4〕糖脆梅：此后原有“二方前后”四字，据正文补出此方，删此四字。

〔5〕藏青梅法：与上一“藏青梅法”同名，原目录无此四字，据正文补。

〔6〕糖脆梅法：与上一“糖脆梅”大致同名，原目录无此四字，据正文补。

〔7〕茶部：原缺，据正文补。

宋氏尊生部卷之一[1]

华亭　宋公望[2]　天民　甫次
曾孙　懋澄　稚源　甫校

汤　部

茴香汤

干生姜半两　甘草二两　小茴香一两　炒盐二两半

上为末，白汤调达旦茴香、青盐尤妙。

铁刷汤

苍术二两，米泔浸一宿，切片，焙干　良姜三两，槌碎，油炒　砂仁一两　甘草一两七钱，炒　盐一两八钱，炒

上末，每服一钱，空心，沸汤点服。

丁沉煎丸

白豆蔻五分　砂仁　毕澄茄　木香　檀香　薄荷叶　甘松净　陈皮　桂花各半两　丁香　沉香各五分　白茯苓二两　百药煎一两

上为末，用甘草膏和匀，丸如绿豆大。常服能消酒化食。若临用时入龙脑香、麝香、硼砂少许，尤妙。

附[3]：熬甘草膏法

粉草一斤，捣碎，热水浸半日，揉洗，纽去滓，再浸，再洗，再纽，凡三次。将净甘草水入瓷器[4]内，熬成膏子。又见卷末，视此较详。

杏姜汤

一姜二杏三盐四草。每生姜一斤，捣细，绞取真汁，却将去皮尖净杏仁二两，炒盐三两，甘草末四两，同捣细，入姜汁捣匀，逐旋汤调服，甚美风韵。

---

〔1〕宋氏尊生部卷之一：四库本作“竹屿山房杂部卷十三尊生部一”，下同。
〔2〕宋公望：四库本作“宋诩撰”，然其书目提要云“尊生部十卷诩子公望撰”，故此本为是。下同。
〔3〕附：校点时加，原书排为低一格，现横排，加“附”字以示别。
〔4〕瓷器：原作“磁器”。磁，通“瓷”，下同。

缩砂汤

缩砂仁四两　乌药二两　香附子一两，炒　粉草二两，炙

共为末，每服二钱，加盐，沸汤点服。中酒者服之妙，常服快气进食。

须问汤

东坡歌括云：半两生姜干用一升枣干用，去核，三两白盐炒黄二两草尖，去皮，丁香木香各半钱，约量陈皮去白一处捣。煎也好，点也好，红白容颜直到老。

凤髓汤

松子仁　胡桃肉汤浸去皮，各一两或二两

共研烂，入熟蜜半两，和匀，每用沸汤点服。服能润肺，疗咳嗽。

杏酪汤

板杏仁用三两半，沸汤二升浸，盖却，候冷即便换沸汤，如是五度了。逐个掐去皮尖，入小砂盆子内，细研。次用好蜜一斤，于铫子内炼三两沸，看涌掇退。候半冷，旋倾入杏泥，又研。如是旋添入，研和匀，极细，汤成矣。

醍醐汤

止渴生津。

乌梅一斤，槌碎，用水入大罐同熬，作一碗，澄清，不犯铁器　蜜五斤　缩砂仁半斤，碾　白檀末二钱　麝香二字

上将梅水、缩砂、蜜三件，一处于砂石器内熬之，候赤色为度。冷定，入白檀香、麝香。

水芝汤

通心气，益精髓。

粉草一两，微炒　干莲实一斤，带皮炒极燥，捣罗为细末

上为细末，每服二钱，入盐少许，沸汤点服。莲实捣罗，至黑皮如铁不可捣，则去之。世人用莲实，去黑皮及涩皮并心，大为不便。黑皮坚气而涩皮固精，世人多不知也。此汤夜坐过饥气乏，不欲取食，则饮一盏，大能补虚助气。昔仙人务光服此得道。

茉莉汤

用蜜一两匙，甘草一分，土姜自然汁一滴，同研令极匀，调涂在碗中心，抹匀，不令洋流。每于凌晨，采摘茉莉花一二十朵，将放药碗盖花，取其香气熏之，午间乃可以点用。

木香苦汤

片子姜黄四两　缩砂仁半两　木香半两　白豆蔻仁半两　藿香叶半两　白檀半两　陈皮去白，半两　青皮去白，半两　甘草炒，半两　广茂[1]炮，半两　香附子去毛，炒，一两

〔1〕茂：四库本误作“茂”。

川楝子半两　白扁豆去皮，蒸熟，焙干，秤二两

上为细末，每服一二钱，空心，沸汤点服。

无尘汤

水晶糖霜二两　梅花片脑二分

上将糖霜乳细，罗过，入脑子再研匀，每用一钱，沸汤点服。如点带香汤茶，必须当面烹点。不可多，多则令人厌，少则有余，不足存焉。慎勿背地烹点供上，如背处烹点，则香气已散矣。

绿云汤

荆芥穗四两　白术　粉草各二两

上为末，入盐点服。

仙术汤

辟瘟疫，除寒湿，温脾胃，进饮食。

苍术去皮，十二斤，米泔水浸，焙　枣去核，六升　杏仁去皮、尖，炒，斤半　干姜五两，炮　粉草炙，三斤半　盐六斤四两

上为细末，入杏仁和匀，每服一钱，沸汤点服。常服延年益寿，明目驻颜，轻身不老。

御爱灵黍汤

暖脾，克化宿食。

大小麦各二升　粉草炙，四两　缩砂仁一两半　生姜一斤，带皮切　盐六两，白者

上将二麦炒熟，入诸药，焙干，为细末，以瓷器内盛。食前后皆可服。大小麦恐有粗皮难服，先别多碾，取净末。用加肉豆蔻八枚尤佳。

荔枝香

乌梅半斤，洗净，熬，去核、去滓　砂糖二斤，熟水化作汁，滤去滓　桂末三钱　丁香末一钱　干生姜末半两

上将糖、梅汁合和了，银石器内熬，耗一半，然后入丁、桂、姜末，再熬成膏，入净器内收贮。

温枣汤

大枣一斤，去核，用水五升熬汁　生姜汁　蜜

上将三味调停和美，再入银石器内，令稀稠得所，入麝香少许。每盏抄一大匙，沸汤点服。

香苏汤

干枣一斗，去核，劈碎　木瓜五个，去皮、稀，捣碎　紫苏叶半斤

上件一处再捣匀，分作五分，匀摊在竹箩内，烧滚汤泼淋，下汁尝，候枣无味了，去却。别换好者一分，依上泼之，以味尽为度。将淋下汁，慢火银石器内熬成膏子，冷热任用。

地黄膏子汤

生地黄肥大者，于秋暮冬初采之，净洗，拆碎，入石臼中，以木杵捣烂，榨取汁。入砂石器内，熬至浮沫起，皆掠去至净，煎至三分去二。别换银石小器，慢火熬至滴入水不散为度。造时，始末不犯铜铁器。于净瓷器内收贮，入檀香末并脑、麝少许。或云入蜜熬者非。入酒中同饮极妙。并可沸汤点服。

轻素汤

干山药三两　莲子肉半斤，汤浸去紫皮并心子，洗净白

上日干，为细末，生龙脑少许，汤点服。

沃雪汤

鸡苏叶三两　缩砂仁一两　荆芥穗一两半　甘草半两　天花粉甜者，二钱半

为末，汤点。

樱珠汤

用一味好南参，不以多寡，碾为细末。以胡桃仁、松子亦得。同和匀，炼蜜为膏子，丸如樱珠大，以辰砂为衣，取其红色。仍用青松钗为叶，每用二颗，放在汤盏呈过，沸汤当头冲点，香美风韵，悦目有补。

熟梅汤[1]

黄梅十斤　盐一斤　青椒四两　粉草末六两　姜汁一小碗

上拌匀，日晒半月，瓷器收贮。

东坡梅汤

黄梅一百个，蒸熟，以生布绞去皮核，留肉用　炒盐一斤　生姜一斤，去渣　粉草末，二两

上拌匀，入瓮，绵纸裹瓮口，晒之。沸汤点用。

梅丝汤

青梅用大而坚者，趁众手切丝不可迟，迟则丝黄软。每丝一斤，用甘草一两半，新椒一合，生姜少许，炒盐半斤，停冷。

上件拌匀，入罐，留少许盐封面，厚纸密封，不犯生水。

黄梅汤[2]

黄梅百个，须蒸熟，去[3]皮核。生粗布细梢[4]。五两椒，从枝上采。半斤盐，向火中烧。斤姜，捣取自然汁。粉草，罗将四两。

绕绵裹瓮口，晴日晒。渴时须用，沸汤浇。

---

〔1〕熟梅汤：此汤同《居家必用事类》。然在此书中，当作“黄梅汤”，疑与后“熟梅汤”互误。

〔2〕黄梅汤：此汤当为“熟梅汤”，疑与前“熟梅汤”互误。

〔3〕去：原无，据文义，并参后一熟梅汤云“去皮核”补。

〔4〕生粗布细梢：此五字疑衍。

青脆梅汤

青消梅一斤十二两　甘草生末四两　炒盐半斤　生姜一斤四两　青椒三两　红椒半两，去目，擘作两片

大率青梅汤，家家有方，分两亦大同小异。初造之时，香味一同。但藏经月之后，便烂熟如黄梅。亦盖有说焉。一者，须用青消梅在小满前采，槌破核，去仁，不得纤毫犯手，用干匙拨至，打拌之时亦然。槌破之后，须摊在洁净筛子中，令水脉略干爽。二者，甘草生用，不见火。三者，炒盐须待冷用，生姜须用不经水浸者，去皮，半斤切作丝，一半擂碎，亦不得犯手。四者，青椒不可带叶，旋采晾干。制度俱依法了，一齐拌匀，仍用银匙，或银箸，或竹箸，抄入净新瓮瓶内。瓶不可大，只用盛十余盏汤料。以上者仍留些盐糁面。五者，不得用箬叶、笋箨掩面，须用两层油单夹一层厚壮纸，紧扎瓶口。如此制作，方可全“脆”字也。

青梅汤

小满前，采青梅硬者一斤，连核略舂，自然肉脱核去，除核留肉。用盐三两半，花椒皮半两，同拌，入瓶。

集香汤

缩砂四两半　甘草三两　胡椒　檀香各半两　盐四两

上先将盐、甘草炒，次下余药，炒令香熟，研为细末，点服。

青梅汤

青梅三十两　粉草末四两　极细炒盐十两

上青梅劈开，去仁留核，切碎，与炒盐、甘草末一处拌匀，入瓶，竹箬包口，泥封，悬之。经半月方开，入青椒不拘多少，再拌匀，还入瓶封之。逐旋取出用。须是小满前梅子制造，则脆。

黄梅汤

每黄梅一斤，大者劈作六块，小者四块，去仁。用盐五两，甘草末一两半，檀香末半两，姜丝一两，青椒叶少许，拌和匀。置瓷器中，粗布幂口，晒熟收藏。甚妙，极有风味。或不用拌和，先以盐少许铺器底，梅块一层，撒盐料一层，层皆如之，上以盐盖，亦好。

熟梅汤

树头黄大梅，蒸熟，去皮核。每斤用甘草末五钱，炒盐四两，姜丝二两，青椒五钱。待秋间，入木犀不拘多少。

木犀汤

每用木犀花去萼拣净一斤，以盐少许，略捣，绞去清汁。再以炒盐四两腌[1]拌，捺实于瓷器内，合时旋取出，别碎。每料用木犀六两，甘草四两，甘松、檀香、丁皮

---

〔1〕腌：原作“淹”，据文义改。

各半两，炒面一斤。

上为细末，沸汤点服。

桂花汤

木犀花带露打下，去青蒂，擂烂。以细面炒熟，搜匀，为薄饼，一日晒干。每花饼二两，入砂仁末半两，甘草末酌量。用以甘草膏子调和佳。

桂香汤

桂花三斤，拣净，去青蒂，细研，瓷器盛贮，覆合略蒸。干姜一两，甘草略炙，上为细末，与桂花拌匀，量入炒盐，瓷器盛贮，勿令走气。如常法点。

天香汤

白木犀盛开时，清晨带露用杖打下花，以布被盛之，拣去蒂萼，顿在净瓷器内。俟积聚多，然后用新砂盆擂烂如泥，一名仙桂汤，亦名木犀汤，并同。用木犀一斤，盐炒四两，粉草炙二两，上件拌匀，置瓷器中，密封，曝七日。每用沸汤点服。

一枝花

一层炼蜜，一层木犀花，一层去核霜梅肉，一层椒叶，入一层炼蜜。若花枝多，更依此法如此相间入瓷器，封定。此法，凡四时中有香无毒之花皆可制，须是带露剪花去叶小枝儿。点汤时，取一枝入盏内，以汤轻轻倾下，花枝俨然如生。蜜中诸物，可作果供。

法制缩砂

消化水谷，温暖脾胃。

缩砂十两，去皮，以朴硝水浸一宿，晒干，以麻油炒燥，香熟为度　粉草炙　桂花各一钱半，研为细末

上件和匀，每遇酒食后细嚼。

香橙汤

青香橙去核、瓤[1]，取皮一斤，以炒盐四两腌、拌，晒干。每用四两，入甘草四两，炒盐二两。

上为细末，沸汤点服。

又方　香橙取皮，切丝，每斤用甘草末三两半，炒盐三两，生姜丝少许，以橙瓤去核，净布细捩酸水，入橙丝拌匀，瓷罐密封之。

又方　香橙五十斤，去核，取皮连瓤切片。生姜五两，去皮，切片。上件于砂盆内捣烂如泥，入炙甘草末三两，檀香末半两。和匀，捻作饼子，焙干，为细末，入盐少许。沸汤点服。

又方　橙子黄者一斤，剥皮，去瓤，去筋、核，连皮用，舂如泥。甘草一两，檀香半两，甘松三钱，并为末，炒盐三两。

上拌匀，入瓶收藏。

〔1〕瓤：原作“穰”，同“瓤”。

又方　大橙子三斤，去核，切作片子，连皮用。檀香末半两，生姜五两，切作片，焙，干甘草末一两或二两。

上橙、姜二件，用净砂盆研烂。次入檀香、甘草末，和作饼子，焙干，研为细末。每用一钱，盐少许，沸汤点服。能宽中，快气，消酒。

香橼汤俗作圆，非。

香橼去心，用皮瓤，薄切细片一斤半。以炒盐三两，甘草末一两半，花椒、橘皮随意。

上件拌匀，腌数日，沸汤点服。

橘红汤

橘红一斤　盐四两　水五碗　上件砂甏[1]中慢火煮，令汁尽干。

上为细末，沸汤点服。去痰如神。

调胃汤

糖糟晒干，生姜片，各为细末，酌量调和，滋味得所为度。沸汤点服。

凤池汤

大塘南橘一斤，去核与筋膜，留瓤皮。先以皮切碎烂捣，次以瓤切捣烂细，拌匀。入炒盐三两，再同杵如泥。甘草末一两半，拌匀。沸汤点服。

洞庭汤

细皮黄橘子一斤，于净盆内就薄切，去核留汁。生姜去皮半斤，甘草四两，各捣碎，炒盐三两，拌腌[2]一宿或两宿。取出，入所余橘汁，以炒面糁干，共焙燥。

上为细末，如常法点服。

凤池汤

皮薄味甘红橘一斤，擘皮细切，另杵。擘瓤去筋、核，细切，另杵碎。和橘酱拌匀，入炒盐三两，再同杵如泥。更入甘草末一两半，拌匀。沸汤点服。

补气汤

五味子二两　甘草半两　白盐一两，炒

三件同拌匀，器中腌一宿，取出，焙干，为细末。熟汤点服。

清中汤

生姜五两，不去皮切片　白盐四两，炒，与生姜同腌一宿，焙干　白术　甘草各二两半

上为细末，沸汤点服。

解酲汤

胡椒　官桂　丁香各一分　檀香三钱　藿香半两　甘草三两　盐四两，炒

上为细末，滚汤点服。

---

〔1〕甏：音 bèng，即瓮。

〔2〕腌：原作“罨”，据文义，通“腌”。下同。

百花汤

杏仁四两，去皮、尖　生姜四两，取自然汁，与杏仁同研细　白蜜半斤

上同搅拌匀，以瓷器盛，蒸熟，匙搅成膏。沸汤点服。

快肠汤

生姜二斤，切片，米泔浸三日，晒令半干　丁香四两，剉　白盐半斤　甘草六两，切如豆大

上以净铫一枚，先以盐炒熟。次下姜，稍干脆。次下甘草，炒令赤色。次下丁香同炒，慢火不得焦，但紫色为度。乘热入新瓷器，密封。三日后开，研为细末。沸汤点服。

仙术汤

辟山岚瘴气，晨昏宜服之。

苍术九两，米泔浸，刮去皮　枣去核　干姜各半两，炮[1]　杏仁一两半，去皮、尖，麸皮炒，双仁不用，另研　甘草二两三分，炒　白盐六两，炒

上为细末，沸汤点服。

醒脾汤

干姜三两　白面五两，炒　炒盐三十五两　甘草二十两，炒　杏仁一两半，去皮、尖及双仁者，麸皮炒

上为细末，沸汤点服。

枣汤

枣去核，一斤　生姜五两，切，洗　甘草三两，炙，剉

上三味一处拌匀，用盆盛贮，以布盖，腌一宿，焙干为末，入盐少许。沸汤点服。

梅苏汤

乌梅一斤，去核　甘草四两　紫苏四两　炒盐六两　炒面十一两

上为细末，沸汤点服。

木瓜汤

木瓜半斤　甘草五两　檀片　茴香各四两　干姜　砂仁各四两

上为细末，沸汤点服。

清中汤

水姜片半斤　甘草四两　檀片少许　炒盐半斤　炒面半斤

上为细末，沸汤点服。

荔枝汤

乌梅肉四两，焙干　干姜二两　炮甘草二两　官桂半两，另研　松砂糖二斤，另研

上为细末，与砂糖、官桂拌匀。瓷器收贮，沸汤点服。

〔1〕炮：原作“泡”，据《居家必用事类》同名方改。

紫云汤

甘草二两　檀香　良姜　桂枝各三两　砂仁　干姜　甘松各二两

上件剉碎，以水浓煎，去渣。多以盐调和，滋味美为度。

不换金汤

炒面一斤　芝麻减半　椒皮六钱　茴香六钱半　炒盐三两　一处同拌，更加酥、蜜。

上为细末，沸汤调服。

不老汤

生姜一斤　枣一斤　青盐三两　甘草四两　丁香　檀香各半钱　陈皮三两

上件一处捣烂，空心调服。

又按：此方与前须问汤大同小异，姑两存。

一斤生姜一斤枣，三两青盐四两草，丁香白檀各半钱，三两陈皮一处捣。煎也好，点也好，久久服之长不老。

和合汤

砂糖一斤，约以水三二盏，先烧略滚沸，便下糖，滚三两沸，掠去沫，舀起。乌梅不拘多少，打破，去核仁，汤泡，另置。临用时，二件调和，酸甜得所为度。

造化汤

肥大乌梅去仁留核，甘草、炒盐各等分。先以乌梅、甘草杵为粗末，次下炒盐拌匀，入罐实按，密封，收起。须腊月或伏中修合，半年后方取出、焙干，研为细末，沸汤调服。

荔枝膏汤

乌梅三十个肥大者，先以汤浸三五次，去酸水，取肉烂研。入砂糖一斤，临时添减，与梅同熬，得所即止。生姜半斤，取自然汁加减用。桂末半两，入汤内。

上件熬成膏子，看可丸使住火。用汤或水调点，密封瓶。

檀香汤

以甘草膏子一料，用檀香细末三钱，脑、麝各少许，研细，入生姜自然汁两三点，同研，投入膏内。点时，以少许汤化开饮。

胡椒汤

入胡椒末一两，脑、麝少许，并依前法。

丁香汤

入丁香细末三钱，余依前法煎。以上二方，首云“入”者，当本甘草膏而言。

甘草膏子法

好粉草一斤，慢火上炙黄，细剉碎，研为粗末。以百沸汤五六盆煮，以竹杖儿搅成浓汁，生绢袋滤过。再将甘草滓别用水煎，以无味为度，并前滤过汁，作一处。使热锅子内，先以麻油少许乘热擦了，入甘草汁煎数十沸，以盐一斤，将汁就化。用纱片滤去盐滓，再熬成膏子，如饮相似，投入干瓶内。临时修合，每用膏子一料，入后项药。大率一斤甘草熬成膏子，可分作五料也。

宋氏尊生部卷之二

华亭　宋公望　天民　甫次
曾孙　懋澄　稚源　甫校

水　部

浆水

熟蒸粟米，乘热倾冷水中，浸五七日，候酸用。夏月则逐日看试，才酸便用。如过酸，则不中。

浆水法[1]

熟炊粟饭，乘热倾冷水中，以缸浸五七日，酸便好吃。如夏月逐日看，才酸便用。

粱秆[2]熟水

故宋京城，持瓶卖粱秆熟水。其法：以稻秆心持择齐整了，用水濯洗净，晒干，作小把子。如荡熟水时，以火炙少时，先以汤荡两次，然后荡熟水。如[3]以糯稻秆，自可缩小[4]便用。

豆蔻熟水

白豆蔻拣净，投入沸汤瓶中，密封片时，用之极妙。每次用十[5]个足矣，不可多用，多则香浊。

沉香熟水

先用净瓦一片，灶中烧微红，安平地上，焙香一小片，以瓶盖定，约香气尽，速倾滚汤入瓶中，密封盖。檀香、速香之类，亦依此法为之。

---

〔1〕浆水法：与上条“浆水”基本相同，姑依本并存。
〔2〕秆：原作“粳”。据《居家必用事类》同名方改。
〔3〕如：原作“加”。据《居家必用事类》同名方改。
〔4〕小：原作“少”。据《居家必用事类》同名方改。
〔5〕十：《居家必用事类》同名方作“七”。

香花熟水

取夏月但有香无毒之花，摘半开者，冷熟水浸一宿，密封。次日早去花，以汤浸香水用之。

丁香熟水

丁香五粒，竹叶七片，炙，投沸汤，密封片时，用之。

造熟水法

夏月凡造熟水，先倾百沸滚汤在瓶内，然后将所用之物投入，密封瓶口，则香倍矣。若以汤泡之，则不甚香。若用来年木犀，或紫苏，须略向火上炙过，方可用。

御用渴水

官桂　桂花　丁香　白豆蔻仁　缩砂仁各半两　细曲　麦蘖各四两

上为细末。用藤花半斤，蜜十斤炼熟。新汲水六十斤，用藤花一处，锅内熬至四十斤，生绢滤净。用小口甏一个，生绢袋盛前项七味末入甏，再下新水四十斤，并已炼熟蜜，将甏口封了。夏五日，秋春七日，冬十日。若下脚时，春秋温，夏冷，冬热。

林檎渴水

林檎微生者，不计多少，擂碎。以滚汤就竹器略定，旋擂碎林檎冲淋下汁，滓无味为度。以文武火熬，常搅，勿令[illegible]了。熬至滴入水不散，然后加麝、脑少许，檀香末尤佳。

又法　将林檎破开，去心核，用净器内捣碎，布绞取汁，再将滓重捣极烂，放竹器中，以滚汤冲淋，尝滓无味，煎法同上。

木瓜渴水

木瓜不计多少，去皮、瓤、核，取净肉一斤为率，切作方寸大薄片。先用蜜三斤或四五斤，于砂石银器内慢火熬开，滤过。次入木瓜片同煎，如滚起泛沫，旋旋掠去，煎两三个时辰。尝味，如酸，入蜜，须要甜酸得中。用匙挑出，放冷碟[1]内，候冷再挑起，其蜜稠硬如丝不断者为度。若火紧，则有涌溢之患，其味又不嘉，有燋煿气，但慢火为佳。

五味渴水

北五味子肉一两为率。滚汤浸一宿，取汁同煎，下浓豆汁，对当的颜色恰好。同炼熟蜜对入，酸甜得中。慢火同熬一时许，凉热任用。

香糖渴水

上等松糖一斤，水一盏半，藿香叶半钱，甘松一块，生姜十大片，同煎，以姜熟

〔1〕碟：原作“楪”，同“碟”。

为度。滤，净瓷器盛。入麝香绿豆许大一块，白檀末半两。夏月，冰雪内沉用之，极香美。

杨梅渴水

杨梅不计多少，揉搦取自然汁，滤至十分净。入砂石器内慢火熬浓，滴入水不散为度。若熬不到，则生白醭。贮以净器。用时，每一斤梅汁，入熟蜜三斤，脑、麝少许，冷热任用。如无蜜，糖球四斤，入水熬过亦可。

宋氏尊生部卷之三

华亭　宋公望　天民　甫次
曾孙　懋澄　稚源　甫校

酒　部

珀香酒

用糯米一斗，淘净，将九升水浸于瓮内。将一升炊作饭，候稍冷，拌细曲粗末二两，以篘[1]盛之，深埋在所浸米中。两三日后，饭浮起，只捞出浮饭，却蒸下九升米作饭。候极冷，拌细曲末十八两。先以一升浮饭置瓮底，须以九升米饭置上面，以所浸米浆称下十斤或八斤，以纸四层封瓮口。春天半月熟，冬天一月。或通榨下用，或只逼清者先饮，后榨。

错认水酒

白糯米二石，水酵二百斤，足秤，绿豆[2]曲二十五斤，足秤，纯白面曲亦得。又糯米饭三斗，临榨时用枥[3]柴灰六升。其醅过熟，三两日上榨无妨，醅不能汪。去此犹[4]不用石灰，味极珍美。或云不用灰更好，枥柴灰亦可。

救酒味

每酸酒三四斗一瓮，可入炊绿豆一升不炊亦得。经宿，酸味皆退。但味淡了，当以好酒夹和用。

白酒

糯米一斗，淘净，浸一宿，炊熟，以水淋过，倾出，令冷。相离见六七分干，用白酒母三两，旧曲力大，只用二两半，研为末，拌饭匀，拍在绰口缸内四围，中央似井，须看见底。仍以少曲末糁面上。候浆来一盆，方许下水四升，水少则味浓。三日方翻醅面。五六日可篘。若要第二酒，再下水二升。

---

〔1〕篘：音 chōu，一种竹制的滤酒器具。亦指用篘滤酒。

〔2〕豆：原作“头”，据四库本改。

〔3〕枥：音 lì，同“栎”，即栎树。

〔4〕犹：原作“酒”，据四库本改。

菊花酒

九月菊花盛开时，拣黄色味甘香者摘下，晒干。每以瓶贮清酒一斗，用菊花头二两，绢袋盛，悬于酒面上，约离一指高，密封瓶口。经宿，去花袋，自然酒味有菊香。如木香、桂花、梅花之类，一切有香之花，皆可依此法为之。盖酒性与茶性同，能逐诸香而变也。

陈祭酒浸酒方

生地黄一斤　熟地黄半斤　当归四两　荆芥半斤　防风半斤　甘草四两　甘菊花半斤　香附米四两　黄连半斤　红枣四两　核桃四两　枸杞子四两　木香一两　沉香二钱

上捣碎为细末，浸酒服之。

造莲花白酒法

每以大米一斗（官数[1]）为率。晚饭时用水浸经一宿，次早饭后漉米，置箩中，井水淋清，去泔气，下甑炊熟。复出饭在箩内，再用井水淋极冷。如饭性硬，带些水下缸。搭平中心，留浆潭。每斗用药六丸，丸大则不必拘。碾令极细，撒拌饭内，抄令十分匀，却搭平作潭。待一周时浆映，再一周时浆方满潭。看浆老嫩下水，每斗有三等。第一等十斤，第二等十二斤，第三等十五斤。若卖者，二十斤亦下了。下水时，先下一半了，用饭锹锹作四五块，翻转，再下一半。略将饭块摆开，不要盦[2]了，炊巾幂[3]之。今晚下水，来早饭后看老嫩便篘，或糠火煨，或甑蒸，但隔屋闻酒香便住。蒸时，要每瓶下木香一小片。蒸后再过一周时，便可饮。定置不移动，可留至半月。造酒时，或值天道炎热，用水一小瓶，悬挂浆潭内去热气。若用红曲，便是煨红。

北方酒

每大米一石（民斛[4]），用曲十斤。一法：每石，腊月只用八斤亦可，三九月则增一二斤。其米用百滚汤一二提桶泡之，待米涨，干，却以十分酸泔约一桶，浸米令透。如泔少，只添水，没一拳为率。若泔不酸，入醋些少尤好。浸三日，漉起。便取头浸泔，割面上清者于锅内煎沸，撇去沫，仍放渗糠油大纸捻一根在内，则汤不涌起，却用炊饭。倘泔少，亦添水，令满锅。煎泔时要熟，泔不熟，酒不清。初炊饭时，先用慢火，待饭将熟紧用火，无妨便熟。先取四五升摊冷，先用曲三四斤捣碎，第二扒糟三两碗，及炊饭温泔同拌和，作酵头。如未曾造酒，未有此糟，则以清酒糟代用亦可。将饭置缸中，看天道寒热，夏天要十分冷，春秋要微放热，冬略热些。先浸泔，既以割面上清者炊饭，留余者浸第二缸米。其所余者下面必有浓脚如薄糊，又逼出面上稍清者，浸米用，却将此脚煎令极熟，如初就豆腐一般。待冷，与上项酵及

〔1〕官数：古代的容量与衡量，有官数与民数（参下方有“民斛”）之别，官数似要大于民数。

〔2〕盦：音 ān，覆盖，一般指用器覆盖。

〔3〕幂：音 mì，用巾覆盖。

〔4〕斛：音 hú，古代的容量单位。一斛为十斗，南宋末之后改为五斗。

余曲、余泔拌和，饭中抄令匀，然后下水，每斗约二十斤。如今晚下水，明日午间，面上裂开，酒作紧，方通一扒。待面薄，俱可打下。过四五日可吃。绝不可下灰。榨了头酒，却以糟仍入缸做副酒，下水一大桶。便上榨此酒，只可添升合，多不可独用。

又法　米一石（官），水十桶每桶约十八斤，副酒一般水，用二扒糟十斤为酵，同时下泔并水。余法同前。

赛葡萄酒

曲里米汁酒也　皂衫儿晒干，磨碎，去皮，用约二斗许，黑豆也　白矾些少　甜儿些少，蜜也　乌梅数个

上用砂锅或银器，先将衫儿、梅、矾一处，入水熬色黑，滤去滓[1]，方入甜儿和匀，再和曲汁，调停得所，盛瓶中，密封一宿。饮之，与真者无异。

造腊酒法

每米一斗，先浸一升，七日，炊。将余九升淘净，每米一斗，用水一十六斤浸。次将炊熟饭铺缸面上，候熟饭浮起，捞饭另安。方捞米炊熟，次将浮饭拌沓[2]。每斗米用曲一斤，就将原泔下酒，每斗留浸过米一升。骰[3]音豆俱用热饭，若天气冷，只用略热饭。

菊花酒

酒醅将熟时，每缸取黄英一作单叶菊花，去萼蒂甘者，只取花英二斤，择净。前一日入醅内搅匀，次早榨，则味香美。糟不可久留，便酝醋不妨。但一切有香无毒之花，仿此月之皆可。

收杂酒法

如人家贺客携酒，味之美恶必不齐。可共聚一缸，澄清去浑，将陈皮三两许撒入缸内，浸三日，漉去，再如前撒入。如此三次，自成美酝。

拗[4]酸酒法

若冬月造酒，打扒迟而用酸，即炒黑豆一二升，石灰二升或三升，量酒多少加减。却将石灰另研、炒黄二件，乘热倾入缸内，急将扒打转，过一二日榨，则全美矣。

又法[5]　每酒一大瓶，用赤小豆一升，炒焦，袋盛，放酒中即解。

---

〔1〕滓：原作“柤”，同“滓”。
〔2〕沓：音 tà，会合。拌沓，即拌和。四库本作“舀”，当以“沓”为是。
〔3〕骰：音 tóu，即赌具色子，在此当通“投”。下同。
〔4〕拗：原作“抝”，同“拗”。
〔5〕又法：前有“救酒味”法，同炒绿豆下，与此略同。

治酒不沸

酿酒失冷，三四日不发者，即拨开饭中，倾入熟[1]酒醅三四碗，须臾便发。如无酒醅，将好酒倾入一二升，便有动意，不尔则作甜。

长春酒法

景定甲子五月间，贾秋壑以长春法酒一瓮并方进于穆陵。上欲供而辍者再，李坦，高忠辅任合长兼内辖，奏云："愿先赐臣一盏，候三五日药力效验，方可进御。"李因是得罪于贾。适七月十三日，居民遗漏修丙司救扑，官兵见火势趋和宁门，李于是令预拆[2]民屋，保护大内。贾谓：不遵朝廷节制，嗾台臣上疏三学[3]叩阁，屡贬郁林州，除名勒停。方用：

当归　川芎　黄芪蜜炙　白芍药　甘草炙　五味子　白术　人参　橘红　熟地黄　青皮　肉桂去粗皮　半夏　槟榔　木瓜　白茯苓　缩砂　薏苡仁炒　藿香去土　麦蘖炒　沉香　桑白皮蜜炙　石斛去根　白豆蔻仁　杜仲炒　木香　丁香　草果仁　神曲炒　厚朴姜制，炒　南星　苍术制　枇杷叶去毛，炙

上件各制了，净秤三钱，等分作二十包，每用一包。以生绢袋盛，浸于一斗酒内，春七日，夏三日，秋五日，冬十日。每日清晨一杯，午一杯，甚有功效。除湿，实脾，去痰饮，行滞气，滋血脉，壮筋骨，宽中快膈，进饮食。

黄芪酒

治风湿痹因酒而得，宜以酒治。身体顽麻，筋脉挛急，手足不遂，时觉不仁。

黄芪　防风去芦　官桂　天麻　荜拨　石斛去根　虎骨酥炙　白芍药　当归去芦　云母粉　白术　茵芋叶　木香　仙灵脾　甘草炙　续断各一两

上件剉如麻豆大，以生绢袋盛之，好酒一斗浸，春五日，夏三日，秋七日，冬十日。每服一盏，温暖服，不拘时候。常令酒气相续为佳。

神仙酒奇方

专医瘫痪，四肢拳挛，风湿感抟重者宜服之。

五加皮一两，并心剉，去土　紫金皮[4]并骨剉　当归须六钱，洗净，剉

上件㕮咀，用酒，瓶浸三宿，夏一宿。更用好酒一瓶，取酒一盏，入未浸酒一盏，每日两盏，暖服。两瓶酒尽时，自有神效。

天门冬酒

醇酒一斗，六月六日曲末一升，捣粗末，好糯米五升，作饭，天门冬煎五升，其煎但如稀饧即得。米须淘讫晒干。取天门汁浸曲如常法，候熟炊饭，适寒温，用煎和饭，令相入，投之。夏七日，勤看，勿令热。春冬十日，密封闭之。熟榨滤，每服三

---

〔1〕熟：疑为"热"。

〔2〕拆：原作"撤"，据文义改。

〔3〕三学：原作"二李"，据《居家必用事类》"长春法酒"方改。

〔4〕紫金皮：原书此后空缺二字，四库本及《居家必用事类》同名方俱无此缺，据删。

合。再欲造地黄、枸杞、五加皮、姜蕤、黄精、白术诸药酒，并准此法。秋夏饭须冷下，春冬须稍温，看时候方下之。合须九月尽，三月前。

又法　取天门冬三十斤，捣碎，煮取汁，依常法以作酒。少少饮之，滓作散服，尤佳。

枸杞五加皮三骰酒骰：音豆

枸杞根　五加根茎　牛膝　丹参　忍冬　枳壳枝华[1]　松节

上件各切一大斗，以水三大石，于大釜中煮取六大斗，去滓，澄清水，准凡水数浸曲。即用米五大斗，炊饭熟讫，取生地黄细切一斗，捣如泥，和下。第二骰用米三斗，炊饭，取牛蒡根细切二斗，捣如泥，和饭下消讫。第三骰用米二斗，炊，取大秋麻子一斗，熬捣令极细，和饭下之，候消。冷热一依常法。候酒味妙，即去糟饮之。如酒冷不发，即更以少曲末骰之。若味苦薄，更炊二三斗米骰之。若饭干不发，取诸药等分，量多少煎汁，热骰之。候熟，去糟，量性饮之多少，常令有酒气。老少男女皆可服，亦无所忌。已上三骰[2]酒，主风劳气冷，令人肥健，走及犇[3]马。

造地黄酒法

肥地黄一大升，竹刀切细，捣烂。糯米五升，烂炊。曲一大升，六月者。

上三味于盆中熟揉，令相得，纳不津器中，泥封。春夏三七日，秋冬五七日满，开。常有一盏绿水，是其精英，宜先酌饮之。余以生布绞取汁，服之若稀饧，极甘美，续续使相接。不过三剂，发更如漆。若能以牛膝汁抄饭，更妙。忌三白[4]。

作干酒法疗百病

糯米五斗炊饭，好曲七斤，捣末和饭。八角附子五枚，捣，取合和。乌头五枚，捣为末，生干姜、肉桂、蜀椒各五两。

上各捣为细末，搅，酿入不津器中，泥封。七日酒成，压取糟，蜜搜为丸如鸡子大，以一枚投一斗水中，即成美酒。

又　糟纳酒中，出，曝干，复纳，使酒尽。取糟，干，末，蜜和为丸。用春时造第一。

天台红酒方

每糯米一斗，用红曲二升，使酒曲两半，或二两亦可。洗米令净，用水五升，糯米一合，煎四五沸，放冷以浸米，寒月两宿，暖月一宿。次日，漉米炊十分熟。先用水洗红曲令净，研盆研，或捣细亦可。别用温汤二升，发起曲，候放冷。入酒曲，不用发，只捣细，拌令极匀熟，如麻子状。入缸中，用浸米泔拌，手擘极碎，不碎则易

---

〔1〕华：《居家必用事类》同名方作“叶”，似当以“叶”是。

〔2〕三骰：四库本此后脱处方、制法，并无“造地黄酒法”与“作干酒法”。

〔3〕犇：音 bēn，同“奔”。

〔4〕忌三白：《多能鄙事·饮食》《竹屿山房杂部·养生部》均收录同方地黄酒，然均无“忌三白”一说。

酸。如欲用水多，则添些小。经二宿，手一一翻。三宿可榨，或四五宿可以香。更看香气如何，如天气寒暖消详之。榨了，再倾糟入缸内。别用糯米一升，碎者用二升，以水三斤煮为粥。拌前糟更酿，一二宿可榨，和前酒饮。如欲煎过年，则不可和。若更用水拌糟，浸作第二酒亦可。

醽醁酒方一名香，一错认水

白面一百斤　绿豆三准斗　官桂半斤　杏仁半斤去皮　大麦糵　川乌半斤　甜瓜蒂半斤，四两亦得

上件五味为末，依前搅和拌匀。先将好蓼子用缸浸五七日，汁浓臭为妙。临时取汁和面、豆、药末等，干湿得所。入蓼子踏紧，掌大切作二片，用楮药[1]纸包，绳缚，两块相连，搭挂屋下，通风无日色处。入造酒，每米一准斗，用九两或十两。

酝造法[2]

米一石为率。赤小豆用四十两，绿豆用六十两。先淘米六斗，入瓮内。别淘米一斗，炊作饭，用箩儿盛，安米瓮中，以新汲水过米面上三二寸许。后三五日，箩儿内饭浮，浆酸。以出箩儿，倾浮饭入盆中，不得带出一粒生米，恐作酸。以曲六两，赤小豆四两，拌饭匀。却将浸者六斗米炊饭，令极冷。将元浆四斗，曲随米照前数时候，使绿豆三十六两，赤小豆二十四两，将饭曲拌匀，不令有饭块。入瓮中，拨开中心，倾箩儿内拌了饭在瓮中心，平其面，以物盖覆。次日便看之，如大段发，取揩瓮边汗，失揩即味涩，搅令匀。三日晚，再用米三斗淘，浸一宿。次日早炊饭，摊极冷，入一盆中。拨开瓮内酒面，取醅，入饭同曲拌匀，却倾入瓮内。再拌匀，平面。每日勤勤拭汗，两次搅。冬月，春秋二十日，可熟。

鸡鸣酒

歌括云：甘泉六碗米三升，做粥温和曲半斤，三两饧稀三两酵，一抄麦糵要调匀。黄昏时候安排了，来朝便饮瓮头春。

上先将糯米三升净淘，水六升，同下锅煮成稠粥。夏摊冷，春秋温，冬微热。曲、酵、麦糵皆捣为细末，同饧稀下在粥内，拌匀。冬五日，春秋[3]三日，夏二日成熟，为好酒矣。

又法　就此料内加官桂、胡椒、良姜、细辛、甘草、川乌炮[4]、川芎、丁香，已上各半钱，碾为细末，和粥时一同搅匀在内，其味尤妙。

羊羔酒法

用精羊肉五斤，用炊单[5]裹了，放糜底蒸熟，干批作片子，用好糯米酒浸一宿，

---

〔1〕药：四库本作“叶”。

〔2〕酝造法：此方中所用赤小豆及绿豆数，与法中所用数不合，不知何处有误，存疑。

〔3〕秋：原脱，四库本同，据《居家必用事类》同名方补。

〔4〕炮：原作“泡”，四库本同，据《居家必用事类》同名方改。

〔5〕单：原作“箪”，四库本同，据《居家必用事类》同名方改。

研滤三四次。用川芎一两为末，入汁内搅匀，泼在糯米脚糜内，下脚、用曲依常法。

治酸薄酒作好酒

官桂一两　白茯苓去皮一两　白檀五钱　陈皮一两　白芷一两　缩砂一两　良姜一两　甘草五钱　沉香少许

上用生绢袋一个，盛前药味在内，用甜水五大升煮十沸，将绢袋药取出。蜜六两，熬去蜡滓，入前药汁内，滚二三沸。又用好油四两，熬令香熟，入前药汁内，再滚二三沸。瓷器盛之，量酒多少，入药尝之。

南番熩酒法番名阿里乞

不拘酸甜淡薄，一切味不正之酒，装八分一甏，上斜放一空甏，二口相对。先于空甏边穴一窍，安以竹管作嘴，下再安一空甏，其口盛住上竹嘴子。向二甏口边以白瓷碗碟片遮掩令密，或瓦片亦可，以纸筋捣石灰厚封四指。入新大缸内坐定，以纸灰实满，灰内埋烧熟硬木炭火二三斤许，下于甏边，令甏内酒沸。其汗腾上空甏中，就空甏中竹管内却溜下所盛空甏内。其色甚好，得[1]此法，腊煮等酒皆可烧。

煮酒法

将窨下清酒装瓶满，以箬叶如法封扎口紧。锅内汤止浸瓶甏三分之一，其瓶甏不可着锅底，以物阁起，四边顶口以物衬，压定，勿令透气。发火时，先于甏头放隔宿浸过糯米一撮，以米熟为度。或只揭起所盖之物，一起其瓶甏便二，即是候也。速用水泼灭火，然后起瓶甏离锅。火不灭，味必坏。火过，酒味汪糖。火不足，其味必酸矣。

金盘露[2]

六月六踏伏曲，止用一味，洁净水搜匀，用碗脱下，一块一块，满厚悬开。一担米用曲二十五斤，米要上上白米，蒸熟。一斗米，一斗水，下缸。待糟沉下，酒澄清了，再蒸一斗为下之，再不用曲。再等糟沉下，酒澄清，榨之即成酒矣。惟用十月造，余月不可造。

附：东坡酒经[3]

一篇，与前诸法参看，可见古今酿道不甚相悬，会而通之，存乎人尔。其辞云：南方之氓以糯与秔杂，以卉药而为饼，嗅之香，嚼之辣，揣之枵然而轻，此饼之良者也。吾始取面而起肥之，和之以姜液，蒸之，使十裂，绳穿而风戾之，愈久而益悍，此曲之精者也。米五斗以为率，而五分之，为三斗者一，为五升者四。三斗者以酿，五升者以投，三投而止，尚有五升之赢也。始酿，以四两之饼，而每投之以二两之曲，皆泽以少水，足以解散而匀停也。酿者必瓮按而井泓之，三日而井溢，此吾酒之

[1] 得：原作“酒”，据四库本改。

[2] 金盘露：《竹屿山房杂部·养生部》也有此方，与此略有不同。

[3] 东坡酒经：原无标题，整理时将前四字作标题用，以彰显其义，且可入目录。

萌也。酒之始萌也，甚烈而微苦，盖三投而后平也。凡饼烈而曲和投者，必屡尝而增损之，以舌为权衡也。既溢之，三日乃投，九日三投通，十有五日而后定也。既定，乃注以斗水。凡水必熟而冷者，凡酿与投必寒之而后下，此炎州之令也。既水，五日乃篘，得二斗有半，此吾酒之正也。先篘半日，取所为赢者为粥，米一而水三之，揉以曲饼，凡四两，二物并也投之糟中，熟挏[1]而再酿之。五日压得斗有半，此吾酒之少劲者也。劲正，合为四斗。又五日而饮，则和而力严而不猛也。篘绝，不旋踵而粥投之，少留则糟枯，中风而酒病也。酿酒久者，酒醇而丰。速者反是，故吾酒三十日而成也。

〔1〕挏：音 ruán，搓揉。

宋氏尊生部卷之四

华亭　宋公望　天民　甫次
曾孙　懋澄　稚源　甫校

曲　部

造绿豆曲法

豆一斤，面四斤，将豆煮烂，捣碎，并汁和面，踏造。

白酒曲

糯米五升，捣粉或用粳米、糯米各半，生姜一斤，捣，杏仁半斤，去皮、尖，烂碎，嫩蓼八斤，取自然汁。一处搜和为丸。以旧曲末为衣，以穰草上下托盖，候白衣生，热过，方以篮盛，挂当风处，候干用。

大禧白酒曲方

木香　沉香各一两半　檀香　丁香　甘草　砂仁　藿香各五两　槐花　白芷　苓苓香各二两半　白术一两　白莲花一百朵，取须用　甜瓜五十个，捣自然汁

上为细末，用面六十斤，糯米粉四十斤，和匀，瓜汁拌，成饼为度。先称面粉拌匀，次入药末再又拌，其药末逐旋撒入，令匀后，作二起。以瓜汁拌和，得所搓令无块，却下厢踏，只可七八分厚，每隔须用白面糁得厚，勿令粘。切作七八寸阔大，用纸逐片包，挂当风处。四十日了，晒三两日收。每米一斗（官秤），用曲十两，下水八升。瓜用粗布滤去滓并瓜子，莲须研碎，下料。

造红曲方

无糠粞舂白粳米，水淘净，浸过宿。翌旦炊饭，用后项药乘热打拌，上坞或一周时或二周时，以热为度。测热之得中，则准自身肌肉，开坞，摊冷，洒水打拌，再聚，热即摊冷。凡聚热又摊，至夜分开摊。第三日下水，澄过，沥干，倒柳匾内候收水。作热摊分开，冷又聚，热又摊，至夜分开摊。第四日如第三日，第五日下水，澄过，沥干，倒柳匾内候收水。分开薄摊芦席中，二三日即成曲矣。不要见日晒白，第一日起至第四日，每夜翻摊三四次，若贪睡失误，以至发热则坏矣。

每米一石，用曲母四升，磨碎海明沙一两，无名异一两，滴醋一碗，一处调和打拌。

造酒每米一斗（官秤），下曲十两，下水八升。若要燥，水头放宽，酵曲在外，只用清水者。

白酒药

良姜四两　草乌半斤　茱萸　薄荷　菊花各二两　白芷　官桂　黄柏　香附子　干姜　辣蓼　苦参　秦椒各一两　丁皮　益志　杏仁各半两

上药末半斤，山石二斤，米粉七升（官），河水为丸。

又方　神妙在缸，日久亦可生留。

附子去皮、脐　白术各二两　白芷　川芎　官桂不见火　防风　甘草各一两　川乌十两　草乌去皮脐　汉椒去目，各一两　砂仁一两半。已上日晒干，不见火，为细末　辣蓼二斤半　青蒿一斤　龙脑薄荷半斤　苍耳头一斤半　橘叶四两　晚桑叶一斤　菖蒲叶半斤　勾勒蔓半斤。已上草药洗，入石臼内杵烂，取自然汁，不可入水

上用糯米七升，陈粳米三升，淘净，控令干，杵为米粉。入药末，拌匀。方以药汁拌和，须干湿得所，太湿则青衣生。再入臼内杵匀，取出，丸如鸡子大，中心捏作小穴，入旧药末少许。先铺青蒿半寸，再铺稻草二寸，堆药在上，又以稻草铺厚三寸盖之。二日后取出。如天所热，只一日一夜，亦不须厚盖。候通体生白衣，去草，取出。旧眼篮挂当风处，三日。刷去白衣，七日可用。

白酒药

草乌二十斤或二十五斤　光乌并同上　白芷七斤　薄荷十斤或十五斤　良姜三斤　秦椒七斤　干姜三斤　千金草三斤　香附五斤或七斤　官桂三斤　甘菊五斤或七斤　黄皮二斤或三斤

元有青蒿不必用。上末半斤，入吴茱萸一两，江茶子五钱，土滑石一斤半，米粉一斗。内将草乌、光乌二件，各分出五斤煨熟，其余亦五分，内分一分用为末，另合成酒药，别安。冬天时加入吴茱萸，愈多愈好，但只取此一味。加乌头、官桂，亦可合成。

又　马鞭草一斤或半斤　苍耳十两或斤半　车前叶二两　辣蓼十二两或斤半　薜藤三两二两，即野荜拨。此一味无亦不妨

上五味切碎，入水同捣细，绞其真汁另放。先以粳米四升半（官），糯米升半（官），水浸三二时，于石臼内洒水杵粉，糠筛筛过，入干姜末三两二钱，和匀。将前草汁拌和，为丸如饼子样，复用旧酒药末些少为衣。

罨法

大深浴桶一个，麦秆[1]或油萁尤妙，铺桶底令厚，却薄铺青蒿即苦蒿一层于麦秆上，然后摊药饼。如天色寒用绵皂衣被盖桶面，天色热用夹被或夹衣盖之。经一宿，俟药饼如火之热，揭起盖物，凉一二时，热气出，退药饼放于筛匾上。阴干，不许见

〔1〕秆：原作“斡”，四库本同。据下文用“豆萁”之意，改为“秆”。

日。自盦日为始，越七日，便可酿酒。每米一斗（官），用药三两半重。若以半饼捣细，投清酒为，尤豁辣可喜。

白酒药方

茱萸斤半　苍术　白芷　黄皮　青皮　陈皮　滑石各斤半，另研入药　蒿子　良姜　苦参　薄荷　官桂　天花粉各一斤　菊花　乌头各二斤　干姜　藿香　半夏各四两　江茶子二两　草乌三两　木兰皮〔1〕

上为细末，每包药味八两，入滑石末八钱，白芷六两半不妨，大米粉一斗，足数该做酒一十石以上。每斗用药〔2〕，春秋七丸，夏六丸。

造酒曲

白面一百斤，绿豆五斗，辣蓼末五两，杏仁十两去皮，研为泥。先用蓼汁浸绿豆一宿，次日煮极烂，摊冷，和面。次入杏泥、蓼末，拌匀，踏成饼，稻草包裹。约四十余日，去草，晒干，收起。须三伏中造。

黄子酒曲方

以糯米三斗为率。淘净，蒸饭八分熟，放温。用面斟酌多少，拌匀，置不透风房内，用麦柴或稻柴铺地上，又番铺席一领，将米摊匀上，用苍耳盖之。时时看觑，恐致焗过成黑色，须少黄衣为度。每糯米一斗，用此曲一斤，依常法制造。须初伏间为之，中伏后则生虫，不可久放。此吾家常用曲也。

韭根曲方

白面二十斤　韭根九斤　生姜九斤

上将韭根、姜汁和面得所，抟成块如鸡卵样，用麦柴铺盖，二七日发过。三伏日造。如韭、姜汁和面不敷，加添新水。每糯米一斗，用曲一斤，依常法造。

白曲方

丁香　木香　藿香　白檀　细辛　官桂　缩砂　肉豆蔻　荜拨　胡椒　当归　苍术　川芎　白芷　桂花头　良姜　干生姜　附子　天南星　乌头　红豆各三两　白术　人参各八两　吴茱萸　陈皮　防风　甘草各一两　粳米一石一斗　糯米一石一斗　白面五十斤　杏仁〔3〕　麦蘖一斗五升　蓼子三称

此曲伏日制造，系三十石糯米物料。

香酒曲方〔4〕

白面一斤　糯米粉〔5〕　甜瓜一百个，香熟，去皮、子，取汁　木香半两　白术十两

〔1〕木兰皮：此药原书无剂量，四库本同。

〔2〕每斗用药：未言冬季用药数，四库本同。

〔3〕杏仁：原书无剂量，四库本同。

〔4〕香酒曲方：此方中六味药的用量及甜瓜一百个，据《家居必用事类》满殿香酒曲方，是一百斤面、五斤糯米粉的用量。此方中只用面一斤，可能有误。

〔5〕糯米粉：原书无剂量，四库本同。《家居必用事类》满殿香酒曲方用一百斤面，五斤糯米粉。

莲花一百朵，去莲取汁　白檀五两　丁香　白芷　广苓苓香各二两半

上件六味，碾为细末，入面、粉内，用莲花、瓜汁和匀，踏作片，纸袋盛，挂通风处，七七日可用。每米一斗，用曲一片。夏月闭瓮。冬月待冷发时，作糯米稀粥一碗温投之，谓之搭甜。

蜜酝透瓶香

用蜜二斤半，以水一斗，慢火熬及百沸，鸡翎掠去沫，再熬，沫尽为度。官桂、胡椒、良姜、红豆、缩砂，已上各等分，碾细为末。

上将熬下蜜水，依四时下之。先下药末八钱，次下干曲末四两，后下蜜水。用油纸封，箬叶七重密。冬二七日，春秋十日，夏七日熟。

宋氏尊生部卷之五

华亭　宋公望　天民　甫次
曾孙　懋澄　稚源　甫校

酱　部

伏酱

三伏中黄豆一石，晒干，筛净，磨去壳，沸汤泡浸令涨，上甑蒸熟，糜烂为度。去热气，逐旋拌匀白面七十五斤（官称），摊芦席上，约厚二寸许。候三五日，黄衣上，翻转再摊，窨三五日，以手挼碎。用盐五十斤，或六十斤，约量用，和盐并酱黄，下缸。以手臂直到缸底，抄拌极匀，有小块即捻碎，有草梗即捻出。候水将冷，即以盐糁缸面。但择晴日侵早[1]，便下缸，宁可水少，日后添入冷盐汤。然不可添多，如太淡，增盐亦救不得。凡酱黄摊，轻则不黄，重则黑烂且臭矣。倘下缸后，便遇雨天，则以小杖撑起缸盖，微放缝出气，仍以炒盐停冷渗在酱面。凡下缸后，晒一过晴，便打转。盖初下缸时，打尚未匀，全在这遍打匀。使盐水与豆相入，又拔出热气，此最紧要。自后，约晒三五日一打。盖初下缸，酱黄浸不透，皆涨起在上，盐水皆在下。上面盐力少，若经六七日不打，必至生蛆也。倘下酱或水多盐少，上清下碇，急逼出，入锅内煎去三之二，留下待晒酱干，逐旋侵入。

面酱

白面二十斤一云不拘多少，冷水搜作硬剂，切作一指厚，蒸笼蒸熟。取出，摊三时许，候干，以楮叶、苍耳叶、麦秆盦盖，到黄衣上匀为度。去盖叶，翻转。到次日晒干，刷去黄衣，捣碎。每四斤，用盐一斤，水四斤，拌匀，入缸。一用贯众煎汤泡盐水下。日晒夜盖，到四十九日，极熟甜美。

治酱蛆

每酱一瓮，用草乌头五七个，每个切作四半，插在瓮四边及中心，其蛆自死，亦不再生。或加百部尤妙。

---

〔1〕侵早：即清早。

熟油酱

锡器置擂碎面酱，于中为窝，注油，重汤顿熟。

逡巡酱

每以豆一斗（官）为率。入饧糖四两重加减随宜，此大法也。盐一斤，可留十日；二斤，可留一月；三斤，可留久远。在人取用其法。木甑底井口水上，编蒲苇之类藉之，或旧蒲蒌亦好。先着水满锅，置甑于上，锅口周围用物拥蔽，不令去气。甑中心，立竹一根，下抵锅底，上平甑口，其竹盖通节者，以芦一根从筒内插入，亦至锅底，取出看芦水痕深浅，以此为候。将豆淘净，隔宿浸，装甑中，密盖蒸之。觉锅中水渐干，用前芦缉看，如比先痕稍干，即以注子注水入筒内添之。直候甑面上豆黑，则连底熟矣。未黑再蒸。须黑为度。但不可动甑而揭盖增水，则不防，谓之一气熟。取出，摊冷，石臼内舂烂，入饧、盐拌和匀，便可食用。若要出卖，临时以鹅翎蘸熟油刷面，尤香润可爱，此法甚可养生。有一人以银十两传得，以传胡公，公与予相厚善，遂传之。

勾酱

每酱一斤，用麻油新打下麻饼，捣碎，筛过，用十二两，盐三两，水二两，搅匀用。

造酱

三伏中，不拘黄黑豆，拣净，水浸一宿，漉出，煮烂。用白面拌匀。摊芦席上，用楮叶盖。一日发热，二日作黄衣，三日后翻转，晒干。黄子一斤，用盐四两为率。井水下水，高黄子一拳，晒，须不犯生水。

熟黄酱

不拘黄黑豆，亦不拘多少，拣净，炒熟，取出，磨成细末。每豆细末一斗，面三斗，入汤和匀，切作片子，蒸熟。摊在芦席上，用麦秆、苍耳叶盦。待有黄衣，烈日晒令极干。一斤黄子，入盐四两，井花水投下，去黄子一拳高，烈日晒之。

生黄酱

三伏中，不拘黄黑豆，拣净，水浸一宿，漉出，入锅煮令熟烂。取出，摊令极冷。多用白面拌匀，摊在芦席上，用麦秆、苍耳叶盦。一日发热，二日作黄衣，三日后翻转，烈日晒愈好。秤黄子一斤，用盐四两为率，汲井花水下，水高黄子一拳，晒，不犯生水。面多好酱黄，晒多好酱味。

小豆酱

不拘多少，拣净，磨碎，簸去皮，再磨细。浸半日，榨干，擦去皮，水淘净，控干。面熟，搭作团子，盦盖。候月方发过，用大眼篮悬挂透风处。至来年二月中旬，用布擦去白醭，捣碎，再磨。每细曲二十斤，用盐六斤四两，以腊水化开。遇火日侵晨下，两月可食。

豌豆酱方

不拘多少，水浸，蒸软，晒干，去皮。每净豆黄一斗，小麦一斗，同磨作面。水和硬剂，切作片，蒸熟，覆盖。盦[1]黄衣上，晒干。依造面酱法，用盐水下。

榆仁酱方

不拘多少，淘净，浸一伏时，搓洗去浮皮。再以布袋盛于宽水中，揉去涎，控干，与蓼汁同晒干，再以蓼汁拌湿同晒，如此七次。同发过面曲，依造面酱法用盐下之。每用榆仁一升，发过面曲四斤，盐一斤，如法制之。

大麦酱方

黑豆瓣净者五斗，炒熟，水浸半日，再入锅，用浸豆水煮令烂。倾出，伺冷，以大麦面百斤，拌令匀。以筛下面，用煮豆汁和搜作剂，切作大片，上甑蒸熟。倾出，摊冷，以楮叶盦盖。候黄衣上，汗干，再晒，捣碎，拣丁日或火日下之。每斗黄子，用盐二斤，井花水八升，化盐水入缸。

造酱法

凡造酱，先以盐淘净，去泥滓垃圾，酱自佳。先以缸盛水，次以稍箕盛盐，于水中搅漉，好盐自隔箕儿下，垃圾石土粪草之类，皆留箕中。须臾，缸面又有一层黑泥末，以搭罗掠之去尽。缸中皆净咸水，盐如雪白，澄于缸底。别以器盛起，然后下酱。先用水，逐旋入白盐，多留些盖面上。和讫，以莳萝撒酱面上，复以翎蘸好香油，抹酱面及缸。

[1] 盦：原在前文“盖”字前，据《居家必用事类》同名方改。

宋氏尊生部卷之六

华亭　宋公望　天民　甫次
曾孙　懋澄　稚源　甫校

醋　部

社醋

白糯米一斗，淘净，煮熟。以粗、细曲各一斤，敲碎，拌饭匀，入瓮，留少许纯饭盖面。便下水三十斤（足称），黄草布扎口，顿放透风处，席遮之，以使热。候热稍退，便去席。热过后，方可打醋。每日午时一遍打，十数日后，醋性定，则住打。三四十日熟，候醋虫生时，逼取清醋，煎过，密封收藏。或去脚，不煎生藏亦得。大抵醋一热之后，不宜再热，热则味淡矣。打者，所以使之不热也。春秋二社[1]时可造。春社，迟造数日妙。

伏醋

白糯米不拘多少，初伏日用水浸起，每朝换水，至七日漉出。炊熟，下瓮。再七日，下水。每饭一碗，用水一盆，不必用曲。

糯米醋四时可造

白糯米一斗，炊熟，拌曲半斤，候冷，入瓮下水。

七醋

陈粳米五斗，不用淘，水浸七日。每日一次换水，至第七日蒸饭熟。乘热，便下缸，手按平，纸封，勿令出气。第三日，翻转，又封之。第七日，开封，再翻转，倾入新汲水二石，又封之。七日搅一度，封之三七日，即熟矣。一云，陈仓米五斗，浸七宿，每日换水一次，至七日做熟饭。乘热入瓮，按平，封闭。第二日翻转，至第七日再翻转，倾入井水三担，又封。一七日搅一遍，再封。搅至三七日，即成好醋。此法简易，尤妙。

---

〔1〕春秋二社：指春秋二季的社日。社日，是古人祭祀土地神的日子，一般为立春、立秋后的第五个戊日。

饧糖醋

饧糖十斤，温水三十斤春冬用热汤，夏秋用温汤，搅匀，入瓮，更下敲碎粗曲半斤。每七日搅一度，三七日熟。黄草布扎瓮口，春冬日中晒之，秋夏不晒。

一法　加饭黄半升。

又法　饧稀一斤，水三斤，先将水煎数沸，豁了，倾入饧稀，搅匀，候温，入白曲末二两，同搅匀。入瓮，纸封，日晒。春秋一月熟，冬四十五日熟，夏二十日熟。下醋后到二十日后，醋上有一层白醭面，休得搅动，任其自落之时，醋乃熟也。或不晒，只顿静处，勿摇动，听其自熟，乃佳。

又法　于腊月内收净雪，实纳瓮，约五寸雨厚，入饧稀一层，再纳雪，又浇饧稀，至十斤为度。密封泥固。至来年四月八开。

黄米醋

黄仓米一斗，淘净，浸一宿，早晨炊作硬饭，令热倾在芦席上摊，约四寸厚。略候饭如人体温，用楮叶盖覆，如酱黄法。候成黄子，晒令极干，簸去黄衣。再用仓米一斗，如前炊作硬饭，倾出，令极冷。将前黄子五升，同拌在经造醋瓮内，冷水浸之，水面约浸过两拳。

又法　看黄子并饭青到之处，水亦浸到其处，顿在静处，以疏布幂之。逐朝看觑，时时以竹杖子搅动，毋令生面。半月以上，香熟。夏秋可造。

五辣醋

煨葱白五茎，花椒、胡椒共十粒，生姜、干姜各一分，醋一大盏，酱一匙，入砂盆研烂，可为五分供。

麸皮醋

先以麸皮一斗，炊熟，盦黄停过。七日后，又以一斗炊熟，连米四升，亦炊熟，拌和。然后下甏，水高一拳，泥了甏口，晒在日中。待二十日后，放于阴地上，歇四十日，开，篘用。

糟醋方

二月初用七石缸称腊，酒糟七十斤，下缸，着水平浸。隔一宿，篘出糟，再下糟七十斤。再隔一宿，再篘出糟，用缸㔶[1]盖好。若冷，用稻草围之。到三四月间，缸面结鳖，捞去，煎之。下坛时，用飞盐一大把，炒熟粳米，撒在坛内。

懒妇醋

六月六日，以干净小麦，磨极细，清河水拌匀，干湿得所，踏成饼子。若伤于湿，则中心清。蒸，每麦一升，作饼一个，踏令十分坚实，庶几不蛀。纸包裹，挂当风处，阴干。至秋社前一日，粳、糯米各一半，和匀，淘净，浸至次早。正社日，炊熟，摊冷。每米一斗，用曲一饼，如粳、糯各一斗，则用二饼。研令极细，拌入饭

〔1〕㔶：音 gǎn，器物的盖子。

内，盛洁净瓮甏中。就以原量米斗，下清河水，每米一斗，下水一斗五升。如米二斗，则水三斗。以纸七八层，密封。过一月即熟，篘起头醋，煎藏。再烧沸汤，令冷，下二醋，多少约量。三醋、四醋，亦如此。下醋之日，忌诸厌。下二、三、四醋时，再加些曲尤妙。

造麦麸醋

每麦麸一斗，清酒糟七斤半，拌和，十分停匀。先以陈米二三合，煮稀粥汤。候麸糟停匀了，方入粥汤，再拌和，令干湿得所，以捻则成团，打则开散为度。如捻未成团，再入米汤些少。用蒲篓盛贮，上下四面厚用稻草盖护，频候。候到大热时，翻转，蒲篓再护。俟热，再翻，如此三四次。过二宿即热，如三宿不热者，用陈米炊热饭一碗，团放蒲篓内，便热也。小缸一口，于下向钻一窍，布塞定。将蒲篓于缸内，入滚汤浸一宿，或半日，去塞布，放出醋矣。二醋依法再淋。

造千里醋

乌梅去核一斤，以酽醋五升，浸一伏时，曝干，再入醋浸，再曝干，以醋尽为度。捣为末，以醋浸蒸饼，和为丸如鸡头[1]大。投一二丸于汤中，即成好醋矣。

造三黄醋

于三伏中，将陈仓米一斗，淘净，做熟硬饭，摊令匀。候冷定，饭面上以楮叶，或苍耳、青蒿皆可，罨。作黄衣上，去罨盖之物，翻转过。至次日，晒干，簸去黄衣，净器收贮。至秋社日，再用陈米一斗做熟饭，与上件黄子干饭拌和匀，下水，饭面上约有四指高。水纱帛幪头，至四十九日方熟。慎勿动着，待其自然成熟。此法极妙。

造炒[2]麦醋法

陈仓米一斗，或糯米亦可。水浸一宿，炊作饭，摊温冷。粗曲二十两，捣细，火焙干，以纸衬地上，出火气。拌饭匀，放净瓮内，入新汲水三斗，又拌匀，搭捺平。用纸两三层，密封瓮口。勿见风，向南方安。候四十九日开，用小麦二升炒焦，投入瓮内。少顷，取醋，于锅内煎沸，入瓶了，上用炒麦一撮，醋久不坏。取头醋了，再用水一斗半，酿第二醋，旬日可取食之。第二醋了，又用水七升半，酿第三醋，更数日取食之。第三醋了，二三醋欲食，须用炒焦麦半升许，入瓮内搭色，犹可取第四醋，味尚如街市中卖者。此醋妙不可言。米醋热者，盖谓炒米耳。此法用炒麦，所以性平。

造翻黄醋法

陈粟米一斗，淘净，水浸七日，候觉醋气，淘净七次，上甑蒸熟。如人体温，下缸内，捺实，掺上白面一两，用楮叶盖。候七日发，使刀劙音利作十字，用熟水三

〔1〕头：原作“骰”，四库本同，据《居家必用事类》同名方改。
〔2〕炒：《居家必用事类》作“小”，用料及方法与此一致。

斗，温下，密封盖。直候发，每日早晚搅两遍，多搅尤妙。五六日后，澄清香熟，撇取清者。其脚再入温汤搅匀，又待五六日成醋，直至使了滓即已。

造麦黄醋法

小麦不拘多少，淘净，用清水浸三日，漉出，控干。蒸熟，于暖处摊开，铺放芦席上，楮叶盖之。三五日黄衣上，去叶，晒干，簸净。入缸，用水拌匀，上面可留一拳水，封闭。四十九日可熟。

造大麦醋法

大麦仁二斗，内一斗炒令黄色，水浸一宿，炊熟。以六斤白面拌和，于净室内铺席摊匀，楮叶覆盖。七日黄衣上，晒干。更将余者一斗麦仁炒黄，浸一宿，炊熟，摊温，同和入黄子，捺在缸内。以水六斗，匀搅，密盖，三七日可熟。

造糟醋法

腊糟一石，泡粗糠三斗，麦麸二斗。上件和匀，温暖处放，罨盖，拌[1]捺。候气香，咂尝有醋味，依常法制造淋之。按四时添减：春秋用糠四斗半，麸二斗半；夏糠三斗，麸二斗；冬糠五斗，麸三斗。觑天气加减造之。

造麸醋

初取面麸，先以五升，用水和匀，可作团即止。上甑蒸，盦作黄子，须楮叶盖。两日后成黄，即打聚作一堆，盦过夜，晒干。先量起五升黄，留作二醋。然后用陈米一斗一升，五升亦不妨，浸一夜，次早和先留麸皮五升，用和匀，蒸饭熟。稍冷，与黄子入缸，一处打拌，入水约五升瓶二十瓶以上。搅匀，用芦席一片，如缸口裁圆，中开方一尺窍，草布且[2]糊一边，四外芦与缸缘悉糊了，置日中晒。次早以杖物入草布窍内搅翻，如此三早。止须看潮候，糊了三面草布。三伏晒一月，如月阴，多晒十数日，却榨。下锅煎数沸，以净洁瓶盛，每瓶入炒麦一撮，纸厚封，纸上放草灰一把，愈客气。置高处，勿着地气。二醋，榨头醋先一日，煎下熟汤十瓶。次早以先留黄子五升，与头醋糟和匀，以所煎冷汤投搅，如前封盖，却不须三打晒七。

造糠醋法

每糟二十斤，用水一担，不拘冬月，浸一宿，搅匀，以烂为度。如是新糟，使水一担半，稻糠随水拌，糟须挼[3]令极匀，装入瓮，将满，摊平，以糠盖。或再用荐盖瓮口。频频看觑，候热发，便倒入别瓮。热不得太过，太过则损味。如未热，不得动，依前盦盖。热候四度，逐旋随次挼匀，再腾入淋瓮中，踏令极实，虚则不中。煎汤淋之，为头醋[4]。再煎汤淋取第二醋。如要极酸，即将头醋煎，重淋新糟，其酸极佳。如此欲得酸，只将第二醋煎沸汤，淋新糟，已是重淋醋。若更将逐瓮头醋再淋，

---

〔1〕拌：原脱，四库本同，据《居家必用事类》同名方补。

〔2〕且：原作“具”，四库本同，据《居家必用事类》同名方改。

〔3〕挼：音 ruó，搓揉。原作“按”，四库本同，据《居家必用事类》同名方改。

〔4〕再腾入……为头醋：凡二十一字，原书脱，四库本同，据《居家必用事类》同名方补。

恐太酸了。造成，用川椒装入干瓶，泥起，不可近湿气。煎了，候冷装。造醋之法，惟要酸。酸之诀，在发热时不可发过，化糟时短着水，淋下再淋，自然妙也。

收藏醋法

但凡收醋，须用头出者，装入瓶，每瓶烧红炭一小块投之，掺入炒小麦一撮，箬封，泥固，则永不坏。或有入烧盐者，反淡了味。

宋氏尊生部卷之七

华亭　宋公望　天民　甫次
曾孙　懋澄　稚源　甫校

香头部

团子香头

以砂糖一斤，大蒜三囊大者，每囊切三片，带根葱白七茎，生姜七片，麝香如豆大一粒。

上件先放砂罐底下，次放砂糖在上。先用花箬，次用油纸，紧封。入重汤内，煎一周时，取起，藏之。临用旋取，经岁不坏。凡生、熟糖糕，并裹、蒸等内，皆用此香头。

合香头

麝香五分　生姜一块如手大　好砂糖半斤

上先将生姜逐牙劈开，洗去泥眼，干，捣绞其汁。却将麝香于乳钵内乳，能令十分碎细。逐旋入姜汁，又乳令胶和。方入砂糖，乳令相入。停匀，盛瓦罐内。用厚纸及油纸封口，愈厚愈好。饭上蒸过，经年不坏。但用食品内合用香料者，入些少在内，其香味蕴藉，不可言也。

爊料部

爊料

用官桂、良姜、白芷、檀香、杏仁、红豆、缩砂、甘草，倍多用之。须是大锅中多煮，则味迴佳。

粗爊料

用甘草最多、白芷、桂枝、良姜四味。

细爊料

用桂心、檀香、藿香、细辛、甘松、花椒、缩砂、红豆、杏仁、甘草、白葱、桂枝、良姜。

混油

芝麻炒熟，令擂碎，入汤内煮数沸，壳沉于汤底，油浮于汤面。铜杓撇起，碗内澄去水脚，与车坊头醡者无异。其味无伪，反为胜之。盖人家止有斗升，不可入醡，则依此甚便。

大料物法

官桂、良姜、荜拨、草豆蔻、陈皮、缩砂仁、八角茴香各一两，川椒二两，杏仁五两，甘草一两半，白檀香半两。共为末用。如带出路，以水浸蒸饼，丸如弹子大。用时，旋以汤化开。

素食物料法

莳萝、茴香、川椒、胡椒、干姜炮、甘草、马芹、杏仁各等分，加榧子肉一倍。共为末，水浸蒸饼为丸如弹子大，用时汤化开。

省力物料法

马芹、胡椒、茴香、干姜炮、官桂、花椒各等分。为末，滴水为丸如弹子大。每用，调和捻破，即入锅内。出外尤便。

一了百当

甜酱一斤，半腊糟一斤，麻油七两，盐十两，川椒、马芹、茴香、胡椒、杏仁、良姜、官桂等分，为末。先以油就锅内熬香，将料末同糟、酱炒熟，入器收贮。遇修馔，随意挑用。料足味全，甚便行厨。

糟　部

红糟

糯米一斗，水浸经宿。红曲四升，为细末。先将糯米蒸饭，用曲末干捣成糍，入盆内，用好酒二盏作母，拌匀后，发过即成糟矣。入瓶收之。

又法　用红曲末、曲末各四两。先以糯米五升炊饭，候冷，与曲一处拌匀，入瓮，以好酒半升浇之。夏二七、冬三七日熟，更入盐花四两，取贵不酸。

素馅部

素馒头馅

熟银杏、栗子、油煠豆腐麸、菠菜、白菜、煠熟笋干、煮熟茭白，或胡萝卜等，细切，入熟油、酱、盐、花椒、缩砂末，拌匀，滋味得所。

玉灌肺

真粉油饼、松子、胡桃、芝麻、莳萝，六味为末，和匀，入甑蒸熟，切作肺样块子，用辣汁供。

宋氏尊生部卷之八

华亭　宋公望　天民　甫次
曾孙　懋澄　稚源　甫校

辣　部

辣芥

辣芥中研猢狲头草粒，则辣异常。一名石龙芮。

芥辣

芥菜子不拘数，净淘，入细辛少许，白蜜、好醋一处同研烂，再入淡醋，滤去滓，极辣。

面　部

齑面

好齑菜去叶，只用茎，切如豆大，勿令太细。先起葱油，次下齑头，用爁。次下齑汁，入盐、酱调和，令味美。滚数沸，以汁浇面供。面煮熟后，温水度过，成团结起，放盘中供。先滴数滴油在温水内，则面不结。

自爱齑

细切葱白、生姜，香油炒熟，好滴醋和，糖、酱调匀，做齑，浇冷淘面供。入胡桃、松子仁更妙。

无锡雪花饼

拣小麦淘净，筛簸讫，以少水润湿，入臼舂去黄皮。然后上磨，故其面雪花无比。一以猪脂切作骰子块，用少水锅内熬溶，逐旋舀出，未尽者再熬舀。如此则油白，若熬久则不白矣。以此油和面，为饼面。一以好砂糖和面为饼中馅子，上件做成饼子，略放草灰在鏊盘上，以纸隔之，置饼在上，熯熟为度。

韭饼

带膘猪肉切作燥子[1]，干炒过，生韭切碎，椒、酱同拌匀。擀小薄饼，馅两个夹，熯熟旋供。

卷煎饼

白面二斤半，冷水和成硬剂，搧搜极匀，旋旋添水，调作稀稠得所面汁。量倾在鏊盘上，以油摊为薄饼。馅子用羊肉二斤半，脂一斤，碎切，生姜一两，橘皮一两，片，盐一合，葱，油炒上件拌馅讫，炒熟。以前摊下薄饼铺开，装上馅子，卷作一条子，用面佳，再以浮油煎令焦红色，姜醋汁入擂细胡桃、松子仁，浇供。

打饼

三五日尚软。

和面时入盐、蜜各少许在内，可留三五日，永不硬。

马脑糕

砂糖三斤半，白面二斤，桃肉十两。先用糖一斤半，水半盏，和面，炒熟。次用糖二斤，水一盏溶开，入前面在内，再炒熟。候糖与面做得丸子为度。乃入桃肉拌匀，入范子脱之。

骆驼蹄

先做如馒头熟馅，团起，且如欲造一百只，约用面多少，以一半面，盆盛，以酵汁拌匀如糊，不得太稠。候酵起，却再以一半面，再用酵汁入砂糖拌面匀，又与前酵面相拌和一处，盆盛，顿温汤中。候酵发起，先以熟油涂瓯底，次入糖酵面，然后以馅一团，顿在酵面中央，以手拨四畔面令合。又以糖糁面上，入笼蒸熟，取出瓯子，用刀十字略开，蒸熟供。更以糖浇十字内，亦妙。

又法　先以糯米、酵面与砂糖拌匀如糊，盆盛，顿温汤内。候发起，即以小竹箩衬以油润荷叶，先以砂糖一块做眼[2]，次入酵面。有以砂糖三块做眼，次下馅子，又入酵面做底，上笼蒸熟供。酵面约至半箩略满，别涺[3]矣。

天香饼子

木犀花一斤，孩儿茶五两，豆蔻四钱，甘草末二钱，辰砂三钱，脑、麝香各少许。

上为细末，入大米饭，槌数千下，槌多则愈坚愈妙，随意造印花样，阴干。

又法　木犀花斤半，孩儿茶一斤，芽茶三两，豆蔻二钱，甘草末三钱，辰砂二钱。脑、麝皆不用。

上制造如前。

〔1〕燥子：即臊子，乃肉丁。

〔2〕眼：原书为墨丁，四库本脱此段文字，据下文“以砂糖三块做眼”，补入“眼”字。

〔3〕涺：音 juàn，水回旋的样子。用在此处未明何意。

宋氏尊生部卷之九

华亭　宋公望　天民　甫次
曾孙　懋澄　稚源　甫校

粉　部

粉团

冷团，须用豆粉为纤〔1〕，浓糖粉细方好。

水团

用白糯米或三五升，或一斗，浸一宿，带水磨下。以大匾盛灰，上用净布摊盖，以糯米粉置于上，滤出水。如少粉扑，然后以手搅成块。或用肉，或用菜为馅，丸如圆眼大，或弹子、鸭子大。滚汤下之，以熟为度。

熯饫子

水一盏，小盆合在锅底，四向放饫子，[illegible]〔2〕盖熯之。如水烧干，再添水，饫子不致焦，又易熟。

糖　部

风消糖

用白糯米五升，或一斗，淘净，晒干，磨粉，用绢筛筛过。滚汤炼成一块，分如弹子，放在滚汤内煮熟。以生粉粰过，每丸分作两块，然后擀薄，切作片子，晒干，滚油内浮之。用炒熟糖面为末剂甚佳。

---

〔1〕纤：在此，当为上海方言，指糁在面团上的干粉，其意如粰。
〔2〕匽：同“匳”，器物的盖子。

芝麻糖

用芝麻二升，砂糖一斤，炒面些少。

麻片

用饧糖一斤，砂糖半斤，芝麻三升半。

裹糖

用砂糖饼屑、豆末、薄荷为剂，外以饧糖裹之。

收藏响糖

以灯草寸剪，重重间和收之，虽经雨不润。

蜜　部

收藏蜜煎果

黄梅时换蜜，以细辛末放顶上，蚁虫不生。

造蜜煎果

凡煎果，须随其酸、苦、辛、硬制之。以半水煮十数沸，乘热控干，别换纯蜜入砂铫内，用文武火再煮，取其色明透为度。新瓮盛贮，紧密封固，勿令生虫。须时复看视，觉蜜酸，急以新蜜炼熟易之。

造蜜煎果子法

凡煎果子，酸者，用朴硝破水。大段硬酸者，用汤化朴硝，放冷，浸去酸味。软嫩者，只炼蜜放冷，浇在果子上，淹一宿，其酸咸味自去。漉出，淘过，控干。并先炼熟蜜后，入煎五七沸，出，放冷，再入旧蜜内煎如琥珀色。去蜜，置器中。煎时，须用银石砂铫等为佳。使蜜浇者浸一宿，余并用腌一饭时，即有味也。

又法　应干煎果，先用汤荡白梅肉，候冷浸之，却控干。炼蜜浸之，如前法。

粥　部

糖白粥

上色白粳米，隔夜淘净，白沸汤中逐旋撒米下云，一边搅，一边撒，如此方匀，不上清下碇。须入矿灰少许，稻叶少许。

饭　部豆附

治饭不馊

用生苋菜铺盖饭上，则饭不作馊气。

炒萁豆

清酒糟和水，浸豆一宿，漉起，晾略干，慢火炒，既大而脆，不必用沙也。

宋氏尊生部卷之十

华亭　宋公望　天民　甫次
曾孙　懋澄　稚源　甫校

果　部

收干荔枝

以新瓷瓮盛，每铺一层，用盐白梅二三个，以箬叶包如粽子状，置内，密封瓮口，则不蛀坏。

收藏核桃

以粗布袋盛，挂当风处，则不腻。收松子法同。

雷栗

以两栗蘸油，两栗蘸水，置锅中圆转更排四十七个，湿纸搭，匽盖之，慢火烧，候有雷声为度。

风栗

冬至前大栗，以官斗为率。用盐一斤，调水浸栗，令没，经宿漉起，晾干。用篮悬挂于背日少见风处，不蛀，不损，不萌。或用麻布袋盛挂，每日摇动一三次。

熟栗

栗每个壳底以刀十字划开，底向下，逐一排在锅内，以盐一撮，绕锁缘去声撒下，匽盖定，发火，候熟供。

炒栗

先于众栗中，选择二栗底面方可作合者，却以一枚用香油涂湿，一枚用白水涂湿，仍以作合，置锅底。然后取众栗，逐旋盖覆二栗之上，虽多亦不妨。却盖锅口合缝，火烧一饭顷，取出其栗，颗颗有油，且不粘壳，尤甚酥烂。

收藏栗子

霜后初生栗，投水盆中，去浮者，余漉出，布拭干，晒少时，令无水脉为度。用新小瓶，先将沙炒干放冷，以栗装入。一层栗，一层沙，约八九分满，每瓶盛二三百个，用箬一重盖覆，以竹签按定。扫一净地，将瓶倒覆其上，略以黄土封之，不宜近酒气，可至来春不坏。

又法　用栗子一石，盐二斤，水泡开，浸栗一二宿，漉出，晒干。同芝麻二石拌匀，荆囤内盛，永远不坏，食之软美。

收藏榧子

以旧盛茶瓷瓮收之，经久不坏。

蒸莲实

石莲肉先泡去涩水，洗净，蒸熟供。

又法　以沸汤泡莲肉，拌饭，顿置桶中一宿，倾出，成一块不散，酒家每为之。

藏青梅法最忌油腻

青梅、杏子、林檎，细看无损者，便带露连枝采下，不要犯手解着。每果子一斤，用白矾半两泡汤，停冷，去脚，调炒盐半两。以皂角洗净手，铺青古文钱三四个在瓮底，入一层果子，又铺铜钱数文，如此相间入了，以矾盐水浸过上一寸，细绢帛并好纸密封，更以油纸封之，牢缚佳。切忌入水，以小篾篮挂在井底，不得打破。十月之后取出，不损。每果百枚，只可用铜钱五十，多则铜气。

收藏诸青果

十二月间，荡洗洁净瓶，或小缸，盛腊水。遇时果出，用铜青末与青果同入腊水收贮，颜色不变如鲜。凡青梅、枇杷、林檎、小枣、蒲萄、莲蓬、菱角、甜瓜、梨子、柑橘、香橙、橄榄、荸荠等果，皆可收藏。

收藏诸干果

以干沙相和，入新瓮内收之，密封其口，或用芝麻拦和亦可。

蒜梅

青硬梅子二斤，大蒜一斤，成囊剥净。以炒盐三两，酌量用水煎汤，停冷浸之。候五七日后，有卤水，将欲变色，即倾出。再煎，停冷，浸之，入瓶收之。候七月间取食，梅味不酸，蒜味不臭。

集香梅

大青梅一斤，每个切作四界，去仁。用盐一两半，生姜丝一两，半新青椒八钱，糖四两半，拌匀。煎盆内晒之，时复搅拌。候汁尽，八九分干后，入砂仁、桂皮、甘草、檀香细末各一钱，拌匀，收之。

又方　青梅十斤，核未甚硬者，十字劈作四界，入盐一斤，糖三斤，姜丝一斤，新椒二两，一处腌拌匀。日晒，频搅拌，但到汁尽，不要极干。再用缩砂、官桂各一两，甘草二两为细末，入腌梅一处搅匀，入瓶收之。

又法　只收晒干糖梅坯。临用，旋入后项香末，免得藏久要蛀，又带药气。

造化梅

大青时梅一斤，好松糖一斤，煎。净瓶内先以糖一层，次以梅铺一层，如此层层相间，藏尽为度。用油纸、笋箬密封瓶口，顿放屋上向阳处，晒一月，熟。瓶上以瓦片遮口，以防雨水。

对金梅

黄梅一百个，盐腌透，取出晒一日。用砂糖一斤，蜜半斤，铺姜丝一层，梅一层，糖一层，匀铺了。煎醋一大盏入瓶内，用绵蒙口，晒半月，熟姜丝酌量用。

韵梅

梅子一百个，要黄嫩者，沸汤焯过。盐一两，姜一斤细研，新椒四两去核，甘草四两剉碎。一处拌匀，晒干。临干时，捻破梅子，团诸料物上。别用姜丝四两，匀糁入瓶，晒干为度。

糖脆梅

小满前三五日，青梅一斤，用盐一两二钱，白矾二钱，或三钱，浸去酸味。乃去核，用尖口罐盛贮。倘面坏则取坏，亦不多也。

藏青梅法

青硬时梅一百个。用白矾半两泡汤，停冷，去脚，调炒盐半两。每瓶底用当十大铜钱五六枚，入梅八分，却入矾盐汤浸过半寸以上。再掺铜青末少许在面上，以篾篮盛瓶，放在井底。

蜜煎青杏法

不拘多少，刮去皮，用铜青极细末，铜器内匀滚，令绿色。然后用生蜜浸，但觉有酸气，便换蜜，至五遍，自然不复酸，可以久留。铜青无多少之限，但滚的匀便可也。青梅亦可依此法造。

巴思把饼儿

选拣花红周正而生硬者，批去皮，周遭切缝如橘囊状。连晒二日，用手逐个轻轻按扁。再晒半日，蒸熟，晒干收藏。其形制气味与本土出产者无异。

烧藕

以老藕切作两段，竖在锅中，倾下水一盏，盐少许，瓯盖烧之，酥熟为度。

又法　嫩藕捣碎，姜、醋拌匀供，可以醒酒。

灌生藕

用琼芝煎汤，调砂糖灌藕孔中，留空顶上半寸，油纸扎定，放水缸中。或用猪皮煎汤调灌之，或煎鱼鳞汤。

灌熟藕

用绿豆粉浓调砂糖灌藕孔中，细纸扎定，以物夹住，锅中煮熟为度。凡切藕须斜片，则不脱。

收藏藕

好肥白嫩者，向阴湿地下埋之，可经久如新。若将远，以泥裹之不坏。

蜜煎藕法

初秋藕新嫩者，沸汤焯过五分熟，去皮，切作条子或片子。每一斤，用白梅四两，汤浸汁一大碗，候冷，浸一时许，漉出控干。用蜜六两，去卤水。别蜜十两，慢火煎令琥珀色，放冷，入罐贮之。

收藏桃子

以麦面煮粥，入盐少许，候冷，倾入新瓮。取桃纳粥内，密封瓮口，冬月如新。桃不可熟，但择其色红者佳。

收藏石榴

选大者连枝摘下，用新瓦缸安排在内，以纸十余重密封盖。

又法　选拣大石榴，连枝摘下，用新瓦罐一枚，安排在内，合纸十余重密封，可留多日不坏。

收藏红枣

将大瓷缸一只，刷洗净，拭干，烧热米醋浇缸内，荡令匀，控干。又以熟香油匀擦缸口。于缸底铺粟秆草一重，枣一重，中心、四围亦令草间盖，不可重压，亦不生蛀虫。

收藏梨子

拣不损大梨有枝柯者，插不空心大萝卜内，纸裹暖处，至春深不坏。带梗柑橘，亦可依此法。

橙玉生

雪梨大者碎切，以橙丝、好醋，入盐少许，酱拌供，可以佐酒。

药橘

小青橘一斗，烂煮讫，以冷水浸一宿，再以水淘三两度，去尽苦汁，漉出，控干。以好醋二碗，盐半斤，拌匀，腌一宿，晒干。用甘草、丁香、茴香、缩砂、官桂各半两，为细末。醋一碗，盐二两，用药末、青橘拌匀，瓷器盛，日晒，收之。

糖橘

塘南橘百枚，先用石灰汤淖过，漉起。用刀于橘囊中划破去核，留橘，将砂糖二斤半，入盐少许，煮五沸。出锅，捺扁，晒至晚，归卤中，直待卤尽橘干为度。蒸过，晾干，冷瓶收。

一法　不用糖，纯用盐，谓之盐橘，亦颇消食下气。

烧橘

大橘一枚，草纸裹之，水中蘸湿，灰火煨熟供。

煎金橘

金橘拣大者，镂开，以酒煮透。候冷，用针挑去核，捺扁，沥干。每一斤，用蜜半斤，煎去酸水苦汁，控出。再用蜜半斤煎，入瓮收之。煎橙橘一依此法。凡用蜜，唯夏蜜最佳。春蜜滋酸，又作腥气。冬蜜亦酸，皆不堪用。凡煎果子硬酸者，用汤化朴硝停冷，浸去酸汁。煎时，须砂石铫为佳。入缶后，更须时复看化。才觉酸，急以新蜜炼熟换之。

一法　以金柑略切开十字，沸汤捞过，待冷，捻去核。入净蜜中，慢火煎熬，蜜透映熟为度。久藏，则别换熟蜜留之。金柑以小者为佳。

藏橘法

净室掘一窖，或稻草，或松毛，铺厚寸许。剪刀就树剪下橘子，不可伤其皮，却一个个排窖内，安二三层。别用竹作梁架定，又竹篮阁上，再安一二层。却以缸合定，或乌盆亦可。四面湿泥封口，至明年四五月不坏。

收藏柑橘

拣光鲜不损者，将有眼竹笼先铺草衬底及护四围，勿令露出，重叠装满，安于人不到处，勿近酒气，可至四五月。若干了，用时于柑橘顶上用竹针针十数孔，以蜜汤浸半日，其浆自充满如新。

收藏金橘

安锡器内，或芝麻杂之，经久不坏。若橙橘之属，藏绿豆中极妙。勿近米边，见米即烂。

法制橘皮

消痰止嗽，破癥瘕痃癖。

橘皮半斤　白檀一两　青盐一两　茴香一两

上件四味，用长流水二大碗同煎，水干为度。拣出橘皮，放于瓷器内，勿令透气。每日空心取三五片细嚼，白汤下。外三味，晒干为末，沸汤点服。

趱熟绿柿

生柿置盒中，每一百枚用肥皂二枚同安，不一二宿即熟。

趱熟方柿

每方柿一百枚，用矿灰一升，汤调浸一宿，即不涩。若要稍迟，即停冷汤浸之。

收藏柿子

柿木熟者，以冷盐汤浸之，可令周岁颜色不动。

熟生柿法

取麻骨插生柿中，一夜可熟。

梅花脯

以栗子、橄榄，薄薄切之，同食，与梅花韵相似，可以醒酒。

糖脆梅法

青梅一百个，划成路路儿，将熟冷醋浸没一宿，取去控干。别用熟醋调砂糖一斤半，浸没，入新瓶内，以箬叶扎口。仍用碗覆，藏在地中，深一二尺，用泥土盖过。白露节取出，糖浸。

糖取梅法

黄梅大者，不拘多少，槌破核，未槌以前，先以盐腌一日。铺梅一层，入砂糖、川椒、生姜丝一层，重重铺罐内，八分满，以物盖覆。蒸一遍，再用生绢覆罐口，晒十日，可供。晒时，先用些椒叶在梅肉上。

茶 部

合足味茶法

甘三苦四妙通神甘草三两，苦参四两，五斤干茶五斤蒸干茶叶五斤，蒸过茶五斤，绿豆四升同捣合豆炒过，此方宜利胜烧银。

制孩儿香茶法

孩儿茶一斤，研极细，罗过。用白豆蔻仁四钱，研为细末。粉草炙，一二钱，碾[1]为细末。荜澄茄一二钱，研细末。川百药煎半两，为末。将已上四件和匀，瓷器收贮，勿沾味。沉香半两，劈成一二定子，插入鹅梨内，用纸裹了，水湿过，灰火内煨梨熟为度。取出沉香，晒干为细末，同一二钱和之前剂。将梨汁制麝香。用梅花片脑一二钱，米脑亦可用。制过寒水石同研和，拌入料。寒水石半斤，于炭火内煅红。先将薄荷叶四两，水浸得透，铺在纸上，将煅过寒水石放在叶上裹了，放冷，取了，秤五钱，与脑子同研。余者待后次用之，叶弃去不用，死脑子法也。不死，则脑子气味去也。麝香二钱，拣去毛令净，研开，用元制沉香梨汁和为泥，泥在瓷盏内，或银器内，上用纸糊口，用针透十数孔，慢火焙干，研为末，再施盏内焙热，合和前药，其香满室，此其法也。

上将洁净糯米一升，煮极烂稠粥，擂细，冷定，用绢绞取浓汁和剂。须要硬，于净槌帛石上槌三五千下，愈多愈好，故名千槌膏。却用白檀煎油抹印，印成小饼，于透风处悬吊一二日，刷光瓷器内收。

酥合茶

将好酥于银石器内溶化，倾入江茶末，搅匀，旋旋添汤，搅成稀膏子，散在盏内，却着汤浸[2]，供之。茶与酥，看客多少用，但酥多于茶些[3]为佳。此法至简且易，尤珍美。四季皆用汤造，冬间造在风炉子上。

脑子茶

先将好茶研细，薄纸包梅花片脑一钱许，于茶末内埋之经宿，汤点，则有脑子气味，极妙。

熏花茶

用好净锡打连盖四层盒子一个。下一层装上号高茶末一半。中一层底透作数十个箸头大窍，薄纸衬松，装花至一半。盒盖定，纸封缝密，经宿开盒，去旧花换新花，

〔1〕碾：原作“展”，据四库本改。
〔2〕浸：原作“侵”，据四库本改。
〔3〕些：原作“此”，四库本同，据《居家必用事类》“酥签茶方”改。

如此一二次。汤点，其香拂鼻可爱。四时中但有香花头，皆可为之。只要晾干，不可带润。若纸微润，非徒无益而又害之也。

又法　用净瓷器将茶末捺实，用箸头签十数窍，每窍安花头一个。如此安满，却以茶末盖之，纸糊封口待经宿。用此法，惟造些少，暂时则可。若多造，被湿气反害茶香味也。

校后记

《宋氏尊生部》，即《竹屿山房杂部·尊生部》，共十卷，明代宋公望编次。

一、作者与成书

《竹屿山房杂部》是一部关于田居杂事的著作，故称之为“杂部”。全书36卷，为宋诩、宋公望父子二人分头完成。而《尊生部》十卷由宋公望所撰。

宋公望，字天民，是《竹屿山房杂部·养生部》作者宋诩的儿子，宋氏父子共同完成了《竹屿山房杂部》36卷的5个部。二人分别撰写了《养生部》与《尊生部》两部风格完全不同的食养专著。宋氏里籍为华亭，即今上海市松江县，生卒年及生平事迹无考。据日本学者篠田统先生考证，《竹屿山房杂部》的成书年代大约在明弘治（1488—1505年）、正德（1506—1521年）期间。

二、主要内容与特点

与其父所作《养生部》相比的话，《尊生部》的内容相对要少。其号称十卷，字数却不足《养生部》六卷的一半。分为汤部、水部、酒部、曲部、酱部、醋部、香头部、爊料部、糟部、素馅部、辣部、面部、粉部、糖部、蜜部、粥部、饭部、果部、茶部等19个部分，但各“部”内容多寡不一，有很大的差别。像汤部有70余方，而香头、糟、素馅、辣、饭各部均只有2方，粥部唯1方而已。书中对于茶、饮、酱、醋、酒、曲及各种烹调用料有着极为详尽的介绍，各以食谱的方式，说明用料、配方、制作方法与注意要点。主要为居家之用，有些方子也注明其药用功效。如水芝汤，提到能“通心气，益精髓”；黄芪酒，提到能“治风湿痹因酒而得，宜以酒治。身体顽麻，筋脉挛急，手足不遂，时觉不仁”。

将《养生部》与《尊生部》作比较，二者风格绝然不同。前者引经据典，重视源流考证；后者通俗明确，重视实际使用。前者参以本草学的分类方法，以禽、兽、鱼、虫、果、蔬等食物原料为分类依据；后者则沿用食物著作的分类方法，以汤、水、茶、糟、素馅、糖、蜜、饭、粥等食物成品为分类依据。前者以面、粉、肉、禽、鱼、蔬等主食、菜品为主，以酒、饮、酱、醋、调料为副；后者则详于酒饮、调料、辅食，而略于主食、菜品。

三、本次校点的相关说明

本次校点以日本内阁文库藏明刻本为底本，以文渊阁四库全书本为主校本。由于此书有较多的食物方，选自元代的《居家必用事类》，故以其书作为次较本。

在明刻本中，书名为《宋氏尊生书》；在四库本中，书名为《竹屿山房杂部·尊生部》。本次校点根据底本定书名。

需要说明的是，本次调研得到的日藏明刻本书前有全书目录，但正文缺十卷中的前两卷。对照四库本，前两卷正文方子与明刻本所载目录一致，故以四库本的前两卷补入。之所以没有用四库本作为底本，原因之一是明刻本的年代较早。原因之二是四库本有两处几百字的脱文，文本不如明刻本精当。二本合参，则可谓完本。

本书中有不少的同名方，正文中这些同名方没有被排在一起。原目录中，同名方一般只在首次出现一次，在方名后面跟“二方前后”，或“二方各异”，或“二方小异”。还有将用同一种主料的方子排在一起，如“木犀汤一名桂花汤、一名桂香汤、一名天香汤，凡四方各不雷同”，其实这是四个方子，在正文中也分别作为四个独立的方子出现。因此，在校点中，均按正文中的次序，重出方名，而将原目录中的小字删除。如目录与正文方名表述文字略有差异者，如目录作“糖脆梅”，正文作“糖脆梅法”，则根据正文改。偶有目录遗漏者，则按正文补。

张志斌

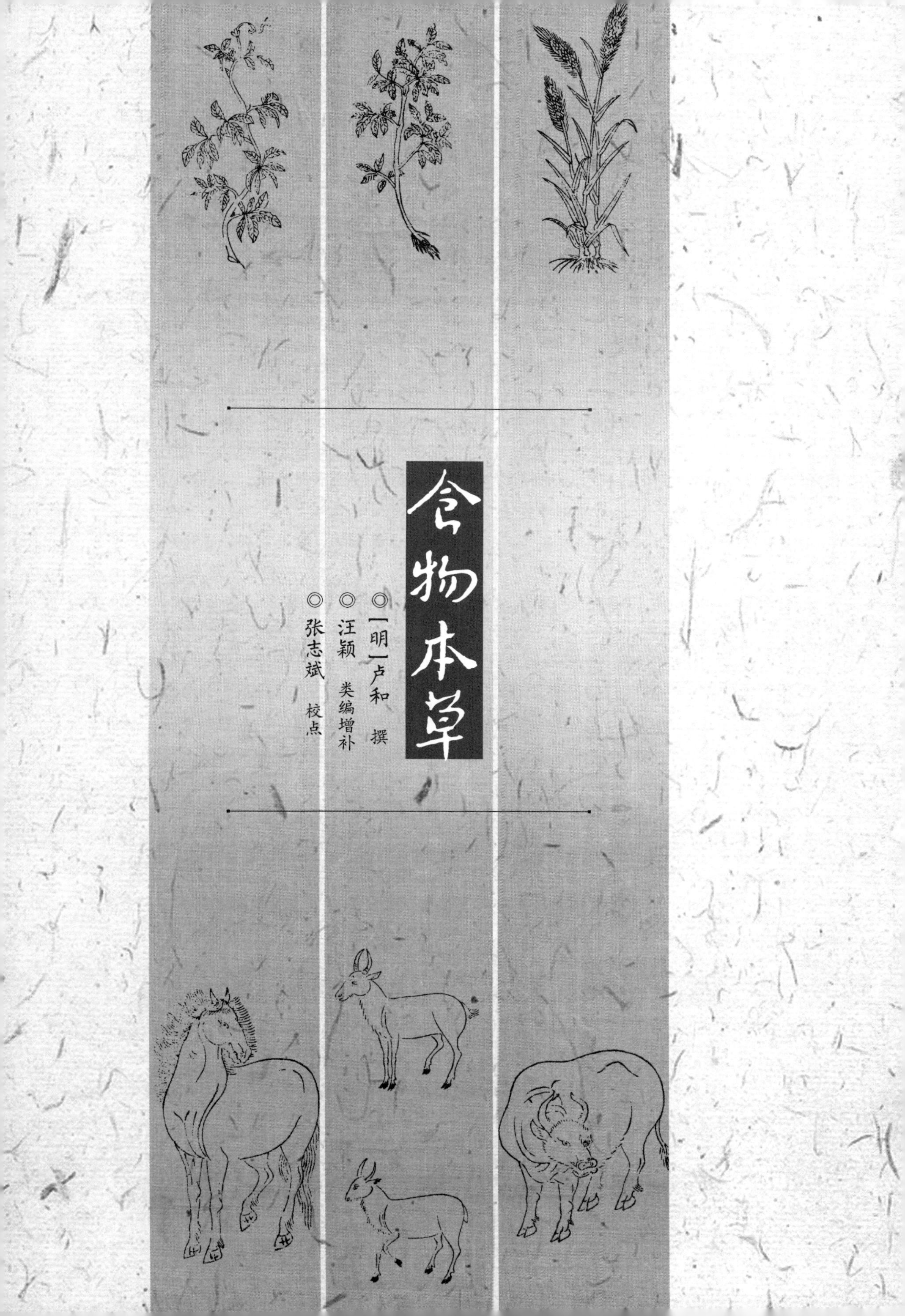
食物本草
◎〔明〕卢和 撰
◎汪颖 类编增补
◎张志斌 校点

内容提要

《食物本草》四卷，明代卢和撰，是一部食养药养专著。后经汪颖类编增补为两卷。此书清新脱俗，一改历代本草书相互抄袭的旧习，在参考其他本草著作的基础上，以自己的见解撰写而成。将可以作为日常食物的药用食材分为八部：水部、米谷、菜部、果部、禽部、兽部、鱼部、味部，共载品物389种。各品物先列出性味功效，次以简略引用前人对于性味功效的不同观点。或记载此物的形态、产地。在多种食物名下，还列出了不同品种的特点，以及通过不同制作方法而形成不同性能，并进行优劣的选择，这在历代本草书中是很少见到的。例如苋菜有人苋、赤苋、白苋、紫苋、五色苋、马齿苋、灰条苋等；笋有苦笋、甜苦笋、董笋、淡笋、箭笋、青笋、猫笋、冬笋、笙笋等。如井泉水下有云："凡井水，有远从地脉来者为上，有从近处江河中渗来者，欠佳。又城市人家稠密，沟渠污水杂入井中成碱。用须煎滚，停顿一时，候碱下坠，取上面清水用之。否则，气味俱恶。""粳米"条下指出，此米有"早、中、晚三熟，而以白晚米为第一"。在"菘菜"条下，记载不同品种的不同形态："牛肚菘，叶最厚，味甘；紫菘，叶薄细，味少苦；白菘，似蔓菁，犹一类也。"所以，其包涵的内容比前代本草书更为丰富。每一个部，在介绍了该部所属各单品之后，都有一个小结，总述这部食物的特色与食用注意点。如在兽部之后云："上诸兽肉，如热血不断，落水浮及形色异常之类者，皆有毒，不可食。孔子'色恶不食，臭恶不食，不时不食'是也。又曰，肉虽多，不使胜食气。盖人食以谷气为主，一或过焉，适足以伤人，非养生之道矣。况望其有所补乎？夫人虽不如孔子之圣，而自昧昧于饮食之节，以自戕其生，尚亦不悟，何哉？宜合禽类后之说观之。"

此书对后世的影响极大。不仅多次翻刻，还在其基础上衍生出许多其他著作。自明代晚期，就有以其书改篡作者以求得利者，如原题为薛己著之《食物本草》。也有略变目次，增补附录而成其他书名，如吴禄《食品集》。清代以其书化裁类编的食物本草类著作就更多，如原题元代贾铭的《饮食须知》、朱本中的《饮食须知》、汪启贤的《食物须知》等，都是此类著作。

本次校点，以隆庆一乐堂本为底本，以万历胡文焕本为校本。

重刊食物本草序

清江王子学优政理而又兼慎内养，寓潮之三年。适余以量稿至，王子乃出尔《食物本草》，曰：是当与《本草集要》互相发明而同功者，尽梓诸。余受而读之，见其言物产则刚柔异质，水土异等，其酸咸苦辛、温凉燥湿，皆评品精确而鉴戒悉备。其所以摄生而使之年者一也。传曰：人莫不饮食，鲜能之味。“之味”云者区别所宜，以厚吾生也。岂专况道哉？其最著者，在乡党语中，岂旨于饮食耶？故善摄生者，莫若吾师。是故不明乎《集要》者，不知医者也；不明乎《食物》而意必以摄生者，亦难无于乎。慎之哉，慎之哉！固与之重加校汇，邀程乡令、黄子进梓行于潮之仰韩堂。

赐进士第潮州府知府郭春震书

食物本草集序

自余得是书而于饮食无复有弗择者矣，何也？盖饮食之于人，有利害相半而不可既食者，有性相反恶而不可并食者，是皆不容以不知也。知而择焉，其于日用岂曰小补之哉？然非稽类察宜，功毒具列，抑孰从而知之？恐误食蟛蜞者不独蔡君谟也。此《食物本草》之所由以著也。虽然富贵犹饮食也，圣经贤传犹本草也。以其垂世立教者而三复之，则于富贵必无有弗能择者矣。而功为吾人立命，视本草又万万也。故观于饮食而处富贵，亦思过半矣。此渐斋公所以重梓而亟传之意也。余不佞敢申附诸末简。

隆庆庚午[1]孟冬月古旦金陵仲氏后泉书室梓行

〔1〕隆庆庚午：明代隆庆四年，即1570年。

目　录[1]

食物本草卷之一

〔1〕目录：底本只有类目，据正文内容补出。

食物本草卷之二

食物本草卷之三

食物本草卷之四

食物本草卷之一

东阳　卢和　著

清江　王贵　校

水　类

井水

新汲即用，利人疗病。平旦第一汲者，为井华水，又与诸水不同。凡井水，有远从地脉来者为上，有从近处江河中渗来者，欠佳。又城市人家稠密，沟渠污水杂入井中成碱。用须煎滚，停顿一时，候碱下坠，取上面清水用之。否则，气味俱恶，而煎茶、酿酒、作豆腐三事尤不堪也。又雨后其水浑浊，须擂桃、杏仁，连汁投入水中搅匀，少时则浑浊坠底矣。《易》曰：井泥不食。谨之。

千里水

即远来流水也。从西来者，谓之东流水。二水味平无毒，主病后虚弱，及荡涤邪秽。扬之万万，名曰甘澜水。以木盆盛，水杓扬之，泡起作珠子数千颗，击取煮药，治霍乱及入膀胱奔豚气，用之殊胜，诚与诸水不同。炼云母粉用之，即其验也。古云流水不腐，但江河水善恶有不可知者。昔年予在浔州，忽一日城中马死数百。询之，云：数日前有雨，洗出山谷中蛇虫之毒，马饮其水而致然也。不可不知。

秋露水

味甘，平，无毒。在百草头上者，愈百病，止消渴，令人身轻不饥，肌肉悦泽。柏叶上者，明目。百花上者，益颜色。

腊雪水

甘，大寒。解天行时疫及一切毒，腌[1]藏果实良。春雪水生虫，不堪。

乳穴水

乃岩穴中涓涓而出之水，秤之重于它水，煎沸，上有盐花。味温，甘，无毒。肥

〔1〕腌：原作“淹”，据文义改。

健人，令能食，体润不老，与乳同功。取以作饭及酿酒，大有益也。穴有小鱼补人，见鱼类。

寒泉水

味甘，平，无毒。主消渴反胃，去热淋及暑痢，兼洗漆疮，射痈肿令散，下热气，利小便，并宜饮之。

夏冰

味甘，大寒，无毒。去热除烦。暑月食之，与气候相反，入腹冷热相激，非所宜也。止可隐映饮食，取其气之冷耳。若敲碎食之，暂时爽快，久当成疾。

温泉水

性热，有毒，切不可饮。一云：下有硫黄，即令水热，当其热处可焊猪羊。主治风顽痹，浴之可除。庐山下有温泉池，往来方士教令患疥癞及杨梅疮者，饱食，入池久浴，得汗出乃止，旬日，诸疮自愈。然水有硫黄臭气，故应愈诸风恶疾，体虚者毋得轻入。

浆水

以粟米或仓米饮酿成者。味甘、酸，微温，无毒。调中引气，宣和强力，通关开胃，止霍乱泄痢，消宿食，解烦，去睡，止呕，白肤体。似冰者至冷，妊娠忌食。不可同李子食，令吐利。丹溪云：浆水性冷，善走化滞物，消解烦渴。宜作粥，薄暮食之，去睡，理脏腑。

热汤

须百沸过。若半沸者，食之病胀。患霍乱手足转筋者，以铜瓦器盛汤熨脐，效。

繁露水

是秋露繁浓时水也。作盘以收之，煎令稠，食之延年不饥。以之造酒，名秋露白，味最香冽。

梅雨水

洗癣疥，灭瘢痕，入酱令易熟，沾衣便腐。浣垢如灰汁，有异它水。

半天河水

即上天雨泽水也。治心病、鬼疰、狂、邪气恶毒。

冬霜水

寒，无毒。团食者，主解酒热、伤寒鼻塞、酒后面赤。

雹水

酱味不正，当时取一二升内瓮中，即如本味。

方诸水

味甘，寒，无毒。主明目定心，去小儿热烦，止渴。方诸，大蚌也。《周礼》：明诸承水于月谓之方诸，陈馔以为玄酒。

花水

平，无毒。主渴。远行无水，和苦瓜蒌为丸，服之永无渴。

粮罂水

味辛，平，小毒。主鬼气中恶、疰忤、心腹痛、恶梦鬼神。进一合，多饮令人心闷。又云：洗眼见鬼，出古冢罂中。

甑气水

主长毛发。以物于炊饭时承取，沐头，令发长密黑润。不能多得，朝朝梳摩小儿头，渐觉有益。

生熟汤

味咸，无毒。熬，盐投中，饮之，吐宿食毒恶物，消气胪胀，亦主痰疟，调中消食。又人大醉及食瓜果过度，以生熟汤浸身，汤皆为酒及瓜果气味。

屋漏水

大有毒，误食必生恶疾。以洗犬咬疮，可即愈。

猪槽水

无毒。治诸蛊毒蛇咬，可浸疮。

溺坑水

无毒。主消渴，解河豚鱼毒。

盐胆水

味咸、苦，有大毒。此水盐初熟槽中沥黑汁也，人与六畜皆不可食。

冢井水

有毒，人中之不活。欲入者，先试以鸡毛，如直下者无毒，如回旋而舞者则有毒。先以热醋数斗投井，可入。

洗碗水

主恶疮久不瘥者。煎沸以盐投中，洗之立效。

蟹膏水

以膏投漆中化为水，古人用和药。又蚯蚓去泥，以盐涂之，或内入葱中化为水。主天行诸热病、癫痫等疾。又涂丹毒，并敷漆疮，效。

阴地流泉水

饮之令人发疟瘴，又损脚令软。又云，饮泽中停水，令人生瘕病。

卤水

味苦、咸，无毒。主大热，消渴，狂烦，除邪及下蛊毒，柔肌肤，去湿热，消痰，磨积块，洗涤垢腻。勿过服，顿损人。

地浆水

气寒，无毒。掘地作坎，以水沃其中，搅令浊，俄顷取之。主解中诸毒烦闷、山中菌毒。又枫树上菌食之，令人笑不止，饮此解之。

清明水及谷雨水

味甘。取长江者为良，以之造酒可储久，色绀味冽。此水盖取其时候之气耳。

炊汤水

经宿洗面无颜色，洗身成癣。

甘露水及醴泉水

味甘美，无毒。食之润五脏，长年不饥，主胸膈诸热，明目止渴。此水不可易得，附录之以备参考。

上诸水日常所用，人多忽之。殊不知天之生人，水谷以养之。故曰：水去则荣散，谷消则卫亡。仲景曰：水入于经，其血乃成；谷入于胃，其脉乃行。水之于人，不亦重乎？故人之形体有厚薄，年寿有长短，多由于水土禀受滋养之不同。验之南北水土、人物可见矣。

谷　类

粳米

味甘、苦，平，无毒。主益气，止烦，止泄痢，壮筋骨，通血脉，和五脏，补益胃气，其功莫及。小儿初生，煮粥汁如乳，量与食，开胃助谷神，甚佳。合芡实煮粥食之，益精强志，耳目聪明。新者乍食，亦少动风气。陈者更下气，病人尤宜。服同[1]苍耳人，食之忽[2]心痛。有早、中、晚三收，以白晚米为第一。各处所产，种数甚多，气味不能无少异，而亦不大相远也。天生五谷，所以养人，得之则生，不得则死。此其得天地中和之气，同造化生育之功，故不比它物可名言也。本草所主在药，故略耳。

粟米

味咸，气微寒，无毒。主养肾气，去脾胃热，益气。陈者味苦，主胃热消渴，利小便，止痢，压丹石毒，解小麦毒。煮粥性暖，初生小儿研细煮粥如乳，每少与饮之，助谷神，达肠胃，甚佳。不可与杏仁同食，令人吐泄。粟类多种，此则北人所常食者是也。又舂为粉食，主气弱，食不消化呕逆，解诸毒。又蒸作糗[3]食，味甘、苦，寒，又云：酸，寒，主寒中，除热渴，解积实大肠。一种糯粟，即秫也。余见粳米下。

---

〔1〕同：此字疑衍。文会堂本无。

〔2〕忽：文会堂本作“急”。

〔3〕糗：音 qiǔ，炒熟的米或麦，用作干粮。

糯米

味苦、甘，温，无毒。主温中，令人多热，大便坚。此本草经文也。诸家有云：性微寒，妊娠与杂肉食不利子，久食身软，以缓筋也。又云：寒，使人多睡，发风动气，壅经络气，止霍乱。又云：凉，补中益气，行荣卫中积血。所论盖不同也。夫所谓不利、缓筋、多睡之类，以其性懦所致。若谓因其性寒，糯米造酒最宜，岂寒乎？农家于冬月用作糍，喂牛免冻伤最验，是则糯米之性当如经文所言。

黍米

味甘，温，无毒。主益气补中，多热令人烦。又云：性寒，有小毒，不可久食，昏五脏，令人好睡，小儿食之不能行，缓人筋骨，绝血脉。不可与白酒、葵菜、牛肉同食。有丹、黑数种，比粟米略大。今北地所种，多是秫黍，最黏，又名黄糯，只以作酒，谓之黄米酒。此米且动风，人少食。

秫米

味甘，微寒。止寒热，利大肠，疗漆疮，杀疮疥毒热，壅五脏气，动风。作饭最黏，惟可作酒，汁亦少。

黄粱米

味甘，平，无毒。益气和中，止泄痢，去风湿痹。其穗大毛长，谷米俱粗于白粱，取子少，不耐水旱。食之香美，逾于诸粱，号为竹根黄。其青、白二色，微凉，惟此甘平，岂非得中和之正气多邪?

白粱米

味甘，微寒，无毒。主除热益气，移五脏气，续筋骨，止烦满。其穗大多毛且长，谷粗扁长，不似粟圆，米亦白而大。食之香美，次于黄粱，亦堪作粉。

青粱米

味甘，微寒，无毒。主胃痹，热中消渴，止泄痢，利小便，益气补中，健脾，止泄精，轻身。一云：此米醋浸三日，百蒸百暴，裹藏远行，一餐可度数日。其谷穗有毛，微青而细，早熟少收。夏月食之极清凉。但味短而涩，色恶不[1]如黄白粱，故人少种。

稷米

味甘，无毒。益气补不足。又云：冷，治热，发冷病气，解瓠毒。以其早熟，又香可爱，因以供祭。然味淡，诸谷之中，此为下。苗种者，惟以防荒年耳。

陈廪米

味咸、酸，温，无毒。主下气，除烦渴，调胃，止泄泻。又云：廪米有粳，有粟，诸家并不说何米。然二米陈者，性冷，频食令人自利。此说与上经文稍戾。

〔1〕恶不：原作“可餐”，据文会堂初刻本改。

秫黍[1]

谷之最长，米粒亦大而多者。北地种之，以备缺粮。否则，喂牛马也。南人呼为芦穄。

香稻米

味甘，软，其气甜香可爱，有红白二种。又有一类红长者，三粒仅一寸许，比它谷晚收，开胃益中，滑涩补精。但人不常食，亦不多种也。

茭米

生湖泊中，性微寒，无毒。古人以为美馔。作饭亦脆涩。

䕡米

味甘，寒，无毒。主利肠胃，久食不饥，去热益火。可为饭，生水田中，苗子似小麦而小，四月熟。

蓬草米

作饭食之，无异粳米，俭年物也。

狼尾子米

作黍食之，令人不饥，生泽地中。

稗子米

味脆，气辛，可以为饭。

秕米

味甘，平。通肠开胃，下气，磨积块。制作糗食，延年不饥，充滑肤体，可以颐养。昔陈平食糠而肥。秕米，即精米上细糠也。

小麦

味甘，微寒，无毒。除热，止燥渴咽干，利小便，养肝气，止漏血、唾血。秋种冬长，春秀夏实，具四时之气，为五谷之贵。有地暖，春种夏收者，气不足，有小毒。面，味甘，温，补虚养气，实肤体，厚五脏肠胃，强气力。然性壅热，少动风气，不可与菜同食。萝卜能解面毒，同食最宜。

面筋

以面洗去皮为之，性与面仍相类且难化。丹溪曰：面热而麸凉，若用麦以代谷，须晒令燥，以少水润之，舂去外皮，煮以为饭，食之庶无面热之患。愚以东南地本卑湿，又雨水频多，麦已受湿，又不曾出汗，食之故作渴，动风气，助湿发热。西北地本高燥，雨水又少，麦不受湿，复入地窖出汗，至八九月食之。又北人禀厚少湿，宜其常食而不病也。

[1] 黍：原作"蜀"，据《本草纲目》卷二十三"芦穄即蜀黍"改。

大麦

味咸、甘，温，微寒，无毒。主消渴，除热，益气调中。又云：令人多热，为五谷长，平胃消食，疗胀。暴食亦似脚软，以其下气也。久食甚宜人，头发不白，补虚劳，壮血脉，益颜色，实五脏，止泄，令人肥白滑肌。为面，胜小麦，无燥病。丹溪云：初熟时，人因缺谷，多炒而食之，有火，能生热病。一云：久食多食，能消肾，戒之。

荞麦

味甘，平，寒，无毒。实肠胃，益气，久食动风，令人头眩。和猪肉食，令人患热风，脱人眉须。虽动诸病，犹剉丹石，炼五脏滓秽。俗谓，一年沉滞积在肠胃间，食此麦乃消去。

黑大豆

味甘，平，无毒。炒食去水肿，消谷，止膝痛腹胀，除湿痹。乍食体重，忌食猪肉。十岁以下小儿勿食，恐一时食猪肉，壅气至危。煮食及饮汁，凉，下热肿，解热毒及乌、附、丹石诸毒，除胸胃中热、大小便血，散五脏结气。一种小黑豆最佳。陶节庵以黑豆入盐煮，时常食之，谓能补肾。盖豆味咸，肾之谷，又形类肾，黑色属水也，妙哉。

白豆

平，无毒。补五脏，益中，助经脉调和，暖肠胃，杀鬼气。浙东一种味甚胜，用以作酱、作腐，极佳。北之水白豆相似而不及也。青、黄、班等豆，本草不著，大率相类，亦不及也。

赤小豆

味甘、酸，平，无毒。主下水，消热毒，排脓血，止泄，利小便，去胀满，除消渴，下乳汁。久食虚人，令枯瘦。解小麦毒。和鲤鱼煮食，愈脚气水肿。痢后气满不能食者，宜煮食之。不可同鱼鲊[1]食。

绿豆

味甘，寒，无毒。主治消渴，丹毒，烦热，风疹，补益，和五脏，行经脉，解食物诸药毒发动风气，消肿下气。若欲去病，须不去皮，盖皮寒内平。煮食作饼，炙佳。一云：为粉荡皮，能解酒毒，以水调服之。亦能解菇、砒毒。

豌豆

味甘，平，无毒。调顺荣卫，益中平气。又云：发气疾。

扁豆

味甘，气微温。主和中下气，治霍乱吐痢不止，杀一切草木及酒毒。生嚼及煎汤服，亦解河豚毒。叶，主霍乱。花，主女子赤白下，干末，米饮和服之。有黑、白二

〔1〕鲊：用米粉、面粉及蔬果等加盐及其他米拌制的菜。

种，黑者少冷，入药俱用白者。患寒热病及患冷气人不可食。

蚕豆

味甘，温，气微辛。主快胃，利五脏。或点茶，或炒食，佳。又有筋豆、蛾眉豆、虎爪豆、羊眼豆、劳豆、豇豆类，只可茶食而已。一种刀豆，长尺许，可入酱用之。

罂粟

味甘，平，无毒。行风气，逐邪热，疗反胃，胸中痰滞，丹石发动不下食。和竹沥煮粥食，极佳。然性寒，以有竹沥，利大小肠，不宜多食。又，过度则动膀胱气。粟壳性涩，止泄痢，涩肠，令人虚劳。嗽者多用止嗽，及热湿泄痢者用止痢。劫病之功虽急，杀人如剑，戒之。

芝麻

味甘，气寒，无毒。治虚劳，滑肠胃，行风气，通血脉，去头浮风，润肌肤。乳母食之，小儿不生热病。又生嚼敷小儿头上诸疮，良。

胡麻

味甘，气平，无毒。一名巨胜苗，名青蘘。

麻蕡

味辛，气平，有毒。主劳伤，利脏，下血寒气，破积，止痹，散脓。多食，令见鬼狂走。久服通神明，轻身。麻子，味甘，平，无毒，入足太阴经、手阳明经。《诗》所谓“丘中有麻”是也。

穬麦

味甘，微寒，无毒。主轻身，除热，久服令人多力健行。作蘖，温，消食和中。作饼食，不动气，甚益人。

菵实

味苦，平，无毒。主赤白冷痢，破痈肿，亦可食。

上五谷，乃天生养人之物，但人之种艺，一则取其资生之功，二则计其肥家之利。南之粳，北之粟，功利两全，故多种食之。如黄粱甚美而益人，故有膏粱之称，人则以其费地薄收而不种。识者，凡谷类当不计其利，惟取其能养人者多种而食之，可也。

菜　类

萝卜

味甘，温、平，无毒。散气，及炮煮食，大下气消谷，去痰癖，利关节，炼五脏恶气，治面并豆腐毒，止咳嗽，疗肺痿吐血，温中，补不足，肥健人，令肤肌白细。生汁，主消渴、噤口痢，大验。同猪羊肉、鲫鱼煮食，更补益。服地黄、何首乌者，食之发白。其茎、叶，气性大率相类。丹溪云：熟者多食，停滞膈间成溢饮，以其甘多辛少也。本草谓之莱菔。《衍义》云：散气用生姜，下气用莱菔子。治喘嗽，下气消食。水研服吐风痰；醋研涂消肿毒。一种胡萝卜，味甘而用不及。

韭菜

味辛微酸，温，无毒，归心。安和五脏六腑，除胸中热，下气，令人能食，利病人，可久食。又云：益阳，止泄尿血，暖腰膝，除胸腹冷痛、痃癖。春食香，夏食臭，冬食动宿饮，五月食昏人乏力。不可合牛肉食，酒后忌食。丹溪云：韭汁冷饮，下膈中瘀血，甚验。以其属金而有水与土，其性急，又能充肝气，多食则昏神。其子，治虚劳损肾梦泄良。又，未出土者为韭黄，食之即滞气，最不宜人。花，食之动风。根，治诸癖。大抵葱、韭皆常食，但葱冷而韭温，于人有益。

薤

味辛、苦，气温，入手阳明经，无毒。主金疮、疮败，轻身不饥，耐老，宜心，归骨，菜芝也。除寒热，去水气，温中散结，利病人，止久痢、冷泄、赤白带，通神，安魂魄，益气续筋骨，解毒。骨鲠，食之即下。有赤、白二种，白者补而美，赤者主金疮风，苦而无味。又云：白色者最好，虽有辛而不荤五脏。又云：凡用葱薤，皆去青留白，以白冷而青热也。故断赤痢方，取薤白同黄柏煮服之，言性冷而解毒矣。又治霍乱干呕不息。煮汁又治疥疮，捣汁又治犬虎咬，又治产后诸痢并汤火伤。但发热病，不宜多食。又不可与牛肉同食，令人作癥瘕也。

葱

叶温，白与须平，味辛，无毒。主明目，补中不足。其茎白入手太阴经、足阳明经，可作汤。主伤寒寒热，中风，面目肿，骨肉疼，喉痹不通，安胎。归目，除肝邪，利五脏，益瞳精，杀百药毒，通大小肠。疗霍乱转筋、奔豚气、脚气、心腹痛、目眩及心迷闷，止衄，杀一切鱼肉毒。又治打扑损并刀杖疮。连根用，主伤寒头痛如破。又，茎叶用盐研，贴蛇虫伤、水肿、痛，治蚯蚓毒。此冻葱也，经冬不凋，不结子，分茎莳种，茎叶俱软，气味香佳，食用最宜。忌与蜜同食。有一种楼葱，即龙角葱，亦冻类。又胡葱、汉葱、茖葱，数种不同，大抵以发散为功，多食昏人神，只调和食品可也。

蔓菁

味温，无毒。利五脏，消食益气，令人肥健，可常食。北方种之甚多，春食苗，夏食心，秋食茎，冬食根，菜中最有益于用者。南方地不同，所种形类已变矣。

菘菜

味甘，温，无毒。利肠胃，除烦，解酒渴，去鱼腥，消食下气，治瘴，止热嗽、胸膈闷。不益人，食之觉冷，姜能制之。一云：夏至前食，发皮肤风痒，动气发病。紫花菘，行风气，去邪热。花，糟食甚美。服甘草勿食，令病不愈。北人往南患足疾者勿食。牛肚菘，叶最厚，味甘；紫菘，叶薄细，味少苦；白菘，似蔓菁，犹一类也。北地无菘，有种者形亦变。

芥菜

味辛，气温，无毒。归鼻，除肾邪，利九窍，明耳目，安中，除邪气，止咳嗽冷气，去头面风。多食动风气，发丹石。不可同兔肉食，生恶疮。同鲫鱼食，发水肿。子，主傅射工及疰气、疝气，发汗，胸膈痰冷，面黄。又，和药为膏，治骨节痛。丹溪云：痰在皮里膜外，非此不能达。又，游肿诸毒，为末，猪胆和如泥，傅之。但其类多：青芥叶粗大，味辣，好；紫芥作虀佳；白芥尤辛美。俱入药，出太源。

苋菜

味甘，寒，无毒。通九窍。又云：食动风，令人烦闷，冷中损腹。子，主青盲白翳，明目，除邪，利大小便，去寒热，杀蛔虫。久服益气力，不饥，轻身。叶，忌与鳖同食。丹溪云：苋有六种，人苋，赤苋，白苋，紫苋，五色苋，其一即马齿苋也。下血，又入血分且善走。马齿苋同食下胎妙，临产煮食易产。又有野生一种灰条苋，亦可食，亦入药。

马齿苋

味酸，气寒，性滑，无毒。主目盲白翳，利大小便，止赤白下，去寒热，杀诸蛊，止渴，破癥结痈疮。服之长年不老。和梳垢，封疔肿。又，烧为灰，和陈醋滓，先灸疔肿以封之，根即出。又傅豌豆疮良。生捣汁服，当利下恶物，去白虫，亦治痢痢。又主三十六种风结疮，以一釜煮，澄清，内蜡三两重，煎成膏涂之。又涂白秃湿癣，傅杖疮。又疗多年恶疮，又治马咬马汗，射工毒。一种叶大者不堪，一种叶小节间有水银者可用，去茎用叶。此菜感阴气之多，而生食之宜和以蒜。余见苋菜下。

胡荽

味辛，气温，微毒。主消谷，治五脏，补不足，利大小肠，通小腹气，通心窍，拔四肢热，止头痛。久食损人精神，令人多忘，发腋臭、口臭、脚气、金疮。久病人食之脚弱。根，发痼疾。子，主小儿秃疮，油煎傅之。亦主虫、五痔，及食肉中毒，吐下血不止，煮，冷取汁服。又治小儿痘疹不出，欲令速出，用酒煎沸，勿令泄气，候冷去滓，微微从项以下喷身令遍，除面不喷，包暖即出。

葵菜

味甘，气寒，阴中之阳，无毒。为百菜长，滑利，不可多食。能宣导积壅，主客热，利小便，治恶疮及带下，散脓血恶汁。煮食，主丹石发结热。叶，烧为末，傅金疮；捣碎，傅火疮。炙煮与小儿食，治热毒。下痢及大小丹痢，捣汁服。孕妇煮食之，易产。其心伤人勿食。其叶皆黄茎赤者，勿食。不可与鲤鱼、黍米同食。天行症后，食之失明。花，治淋涩、水肿，催生落胎，并一切疥疮、小儿风疹子。花有五色，赤者治赤带，白者治白带，空心酒调末服之。又赤治血燥，白治气燥，并痎疟。又冬葵子，秋种，经冬至春作子者，主脏腑寒热，羸瘦，五癃，利小便，疗妇人乳难，下乳汁，久服坚骨，长肌肉，轻身延年。产难，取一二合杵破，水煮服之。痈疖未溃者，水吞三五粒，便作头脓出根。主恶疮，疗淋，利小便，服丹石人宜之。

小蒜

味辛，温，有小毒，归脾肾。主霍乱，腹中不安，消谷，理胃温中，除邪痹毒气、疔疮等毒。华佗用蒜虀吐人恶物，云是此。又云，大蒜久食损人目，伤肝，不可与鱼脍同食。

大蒜

味辛，气温，有毒，属火。主散痈肿䘌疮，除风邪，杀毒气，消食下气健胃，善化肉行湿，破冷气，烂痃癖，辟温疫气、瘴气、伏邪、恶蛊、毒蛇虫、溪毒。治中暑毒，霍乱转筋、腹痛，烂嚼，温水送之。又鼻衄不止，捣碎涂脚心，止即拂去，醋浸经年者良。此物性热，气极晕，煮为羹臛极俊美。动[1]气，亦微下气，温中，消谷。虽曰人喜食多于暑月，但生食久食，伤肝气，损目明，面无颜色，又伤肺伤脾，引痰，宜戒之。叶亦可食。独子者攻毒，如痈疽发背、恶疮肿核初发，取紫皮独头者切片贴肿心，炷艾灸其上，觉痛即起。焦者，用新者再灸。疮初痛考灸不痛，不痛者灸痛，痒者亦如之。以多灸为良，无不效者。疣赘之类，亦依此灸之。

茄

味甘，寒。患冷人不可多食，热者少食无畏。多食损人，动气，发疮及痼疾，菜中惟此物无益。丹溪谓：茄属土，故甘而喜降，火药中用。根，煎汤洗足疮。蒂，烧灰治口疮，甚效。皆甘以缓火之意。

菠薐菜

冷，微毒。利五脏，通肠胃热，解酒毒。北人多食肉面，食此则平。南人多食鱼鳖水米，食此则冷，不可多食，冷大小肠，发腰痛，令人脚弱不能行。一云：服丹石人食之佳。《刘禹锡佳话录》[2]云：此菜来自西域颇棱国，误呼菠薐。《艺苑雌黄》亦云。

苦荬

冷，无毒。疗面目黄，强力止困，傅蛇虫咬良。又汁傅疔肿，根即出。蚕妇食之坏蚕蛾。

莙蓬[3]

味平，微毒。补中下气，理脾胃，去头风，利五脏冷气。多食则动气。先患腹冷人食之破腹。茎灰淋汁洗衣，白如玉色。

荠菜

味甘，气温，无毒。主利肝气，和中。其实名菥蓂子，主明目，目暴赤痛，去障翳。根，汁点目中亦效。烧灰治赤白痢。

---

〔1〕动：文会堂本作“熏”。

〔2〕《刘禹锡佳话录》：系指刘氏弟子韦绚所著之《刘公嘉话录》。

〔3〕蓬：当作“荙”。

紫菀

味苦、辛，温，无毒。主咳嗽，寒热结气，去蛊毒痿蹶，安五脏，疗咳唾脓血，补虚劳，消痰止渴，润肌肤，添骨髓。连根叶采之，醋浸，入少盐，收藏待用。其味辛香甚佳，号名仙菜，性怕盐多，则腐也。

百合

味甘，平，无毒。主邪气腹胀，浮肿，心痛，乳难，喉痹，利大小便，补中益气，止颠狂涕泪，定心志，杀蛊毒，疗痈肿、产后血病。蒸煮食之，和肉更佳。捣粉作面食，最益于人。

枸杞

味苦，寒，根大寒，子微寒，无毒。无刺者是。其茎叶补气益精，除风明目，坚筋骨，补劳伤，强阴道，久食令人长寿。根名地骨。寇宗奭曰：枸杞当用梗皮，地骨当用根皮，枸杞子当用其红实。谚云：去家千里，莫食枸杞。言其补益，强盛无所为也。和羊肉作羹食，和粳米煮粥食，入葱豉五味，补虚劳尤胜。南丘多枸杞，村人多寿，食其水土也。润州大井有老枸杞树，井水益人，名著天下。与乳酪忌。

芹菜

味甘，无毒。主女子崩中带下，止血养精，保血脉，益气，令人肥健嗜食。又止烦热渴，去伏热，杀药毒。置酒酱中香美，和醋食益滋人，但损齿生黑。作齑菹、煮食、生啖并得。一种荻芹，用茎叶。水芹，水滑地所生者，不及高田者宜人。三月、八月勿食，恐病蛟龙瘕。

萘菜

味甘、苦，大寒。主时行壮热，解风热毒，止热毒痢，开胃通膈，又治小儿热。其花白，妇人食之宜。

茼蒿

平。主安气，养脾胃，消水饮。多食动风气，薰心，令气满。

蕨

味甘，寒滑。去暴热，利水道。令人睡，弱阳，小儿食之脚弱不能行。又云：寒，补五脏不足，气壅经络，筋骨间毒气，令人消阳事，令眼暗，鼻中寒，发落，非良物也。又冷气，人食之多腹胀。《搜神记》曰：郗鉴镇丹徒二月出猎，有甲士折一枝食之，觉心中淡淡成疾，后吐出一小蛇，悬屋前，渐干成蕨，遂明此物不可生食也。今人遇荒年，多取其根，捣洗作粉，代粮度活，终羸弱，不养人。一种名薇，亦蕨类。

茭白

味甘，冷。去烦热。又云：主五脏邪气，肠胃痼热，心胸浮热，消渴，利小便。多食令人下焦冷，发冷气，伤阳道。不可同蜜食。糟食之甚佳。

紫菜

味甘，寒。下热解烦，疗瘿瘤结气。不可多食，令人腹痛，发气，吐白沫，饮少醋即消。其中有小螺蛳，损人，须择出。凡海菜皆然。

鹿角菜

大寒，无毒，微毒。下热风气，疗小儿骨蒸，解面热。不可久食，发痼疾，损经络血气，令脚冷痹，损腰肾，少颜色。

白苣

味苦，寒。一云：平。补筋骨，利五脏，开胸膈壅气，通经络，止脾气，令人齿白，聪明少睡，可常食。产后不可食，令人寒中小肠痛。患冷人食即冷腹。叶心抽苔，名莴笋，或腌，或糟，曝干食之甚佳。一种莴苣，一种苦苣，治疗肿诸痢。

石耳

石崖上所生者，出天台山、庐山等名山，《灵苑方》中名曰灵芝。味甘，平，无毒。久食延年，益颜色，至老不改，令人不饥，大小便亦少。一云：性冷。

苦芙

味苦，寒。主面目遍身漆疮并丹毒。生山谷下湿处，浙东人清明节争取嫩者生食，以为一年不生疮疥。又煎汤洗痔疮，甚验。

山药

味温，平，无毒。主伤中，补虚羸，除寒热邪气，补中益气力，长肌肉。又云：主头面游风，头风眼眩，下气，止腰痛，补劳瘦，充[1]五脏，除烦热，强阴。久服耳目聪明，轻身不饥，延年。生山中者良。又云：安魂魄，镇心神。本草谓之薯蓣，江南人呼为薯。南地种之，但性冷于北地者耳。

芋

一名土芝，一名蹲鸱。味平。水田宜种之。茎可作羹臛及菹。又云：愈蜂螫。其头大者为魁，小者为子，荒年可以度饥。小儿食之滞胃气。有风疾者忌食之。

雍菜

味甘，平，无毒。蔓生花白，摘其苗以土壅之即活。与野葛相伏，取汁滴野葛即死。张司空云：魏武帝啖野葛至尺许，应是先食此菜无害也。一名瓮菜。

决明菜

明目清心，去头眩风。味甘，温。苗高三二尺，春取为蔬。花、子可点茶，又堪入蜜煎。

芎苗

味辛，温，无毒。主咳逆，定惊风，辟邪恶，除蛊毒鬼疰，去三虫。久服通神。川中产者良。本地者点茶，亦清头目。

---

〔1〕充：原作“克”，据文会堂本改。

蔊菜

味辛。生山谷泉石间，根、叶皆可食，根尤佳。

荇菜

生湖陂中，叶紫赤圆，径寸余，浮水面，茎如钗股，上青下白。《诗》所谓“参差荇菜”是也。可腌为菹。

羊蹄菜

味苦，寒，无毒。根用醋磨，涂癣疥速效。治疬疡风，并大便卒涩结不通，喉[1]痹卒不能语，肠风痔泻血，产后风，剉根取汁煎服殊验。《诗》曰“言采其遂”即此。注曰：恶菜也。

蒟蒻

味辛，寒。叶与天南星相似，但茎斑花紫，南星茎无斑，花黄为异耳。性冷，主消渴。采其根捣碎，以灰汁煮之成饼，五味调和为茹[2]食。又蜀人取以作酱，味酢美。

地蚕

生郊野麦园中，叶如薄荷，少狭而尖，亦微皱，欠光泽，根白色，状如蚕。四月采根，以滚水瀹之，和以盐，为菜茹。

假苏

味辛，温，无毒。主除寒热、鼠瘘瘰疬、生疮，破结聚气，下瘀血，除湿痹，辟邪气，通利血脉，传送五脏。能发汗，动渴消，除冷风，治头风眩晕、妇人血风等为要药。治产后血晕并产后中风身僵直者，捣为末，童便调，热服。口噤者挑齿灌之，或灌鼻中，神效。末和醋，傅丁肿风毒，即瘥。初生新嫩辛香可啖，人取以作生菜。即今之荆芥也。

紫苏

味辛、甘，气温。主下气，除寒中，解肌发表，通心经，治心腹胀满，开胃下食，止脚气，通大小肠。煮汁饮之，治蟹毒。子尤良，主肺气喘急咳逆，润心肺，消痰气，腰脚中湿风结气，调中下气，止霍乱，呕吐反胃，利大小便，破癥结，消五膈。又杵为末，酒调服，治梦泄。有数种，面背皆紫者佳。一种水苏，主吐血、衄血、血崩、血痢、产后中风，下气，辟口臭，去毒恶气，久服通神明，轻身耐老。一名鸡苏。

薄荷

味辛、苦，气凉，温，无毒，入手太阴经、厥阴经。主贼风伤寒，发汗，通利关节，伤风，头脑风及小儿风涎，惊风壮热。乃上行之药，能引诸药入荣卫。又主风气

〔1〕喉：原作“取”，据文会堂本改。

〔2〕茹：蔬菜。

壅并，下气，消宿食恶气，心腹胀满，霍乱，骨蒸劳热。用其汁与众药熬为膏，亦堪生食。新大病瘥人勿食，令汗出不止。猫食之即醉。一种名石薄荷，又云龙脑薄荷、南薄荷。

香薷

味辛，气微温，无毒。主霍乱，腹痛吐下，下气，除烦热，调中温胃，治伤暑，利小便，散水肿，又治口气。人家暑月多煮以代茶，可无热病。一种香菜，味甘可食，三月种之。

笋

味甘，微寒，无毒。主消渴，利水道，下气，除烦热，理风热脚气。多食动气，发冷气冷癥。蒸煮，弥熟弥佳。苦笋，味苦，寒。治不睡，去面目并舌上黄，利九窍消渴，明目，解酒毒，不发痰，除烦热出汗，治中风失音。此笋有二种，一出江西、福建，粗大味苦不堪食；一出浙江，味微苦，呼为甜苦笋，食品所贵。堇笋，味莶难食。主消渴，益气力，补虚，下气。多食发气胀。淡笋，即中母笋，味甘。主消痰，除热狂壮热、头痛风，并妊人头旋倒地、惊悸、温疫迷闷、小儿惊痫天吊等症。多食发背闷脚气。箭笋，新可食，作笋干佳，但硬难化，不可与小儿食。青笋，味甘。止肺痿唾血，鼻衄，治五痔并妊娠。猫笋，味甘，温，生于冬，不出土者，曰冬笋。小儿痘疹不出，煮粥食解毒，有发生之意。筀笋，味亦然。大抵笋类甚多，滋味甚爽，人喜食之。但性冷且难化，不益脾胃，是宜少食也。又尝有一医说，有人素患痰，食笋而愈。

冬瓜

味甘，微寒。主除小腹水胀，利小便，止渴，益气，耐老，除满，去头面热。热者食之佳，冷者食之瘦。又炼五脏，以其下气也。欲轻健者食之，欲肥胖者勿食。丹溪云：冬瓜性走而急，久病及阴虚者忌食之。霜降后方可食，不然令人成反胃病。又瘥五淋。患背痈，削片置疮上，分败热毒。

稍瓜

味甘，寒。利肠，去烦热，止渴，利小便，解酒热，宣泄热气。多食动气发疮，冷中，令脐下癥痛及虚弱不能行。不益小儿。不可同乳酪鲊食及空心食，令胃脘痛。一云：和饭并盦作鲊食，亦益脾胃。

甜瓜

寒，无毒。少食止渴除烦热，利小便，通三焦壅塞气，夏月不中暑气，兼主口鼻疮。多食令阴下湿痒生疮，动宿冷病，并虚热，手脚无力。破腹落水沉者、双顶双蒂者，皆有毒，切不可食。瓜蒂，主身面四肢浮肿，下水，杀蛊毒。咳逆上气，风痫，喉风，痰涎暴塞及食诸果病在胸腹中，皆吐下之。去鼻中息肉，疗黄疸及暴急黄。花，主心痛咳逆。

黄瓜

味甘，寒，有毒。不可多食，动寒热，多疟疾，发百病，积瘀热，发疰气，令人虚热上[1]逆，发脚气疮疥，不益人。小儿尤忌，滑中生痟虫。不可与醋同食。

丝瓜

本草诸书无考，惟痘疮及脚痈方烧灰用之，此其性冷解毒。粥锅内煮熟，姜醋食，同鸡、鸭、猪肉炒食佳。枯者去皮及子，用瓤涤器。

瓠子

苦者，气寒有毒。主大水，面目四肢浮肿，下水，令人吐。甜者，性冷无毒。又云：微毒。除烦止渴，治心热，利水道，调心肺，治石淋，吐蛔虫，压丹石。若患脚气虚胀冷气人食之，病增。此物夏熟，形长尺余，两头相以者，是也。

葫芦

夏秋间熟，形圆而扁，性味与瓠子同类。

莼

味甘，寒，无毒。主消渴热痹。同鲫鱼作羹食佳。下水，利小便，解百药毒及蛊气，下气止呕。其性滑不益脾，多食发痔，损胃及齿、发、面色。

〔1〕上：原作“止”，据文会堂本改。

食物本草卷之二

东阳　卢和　著
清江　王贵　校

金鸡瓜

味甘，平，无毒。主五痔头风，小腹拘急，和五脏，醒酒。其木造屋，则屋中酒味皆淡。

姜

味辛、甘，微温。主伤寒，头痛鼻塞，止气入肺，开胃口，益脾胃，散风寒痰嗽，止呕吐之圣药，通神明，去秽恶。子姜性热，母姜存皮性微温，去皮性热。无病之人，夜间勿食，盖夜气收敛，姜动气故也。

豆腐

性冷而动气。一云：有毒，发肾气，头风，疮疥，杏仁可解。又萝卜同食，亦解其毒。

咸豆豉

味甘、咸，无毒。主解烦热，调中发散，通关节，香烈杀腥气。其法：用黑豆酒、醋浸蒸，曝干，以香油和，再蒸、曝，凡三遍，量入盐并椒末、干生姜、陈皮屑，和，藏。食之宜病人。

蕈

地生者为菌。木生者为檽，江南人呼为蕈。味咸、甘，平，微温，小毒。主心痛，温中，去蛇螫毒、蛔虫、寸白虫诸虫。今世所通用者，一曰菇子，生于深山烂枫木上，小于菌而薄，黄黑色。味甚香美者，为香蕈，最为佳品。有一种曰鸡腿蘑菇。其他或在地，或在树，地生者多毒，往往杀人，土人自能识。凡夜有光者、煮不熟者、煮讫其汤照人无景、欲烂无虫者，俱有毒。夏秋者多毒，以蛇虫行故也。此物皆湿热化生之物，煮之宜切，以姜及投饭粒试之，如黑则有毒，否则食之无害。本草注谓：九菌皆发五脏，壅经络，动痔，病昏多睡，背膊四肢无力，又多发冷气。大抵食之不甚益人也。

木耳

凡木上所生者，曰木耳。主益气，轻身，强志。一云：平，利五脏，宣肠胃气，排毒气，压丹石热。又主血衄。不可多食。桑、槐上者佳，余动风气，发痼疾，令筋下急，损经络，令背膊闷。枫木上者，食之令人笑不止，地浆解之。一人患痔，诸药不效，用木耳同它物煮羹食而愈，极验，但它物今失记矣。桑耳，味甘，有毒。黑者，主女子赤白带下，癥瘕，阴痛，阴阳寒热，无子，月水不调。其黄熟白者，止泄，益气。金色者，治癖饮积聚。一云：寒，无毒，主消渴。又云：甘、辛。又云：温，微毒，止肠风泻血，妇人心腹痛，治五痔。柘木上者，次于桑、槐耳。主五痔心痛，女子阴中疮痛，又治风破血，益力。楮耳，人常食之。并榆、柳耳，名具五耳，而功用无所另著。余木俱有耳，若木之气性本良者，亦可食。

蒌蒿

味甘、辛。生水泽中，叶似艾，青白色，长数寸，食之香脆而美。叶可为茹。一种莪蒿，亦美菜；一种邪蒿，作羹臛佳。

苦菜

味苦，寒，无毒。主五脏邪气，压谷胃痹，肠澼，渴热中疾，恶疮。久服安心益气，聪察少卧，轻身耐老，耐饥寒。此菜生北地，方冬即凋。生南地则冬夏常青，《月令》所谓“苦菜秀者”是已。即今之荼也。出山田及泽中，得霜甜脆而美。

马兰

味辛，温。生水泽，采为茹。根治呕血，擂汁饮立止。

蘩蒌

味酸，气平，无毒。主积年恶疮不愈，有神效。又主破血，宜产妇口齿，方烧灰或作末，揩齿宜露。治淋，取满两手，以水煮服。此菜生田野中，人取以作羹，或生食之，或煮食，益人。即鸡肠草也。

蕺菜

味辛，微温。主蠼螋溺疮。多食令人气喘。

东风菜

味甘，寒，无毒。主风毒壅热，头痛目眩，肝热眼赤。入羹臛煮食甚美。此菜生平泽，茎高二三尺，叶似杏叶而长，极厚软，上有细毛，先春而生，故有东风之号。

油菜

味甘。主滑胃，通结气，利大小便。冬种春长，形色俱似白菜，根微紫，抽嫩心，开黄花，取其苔为菜茹甚佳。子，枯，取以榨油，味如麻油，但略黄耳。一种黄瓜菜，形似油菜，但味少苦，野生平泽中，取为羹茹，亦甚香美。

藕丝菜

味甘，寒。解热渴烦毒，下瘀血。即鸡头子管也。

莫菜

味酢而滑。生水浸湿地，去皮肤风热。茎大如箸，赤节，节一叶，似柳叶，厚而长，有毛刺。可为羹，始生又可生食。

白花菜

味甘，气臭，性寒。生食苦，腌以为菹。动风气，下气，滞脏腑，多食令人胃闷满，伤脾。一种黄花菜，同此类。

苹

味辛、酸，寒，无毒。主暴热身痒，下水气，胜酒，长须发，止消渴，下气。久服轻身。季春始生，可糁蒸为茹。《诗》所谓"来苹米藻，以供祭者"是也。昔楚昭王渡江，获苹实如斗，剖而食之，甜如蜜，即此。但不可多食也。苹有三种。

藻

有二种，皆可食。熟挼[1]去腥气，米面糁蒸为茹，甚佳美，饥年以充食。一种海藻，味苦寒，咸，无毒。主瘿瘤气，颈下核，破散结气痈肿，癥瘕坚气，腹中上下鸣，下十二水肿，疗皮间积聚，暴癀，留气热结，利小便。一名海带。

蒲蒻

味甘，微寒。主消渴，生啖之脆美。《诗》云"维笋及蒲"是也。

蓼

味辛，气温，无毒。主明目，温中，耐风寒，下水气，面目浮肿，痈疡瘰疬，归鼻，除肾气。叶，归舌，除大小肠气，利中。霍乱转筋，多取煮汤，及热捋[2]脚。又捣，傅小儿头疮。马蓼，去肠中蛭虫。水蓼，捣，傅蛇咬。又煮，渍脚淋之，消脚气肿。脚痛成疮，频淋洗之。此菜，人所多食，或暴干亦佳。

葛根

味甘，寒，无毒。主痈肿恶疮。冬月取生者，以水中揉出粉，成垛，煎沸汤，擘块下汤中，良久，色如胶，其体甚韧，以蜜汤中拌食之，用姜屑尤佳。治中热酒渴病，多食利小便，亦能使人利。切，以茶食亦甘美。又生者，煨熟[3]极补人。

白蘘荷

微温。主中蛊及疟。有赤、白二种，根、茎、叶可为菹。

胡葱

味辛，温、平。消谷下气，杀蛊。久食伤神损性，令人多忘，损目明，尤发痼疾。患胡臭人不可食，令转甚。

鹿葱

味甘，凉，无毒。根治沙淋，下水气，主酒疸，黄色通身者，取根捣汁服。嫩苗煮食，又主小便涩，身体烦热。花名宜男，炒以点茶，又安五脏，利心志，令人好欢乐忘忧，轻身明目，利胸膈，甚佳。《诗》曰"焉得谖草"，即此也。

〔1〕挼：音 ruó，搓揉。

〔2〕捋：原作"将"，据文会堂本改。

〔3〕熟：原作"热"，据文会堂本改。

芸薹[1]

味辛，温，无毒。主风游丹肿，乳痈。煮食，主腰脚痹，破癥瘕结血。多食损阳气，发疮，口齿痛，又生腹中诸蛊。

堇菜

味甘，寒，无毒。主蛇蝎毒及痈肿。此菜野生，久食除心烦热，令人身体懈堕多睡。一云：苦，主寒热，功同香茂。

苜蓿

味甘，淡。嫩采食之，利大小肠。煮羹甚香美，干食益人。

落葵

味酸，寒，无毒。主滑中，散热。子，主悦泽人面。人被犬咬，食此菜，终身不瘥。

秦荻梨

味辛，温，无毒。主心腹冷胀，下气消食。于生菜中最香美，甚破气。又名五辛菜。

甘蓝

平。补骨髓，利脏腑并关节，通经络中结气，明耳目，健人少睡，益心力，壮筋骨，治黄毒。煮作菹食，去心结伏气。

翘摇菜

味辛，平，无毒。主破血，止血生肌。充[2]生菜食之，又主五种黄病。煮熟甚益人，和五脏，明耳目，去热风，令人轻健，长食不厌。此菜生平泽，紫花，蔓生，如劳豆是也。

荏菜

味辛，温，无毒。主调中，去臭气。子，主咳逆下气，温中补体，可以榨油。生食，止渴润肺，亦可休粮。

罗勒菜

味辛，温，微毒。调中消食，去恶气，消水气，宜生食。多食壅关节，涩荣卫，令血脉不行，动风，发脚气。疗齿根烂疮，为灰用，甚良。子，主目翳，风赤眵泪。根，主小儿黄烂疮，烧灰傅之。北人呼为兰香是也。

上诸菜，皆地产阴物，所以养阴，固宜食之。丹溪云：司疏泄者菜也。谓之蔬，有“疏通”之义焉，食之则肠胃宣畅而无壅滞之患。先儒曰：人若咬得菜根断，则百事可做。故食菜既足以养身，又有以养德也。

〔1〕薹：原作“臺”，各本均同。据《证类本草》卷二十九“芸薹”改。

〔2〕充：原作“克”，据文会堂本改。

果　类

藕

味甘，平，寒，无毒。主热渴烦闷，产后血闷，散血生肌，止泄，解酒毒，开胃，止怒，久食心欢。产后忌生冷，惟藕不忌，以其破血也。蒸煮熟则开胃，甚补五脏，实下焦。与蜜同食，令腹脏肥，不生虫。白莲者尤佳。

莲子

味甘，平，寒，无毒。补中，安心神，养气力，益经脉，除百病，止渴止痢，治腰痛泄精。久服轻身，耐老延年，不饥，多食令人喜。生者动气胀人，熟者良。并宜去心。叶及房，皆破血，胎衣不下，酒煮服之。叶蒂，味苦，主安胎，去恶血，留好血，血痢煮服之。花，忌地黄、蒜，镇心轻身，益色驻颜。

枣

生者味甘，平，无毒。多食令人寒热腹胀，滑肠难化，羸瘦人尤不可食。熟者味甘，温，无毒。主心腹邪气，安中补虚，益气养脾，助十二经，平胃气，通九窍，润心肺，止嗽，补少气、少津液，身中不足，大惊，四肢重，和百药。久服轻身延年。一云：多食动风动嗽。三年陈者核中仁，主腹痛恶气。枣类甚多，大抵以青州所出者，肉厚为最。不可同生葱食。中满者与牙痛者，俱不可食。小儿多食，生疳损齿。丹溪云：枣属土而有火，味甘性缓。经云：甘先入脾。又谓：补脾未尝用甘。今人食甘多者，惟脾受病。小儿苦患秋痢与虫，食之良。

栗

味咸，气温，无毒。主益气，厚肠胃，补肾气，腰脚无力，破痃癖，治血，大效。生则发气，熟则滞气。或日曝干，或灰火中煨令汗出，或以润砂藏之，或袋盛当风悬之，并令去其木气，食之良。此乃果中最有益者。当中一子，名栗楔，尤好，治血更效。宣州及北地所产小者为胜。余虽有数种，实一类也。小儿不宜多食，难化。患风水病者不宜食，以其味咸也，戒之。壳煮汁饮之，止反胃消渴。

葡萄

味甘，平，无毒。主筋骨湿痹，益气力，令人肥健耐寒，利小便，疮疹不发。取其子汁，酿酒甚美，不可多食。其形色非一类，大抵功用有优劣也。丹溪云：葡萄能下走渗道。西北人禀厚，食之无恙，东南人食多则病热矣。

柿

味甘，气寒，无毒。属阴，主通耳鼻气，补劳，润心肺，止渴，涩肠，疗肺痿，心热嗽，消痰开胃，治吐血。乌柿，火熏捻作饼者，温，止痢及润声喉，杀虫。干柿，日曝干者，微冷，厚肠胃，涩中健脾，润声喉，杀虫，多食去面皯及腹中宿血。酥蜜煎食，益脾。若风中自干者，亦动风。黄柿，将熟未熟者为黄柿，和米粉蒸作糕，小儿食之止痢。红柿，树上红熟者，冷，解酒毒。一云：非也，止口渴，厌胃热。饮酒食之，心痛直至死[1]，且易醉。醂柿，水养者，入盐，有毒，涩下焦，健脾胃，消宿血。朱柿，小而红圆可爱者，甚甘美。牛奶柿，小而似牛奶者，至冷，不可多食，令人腹痛。火干者，名柿花，货之四方。多用以喂小儿，止泻痢，益脾肺，盖亦经火焙，性不冷矣。椑柿，即绿柿，惟堪生啖，性冷更甚，去胃热，压丹石药，利水，解酒毒。久食令人寒中。丹溪云：柿属金而有土，为阴而有收之意。止血治嗽，亦可为助。同蟹食，即腹痛大泻。

桃

味甘、酸，热，微毒。益色辟邪，发丹石毒。多食令人有热，服术人忌食。又不可与鳖同食。食之浴水，成淋病。其类甚多。仁，味苦、甘，气平，苦重于甘，阴中阳也，无毒，入手足厥阴经。主瘀血血闭，血结血燥，癥瘕邪气，杀小虫，通润大便，除卒暴击血，通月水，止痛。苦以破滞血，甘以生新血。花，味苦，杀疰恶鬼，令人好颜色，除水肿石淋，利大小便，杀三虫，酒浸服之除百病。桃枭，即桃实，著树不落实中者，正月采之。主杀百鬼精物，五毒不祥，疗中恶腹痛，破血。有人吐血，诸药不效，取此烧灰存性，米汤调服，立愈。桃虫，杀鬼邪恶不祥。叶，味苦，主除尸虫，出疮中虫。桃胶，下石淋，破血。炼之，保中不饥，轻身，忍风寒。茎与皮，味苦、辛，除邪鬼中恶腹痛，去胃中热。盖桃乃五木之精，仙木也，少则华盛实甘且大。蟠桃之说有自来矣。

杏

味甘、酸，热，有毒。多食伤筋骨，伤神，盲目。小儿尤不可食，致疡[2]痈及上膈热。仁，味甘、苦，气温，有小毒，入手太阴经。主咳逆、上气雷鸣、喉痹，下气定喘，润心肺，散肺经风寒咳嗽，消心下急满痛，散结润燥，产乳金疮、寒心奔豚等疾。丹溪云：性热，因寒者可用。东垣云：杏仁下喘治气也，桃仁疗狂治血也，俱治大便燥，但有血气之分耳。花，味苦，主补不足，女子伤中，寒热痹，厥逆。

石榴

味甘、酸，无毒。主疗咽燥渴，多食损人肺，齿令黑。酸者，止痢涩肠漏精。甜者，理乳、压丹石毒。有子白而大者，名水晶榴，味甘美。丹溪曰：榴者，留也。味酸性滞，恋膈成痰。东行根，疗蛔虫、寸白。花，百叶者，主心热吐血及衄血，干之作末，吹鼻中立瘥。金疮刀斧，伤破流血，和石灰捣末，傅上即愈。

梨

味甘，微酸，气寒。主热嗽，止渴，利大小便，除客热，止心烦，通胃中痞塞，热结。多食令人寒中。金疮、乳妇尤不可食，以血虚也。又食则动脾，惟病酒烦渴，

[1] 死：原脱，据文会堂初刻本补入。
[2] 疡：原作“伤”，据文会堂本改。

食之甚佳，亦不能却疾。种[1]类甚多，此则乳梨，鹅梨、消梨近是矣，出宣城，皮厚肉实味长。鹅梨，出西北州郡，皮薄浆多，味差而香则过之。消梨，甘，南北各处所出，有味甚美而大至一二斤者。余如水梨、紫糜梨、赤梨、青梨、棠梨、御儿梨、花梨、茅梨之类，未闻入药。丹溪云：梨者，利也，流利下行之谓也。

李

味苦、酸，平，温，无毒。除痼热，调中益气。不可多食，令人虚热。不可与蜜及雀肉食，损五脏。种类甚多，有绿李、黄李、紫李、生李、水李、麦李、赤李、剥李、房陵李、朱仲李、马肝李、牛心李、朝天李、胭脂李、蜜李、蜡李、青葱李、炭李、道州李、翠李、十月李，俱可食而不可多也。仁，苦，平，无毒。主僵扑跻，瘀血骨痛。根皮，大寒，主消渴，止心烦逆奔气。

柰子

味苦、涩，寒，多食令人胀。又云：治饱食后肺壅气胀。

胡桃

味甘，平，气温，无毒。食之令人肥健，润肌，黑发。补下元亦用之。多食利小便，动风生痰，助肾火。又云：去五痔，通血脉，食酸齿齼者，细嚼解之。丹溪云：属土而有火，性热。本草言甘平，是无热也。又云：脱眉动风，非热何以伤肺？

杨梅

味酸，温，无毒。去痰去呕，消食下酒，和五脏，除烦愦恶气，甚能止痢。多食令人发热，亦能损齿及筋骨也。

林檎

味酸、甘，温。发热涩气，止泄痢遗精、霍乱肚痛，消食止渴。多食令人睡，发冷痰，生痈疖，脉闭不行。

橄榄

味酸、涩、甘，温，无毒。主消酒开胃，下气止泄，解鱼毒，尤解鯸鲐鱼[2]毒。核中仁，云唇吻燥痛。丹溪云：味涩而生甘，醉饱宜之。然性热，多食能致上壅。核分二瓣，蜜渍食佳。

西瓜

味淡、甘，寒。压烦热，消暑毒，疗喉痹，有天生白虎汤之号。多食作泄痢。与油饼之类同食，损胃。一种名杨溪瓜，秋生冬熟，形略长扁而大，瓤色胭红，味胜西瓜，可留至次年夏间。或曰是异人所遗之种也。

---

〔1〕种：原作“动”，据文会堂本改。

〔2〕鯸鲐鱼：河豚的别名。

枇杷

味甘、酸，寒，无毒。利五脏，润肺下气，止呕止渴。多食发痰热。不可与炙肉、面同食，令人发黄病。叶，味苦，气平，无毒。拂去毛用。主卒呕啘不止，不下食，治肺热久嗽并渴疾，又疗妇人产后口干。其木白皮，亦主吐逆不下食。

榧子

味甘，无毒。主五痔，去三虫、蛊毒鬼疰，令人能食，消谷，助筋骨，行荣卫，明目轻身。有患寸白虫者，化虫为水。多食不发病。又云：五痔人常食之则愈。过多则滑肠。粗榧，其木相似，但理粗色赤，其子稍肥大，仅圆不尖。本草有彼子味温，有毒，主腹中邪气，去三虫，蛇螫蛊毒，鬼疰伏尸。又《尔雅》云：彼当作柀，木似柏子，名榧。盖柀子即粗榧也。丹溪云：榧，肺家果也。火炒食之，香酥甘美，但引火入肺，大肠受伤。

梅

味酸，平，无毒。生食之，止渴，损齿，伤骨。一云：利筋骨，蚀肺胃，令人膈发虚热。服黄精人，尤不可食。乌梅，暖，无毒。主下气，除烦热，收肺气，安心，止痢涩肠，消酒毒，去痰，治疟瘴麻痹，霍乱，虚劳骨蒸。多食不宜。白梅，盐[1]腌暴干者。本草只用乌梅。白梅研傅刀箭伤，止血。刺在肉中，嚼封之即出。乳痈肿毒，杵烂贴佳。又和药点痣。《书》曰：若作和羹[2]尔，惟盐梅者是也。

芡

味甘，气平，无毒。主湿痹，腰脊脚痛；补中益精，开胃助气，小儿食之不长。蒸暴作粉食良，生食动风气，多食不益脾胃，且难化。一云：令膈上热。

樱桃

味甘，温。主调中益脾，令人好颜色，止痢并泄精。多食发虚热。丹溪言：大热而发湿。《日华[3]子》言：微毒，食多令人吐。《衍义》言：小儿食之过多，无不作热。旧有热病与嗽喘者，食之立病。

菱角

味甘，平，无毒。主安中，补五脏，不饥轻身。四角、三角，曰芰；两角，曰菱。又云：芸实作粉，蜜和食之，可休粮。此物最不宜人，多食令脏腑冷，损阳气，阴不强，不益脾，且难化，惟解丹石毒。生者、熟者，食致胀满，用姜酒一二杯解之。不可合白蜜食，令生虫。

荔枝

味甘，微酸，温，无毒。止烦渴，美颜色，通神健气，极甘美，益人，食之不

〔1〕盐：原作“益”，据文会堂本改。
〔2〕羹：原作“美”，据文会堂本改。
〔3〕华：原作“叶”，据文会堂本改。

厌。然太多亦发虚热，饮蜜浆一杯即解。丹溪云：此果肉属阳，主散无形质之滞气，故能消瘤赘赤肿。以核慢火中烧存性为末，酒调服，治心痛及小肠气。

圆眼

味甘，平，无毒。主五脏邪气，安志，压食。故医方归脾汤用之。除蛊毒，久服轻身不老，通神明。一名益智。闽中出者，味胜，生食不及荔枝，故曰荔奴。

松子

味甘，温，无毒。主风寒气，虚羸少气，补不足。服食有法，《列仙传》言，偓佺好食松子，能飞走及奔马。一种海松子，主骨节风，头眩，去死肌白发，散水气，润五脏，不饥。

榛子

味甘，平，无毒。益气力，实肠胃，调中不饥，健行，甚验。

槟榔

味辛，温，无毒。消谷逐水，除痰癖泄满，下气，宣脏腑壅滞，坠诸药下行，杀三虫及寸白。多食伤真气。闽广人取蒟酱叶裹槟榔，食之辛香，膈间爽快，加蚬灰更佳，但吐红不雅。一名扶留，所谓槟榔为命杂扶留是也。

黄精

味甘，平，无毒。补中益气，除风湿，益脾润肺。九蒸九暴食之。又言：饵之可以长生。

木瓜

味酸，温，无毒。主湿痹脚气，霍乱吐下，转筋不止。禀得木之正，故入肝，利筋骨及血病，腰腿无力，调荣卫，助谷气，驱湿滋脾，益肺。辛香，去恶心呕逆，膈痰，心中酸水。多食酸能损齿。以蜜作糕，供汤食佳。凡用勿犯刀铁。

橙皮

味苦、辛，温。散肠胃恶气，消食，去恶心及胃中浮风气，醒宿酒。或单食，或和盐及蜜食，或作酱醋，及和五味入鱼肉菜中食，甚香美，且杀虫鱼毒。其瓤，挼去酸水，细切，盐、蜜煎食，去胃中恶气浮风。有大小二种，皮厚皱者佳。

橘

味辛、苦，温，无毒。主胸中瘕热逆气，利水谷，除膈间痰，导滞气，止呕咳吐逆，霍乱泄泻。久服去臭，下气通神，去寸白，理肺气脾胃，降痰消食。青橘叶，导胸胁逆气，行肝气，乳肿痛及胁痈药中，用之以行经。核，治腰痛，膀胱气痛，肾冷。炒去壳，研，酒调服。青皮，味苦、辛，气寒，足厥阴经引经药，入手少阳经。主气滞，消食，破积结膈气，治小腹痛须用之。泻肝气，治胁痛，须醋炒用。勿多服，损人真气。陈皮治高，青皮治低。

柑

味甘，大寒。主利肠胃中毒热，解丹石，止暴渴，利小便。多食令人脾冷，发痼癖，大肠泄。山柑皮，疗喉痛，余不堪。

土瓜

味苦、甘，寒，无毒。主消渴内痹〔1〕，月闭带下，益气行乳，止小便，疗口疮。久食发脚气，不能行。

山楂

味酸，无毒。健脾消食，去积，行结气，催疮痛。治儿枕痛〔2〕，浓煎汁，入砂糖调服，立效。小儿食之更宜。

甘蔗

味甘，平，无毒。主下气和中，助脾气，利大肠。病反胃，取捣汁和姜汁服之愈。又云：疗发热口干，小便涩。

落花生

藤蔓、茎叶似扁豆，开花落地，一花就地结一果，大如桃。深秋取食之，味甘美异常，人所珍贵。

椰子

肉，益气治风。浆，似酒，饮之不醉。主消渴、吐血、水肿，去风热。涂头，益发令黑。丹溪云：椰子生海外极热之地，土人赖此解夏月毒渴。天之生物，各因其材。多食动气。壳为酒器，酒有毒则沸起。今人或漆或相〔3〕，殊失其义。

楮子

味苦、涩。止泄痢，破除恶血，止渴，食之不饥，健行。有甜、苦二种，制作粉食、糕食甚佳。

覆盆子

味甘、酸，气平，微热，无毒。主轻身，益气，令发下白，颜色好。又主男子肾虚，精竭阴痿。女子食之有子。熟时软红可爱，五月采之，失采则枝就生虫。制为蜜煎食更佳。

凫茨

味苦、甘，微寒，无毒。主消渴痹热，温中益气。作粉食之，厚人肠胃，不饥，服丹石人尤宜。又云：不可多食。相传谓凫茨性善毁铜，着之皆碎，未尝试。即今荸荠也。

茨菰

味甘。主百毒，产后血闷，攻心欲死，产难，胎衣不出，捣汁服之愈。多食令人患脚，又发脚气，瘫缓风，损齿，令人失颜色，皮肉干燥。卒食之，令人呕水。

豆蔻

味辛，温，无毒。主温中，心腹痛，呕吐。去口臭气，鲜食佳。

---

〔1〕痹：原作“脾”，据文会堂本改。

〔2〕儿枕痛：指妇女生产之后，瘀血腹痛。

〔3〕相：疑作“镶”。

菴罗果

味甘，温。食之止渴，动风气，时症及饱食后不可食。又不可与大蒜辛物同食，令人患黄病。树生，状似林檎。

梧桐子

四月开淡黄小花如枣花，枝头出丝堕地或油沾衣履，五六月结子，人收炒作果。多食亦动风气。《月令》所谓“清明之日桐始华”者，即此。

茱萸

味辛、苦，大热，无毒。又云：吴生者，味辛，温，大热，有小毒。主温中下气，止痛，咳逆，寒热，除湿痹，逐风邪，开腠理，去痰冷，腹内绞痛，诸冷食不消，中恶心腹痛，逆气，利五脏。又云：此物最下气速，肠虚人服之愈甚。根，杀三虫，治喉痹，止泄泻不消，疗经产余血并白癣。乡人一时间仓卒无药，用此多愈，山间之至宝也。

皂荚子

炒，舂去赤皮，仁将水浸软，煮熟，以糖蜜渍之。甚疏导五脏风热壅气，辟邪气、瘴气，有验。

榅桲

味酸、甘，微温，无毒。主温中。下气消食，除心间醋水。食之，须去净浮毛。否则损人肺，令嗽。

金樱子

味酸、涩，平，无毒。疗脾泄下痢，止小便利，涩精。久服令耐寒，轻身，杀寸白虫，和铁粉可以染发。去子留皮，熬成稀膏，用暖酒服，其功不可尽载。

楮实

味甘，寒，无毒。主阴痿水肿，益气充肌肤，明目。久服不饥，不老轻身。其实初夏生如弹丸，至六七月渐深红色，成熟可制食之。叶，主小儿身热，食不生肌。可作浴汤。又主恶疮，生肉。皮，主逐水，利小便。茎，主瘾疹痒，单用煮汤浴之。汁，主涂癣。一云：投数枚煮肉易烂，与柏实皆可食。

猕猴桃

味酸、甘，寒，无毒。止暴渴，解烦热，冷脾胃，动溲僻，压丹石，下石淋热壅。不可多食，令人脏寒泄。此桃考之《本草》，言：藤生附树，叶圆有毛，其形似鸡卵大，其皮褐色，经霜始甘美可食。《衍义》言：生则极酸，十月烂熟始食。

羊桃

味甘，寒。主熛热，风水积聚。《诗》名“苌楚”，疑与猕猴桃类。

羊枣

实小黑而圆，又谓之羊矢枣。

桑椹

味甘，寒。主消渴。或暴干和蜜食之，令人聪明，安魂镇神。不可与小儿食，令心寒。《诗》注言：鸠食椹多则致醉。物类之相制也，有如此夫。

银杏

味甘、苦，平，无毒。生痰动风气，与鳗鱼同食令人软风，小儿食之发惊。

无花果

味甘。开胃，止泄痢。色如青李而稍长。

柚橘类

本草谓：橘、柚一物。考之，郭璞曰：柚似橙而大于橘。《吕氏春秋》曰：果之美者，有江浦之橘，云梦之柚。《楚辞》亦然。《日华子》云：柚子无毒，治妊孕人吃食少并口淡，去胃中恶气，消食，去肠胃气，解酒毒，治饮酒人口气。柚、橘二物分矣，附之以俟知者择焉。

上诸果，皆地产阴物，虽各有阴阳寒热之分，大率言之，阴物所以养阴，人病多属阴虚宜食之。然果食则生冷，或成湿热，干则硬燥难化，而成积聚，小儿尤忌。故“火熟先君子，果熟后君子”之说，古人致谨，良有以也。但四方果类甚多，土产各有所宜，名色各有所异，气味各有所投，不复悉云。

食物本草卷之三[1]

东阳　卢和　著
清江　王贵　校

禽　类

鹅

肉利五脏，解烦止渴，白者胜。又云：性冷，不可多食，令人霍乱，发痼疾。白鹅膏，气微寒，无毒。主耳卒聋，以灌之，又润皮肤毛，主射工水毒。又饮其血及涂身，又主小儿惊痫极者。又烧灰主噎。苍者，有毒，发疮脓。卵，温，补中益气，补五脏。多食发痼疾。

鸭

肉补虚，除热，和脏腑，利水道，消胀，止惊痫，解丹毒，止痢血，解毒头，治水肿，白鸭尤佳。屎，杀石药毒，解结缚，散蓄热，主热毒痢，为末，水调服之。热肿毒疮，和鸡卵白傅之，又傅蚰蜒咬疮良。黄雌鸭最补，绿头、青头鸭佳。黑鸭滑中，发冷痢脚气。卵，微寒，主心膈热，发气并冷疾。小儿食之脚软，盐腌者稍可。肉与卵并不可与鳖肉同食。害人。

鸡

补虚羸甚要。属巽，巽为风，故有风病人食之无不发作。丹雄鸡，味甘，气微温，无毒。一云：有小毒。主女人崩中漏下，赤白沃，补虚温中，止血通神，杀毒辟不祥。冠血，益气，主乳难，疗白癜风诸疮。人自缢死心下温者，刺血滴口中，男雌女雄。百虫入耳中，滴之即出。头，主杀鬼。乌雄鸡肉，微温，无毒，主补虚弱，止心腹痛，安胎，疗折伤痹病。胆，主疗目不明，肌疮。心，主五邪。肝及左翅毛，主起阴。冠血，主乳难。血，主踒折骨痛及痿痹。肪，主耳聋。肠，主遗溺，小便数不禁。肶内黄皮，微寒，主泄痢，小便遗溺，除热止烦，并尿血崩中带下。屎白，微

〔1〕卷之三：原在“菜类”之“莼”与“金鸡瓜”之间分卷，似不合理。一类未完整，且卷一、卷二之间字数差别较大，卷一不足卷二的二分之一。故据文会堂分卷改，在禽类之前，分为两卷。

寒，主消渴，伤寒寒热，破石淋及转筋，灭瘢痕，傅风痛。白雄鸡肉，味酸，微温，主下气，疗狂邪，安五脏伤中消渴，调中，利小便，去丹毒。三年者能为鬼神所使。黑雌鸡肉，味甘，温，无毒，主风寒湿痹，安胎，止产后下血，虚羸，五缓六急，安心定志，除邪辟恶，腹痛及痿折骨痛，乳难。翮羽，主下血闭。黄雌鸡肉，味甘、酸，温、平，无毒，主伤中消渴，小便数不禁，肠澼泄痢，补益五脏，续绝伤，添精髓，止劳劣，助阳，利水肿。筋骨，主小儿羸瘦，食不生肌。鸡子，主除热，火疮痫痉，可作琥珀神物。卵白，微寒，疗目热赤痛，除心下伏热，止烦满，咳逆，小儿下泄，妇人产难，胞衣不出。醯[1]渍之，疗黄疸，破大烦热。卵中白皮，主久咳结气，麻黄、紫菀和服之，立愈。凡鸡，以光粉和饮喂之，后取食人尤补益。卵黄温，卵白微寒，黄鸡所下者为最。《素问》曰：阴不足补之以血。鸡卵，血也。卵不可多食，动风气，有毒，醋解之。抱鸡肉不可食，发疸。鸡具五色者与乌鸡白头者勿食[2]。又不可与蒜、薤、芥菜、李子、牛肉、犬[3]肉汁、肝[4]肾同食，各致病。小儿五岁以下，不可与鸡肉食，令生虫。妊娠食，亦令子腹内生虫。丹溪言：鸡助肝火。《衍义》云：鸡动风者。亦习俗所移。然鸡属土而有金与水火，性补，故助湿中之火，病邪得之为有助而病剧也。

鹜肪

味甘，无毒。主风虚寒热。考之，《礼》云：庶人执鹜尸。子云，野鸭为凫，家鸭为鹜。然王勃《滕王阁序》又谓：落霞与孤鹜齐飞。则野鸭亦谓之鹜。《唐本》《别录》云：鸭肪主水肿。陶隐居言：此鹜为家鸭肪。用者择之。

野鸭

凉，无毒。补中益气，助力，大益病人，消食，杀十二种虫。又多年小热疮，多食即瘥。一种小者，名刀鸭，味最重，食之更补人虚，九月后至立春前食之，绝胜。家鸭不可与木耳、胡桃、豆豉同食。又一种名油鸭，味更佳。

鸠

味甘，气平，无毒。主明目，补气，助阴阳。有有斑者、有无斑者、大者、小者之不一，其用一也。《诗》名雏，又雎。鸠，水鸟也。

黄褐侯鸠类

主蚁瘘恶疮，安五脏，助气虚损，排脓血并一切痈疖。五味腌炙，食之极甘美。一种青鸠，同用。

[1] 醯：音xī，即醋。
[2] 与乌鸡白头者勿食：原作“勿食与乌鸡白头者”，文会堂本同，据文义乙转。
[3] 犬：文会堂本作“兔”。
[4] 肝：原作“汗”，据文会堂本改。

鹁鸽

肉暖，无毒。调精益气，解一切药毒，食之益人。若服药人食之，减药力，无效。又治恶疮疥癣，风瘙白癞，疬疡风。炒，酒服之，白色者佳。

雁

味甘，气平，无毒。主风挛拘，偏枯，气不通利，久服益气，不饥，轻身耐老。六月勿食，伤神气。一种鸨，无后趾，亦雁类。

鹌鹑

味甘，平。补五脏，益中，续气，实筋骨，耐寒温，消结热。小豆和，生姜煮，食之止泄痢。酥煎令人下焦肥。与猪肉同食，令人生小黑子。和菌子食，发痔。小儿患疳及下痢五色，旦旦食之有效。春月勿食。《本草》言：虾蟆所化。《素问》言：田鼠化为驾，即鹑也。寇宗奭曰：鹑有雌雄，卵生，非化也。

雉

肉味酸，微寒，无毒。一云：温，微毒。补中，益气力，止泄痢小便多，除蚁瘘。又治消渴，饮水无度，雉和盐豉作羹食。又治脾胃气虚下痢，日夜不止，肠滑不下食，良。又云：虽野味之贵，食之损多益少，九月、十一月食之有补，余月有小毒，发五痔疮疥。又不可与胡桃、木耳、菌蕈同食，发痔疮，立下血。有痼疾不可食。一种微小于雉，走而且鸣，《诗》所谓“有集维鷮”是也。

锦鸡

肉，食之令人聪明。文采形状略似雄雉，毛羽皆作圆斑点，尾倍长，嗉有肉绶，晴则舒于外。人谓之吐锦。

练鹊

味甘，平，温，无毒。主益气，治风疾，冬春间取食之。

鹧鸪

味甘，温，无毒。主补五脏，益心力，解野葛、蛇菌等毒及瘟瘴病久而危者，合毛熬，酒渍之，或生捣汁服良。脂泽手不裂。食之忌笋。

雀

肉，大温，无毒。起阳道，益精髓，暖腰膝，令有子。冬月者良，取其阴阳未决也。卵，味酸，气温，无毒。主下气，男子阴痿不起，强之令热，多精有子。脑，主耳聋，涂冻疮立瘥。头血，主雀盲，鸡矇眼是也。雄雀屎，名白丁香，两头尖者是，五月取之良，研如粉，煎甘草汤浸一宿，干，任用。疮目赤痛，生胬肉赤白膜，赤脉贯瞳，用男首生乳，和如薄泥，点之即消，神效。决痈疖，涂之立溃。女下带下，溺不利，蜜和丸服。又急黄欲危，以两枚，研水温服，愈。龋齿有虫痛，用绵裹塞孔内，日一二易之。喉痹口噤，研调，温水灌之半钱匕。又除疝瘕烂，痃癖诸块，伏梁。一种似雀而小，八九月内群飞田间，谓之黄雀，亦可食用，稍不及。

蒿雀

味甘，温。益阳道。脑，涂冻疮，手足不皲。此雀青黑，在蒿间垧野弥多，食之美于诸雀，性极热，最补益人。

鹊

一名乾鹊，一名喜鹊。雄者肉，味甘，气寒，无毒。烧作灰，以石投中散解者雄。又曰：凡鸟左翼覆右者雄，右翼覆左者雌。雄鹊，主石淋，消结热，烧作灰，淋取汁饮之，石即下。巢，多年者，疗颠狂鬼魅及蛊毒等，烧之，仍呼祟物名号。亦傅瘘疮，良。

鸲鹆

肉，味甘，平，无毒。主五痔，止血，炙食或为散饮服之。又治老嗽及吃噫。目睛，和乳汁点眼中，能见烟霄外物。

白鹇

肉可食。《本草》谓其堪畜养，或疑即白雉也。

鸳鸯

味咸，平，有小毒。主诸瘘疥癣，以酒浸炙，热傅其上，冷即易。一云：食其肉，令人患大风。

鸂鶒

味甘，平，无毒。治惊邪及中水中短狐疾。

鸬鹚

肉，冷，微毒。头骨，主鲠及噎，烧服之。屎，治小儿疳蛔。

鹤

味咸，平，无毒。血，主益气力，补劳乏，去风，益肺。肫[1]中沙石子，磨服蛊毒邪。鹤有玄，有黄，有白，有苍，白者良。

乌鸦

平，无毒。治瘦，咳嗽，骨蒸劳。目睛，注目中，治目。一种慈鸦，味酸、咸，平，无毒，用皆同。《诗》谓“弁彼鸒斯”是也。

鹳

味甘，无毒。脚嘴，主喉痹飞尸，蛇虺咬及小儿闪僻，大腹痞满，并煮汁服之。又云：鹳骨大寒，治尸疰腹痛，炙令黄，为末，空心暖酒服方寸匕。又云：有小毒，杀树木。沐汤中着少许，令毛发尽脱更不生。入药用白者良。

鹰

肉，食之主邪魅，五痔。屎，主伤挞，灭瘢，合僵蚕、衣鱼为膏甚验。眼睛，和乳汁研之，夜三注眼中，三日见碧霄中物。一种鹞，用与鹰同。《诗》云“鴥彼晨风”，亦此类鹯也。

〔1〕肫：原作“肿”，据文会堂本改。

鸢

其飞戾于天，《本草》谓之鸱，味咸，平，无毒。主头风眩，颠倒痫疾。得之者，宜藏其首。

鹘鸼

鸠类，肉味咸，平，无毒。助气益脾胃，主头风眩，煮炙食之，顿尽一枚，至效。一种鸷鸟，名鹘，不同此类。

啄木鸟

平，无毒。主痔瘘，烧灰酒服之。牙齿疳䘌蚛[1]牙，烧末内牙齿孔中。《淮南子》曰：啄木愈龋。

黄鸟

味甘，温。补阳益脾。此鸟感阴气先鸣，所以补人。

天鹅

味甘，平，无毒。性冷，腌炙佳。绒毛，疗刀杖疮立愈。

鹬

肉甚暖，食之补虚。

鹗

肉，肥美，古人重其炙，主鼠瘘。目，吞之令人夜中见物。

百舌

主虫咬。炙食之，亦主小儿久不语。

鹭鸶

味咸，平，无毒。主瘦虚，益脾补气，炙食之。一种白鹤子，脚黄，形似鹭，但头上无毵毛，臱耳。又红鹤，形亦相类。

山鹧

味甘，温。食之解诸果毒。一种阳鹊，形色相似。

竹鸡

味甘，平，无毒。主野鸡病，杀虫，煮炙食之。即山菌子。

鹖鸡

味甘，无毒。食之令人勇健肥润。

麦鸡

味甘，温，补虚益脾。

苍鸡

味甘，温。主杀虫蛊毒。状如鹤大，两颊红，顶无丹。

〔1〕蚛：音：zhòng，被虫咬坏者。

秧鸡

味甘，温，治蚁瘘。

英鸡

味甘，温，无毒。主益阳道，补虚损，令人肥健悦泽能食，不患冷。常有实气而不发也。

鹈鸪

味咸，平，无毒，主赤白久痢。成疳者，嘴，烧灰为末，服方寸匕愈。又名淘河，俗呼误为蛇鹤。《诗》所谓“维鹈在梁”也。

巧妇鸟

主聪明。炙食之甚美，即鹪鹩也。其雏化而为雕，故古语曰“鹪鹩主雕”，言始小而终大也。雕，一种黑色，食草，似鹰而大，善鸷，谓之皂雕，用与鹰同。

秃鹙

味咸，微寒。主中虫鱼毒。觜，治鱼骨鲠。状如鹤而大，长颈赤目，头高六七尺。《诗》谓“有鹙在梁”是也。

桑扈

味甘，温，无毒。主肌羸虚弱，益脾，泽肤。此鸟不食粟，喜盗膏脂而食之，所以于人有补。又名窃脂，俗呼青嘴。

鱼狗

即翠鸟。味咸，无毒。主鲠及鱼骨刺入肉不可出，痛甚者，烧令黑，为末，顿服之。煮汁饮亦佳。

䴙䴘

膏，主耳聋，滴耳中。又主刀剑，令不锈。水鸟也，如鸠，鸭脚连尾，不能陆行，常在水中，人至即沉，或击之便起。

䴔䴖

水鸟，可食。似鸭，绿毛。相传人家养以厌火灾，恐未必。

鸥

味甘，无毒。主躁渴狂邪。五味腌，炙食之。

布谷

味甘，温。主安神定志，令人少睡。

燕

屎，味辛，气平，有毒。主蛊毒鬼疰，逐不祥邪气，破五癃，利小便。窝，与屎同，多以作汤，浴小儿，治惊邪。卵，主水浮肿。肉，出痔虫。

伏翼

味咸，平，无毒。主目瞑，明目，夜视有精光。久服令人喜乐，媚好，无忧，延寿。又治五淋，利水道。取血滴目，令人夜中见物。粪，名夜明沙，味辛，寒，无毒。主面痈肿，皮肤洗洗时痛，腹中血气，破寒热积聚，除惊悸，去面黑皯。炒服，治瘰疬。烧灰酒服方寸匕，治子死腹中。又小儿无辜，熬捣为散，任意拌饭与食之。又治疳。

孔雀

味咸，无毒。又云：凉，微毒。解药毒、蛊毒。血，治毒药，生饮良。屎，微寒，主女子崩中，带下，小便不利。尾，不可入目，昏翳人眼。此禽因雷声而孕，或言血即鸩毒。

鹦䳇

味甘，温。主虚嗽。此鸟足四趾齐分，两睑俱动如人目，与众鸟异。有白者、绀绿者、苍黑者，白者良。养久能人言。

寒号虫

鸟类，有肉翅，不能飞。肉，味甘，食之益人。粪，名五灵脂，味甘，温，无毒。主疗心腹冷气，小儿五疳，辟疫，治肠风，通利气脉，女子月闭。

鸀玛鸟

主溪毒、沙虱、水弩射工、蜮等病。肉，亦可食。

上诸禽有毒，形色异常，白身玄首，玄身白首及死不伸足，不闭目之类，有毒。记曰：天产作阳，地产作阴。禽兽皆天地生物，而禽卵生羽飞，又阳中之阳，虽气味各有阴热之分，大概肉所以养阳。然人之身，阳常有余，阴常不足，阳足而复补阳，阴益亏矣。丹溪曰：诸肉能助起湿中之火，久而生病。《素问》曰：膏粱之变，足生大丁。故禽之肉虽益人，亦不宜多食也。

兽　类

鹿

肉，温，补中，强五脏，益气力，调血脉。生者，疗中风口偏，割薄之，左患右贴，右患左贴，正即除之。髓，味甘，气温，主女男伤中绝脉，筋骨急痛，咳逆，以酒和服之。地黄汁煎作膏，填骨髓。蜜煮，壮阳，令有子。头，主消渴，夜梦鬼物及烦惫。肾，平补肾气，壮阳，安五脏，作酒及煮粥服。筋，主劳损，续绝骨，主虚劳，作酒饮去风补髓。脂，主痈肿死肌，温中，四肢不遂，风头，通腠理。一云：不可近阴，令痿。殊不知鹿性淫乐，食之起阴，何以言痿？是令阴不痿也。血，主阴痿，补虚，止腰痛，肺痿吐衄，崩中带下，和酒饮之。又云：诸气痛欲危者，饮之立止，至效。齿，主留血气，鼠瘘，心肠痛。骨，味甘，微热，无毒，安胎下气，杀鬼精物，久服耐老。茸，味甘、酸。又云：苦、辛，气温，无毒。主漏下恶血，溺血，破留血在腹，散石淋，痈肿，骨中热，疽痒，治寒热惊痫，虚劳，洒洒如疟，羸瘦，四肢酸疼，腰脊痛，脚膝无力，小便利，泄精，女人崩中，赤白带下，益气强志，生齿不老。角，味咸，气温，主恶疮痈肿，逐邪恶气，留血在阴中，小腹血急痛，腰脊痛，折伤恶血，尿血，轻身益气，强筋骨，补绝伤。又妇人梦与鬼交者，取末和清酒服，即出鬼精。鹿之一身皆益人，野族第一品也，或脯，或煮，或蒸，俱和酒食之良。

水牛

肉，味甘，平，无毒。一云：冷，微毒。止消渴并吐泄，安中益气，养脾胃。心，主虚忘。肝，主明目。肾，主补肾气，益精。齿，主小儿牛痫。髓，味甘，温，主安五脏，平三焦，温骨髓，补中，续绝伤，益气，止泄痢消渴，以酒服之良。角，疗时气寒热，头痛。牛角鰓，味苦，气温，性涩，无毒。下闭血，瘀血疼痛，女人带下，血崩不止。胆，味苦，气大寒，可丸药。又除心腹热，渴利，口焦燥，益目精。屎，寒，主水肿恶气。用涂门户着壁上者燔之，主鼠瘘恶疮。

犍牛

黄者，肉平。一云：温，无毒。一云：微毒。消水肿，除热气，补虚损，益腰脚，强筋骨，壮健人。亦发药动病，黑者尤甚，俱不如水牛佳。头蹄，主下热风水气，大腹肿，小便涩，患冷人勿食。脑，主消渴风眩。肝及百叶，主热气，水气，丹毒，解酒劳并痢。五脏，主五脏，平三焦。骨髓，温，无毒，止吐衄，崩中带下，肠风下血并水泻。肚，主消渴，风痃，补五脏。肾，补肾髓，安五脏，平三焦，温中。鼻，通乳汁。茎，主漏下，妇人赤白带下，无子。牝牛不及牡牛，黑牛不及黄牛。独肝及自死者并疟病后皆不可食，又不可与黍米、韭、薤同食。

羊

肉，味甘，大热，无毒。主缓中，字乳余疾[1]，头脑大风，汗出，虚劳寒热，开胃，补中益气，肥健人，安心止惊。又云：羊肉比人参、黄芪，参芪补气，羊肉补形。头肉，凉，主骨蒸脑热，缓中安心止惊，热病后宜食，冷病人不宜食。脑，发风，若和酒食则迷人心。五脏，温，平五脏。肺，补肺，主咳嗽，止渴，小便数。心，止忧恚膈气，补心。肺有孔者勿食。肝，明目，主肝风虚热，目赤睛痛。肾，补肾气，益精髓，壮阳，健胃，补虚损，止小便，盗汗，耳聋。髓，味甘，温，主男女伤中，阴气不足，和血脉，益经气，以酒服之。齿，主小儿羊痫寒热。胆，主青盲，明目，又疗时行热燥疮并淋湿。又点眼中赤障[2]白膜，风泪。又解蛊毒。皮，补虚劳，去一切脚中虚风。血，主女人产后血虚晕。胫骨，治牙齿疏豁。羚羊角，味咸，苦，气寒，无毒，属木，入厥阴经。主明目，益气起阴，去恶血注下，辟蛊毒恶鬼不祥，安心气，常不魇寐，疗伤寒，时气寒热，热在肌肤，温风注毒，伏在骨间，除邪

〔1〕字乳余疾：指妇女产后诸病。

〔2〕障：原作“瘴”，据文义改。

气惊梦，狂越僻谬，小儿惊痫，治山瘴，散产后血冲心烦闷，烧末酒服之。又治食噎不通。久服强筋骨，轻身益气，利丈夫。羖羊角，用同此羊，谓北地青羊也。若南羊，则多受湿，湿则有毒，又山中吃毒草，故不堪用。若言其味，则浙东一种山羊，味甚甘美，诸家谓南羊味淡，或见之未悉。南人食之甚补益，但以其能发，病者皆不可食，犯之即验，此其不及北羊也。北地一种无角大白羊，食之甚胜。又，同华之间卧沙细肋角低小者，供馔在诸羊之上，医家诸汤丸，用之即效。

山羊

《尔雅》谓之羱羊，有筋力，甚能陟险峻，生深山谷穴中。皮可制靴履。味甘于家羊，用亦如之。又，野外黄羊同。

狗

肉，味咸，酸，温。主安五脏，补绝伤，轻身，益气力血脉，厚肠胃，实下焦，暖腰膝，填精髓。一云：所补在血，去血不益人。心，主忧恚气，除邪。脑，主头风痹，下部䘌疮，鼻中息肉。头骨，主金疮，止血。胆，主明目，痂疡恶疮。脚蹄，主下乳。齿，主癫痫，寒热卒风痱。乳汁，主青盲，取白犬生子目未开时汁，注目中，疗十年盲，犬子目开即瘥。牡狗阴茎，味咸，平，无毒。主伤中，阴痿不起，令强热大，生子，除妇子带下十二疾。白狗、乌狗入药，牡者胜。又云：黄狗大补，白、黑次之，余者微补。犬欲癫者不可食，阴虚发热人与妊娠勿食。不可炙食，致消渴。又不可与蒜同食，顿损人。尝见人食犬者多致病，南人为甚，大抵人之虚多是阴虚，犬肉补阳，世俗往往用此，不知其害，审之。

山狗獾

形如家狗，脚微短，好鲜食果食，味甘美。皮可为裘。有数种，在处有之，蜀中出者名天狗。

猪

肉，味苦，微寒。主闭血脉，弱筋骨，发痰，令人少子，食之暴肥，以其风虚故也。疟病金疮勿食，不可同牛肉食，生寸白虫。同荞麦食，患热风，脱须眉。豚卵，味甘，温，无毒。主惊痫癫疾，鬼疰蛊毒，除寒热，奔豚五癃，邪气挛缩。悬蹄，主五痔，伏热在肠，肠痈内蚀。四足，主伤挞，诸败疮，下乳汁。心，主惊邪忧恚，血不足，补虚劣。多食耗心气，不可同茱萸食。肚，微温，补中益气，止渴利，主骨蒸热劳，杀劳虫，补羸，助血脉，止痢，四季宜食。肺，微寒，能补肺，不可同白花菜食，令气滞发霍。肝，温，主脚气，冷泄赤白，脏虚。不可同鱼子食。肾，冷，和理肾气，通利膀胱，补虚劳，消积滞。冬不可食，损真气，发虚拥[1]。脾，主脾胃虚热。舌，健脾，补不足，令人能食。头，补虚乏，去惊痫五痔，煮极热食之。脑，不

〔1〕拥：各本均同。据《证类本草》卷十八云猪肾“冬月不可食，损人真气，兼发虚壅”，似当为“壅”。

可食。鬐[1]脂，主生髮。脂膏，生恶疮，利血脉，解风热皮肤风，润肺，解斑蝥、芫菁毒，腊月者杀虫，忌食乌梅。皮，味甘，寒。猪，水畜，春气先入肾，解少阴客热。加白蜜食，润燥除烦。加米粉，益气断痢。肠脏，主下焦虚竭。大小肠风热，宜食之。

野猪

肉，味甘，补肌肤，令人肥腻，补五脏，止肠风下血，及癫痫病。不发风气，尚胜家猪。又云：微动风。雌者尤美。青蹄者勿食。肪膏，酒浸食之，令妇人多乳，连进十日，可供三四孩儿。本来无乳者，亦有三岁者。胆中有黄，黄味辛甘，气平，无毒。主金疮，止血生肌，疗癫痫及鬼疰。此物多是射而得之，射药之毒，中入其肉，不可不虑。

鹿

味甘，平，无毒。主五痔病，燥出，以姜醋进之，大有效。多食动痼疾。一云：凉，有毒，能堕胎，发疥疮。

麋

似鹿而大，肉稍粗，气味亦同鹿也。

獐

肉，味甘，温，无毒。补益五脏。八月至十一月食之甚美，余月食之动气。又瘦恶疮者，食之发痼疾。心粗豪人宜食之，减其性。胆小人食之愈怯。与鸽食，成癥。髓，益气力，悦泽人面。脐下麝香，味辛，气温，无毒。主辟恶气，杀鬼精物，瘟疟，蛊毒，痫痓，去三虫，疗诸凶邪鬼气，中恶，心腹暴痛，胀急痞满，风毒，妇人产难，堕胎，疗蛇毒。

麋

肉，益气补中，治腰脚。一云：微补五脏，不足多食，令人弱房事，发脚气，不可近阴，令痿。夫麋性与鹿性一同淫乐，又辛温补益之物，是令阴不痿也。意当时写本草者逸其字，以讹传讹，大率类此。孟子言：尽信书则不如无书是矣。用者酌之。脂，辛温，主疮肿死肌，寒风湿痹，四肢拘缓不收，风头肿气，通腠理。角，味甘，主脾，止血，补虚劳，益气力，填骨髓，暖腰膝，壮阳道。茸，尤良。按《月令》：冬至一阳生，麋角解；夏至一阴生，鹿角解。麋茸利补阳；鹿茸利补阴。不可合虾及生菜、梅、李果实同食。

獾猪

肉，甘美，作羹臛食之，下水肿大效。又云：味酸，平，主丹石热及久患赤白痢，瘦人食之长肌肉肥白。脂，主传尸鬼气，肺痿气急，酒食之。胞，吐蛊虫。

---

〔1〕鬐：音 qí，鬃毛。

毫猪

肉，甘美多膏，利大肠。不可多食，发风气，令人虚。

兔

肉，味辛，平，无毒。主补中益气。又云：寒，主热气湿痹、治消渴。久食弱阳，损元气血脉，令人阴痿。与姜同食，令心痛。妊娠不可食，令子缺唇。头骨，主头眩痛，颠疾。骨，主热中消渴。肝，主目暗。不可与鸡肉、芥菜[1]、胡桃、柑橘同食。

驴

肉，凉，无毒。主风狂，忧愁不乐，能安心气。乌驴佳。一云：食之动风，脂尤甚，屡试验。诸家云治风，恐未可凭。其用乌驴者，盖因水色，以制热则生风之意。凡腹内物，食之皆令筋急。尿、屎皆入药。

虎

肉，味酸，平。主恶心欲呕，益气力，治疟。又食之入山，虎畏之，辟三十六种精魅。药箭射，毒入骨肉，食之不可不虑。

熊

肉，味甘，寒，微温，无毒。主风痹，筋骨不仁，五脏腹中积聚，寒热，羸瘦，头疡白秃，面䵟疱。久服强志，不饥轻身。有痼疾者，食之终身不能除。胆，味苦，气寒，主时气盛热，变为黄疸，小儿惊痫五疳，杀虫，治恶疮。又久痔不瘥，涂之神效。其胆，春在首，夏在腹，秋在左足，冬在右足。此兽能举木引气，冬蛰不食，饥则自舐其掌，故其美在掌。久食之，可御风寒。诸疾宜，孟子取之。

白马

肉，味辛、苦，冷。主热下气，长筋，强腰脊，壮健，强志，轻身不饥。又云：有小毒，主肠中热。凡用，须以水挼洗数次，去净血，再以好酒洗，方煮之，更入酒烹熟，可食，饮好酒数杯解之，乃佳。茎，味咸、甘，平，无毒。主伤中绝脉，男子阴痿不起，坚长，益气，长肌肉，肥健生子。小儿惊痫，阴干入药。肝，主寒热。心，主喜忘。患痢人勿食。眼，主惊痫，腹满，疟疾。悬蹄，主惊邪瘈疭，乳难，衄血，内漏崩，辟恶气鬼毒，蛊疰不祥。齿，主小儿马痫，水磨服。头骨，主令人不睡。鬐毛，主女子崩中赤白。膏，主生鬓。脯，疗寒热痿痹。溺，味辛，微寒，主消渴，破癥坚积聚，男子伏梁积疝，妇人瘕疾，铜器盛饮之。又治鳖瘕。又洗头疮白秃。屎，名马通，微温，主妇人崩中，止渴及吐下血，鼻衄，金创，止血。肝，大毒，食而死者多矣。故曰：食马留肝。凡马肉与苍耳同食，十有九死。与生姜同食，生气嗽。又不可与仓米同食，仓米恐是苍耳也。妊妇并有疮疥者，不可食。白马黑蹄，头青蹄黑，脊而斑，凡形色异常者，皆不可食。牝马并各色马，诸书不载，大率

〔1〕芥菜：原作“菜芥”，文会堂本作“莱芥”，据文义乙转。

一类，而不及白牡马也。

豹

肉，味酸，平，无毒。主安五脏，补绝伤，轻身益气。久服利人，耐寒暑。脂，合生髮膏，朝涂暮生。齿骨，极坚，人诈为佛牙。

象

肉，味淡，多食令人体重。牙，无毒，主诸铁及杂物入肉，刮取屑，细研和水傅刺上，即出。身具百兽肉，惟鼻是其本肉。胆，随四时所在四腿，春前左，夏前右，秋后左，冬后右。主目疾，和乳滴目中。又云：喉中刺痛，用旧牙梳屑研水饮之。小便不通，生煎服之。小便多，烧灰饮下。

獭

肉，味甘，寒，疗时气。肝，味甘，有毒，主鬼疰蛊毒，却鱼鲠，止久嗽，烧服之。胆，主明目。涂酒杯唇上，酒稍高于杯唇分杯之说，误也。屎，主鱼脐疮，研傅之。

豺

肉，味酸，食之无益。皮，性热，主冷痹脚气，炙，缠病上即瘥。

狼

味辛，老狼颔下有悬肉，行善顾，疾则不能。胜中筋如织络，小囊大似鸭卵，作声，诸窍皆沸。粪，烟直上，烽火用之。昔言，狼、狈是二物，狈前二足绝短，先知食之所在，指以示狼，狼负以行，非[1]狼不能动。肉皆可食。

罴

大于熊；貔似虎；猫似虎而浅毛。三兽俱阳物，用同熊、虎。

狐

味甘，寒，有毒。主补虚劳，治恶疮疥，作臛食之。阴茎，味甘，有毒，主女子绝产，阴痒，小儿阴癞卵肿。雄狐粪，烧之辟瘟疫恶病。头，烧以辟邪。心肝，生服治妖魅。肝，烧灰治风。

狸

肉，味似狐，疗诸疰五痔，作羹臛食之。骨，味甘，温，无毒。主风疰、尸疰、鬼疰，在皮中淫跃如针刺者，心腹痛走无常处及鼠瘘，恶疮。头骨尤良，炙骨和麝香、雄黄为丸，治痔瘘甚效。粪，烧灰主寒热鬼疟发无期度者，极验。狸类甚多，有玉面貍、九节狸、风狸。香狸，食品佳者也。

猯

肉、胞、膏，味甘，平，无毒。主上气，乏气咳逆，酒和服之。又水胀不瘥者，以肉作羹臛食之。胞，干磨服，吐蛊毒。并效。

---

〔1〕非：原作“匪”，通“非”。

食物本草卷之四[1]

东阳　卢和　著
清江　王贵　校

猴

肉，味酸，平，无毒。主诸风劳，酿酒弥佳。干脯，主久疟。头骨，主瘴魅。手，主小儿惊痫口噤。屎，主蜘蛛咬。皮，主马疫气。

麈

肉，味如牛。脂，甘过之。皮，可为靴。尾，能辟尘。山牛也。

家猫

肉，甘，微酸，主劳瘵。

鼹鼠

味咸，无毒。主痈疽，诸瘘蚀恶疮，阴䘌烂疮。鼺鼠，主堕胎易产。一种竹䶉，食笋，味佳。它如貂鼠、黄鼠狼，俱入药。又云：鼠胆，治耳聋，但取而不得耳。

果然

肉，味咸，无毒。主瘴疟寒热，煮食之。狨兽，主五野鸡病。狒狒血，饮之可见鬼。三种皆类猴而用稍异，故并录之。

牛黄、犀角、腽肭脐、貊泽膏，罕有真者，虽有亦不多，用者慎焉。彼麒麟、驺虞、神龙之肉，人亦岂易得而醢之哉？

上诸兽肉，如热血不断，落水浮及形色异常之类者，皆有毒，不可食。孔子“色恶不食，臭恶不食，不时不食”是也。又曰：肉虽多，不使胜食气。盖人食以谷气为主，一或过焉，适足以伤人，非养生之道矣。况望其有所补乎？夫人虽不如孔子之圣，而自昧昧于饮食之节，以自戕其生，尚亦不悟，何哉？宜合禽类后之说观之。

---

〔1〕卷之四：本卷前五种属兽类，归入上卷更为合理。因无古本依据，仍按其旧。

鱼类

鲫鱼

味甘，温，无毒。主诸恶疮，烧以酱汁和涂之，或取猪脂煎用。又主肠痈。合莼作羹，主胃弱不下食，调中下气补虚。作脍，主肠澼，水谷不调，及赤白久痢。又酿白矾烧灰，治肠风血痢。又开其腹，内少盐，烧之，治齿痛。丹溪云：诸鱼皆属火，惟鲫鱼属土，故能入阳明，有调胃实肠之功。多食亦能动火，不可与砂糖、蒜芥、猪肝、鸡肉同食。

鲤鱼

味甘，寒，无毒。肉，烧灰治咳逆气喘。煮食之，疗水肿脚满，下气又安胎，治怀妊身肿。又天行病后与原有癥疾人，皆不可食肉。忌葵花子，忌猪肝同食，俱害人。头，有毒。胆，主目热赤痛，青盲，明目。久服强悍，益志气，滴耳聋，小儿热肿涂之。

鲥鱼

平补虚劳，稍发疳痼。

鲂鱼

调胃气，理五脏。和芥菜子酱食之，助肺气，去胃家风，消谷不化者。作鲙食，助脾气，令人能食。作羹臛食，宜人。

鲟鱼

味甘，平，益气补虚，肥健人。其子肥美，杀腹内小虫。

蠡鱼

味甘，寒，无毒。主湿痹，面目肿胀，大小便壅塞，疗五痔出血。取鱼肠，以五味炙令香，以绵裹内谷道中，食顷虫即出。又脚气、风气，作脍食之良。丹溪：癞疾，用此鱼以代蛇之或缺。是亦去风。古方有单用黑蠡汤安胎，是妊娠亦可食也。一云：亦发痼疾。诸鱼胆皆苦，惟此胆甘，可食。

鲳鱼

味平，甘，无毒。开胃利脏，久食肥健。此鱼食泥，不忌药。

鲈鱼

平补五脏，益筋骨，安胎，治水气，食之宜人，作鲊尤良，暴干甚香美。虽有小毒，不致发病。一云：发痃癖及疮肿。不可与乳酪同食，中其毒，以芦根汁解之。

河豚鱼

味甘，温，有大毒。主补虚，理腰脚、痔疾，杀毒。其味极美，肝尤毒。然修治不法，食之杀人。橄榄、芦根、粪水解之。

石首鱼

味甘，无毒。开胃益气。干者，为鲞鱼，消宿食，消瓜成水，主中恶暴痢。用大麦秆包，不露风，陈久愈好。否则发红失味。又云：鱼首有石如棋子，磨服治淋。

鲚鱼

发疥。

青鱼

甘，平，无毒，微毒。主湿痹，脚气弱，烦闷，益气力。忌蒜、葵。

鲇鱼

甘，无毒。一云：有毒。主水浮肿病，利小便。忌牛肝。鮠鱼，似鲇，美且益人。下膀胱水，动痼疾，不可与野猪、野雉同食。赤目、赤须、无腮者，不可食。二鱼寒而有毒，非嘉物也。

白鱼

味甘，平，无毒。主开胃，助脾消食，补肝明目，去水气，令人肥健。五味蒸煮，食之良。若经宿食之，腹冷生病。或腌，或糟，皆可。人患疮疖，食之甚发脓。灸疮，食之不发。

鳗鲡鱼

味甘，有毒。一云：平，微毒。主五痔疮瘘，腰背湿风痹常如水洗，及湿脚气，一切风瘙如虫行者，杀诸虫、诸草、石药毒。劳瘵人食之，杀虫。昔有女子患传尸劳，其家以之活钉棺中，弃之江流，以绝此病。流至金山，有人引岸开视之，女人尤活，因取置渔舍，多得鳗鲡食之，病愈，后为渔人妻。此说事见《稽神录》。

鳝鱼

味甘，大温，无毒。主补中，益气血，除腹中冷气，腹鸣，产前产后病，淋沥，瘦弱，气血不调，宜食。若过多，令霍乱时行病起，食之再发。

鳙鱼

格额目旁[1]有骨，名乙，《礼》云：鱼去乙。一云：东海鲹鱼，食之别无功用。又云：池塘所蓄头大细鳞者，甘平益人。一种鲢鱼，似鳙，头小色白，性急味胜。

鲩鱼

无毒。胆最苦，治喉痹飞尸。

鳜鱼

味甘，无毒。去腹内恶血及小虫，益气力，令人肥健。一云：平，稍有毒，益脾胃。

〔1〕旁：原作“傍”，通“旁”。

昌侯鱼

味甘，平，无毒。益气肥健。子，有毒，令人痢下。

鲸鱼

平，补五脏，益筋骨，和脾胃。多食宜人，作鲊尤佳，暴干甚香美。不毒，亦不发病。

嘉鱼

味甘，温，无毒。一云：微毒。食之令人肥健悦泽。此乃乳穴中小鱼，常饮乳水，所以益人，味甚珍美，力强于乳。《诗》所谓“南有嘉鱼”，注言“出于沔南[1]丙穴”是也。

乌贼鱼

味咸，平，主益气强志，通月经。《素问》云：主女子血枯。

章举鱼

一名石矩，比乌贼鱼差[2]大，味更珍好。

黄颊鱼

味甘，平，无毒。醒酒，不益人。一云：能祛风。

比目鱼

平，补虚，益气力，多食稍动气。

鮠鱼

味美，鳔可作胶，与鳀鳠鱼白相似。

邵阳鱼

有毒。主瘴疟。尾有刺，人犯之至死。

鮹鱼

味甘，平，无毒。主五野鸡痔下血，瘀血。

鳣鱼

无毒。肝，主恶疮癣疥。《诗》言“鳣鲔发发”。即今之鳇鱼也。

鲨鱼

平，补五脏，主蛊气、蛊疰，与鲛鱼同。

鲎鱼

平，微毒，疗痔杀虫，多食发嗽并疮癣。

〔1〕南：文会堂本此后有“之”字。

〔2〕差：原作“盖”，据文会堂本改。

鲭鱼

味甘，平，无毒。肉，主脚气湿痹。眼睛，主能夜视。头中枕，磨服，主心腹痛。胆，主目暗并涂恶疮。贯矾，主喉痹，神效。

蟹 类

甚多。螃蟹，味甘，寒，有毒。一云：凉。主胸中热，解结散血，愈漆疮，养筋，益气理经脉，乃食品之佳味，最宜人。须是八月一日，蟹吃稻芒后，方可食，霜后更佳，已前食之有毒。独螯、独目、两目相向者，皆有大毒，不可食。有风疾人并孕妇不可食。藕、蒜汁、冬瓜汁、紫苏，俱解蟹毒。蠘蟹〔1〕，壳阔多黄，其螯无毛最锐，食之行风气。蝤蛑蟹，扁而大，性冷，无毒。解热气，小儿痞气。蟛蜞蟹，小毒，食之令人吐利，与蟛蜎蟹同。拥剑蟹，一大螯待斗，一小螯供食。余者皆有毒，不可食。误中者，急以黑豆汁解之。其黄能化漆为水，脚中髓并壳中黄、螯为末，内金疮中，能续断筋。爪，主堕胎，破宿血，产后血闷，酒及煮汤煎服良。

鳖

味甘，主补阴，调中益气，去热气、血热、温痹、腹中癥热、妇人带下羸瘦。然性冷，久食损人。妊娠不可食，忌苋菜。又头足不缩、独目、目陷、腹下红及有卜字、五字、王字等形者，俱有大毒，不可食。误中者，以黄芪、吴蓝煎汤解之。甲，味咸，平，无毒。主心腹癥瘕，坚积寒热，去痞、息肉、阴蚀痔恶。肉，消疮肿，疗温疟，劳瘦骨热，小儿尸疰，妇人漏下五色，弱瘦堕胎。头，烧灰，主小儿诸疾。脱肛，头血涂之。丈夫阴头痈，取甲一枚，烧灰，和鸡卵白傅之。产难，食灰立出。

车螯

冷，无毒。解酒毒、酒渴、消渴。不可多食。

蚶

味甘，温，无毒。主心腹冷气，腰脊冷风，利五脏，益血温中，起阳，消食健脾，令人能食。

蛏

甘，温，无毒。补虚，产后虚损，主冷痢，邪热烦闷。疫后忌食。

淡菜

温，无毒。补五脏虚损劳，理腰脚气，益阳事，消食，除腹中冷，消痃癖，润毛

〔1〕蠘蟹：即梭子蟹。

发，产后血结冷痛，崩中带下，漏下，男子久痢并宜食之。煮以五味更妙。虽形状[1]不典，甚益人。

蛤蜊

性冷，无毒。丹溪云：湿中有火。止消渴，开胃，解酒毒，主老痔。能为寒热者及妇人血块，煮食之。此物虽冷，然与丹石相反，食之令腹结痛。汤火伤，壳烧灰，油调搽，神效。

蚬

冷，无毒。辟时气，开胃，压丹石，去暴热，明目，利水，下脚气湿毒，解酒毒目黄。多食发嗽并冷气，消肾。

虾

平，主五野鸡病。动风发疥，小儿食之，令脚屈不能行。生水田沟渠中小者，有小毒。海虾长一尺，作鲊毒人至死。

石决明

味咸，平，寒，无毒。主目翳痛，青盲。久服益精轻身。

马刀

味辛，微寒，有毒。主漏下赤白，寒热石淋。杀禽兽贼鼠。

田螺

气大寒，主目热赤痛，取黄连末内其中，汁出，用以点目。生浸，取汁饮之，治消渴，又利大小便，腹中结热，脚气上冲，脚手浮肿，解酒过多，喉舌生疮。碎其肉，傅热疮。烂壳烧末，主反胃。煮汁，治急黄。螺蛳用同海螺，治目痛。

牡蛎

味咸，气平，微寒，无毒，入足少阴经。主伤寒寒热，温疟洒洒，惊恚怒气，除拘缓、瘰疬、痈肿、喉痹、鼠瘘、女子带下赤白、心胁气结痛。除老血软积痞，咸能软坚也。涩大小肠，止大小便，疗鬼交泄精。久服强骨节，杀邪鬼，延年。和杜仲服，止盗汗。和麻黄根、蛇床子、干姜为粉，去阴汗。引以柴胡，能去胁硬。引以茶清，能消结核。引以大黄，能除股肿。地黄为之使，能益精收涩，止小便。本肾经药也。

蚌

性冷，无毒。主妇人虚劳下血并痔瘘，血崩，带下，止消渴，除烦热，压丹石毒。以黄连末内之，取汁，点赤暗眼良。烂壳饮下，治反胃痰饮。又蚌粉，治疳，止痢，醋调傅痈肿。

---

〔1〕状：原作“然”，据文会堂本改。

龟

肉，味咸，甘，平。一云：酸，温。食之，令人身轻不饥，益气资智，令人能食。酿酒，主风脚软弱并脱肛。溺，主耳聋，又疗久嗽，断疟。甲，止漏下赤白，破癥瘕，痎疟，五痔，阴蚀湿痒，瘫缓，四肢重弱，小儿囟不合，头疮难燥，女子阴疮，心腹痛，腰背酸疼，骨中寒热，伤寒劳复或肌体寒热欲死。大有补阴之功，力猛，兼去瘀血，续筋骨，治劳倦。盖龟乃阴中至阴之物，禀北方之气而生，故能补阴血亏，补心，并效。

江豚

味咸，无毒。肉，主飞尸蛊毒、瘴疟。肪，摩恶疮，与海豚同。

蛙

味甘，寒，无毒。主小儿赤气，肌疮脐伤，止痛，气不足，取以五味腌炙，酒食之良。

蛤蚧

咸，平，小毒。主久肺劳传尸，杀鬼邪，疗嗽，下淋，通水道。

水母

味咸，无毒。主生气，妇人劳损，血带，小儿风疾，丹毒。

鲮鲤

甲、肉，主五邪，惊啼悲伤，疗蚁瘘。

贝子

咸，平，有毒。主目翳，鬼疰蛊毒，腹痛，下血，五癃，利水道，除寒热温疰，解肌，散结热。一种紫贝，圆大，明目去热毒。

鼋

肉，补虚，味似鼍。鼍：肉，主少气吸吸，足不立地。甲，俱入药。

玳[1]瑁

寒，无毒。主解百药毒。血可生饮。

海蛤

味苦、咸，平，无毒。主咳逆上气，喘息烦满，胸膈寒热，疗阴痿。与文蛤、魁蛤用稍同。

虾蟆

辛，寒，有毒。主邪气，破癥坚血，痈肿阴疮。服之不患热病。肪，可合王子蝌蚪，用胡桃肉皮和为泥，染髭发不变。

〔1〕玳：原作“瑇”，同“玳”。

鱼脍[1]

乃诸鱼所作之脍。味甘，温，补，去冷气湿痹，除喉中气结，心下酸水，腹中伏梁，冷痃，结癖，疝气，补腰脚，起阳道。鲫鱼脍，主肠澼，水谷不调，下利，小儿、大人丹毒，风痃。鲤鱼脍，主冷气，块结在心腹，并宜蒜、薤食之。以菇菜为羹，谓之金羹玉脍，开胃口，利大小肠，以蔓菁煮去腥。凡物，脑能消毒，所以食脍必鱼头羹也。近夜食不消，马鞭草汁能消之。饮水令成虫病起，食之令胃弱。不宜同乳酪食，令霍乱。又云：不可同蒜食。予昔寓苍梧，见一妇人患吞酸，诸药不效，一日食鱼脍遂愈，盖以辛辣有劫病之功也。凡脍，若鱼本佳者，脍亦佳。

鱼鲊

诸鱼所作之鲊，不益脾胃，皆发疥。鲤鱼鲊，忌青豆、赤豆；鲙鱼鲊，忌胡荽、羊肉。鲊中有虾者、蜜瓶盛者，不可食。

上诸鱼，有毒：目有睫、目能开合、二目不同，逆鳃、全鳃、无鳃、脑中白连珠、连鳞、白鬐、腹下丹字、形状异常者，并杀人。海产皆发霍，多食令吐利。凡中毒以生芦根、马鞭草取汁，大豆、陈皮、大黄煮汁，并解之。《素问》曰：鱼热中。丹溪曰：鱼在水无一息之停，食之动火。孟子曰“舍鱼而取熊掌”，良有以也。食者节焉。

味　类

盐

味咸，气寒，无毒。主杀鬼蛊，邪疰毒气，下部䘌疮，吐胸中痰癖，止心腹卒痛，坚齿，止齿缝出血。中蚰蜒毒，化汤中洗沃之。又用接药入肾，利小便，明目止风泪。多食伤肺喜咳，又令人失色肤黑，走血损筋。病嗽及水者，宜禁之。一种戎盐，其用稍同。

酱

味酸、咸，气汁利，除热，止烦满，杀百药、鱼肉、莱蕈及汤火、蛇虫等毒。纯豆者佳，豆面合作及纯面者俱不及。面酱，不宜煮鲫鱼，食之令人生喉疮[2]。

---

〔1〕脍：音 kuài，细切的鱼或肉，以及用细切鱼肉做成的菜。

〔2〕不宜煮鲫鱼，食之令人生喉疮：文会堂本作“亦无毒，但不能杀诸毒。又有榆仁酱，亦辛美，利大小便，不宜多食。芜荑酱，大美，杀三虫，虽少臭，亦辛好，多食落发。肉酱、鱼酱，通呼为醢，圣人不得，即不食，意欲以五味和五脏，此亦养生之一端也，岂专务穷口腹者哉”。

醋[1]

味酸，温，无毒。主消痈肿，散水气，敛咽疮，散水气，杀邪毒、一切鱼肉菜毒，治产后并金疮伤损，血晕下气，除烦，破癥块坚积，妇人心痛血气。酸，益血也。米造者良，谷气全也。多食，损牙齿、筋骨、胃脏、颜色。治口疮，以醋渍黄柏皮含之，愈。此酸收之物，至病以渐。不宜和蛤食，不可不知[2]。

川椒[3]

味辛，气温，大热，有毒。主邪气咳逆，温中，明目，逐骨节皮肤死肌、寒湿痹痛，下气，除六腑寒冷，伤寒温疟，大风汗不出，心腹冷气痛，除齿痛，壮阳，疗阴汗，缩小便，开腠理，通血脉，坚齿发，杀鬼疰、蛊[4]毒、虫毒、蛇毒。久服之，头不白，轻身，增年。多食，令人气乏。凡用，须择去闭口及目尽，微炒，令出汗，舂[5]之，取红末用。目，味苦、辛，有小毒，能行水治水蛊。又，治盗汗尤切，炒为细末，以生猪上唇煎汤调半钱匕，临睡服，效。

秦椒[6]

味苦、辛，温，有毒。主风邪气，温中，除寒痹，坚齿发，明目，去云翳，女人月闭，产后恶血，久痢，腹冷痛，利五脏。此椒味劣，不及川椒。一种野椒，采之，炒鸡、鸭之类，香美殊胜。

胡椒[7]

味辛，大温，热，无毒。属火而有金，性燥，主下气，去冷痰，温中，除脏腑风冷，止霍乱及冷痢，杀一切鱼、肉、鳖、蕈等毒。丹溪云：胡椒性燥，辛辣快膈，人喜食之。大伤肺气，脾胃积久成病。凡气痛而食之，愈是大祸。

〔1〕醋：文会堂本“醋”放在“蜀椒”之后。

〔2〕敛咽疮……不可不知：此九十三字，文会堂本作“杀邪毒，治妇人产后血晕及人口疮。酒醋为上，以有苦味，俗呼为苦酒。米醋次之，皆可入药，当取二三年者为良。又有蜜醋、糖醋、麦醋、曲醋、桃醋，葡萄、大枣、蘡薁等杂果及糟糠诸物，会意皆可为醋，亦极酸烈，止可取之，不可入药。大抵醋不可多食，积久成病，凡气痛而食之，愈是大祸也”。

〔3〕川椒：文会堂本作“蜀椒”，放在“胡椒”之后。两本文字多有不同。文会堂作“蜀椒 一名巴椒，一名蘑薞，武都巴郡，生山谷间者佳。八月采实，阴干，大热，有毒。除六腑冷气，治伤寒温疟，大风汗不出，心腹留饮，宿食，肠游，下痢，泄精，女子字乳余疾，散风邪，瘕结，水肿，黄疸，鬼疰，杀痨虫，诸色虫毒。久服之，头不白，轻身延年，开腠理，通血脉，坚齿发，耐寒。可作膏药。暑多食，令人乏气。闭口者，能杀人。椒目，味苦，寒，无毒。主水腹胀满，利小便”。

〔4〕蛊：原作“虫”，因下文又有“虫毒”，故据文义改。

〔5〕舂：原作“裷”。《本草约言》本及陈继儒校本均作“舂”，据改。

〔6〕秦椒：文会堂本无此条。

〔7〕胡椒：文会堂本作“生南海诸国，向阴者澄茄，向阳者胡椒也。味辛，大温，无毒。下气，温中，去寒痰，消宿食。霍乱，气逆，心腹卒痛，冷气上冲，吞三、七粒皆可愈。杀一切鱼、肉、鳖、蕈毒，不宜多服，损肺”。

豆豉

味苦，寒，无毒。主伤寒头痛，瘴气，恶毒，燥闷，虚劳，喘吸，疟疾，骨蒸，去心中懊恼，发汗，杀六畜毒及中毒药蛊气。各处所造不一，蒲州尤佳。

蜜

味甘，平，无毒，微温。主心腹邪气，安五脏，益气补中，止痛解毒，除众疾，和百药，养脾气，明耳目，除心烦，饮食不下，肠澼，肌痛，口疮。有出崖石上者、树木上者、土中者、人养者，皆随地土人事，所出不同，诸家辩论未的。要之，当以花为主。山野之中，花色良毒甚杂，蜂必采其粪秽，方得成蜜，其间必有制伏之妙，不得而知。故夏冬为上，秋次之，春则易变而酸。闽、广蜜极热，以其龙、荔、草果、槟榔花类热多，雪霜亦少故也。川蜜温，西南之蜜则凉矣。色白味甜，汁浓而砂，所以入药。忌葱、莴苣。丹溪云：蜜喜入脾，食多之害，必生于脾。东南地卑湿，禀气薄，土生火宜也。

砂糖

味甘，寒，无毒，性冷利。主心肺大肠热，和中助脾，杀蛊，解酒毒。多食损齿，发疳，心痛，生虫，消肌，小儿尤忌。同鲫鱼食，成疳虫。同笋食，笋不化成癥。同葵菜食，生流澼。丹溪云：砂糖甘，属土，甘生湿，湿生胃中之火，所以损齿也。

饴糖

味甘，温，无毒，入足太阴经。有紫色湿软者，有白色枯硬者，主补虚乏，止消渴，去恶血，润肺，和脾胃。鱼骨鲠喉中及误吞钱环，服之出。中满不宜用。呕吐家忌之。仲景谓：呕家不可用建中汤，以甘故也。糯与粟米作者佳，余不堪用。多食发脾风。丹溪云：大发湿中之热。

芥

辣芥菜子研之作酱，香辛，通五脏，归鼻眼，又可藏冬瓜。

茴香

味辛，平，无毒。主破一切臭气，开胃下气，止呕吐霍乱，调中止痛，主脚气，膀胱冷气，肿痛或连阴髀，引入小腹不可忍，肾劳㿗疝及恶毒肿痛。

莳萝

辛，温，杀鱼肉毒，健脾，腹冷，食不消，霍逆，肾气，小儿胀。

砂仁

味辛，温，无毒。主下气，消食，脾胃气结，冷泻，腹痛。

杏仁

味甘，苦，有小毒。主下气，润心肺，散风寒咳嗽，消心下急痛，散结润燥，通大肠秘。双仁，半生熟者勿食。忌粟米。

梅仁

味酸，无毒，能除烦热。

香油

冷，无毒。发冷疾，滑骨髓，发脏腑渴，困脾，下三焦热毒气，通大小肠，杀五黄及蛔心痛并一切虫。生则冷，熟则热。治饮食物，须逐日熬熟用之，经宿则动气。有齿牙脾胃疾者，不可食。丹溪曰：香油须以芝麻取之，人食之美，不致病。若又煎炼食之，与火无异。予以芝麻大寒，炒而取油，其性仍冷，复经煎炼固热矣，未必至于无异于火。丹溪救时之弊，其忧深言切如此。

酒

大热，有毒。主行药势，杀百邪恶毒气，行诸经而不止，通血脉，厚肠胃，御风寒雾气，养脾扶肝。味辛者能散，为导引，可以通行一身之表至极高之分。苦者能下，甘者居中而缓[1]，淡者利小便又速泄清水。白曲、白糯米，不犯药物，无碱，洁水，冬月酿成，此真正酒也，少饮益人。广西蛇酒，坛上有蛇数寸许，言能去风，其曲乃山中采草所造，良毒，不能无虑。江西麻姑酒，以泉得名，今真泉亦少，其曲乃群药所造。浙江等处亦造此酒，不入水者，味胜麻姑，以其米好也。然皆用百药曲，均不足尚。淮安绿豆酒，曲有绿豆，乃解毒良物，固佳，但服药饮之，药无力，亦有灰不美。南京瓶酒，曲、米无嫌，以其水有碱，亦着少灰味，太甜，多饮留中聚痰。山东秋露白，色纯味冽。苏州小瓶酒，曲有葱及川乌、红豆之类，饮之头痛口渴。处州金盆露，清水入少姜汁造曲，以浮饭法造酒，醇美可尚，香色味俱劣于东阳，以其水不及也。东阳酒，其水最佳，称之重于它水，其酒自古擅名。《事林广记》所载酿法，曲亦入药。今则绝无，惟用麸、面、蓼汁拌造，假其辛辣之力。蓼汁解毒，亦无甚碍。俗人因其水好，竞造薄酒，味虽少酸，一种清香远达，入门就闻，虽邻邑所造，俱不然也。好事者清水和麸面造曲，米多水少造酒，其味辛而不厉，美而不甜，色复金黄，莹彻天香，风味奇绝，饮醉并不头痛口干，此皆水土之美故也。红曲酒，大热有毒，发脚气，肠风下血，痔瘘[2]，哮喘咳嗽，痰饮诸疾。惟破血杀毒，辟山岚寒气，疗打扑伤则尤妙也。暹罗酒，以烧酒复烧二次，入珍贵异香，每坛一个，用檀香十数斤烧烟薰之如漆然，后入酒，蜡封埋土中二三年，绝去烧气，取出用之。有带至舶上者，能饮之人，三四杯即醉，价值比常数十倍。有积病者，饮一二杯即愈，且杀蛊。予亲见二人饮此酒，打下活虫，长二寸许，谓之鞋底鱼蛊。枸杞酒，补虚损，去劳热，长肌肉，益颜色，肥健人，止肝虚目泪。菊花酒，清头风，明耳目，去痿痹，开胃健脾，暖阴起阳，消百病。葡萄酒，补气调中，然性热，北人宜，南人多不宜也。桑椹酒，补五脏，明耳目。狗肉酒，大补，然性大热，若阴虚人及无冷病人饮之成病。豆淋酒，以黑豆炒熟，用热酒淋之，疗男妇诸风，产后一切恶疾。酒不可与乳同饮，冷气急。白酒同牛肉食，腹内生虫。丹溪云：酒湿中，发热，近于相火，

〔1〕缓：原作“暖”，据文会堂本改。
〔2〕瘘：原作“痿”，据文会堂本改。

喜升，大伤肺气，助火生痰，变为诸病。又云：醇酒宜冷饮，先得温中之寒以润肺，一益也。次得寒中之温以养胃，二益也。冷酒不可多饮，三益。愚谓：人只知不饮早酒，而不知夜饮更不宜，睡而就枕，热壅伤心、伤目，夜气收敛，酒以发之，伤其清明，既醉既饱，饮食聚中，伤劳脾胃，停湿生痰。酒能生火助欲，因而不谨致病。朱子曰：但以醉为节可也。

糟

味咸，温中，消食，杀鱼腥，去菜毒，润皮肤，调脏腑。

茶

晚采粗者曰茗，味甘、苦，微寒，无毒。主瘘疮，利小便，去痰热渴，令人少睡。早采细者曰茶，主下气消食。已上《本草》所载。后代诸家及《茶经》《茶谱》《茶录》等书论悉备矣。近世人所用蒙山茶，性温治病，因以名显。其他曰宜兴茶、陆安茶、东白山茶、神华山茶、龙井茶、闽蜡茶、蜀苦茶、宝庆茶、庐山云雾茶，俱以味佳得名。品类土产，各有所宜，性味不能无少异。大抵茶能清热止渴，下气除痰，醒睡，消食解腻，清头目，利小便。热饮宜人，冷饮聚痰，久饮损人，去人脂，令人瘦。又尝闻一人好食烧鹅，日常不缺，医者谓其必生脾肺痈，后卒不病。访知此人，每夜必啜凉茶一碗，解之故也。茶能解炙炒之毒，于此可见。

曲

味甘，温，调中下气，开胃，化水谷，消宿食，主霍乱，心膈气痰，破癥结，去冷气，治赤白痢，治小儿腹坚大如盘，落胎，下鬼胎。六畜胀者，煮汁灌之愈。人反胃闷满，效神于药。

酥

微寒，甘肥，补五脏，利大肠，主口疮。

酪

味甘、酸，寒，无毒。主热毒，止渴，解散发利，除胸中虚热、身面上热疮、肌疮。

醍醐

主风邪痹气，通润骨髓。

乳腐

润五脏，利大小便，益十二经脉，微动气。四种皆一物所造，牛乳、羊乳、马乳，或各，或合为之。四种之中，牛乳为上，羊次之，马又次之，而驴乳性冷，不堪入品矣。众乳之功，总不及人乳。昔张苍无齿，置乳妻十数人，每食尽饱，后年八十余尚为相，视事耳目精神，过于少年，生子数人，颐养之妙也。

辣米

味辛、辣，气太热，有毒。破气烧脾，发五痔痈疡，昏耳目，致浮肿虚恚。子，榨油，味甘，温，又愈百病。

上五味，所以调和饮食，日用不可无者。《素问》曰：阴之所生，本在五味；人之五宫，伤在五味。盖人之有生，赖乳哺，水谷之养，而阴始成。乳哺、水谷，五味具焉，非阴之所生于五味乎？五味益五脏，过则伤焉。如甘喜入脾，过食甘则脾伤；苦喜入心，过食苦则心伤；咸喜入肾，过食咸则肾伤；酸喜入肝，过食酸则肝伤；辛喜入肺，过食辛则肺伤。非五宫之伤于五味乎？况酱醋之味，皆人为之，尤能伤人。故曰：厚味发热。人若纵口腹之欲，饮食无节，未有不致病而夭其天年者矣。故饭糗茹草不害虞舜；恶酒菲食不害夏禹；蔬食菜羹不害孔子。夫圣人尚如此，况其下者乎？所以然者，又在于养心。养心莫善于寡欲，欲者，饮食类也。饮食不可绝，而可寡也。览者宜自得焉。

校后记

《食物本草》四卷，明代卢和撰，是一部食养药养专著。后于正德年间（1506—1521），经汪颖厘为两卷。故现在可见有四卷与两卷两种版本。

一、作者与成书

明代称为《食物本草》的著作较多，至少有以下四种：①卢和《食物本草》4卷；②薛己《食物本草》2卷（即《本草约言》卷3、卷4）；③（原题）元代东垣李杲编辑，明代濒湖李时珍参订《食物本草》；④明代佚名氏彩绘本《食物本草》4卷。其中，题为二李之《食物本草》22卷16类，除水部之外，均为李时珍《本草纲目》相关内容的分类摘录，又名《备考食物本草纲目》，其他诸本《食物本草》殊异，乃别为一书。而彩绘本只是为《食物本草》加上彩图而已，并无其他作者出现。最让人疑惑的是题为薛己的《本草约言》卷3、卷4，亦名《食物本草》至今尚存明刊本。基本内容与卢和《食物本草》几乎完全一致，其中必有一书为伪。孰真孰伪，数百年后仍为悬案。笔者对此作了尽可能详尽的考证，结论如下。

1. 一位名医不可能抄袭比自己儿子更为年轻的晚辈

从年龄上看，卢和是成化年间（1465—1487）的人，比薛己要长一辈。据其孙卢尧亮嘉靖丁未《丹溪纂要·跋》所云："嘉靖丁亥，先君致仕东归……即而先君归全，亮复奔走京国，屈指于今又廿载矣。"也就是说，1527年，卢和的儿子已经退休，于1547年之前，早已逝世。而薛己于1530年以壮年致仕归里，1559年去世。说明，薛己完全可能比卢和的儿子更为年轻。因此，身为名医卢和不可能抄袭一个少于自己儿子的年轻人。

2. 《食物本草》作者崇尚并谙熟丹溪学说

从《食物本草》的引文来看：出现"丹溪"37处，未注名本草30处，《诗经》15处，《素问》与《衍义》各6处，其他各书均在3处以下。可见，作者最为熟悉而崇拜的前代医家是朱丹溪，而卢和正是这样一个医家。

除了《食物本草》之外，他的另一部著作就是《丹溪纂要》（也作《丹溪先生医书纂要》），成于明成化甲辰（1484年），今存明版。他在此书序言中说："（丹溪）取《素问》而下诸书读之，研精覃思，融会贯通，于是而折其衷。若仲景之外感，东垣之内伤，戴人之攻击，与夫业擅一家者，咸均有而时出之。且其为术，易而易知，简而易能，出入乎气虚、血虚、有痰、有火之论；变通乎四君、四物、二陈、三补之治。无剖腹之神，涤肠之妙，而神妙存乎易简之中，有非至人莫能与者……功业之盛，殆将信今传后，百世宗之而无弊也已。”对丹溪学术的崇尚之心溢于言表。卢和为东阳人，丹溪为义乌人，两地相邻，而时代亦相去不远。卢和之叔父卢安泽对丹溪之学亦极为崇尚，在两地乡邑间，用心访求丹溪遗稿遗思，“手录亡虑百万言”。卢和则将这些材料与当时“板行诸书”进行整理，潜心研究，“凡粹言良方尽为搜括裁取而类次成编”。所以，待《丹溪纂要》成书之时，卢和已将丹溪之学了然于心。在其自己的著作中，动辄“丹溪云”，实乃情理之中。

3. 《食物本草》作者当为滋阴派而非温补派

从学术观点上来说。卢和学医的动力是由于其父“方强年”之时，因长夏患疟，遇“一医类以乌附热药尽腹容投之”，死于“翌日毒发而狂”。因此，在学术观点上，服膺于滋阴降火之说而对“辛热香燥”深痛恶绝，斥之为“害人之偏门”。这与薛己之重命门，重脾肾阳气之温补观点正好相反。

考《食物本草》一书，不仅“命门”“元阳”“温补”一类在薛己其他著作中极为常见的用语一概不见，即是“元气”一词也极为少见。相反，处处可以见到明显而强烈的滋阴派观点。有强调人多阴虚，当以补阴为重者。如“果部”结语中云：“上诸果，皆地产阴物，虽各有阴阳寒热之分，大率言之，阴物所以养阴，人病多属阴虚宜食之。”也有强调补阳伤阴，在所不宜者。如“禽部”结语中云：“禽卵生羽飞，又阳中之阳，虽气味各有阴热之分，大概肉所以养阳。然人之身，阳常有余，阴常不足，阳足而复补阳，阴益亏矣。”又如兽部“狗”条中云：“尝见人食犬者多致病，南人为甚。大抵人之虚多是阴虚，犬肉补阳，世俗往往用此，不知其害，审之。”如此之语，岂能出于温补派医家薛己之口？

4. 《食物本草》作者对浙东与东阳极为熟悉

《食物本草》中，涉及许多地名，但大多是大地名，如川、闽、广、西南、东南等，以及含糊的“南地”“北地”，或偶尔提到某县某地。但书中惟3次提到“浙东”，详尽言及此地的特殊出产或民俗。如米谷部“白豆”条云：“浙东一种味甚胜，用以作酱、作腐，极佳。北之水白豆相似而不及也。”菜部“苦芙”条云：“浙东人清明节争取嫩者生食，以为一年不生疮疥。”兽部“羊”条云：“若言其味，则浙东一种山羊，味甚甘美，诸家谓南羊味淡，或见之未悉。南人食之甚补益，但以其能发，病者皆不可食，犯之即验，此其不及北羊也。”相比而言，书中并无一处提到吴县。

身为东阳人的卢和对家乡物产的熟悉与自豪，还可以从味部“酒”条中见到。在此条中，引各地名酒凡8种：处州金盆露，山东秋露白，南京瓶酒，苏州小瓶酒，淮安绿豆酒，江西麻姑酒，广西蛇酒，东阳酒。其他酒的介绍均在40字以内，而东阳酒用了175字。从曲、水、酒几个方面娓娓道来，真是曲也最好，水也最好，酒当然就最好，“味辛而不厉，美而不甜，色复金黄，莹彻天香，风味奇绝，饮醉并不头痛口干，此皆水土之美故也”，让你读了直想亲自饮一口。

5. 《本草约言》三、四卷所谓“江云”辨误

考两种《食物本草》，均为8类，389种药物，除“酒”一味，其他内容均相同。较为明显的不同，惟卢书中“又云（曰）”“一云”，在《本草约言》三、四卷中大多数变成“江云（曰）”，少数为“溪云”或“液云”。因未知“江云”乃何许人云，今大多难考。然亦有可考处如下。

（1）卢书“兽部”末之结语中，承前句“孔子”语而出“又曰：肉虽多，不使胜食气”；《本草约言》同条中作“江曰：肉虽多，不使胜食气”。查《四库全书》文渊阁本《经部·礼类·周礼之属·周官新义》之附卷（上）有：“孔子曰：肉虽多，不使胜食气”，《周礼集说》之卷四有“肉虽多，不使胜食气”等。可见，此当为孔子语，而非“江曰”。

（2）卢书菜部“羊蹄菜”条下有“《诗》曰‘言采其遂’即此”；《本草约言》同条作“江曰‘言采其遂’即此”。查《四库全书》文渊阁本《经部·诗类·毛诗注疏》卷十八“我行其野”有：“我行其野，言采其蓫。昏姻之故，言就尔宿。”可见，此当为《诗》句，而非“江曰”。

上两条可以说明，卢书为真，而《本草约言》三、四卷所谓“江曰”则属子虚乌有。核实《本草约言》三、四卷所有“某云”，有一定的规律，卢书某药条第一次出现的“又云”或“一云”，不管所云为何，在薛书中一概作“江云”，而同条第二次出现，则作其他“云”。如此拙劣的改纂，不可能出于薛己之手。联想到《薛氏医案》二十四种与十六种，均无《本草约言》一书，使人不禁对《本草约言》为薛己之作产生怀疑。

6. 《本草约言》一、二卷所引“发明”为皇甫嵩《本草发明》

考《本草约言》一、二卷，书中引用最多（凡66处）的一部书是《发明》。经核实，其书所引“发明”的文字，确凿无疑，为明代皇甫嵩所撰《本草发明》中所有。以下为所考药物中随机选择四味药制作的对照表。

7. 《本草约言》乃书商伪作于薛己去世后二十年

皇甫嵩为明代武林（今浙江省杭州市）人，其《本草发明》成书于明万历戊寅（1578）年。此书成时，薛氏已经仙逝二十年。因此，薛己怎么能引用《本草发明》来编著自己的书。显然系书商之伪造之作。回头再看《食物本草》中拙劣的改纂，如为书商所作，则无可称奇了。

由于薛己身为太医院医官，医名显赫，著作颇丰。借其之名，极易取信于人，可以取得较好的商业效果。鉴于薛己的身份与学识，此前很少有人怀疑其著作真实性。笔者在学生时代，也曾引用过他人的观点，反倒将卢和之书，称为“鱼目混珠”。事实上，作伪者并非薛己，而是书商。其伪作时间，则在薛己去世的二十年之后。

综上所述，明代《食物本草》为卢和所作，原书四卷。彩绘本乃根据《食物本草》

四卷本所绘。所谓《本草约言》是书商作假的伪书，与薛己毫无关系。

《本草约言》卷一若干药物与《本草发明》原文对照表

药名	本草约言	本草发明
紫菀	《卷之一·紫菀》“《发明》云：紫菀清肺润肺之要药。其咳逆肺痿云云，乃辛散气而苦泄火，清肺之用也。其调中止渴，润肌添髓，乃温补润肺之功也”。	《卷之三·草部下·紫菀》“紫菀清肺润肺之要药。故本草主咳逆上气，咳唾脓血，肺痿……乃由辛散气而苦泄火，清肺之用也。又补五劳体虚，安五脏，调中止渴，润肌添髓，乃温补润肺之功也”。
款冬	《卷之一·款冬》“《发明》云：温肺止嗽之用为专”。	《卷之三·草部下·款冬花》“款冬花温肺止嗽之用为专”。
马兜铃	《卷之一·马兜铃》“《发明》云：兜铃苦寒清肺安肺之要药”。	《卷之三·草部下·马兜铃》“兜铃苦寒清肺安肺之要药”。
天南星	《卷之一·天南星》“《发明》云：南星苦辛，行肺经，能消风，降痰下气破结”。	《卷之三·草部下·天南星》“南星苦辛，行肺经，能消风，降痰下气破结”。

二、主要内容与特点

《食物本草》一书将可以作为日常食物的药用食材分为八部：水部、米谷、菜部、果部、禽部、兽部、鱼部、味部，共载品物389种。

此书清新脱俗，一改历代本草书相互抄袭的旧习，在参考其他本草著作的基础上，以自己的见解撰写而成。各品物先列出性味功效，次以简略引用前人对于性味功效的不同观点。或记载此物的形态、产地。在多种食物名下，还列出了不同品种的特点，以及通过不同制作方法而形成不同性能，并进行优劣的选择，这在历代本草书中是很少见到的。例如苋菜有人苋、赤苋、白苋、紫苋、五色苋、马齿苋、灰条苋等；笋有苦笋、甜苦笋、堇笋、淡笋、箭笋、青笋，猫笋、冬笋、箽笋等；柿有乌柿、干柿、黄柿、红柿、醂柿、朱柿、牛奶柿、柿花、椑柿等；酒有处州金盆露、山东秋露白、南京瓶酒、苏州小瓶酒、淮安绿豆酒、江西麻姑酒、广西蛇酒、东阳酒、红曲酒、暹罗酒、枸杞酒、菊花酒、葡萄酒、桑椹酒、狗肉酒、豆淋酒等。如井泉水下有云：“凡井水，有远从地脉来者为上，有从近处江河中渗来者，欠佳。又城市人家稠密，沟渠污水杂入井中成碱。用须煎滚，停顿一时，候碱下坠，取上面清水用之。否则，气味俱恶。”“粳米”条下指出，此米有“早、中、晚三熟，而以白晚米为第一”。在“菘菜”条下，记载不同品种的不同形态“牛肚菘，叶最厚，味甘；紫菘，叶薄细，味少苦；白菘，似蔓菁，犹一类也”。所以，其包涵的内容就更为丰富。

每一个部，在介绍了该部所属各单品之后，都有一个小结，总述这部食物的特色与食用注意点。如在兽部之后云“上诸兽肉，如热血不断，落水浮及形色异常之类者，皆有毒，不可食。孔子‘色恶不食，臭恶不食，不时不食’是也。又曰：肉虽多，不使胜食气。盖人食以谷气为主，一或过焉，适足以伤人，非养生之道矣。况望其有所补乎？夫人虽不如孔子之圣，而自昧昧于饮食之节，以自戕其生，尚亦不悟，何哉？宜合禽类后之说观之”。很有意思的是，卢和对“寡欲”做出了新的解释。他说：“人若纵口腹之欲，饮食无节，未有不致病而夭其天年者矣。故饭糗茹草不害虞舜；恶酒菲食不害夏禹；蔬食菜羹不害孔子。夫圣人尚如此，况其下者乎？所以然者，又在于养心。养心莫善于寡欲，欲者，饮食类也。饮食不可绝，而可寡也。览者宜自得焉。”

此书对后世的影响极大。不仅多次翻刻，还在其基础上衍生出许多其他著作。自明代晚期，就有以其书改纂作者以求得利者，如原题为薛己著之《食物本草》。也有略变目次，增补附录而成其他书名，如吴禄《食品集》。清代以其书化裁类编的食物本草类著作就更多，如原题元代贾铭的《饮食须知》、朱本中的《饮食须知》、汪启贤的《食物须知》等，都是此类著作。

但是，此书四卷本的分卷确实存在一些问题，一卷与二卷之间在“菜类”的第54“莼”与第55“金鸡瓜”之间分开，三卷与四卷之间在“兽类”的第29“猫”与第30“猴”之间分开，显得随意性很强，这种分卷没有什么意义。倒是汪颖将其厘为两卷更为合理。

三、本次校点的相关说明

课题组经过调研，获得《食物本草》的四个明版本，其一为明隆庆四年庚午（1570年）金陵仲氏后泉书室一乐堂刻四卷本，其二为明万历钱塘胡文焕文会堂刻二卷本，其三为《本草约言》明刻本，其四为明刻彩绘本。本次校点，以隆庆一乐堂本为底本，以万历胡文焕本为主校本，其他两个本子为旁校本。

所有本子均只有八类概目。为了方便读者，据正文补出目录。

张志斌

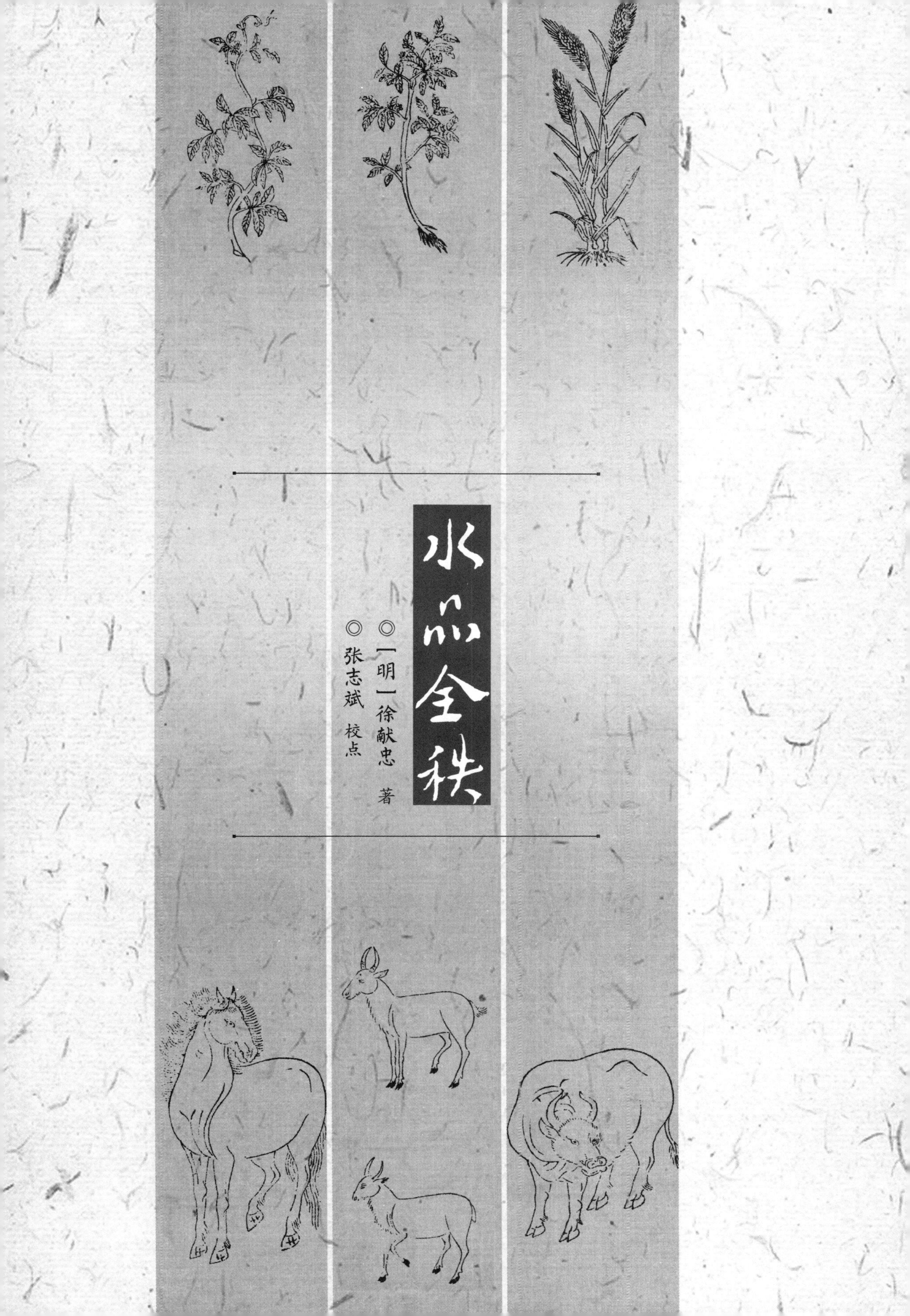

水品全秩

◎〔明〕徐献忠 著
◎张志斌 校点

内容提要

《水品全秩》分为上、下二卷，明代徐献忠著，是一部专门介绍饮用水品质的著作。徐氏对饮用水的要求有两个层次，其一是能不能食用，其二用于煎茶品质如何。其在上卷中讨论了如何来鉴别、评价饮用的品质，并提出了六条标准。一源，指水源要深源之发，常而不涸，且不能有任何污染。二清，指水要性气清润，要能涵内光，澄物影，混浊呆滞之水则不堪入饮。三流，指水要流动不停，死水不流，即使看似清彻，也不能食。四甘，指饮用水味以甘为上，甘味之水性亦重厚，他味均不适合饮用。五寒，泉水以寒为上，未有舍寒冽而著者。温泉水则含有硫磺，不能食用。六品，徐氏认为判断一处水源好差，最好亲临品尝。在下卷中，则主要讨论了37处较为著名的水源水质如何，其中大部分是作者亲自尝试过的。他以亲身经历，对《茶经》提出批评。在没有化验条件的情况下，徐氏提出的六个标准，对于饮用水质的鉴别，确实是有意义的。

本次校点，以明万历二十五年丁酉（1597年）金陵荆山书林刻《夷门广牍》本为底本。

序[1]

余尝著《煮泉小品》，其取裁于鸿渐《茶经》者十有三。每阅一过，则尘吻生津，自谓可以忘渴也。近游吴兴，会伯臣，示《水品》，其旨契余者十有三，缅视又新、永叔诸篇，更入神矣。盖水之美恶，固不待易牙之口而自可辨[2]，若必欲一一第其甲乙，则非尽聚天下之水而品之，亦不能无爽也。况斯地也，荼泉双绝，且桑苎翁作之于前，长谷翁述之于后，岂偶然耶？携归并梓之，以完泉史。

嘉靖甲寅秋七月七日钱唐田崇蘅题

〔1〕序：原无，此文原接在目录之后。校点时分页并加标题，移至目录前。

〔2〕辨：原作“辩”，据文义改。

跋[1]

徐子伯臣往时曾作《唐诗品》，今又品水，岂水之与诗，其泠然之声，冲然之味，有同流邪？予尝语田子曰：吾三人者，何时登昆仑，探河源，听奏钧天之洋洋，还涉三湘，过燕秦诸川，相与饮水赋诗，以尽品咸池韶濩之乐。徐子能复有以许之乎？

余杭蒋灼跋

〔1〕跋：原无，此文原接在目录及田文之后。校点时分页并加标题，随序移至目录前。

目　录[1]

水品全秩卷上

水品全秩卷下

〔1〕目录：原书目录与正文差异较大，目录按内文改并出注。
〔2〕玉井水：原目录作“玉井”。
〔3〕南阳郦县北潭水：原目录作“郦县北潭水”。
〔4〕句曲山喜客泉：原目录作“句曲喜客泉”。
〔5〕王屋山玉泉圣水：原目录作“王屋玉泉”。
〔6〕无锡惠山寺水：原目录作“无锡惠山泉”。
〔7〕洪州喷雾崖瀑：此条及其后两条原脱，据正文补。
〔8〕四明山雪窦上岩水：原目录作“四明雪窦上岩”。
〔9〕黄岩灵谷寺香泉：原目录作“黄岩香泉”。
〔10〕乐清县沐箫泉：原目录作“乐清沐箫泉”。
〔11〕福州闽越王南台山泉：原目录作“福州南台泉”。

〔1〕桐庐严濑水：原目录作“桐庐严子濑”。

水品全秩卷上

九灵山长　徐献忠　著
梅颠道人　周履靖　校
金陵荆山书林　梓行

一　源

或问：山下出泉，曰：艮。一阳在上，二阴在下，阳腾为云气，阴注液为泉，此理也。二阴本空洞处，空洞出泉，亦理也。山中本自有水脉，洞壑通贯而无水脉，则通气为风。

山深厚者，若大者、气盛丽者，必出佳泉水。山虽雄大，而气不清越，山观不秀，虽有流泉不佳也。

源泉实关气候之盈缩，故其发有时而不常。常而不涸者，必雄长于群崒，而深源之发也。

泉可食者，不但山观清华，而草木亦秀美，仙灵之都薄也。

瀑布水虽盛，至不可食。汛激撼荡，水味已大变，失真性矣。瀑字从水从暴，盖有深义也。予尝揽瀑水上源，皆派[1]流会合处，出口有峻壁，始垂挂为瀑。未有单源只流如此者，源多则流杂，非佳品可知。

瀑水垂洞口者，其名曰帘，指其状也。如康王谷水是也。

瀑水虽不可食，流至下潭，渟汇久者，复与瀑处不类[2]。

深山穷谷类，有蛟蛇毒沫。凡流来远者，须察之。春夏之交，蛟蛇相感，其精沫多在流中。食其清源或可尔，不食更稳。

泉出沙土中者，其气盛涌，或其下空洞通海脉，此非佳水。

山东诸泉类多出沙土中，有涌激吼怒如豹突泉是也。豹突水久食生颈瘿，其气大浊。

汝州水泉食之多生瘿，验其水底，凝浊如胶，气不清越，乃至此。闻兰州亦然。

济南王府池名珍珠泉者，不待拊掌振足，自浮为珠，此气太盛，恐亦不可食。

山东诸泉，海气太盛，漕河之利取给于此，然可食者少。故有闻名甘露淘米茶泉

〔1〕派：原作“沠”，同“派”。
〔2〕类：原作“類”，同“类”，下同。

者，指其可食也。若洗钵，不过贱用尔。其臭泉、皂泥泉、浊河等泉太甚，不可食矣。

传记论泉源有杞菊，能寿人。今山中松苓、云母、流脂、伏液与流泉同宫，岂下杞菊？浮世，以厚味夺真气，日用之不自觉尔。昔之饮杞水而寿，蜀道渐通，外取醯盐食之，其寿渐减，此可证。

水泉初发处甚澹，发于山之外麓者，以渐而甘，流至海则自甘而作咸矣。故汲者持久，水味亦变。

闽广山岚有热毒，多发于花草水石之间。如南靖沄水坑多，断肠草落英在溪，十里内无鱼虾之类。黄岩人顾永主簿，立石水次，戒人勿饮。闽中如此类非一。天台蔡霞山为省参时，有语云：大雨勿饮溪，道傍休嗅草。此皆仁人用心也。

水以乳液为上，乳液必甘，称之独重于他水。凡称之重厚者，必乳泉也。丙穴鱼以食乳液特佳。煮茶稍久上生衣，而酿酒大益。水流千里者，其性亦重，其能炼云母为膏，灵长下注之流也。

水源有龙处水中时，有赤脉，盖其涎也，不可犯。晋温峤燃犀照水，为神所怒，可证。

二　清

泉有滞流积垢，或雾翳云蓊，有不见底者，大恶。若泠谷澄华，性气清润，必涵内光，澄物影，斯上品尔。

山气幽寂，不近人村落，泉源必清润可食。

骨石巉巖而外观青葱，此泉之上母也。若上多而石少者，无泉，或有泉而不清，无不然者。

春夏之交，其水盛至，不但蛟蛇毒沫可虑，山墟积腐经冬者多流出，其间不能无毒。雨后澄寂久，斯可言水也。

泉上不宜有木，吐叶落英，悉为腐积，其幼为滚水虫，旋转吐纳，亦能败泉。

泉有滓浊，须涤去之。但为覆屋作人巧者，非丘壑本意。

《湘中记》曰：湘水至清，虽深五六丈，见底了了，石子如樗蒲矢，五色鲜明，白沙如霜雪，赤岸如朝霞。此异境，又别有说。

三　流

水泉虽清映甘寒可爱，不出流者，非源泉也，雨泽渗积久而澄寂尔。

《易》谓：山泽通气，山之气待泽而通，泽之气待流而通。

《老子》“谷神不死”，殊有深义。源泉发处，亦有谷神而混混不舍昼夜，所谓不死者也。

源气盛大则注液不穷。陆处士品山水上、江水中、井水下，其谓中理然。井水渟泓，地中阴脉，非若山泉天然出也。服之，中聚易满。煮药物，不能发散流通，忌之可也。《异苑》载：句容县季子庙前，井水常沸涌。此当是泉源，止深凿为井尔。

《水记》第虎丘石水居三。石水虽泓渟，皆雨泽之积，渗窦之潢也。虎丘为阖闾墓隧，当时石工多闷死。山僧众多，家常不能无秽浊渗入。虽名陆羽泉与此粉通，非天然水脉也。道家服食，忌与尸气近。若暑月凭临其上，解涤烦襟可也。

四　甘

泉品以甘为上。幽谷绀寒清越者，类出甘泉。又必山林深厚盛丽，外流虽近，而内源远者。

泉甘者，试称之，必重厚。其所由来者远大使然也。江中南零水，自岷江发流，数千里始澄于两石间，其性亦重厚，故甘也。

古称醴泉，非常出者。一时和气所发，与甘露、芝草同为瑞应。《礼纬》云：王者刑杀当罪，赏锡当功，得礼之宜。则醴泉出于阙庭。《鹖冠子》曰：圣王子德上薄太清，下及太宁，中及万灵，则醴泉出。光武中元元年，醴泉出京师。唐文皇贞观初，出西城之阴。醴泉食之，令人寿考，和气畅达，宜有所然。

泉上不宜有恶木。木受雨露，传气下注，善变泉味。况根株近泉，传气尤速，虽有甘泉，不能自美。犹童蒙之性，系于所习养也。

五　寒

泉水不绀寒，俱下品。《易》谓：井洌寒泉食。可见井泉以寒为上。“金山在华亭，海上有寒穴”，诸咏其胜者，见郡志广中新成县，冷泉如冰，此皆其尤也。然凡称泉者，未有舍寒洌而著者。

温汤在处有之。《博物志》：水源有石流黄，其泉温，可疗疮痍。此非食品也。黄庭内景，汤谷神王，乃内景自然之阳神与地道温汤相耀列尔。

予尝有《水颂》，云：“景丹霄之浩露，眷幽谷之浮华。琼醴庶以消忧，玄津抱而终老。”盖指甘寒也。

泉水甘寒者，多香其气，类相从尔。凡草木败泉味者，不可求其香也。

六　品

陆处士[1]品水，据其所尝试者二十水尔，非谓天下佳泉水尽于此也。然其论故有失得。自予所至者，如虎丘石水及二瀑水，皆非至品。其论雪水，亦自至地者。不知长桑君上池品，故在凡水上。其取吴松江水，故惘惘非可信。吴松潮汐上下，故无潴泓，若南冷在二石间也。潮海性滓浊，岂待试哉？或谓是吴江第四桥水，兹又震泽东注，非吴松江水也。予尝就长桥试之，虽清激处，亦腐梗作土气，全不入品，皆过言也。

张又新[2]记淮水亦在品列。淮故湍悍滓浊，通海气，自昔不可食。今与河合派，又水之大幻也。李记以唐州柏岩县淮水源，庶矣。

陆处士能辨近岸水非南零，非无旨也。南零洄洑渊渟，清激重厚。临岸故常流水尔，且混浊迥异，尝以二器贮之自见。昔人且能辨建业城下水，况零岸？故清浊易辨，此非诞也。欧阳[3]《大明水记》直病之，不甚详悟尔。

处士云："山水上，江水中，井水下。"其山水，拣乳泉石池漫流者上。其瀑涌湍漱，勿食之，久食令人颈疾。又多别流于山谷者，澄浸不泄，自火天至霜郊以前，或潜龙蓄毒其间。饮者可决之，以流其恶，使新泉涓涓，酌之。此论至确。但瀑水不但颈疾，故多毒沫可虑。其云澄寂不泄，是龙潭水，此虽出其恶，亦不可食。

论江水取去人远者，亦确。井取汲多者，止自乏泉处可尔。井故非品。

处士所品可据及不能尽试者，并列：

蕲州兰溪石下水；

峡州扇子山下有石，突然泄水，独清冷，状如龟形，俗云"虾蟆口水"；

庐山招贤寺下方桥潭水；

洪州西山东瀑布水；

庐州龙池山水；

汉江金州上游中零水；

归州玉虚洞下香溪水；

商州武关西洛水；

郴州圆泉水。

〔1〕陆处士：即《茶经》作者陆羽。

〔2〕张又新：唐代人，著《煎茶水记》。本丛书收录此书，可参考。

〔3〕欧阳：指宋代欧阳修，撰《水记》两篇，《大明水记》为其中之一。本丛书附出在《煎茶水记》之后，可参考。

七杂说

移泉水远去信宿[1]之后，便非佳液。法取泉中子石养之，味可无变。

移泉，须用常汲旧器，无火气变味者，更须有容量，外气不干。

东坡洗水法，直戏论尔。岂有汲泉持久，可以子石淋数过还味者？

暑中取净子石垒盆盂，以清泉养之斋阁中，天然妙相也。能清暑，长目力。东坡有怪石供，此殆泉石供也。

处士《茶经》不但择水，其火用炭，或劲薪。其炭曾经燔，为腥气所及，及膏木败器不用之。古人辨劳薪之味，殆有旨也。

处士论煮茶法：初沸水合量，调之以盐味。是又厄水也。

〔1〕信宿：连住两夜。

水品全秩卷下

九灵山长　徐献忠　著
梅颠道人　周履靖　校
金陵荆山书林　梓行

上池水

湖守李季卿与陆处士论水精劣，得二十种，以雪水品在末后，是非知水者。昔者秦越人遇长桑君，饮以上池之水，三十日当见物。上池水者，水未至地，承取露华水也。汉武志慕神仙，以露盘取金茎饮之。此上池真水也。《丹经》以方诸取太阴真水，亦此义。予谓露、雪、雨、冰，皆上池品，而露为上。朝露未晞时，取之柏叶及百花上佳，服之可长年不饥。《续齐谐记》司农邓沼八月朝入华山，见一童子，以五色囊承取柏叶下露，露皆如珠，云，赤松先生取以明目。《吕氏春秋》云：水之美者有三，危之露，为水，即味重于水也。本草载，六天气，令人不饥，长年美颜色。人有急难阻绝之处用之，如龟蛇服气不死。阳陵子《明经》言：春食朝露，秋食飞泉，冬食沆瀣，夏食正阳，并天玄地黄，是为六气。亦言平明为朝露，日中为正阳，日入为飞泉，夜半为沆瀣，此又服气之精者。

玉井水

玉井者，诸产有玉处，其泉流泽润，久服令人仙。《异类》云：昆仑山有一石柱，柱上露盘，盘上有玉水溜下，土人得一合服之，与天地同年。又，太华山有玉水，人得服之长生。今人山居者多寿考，岂非玉石之津乎？

《十洲记》：瀛洲有玉膏泉，如酒，令人长生。

南阳郦县北潭水

郦县北潭水，其源悉芳菊生被岸，水为菊味。盛洪之《荆州记》：太尉胡广久患风赢，常汲饮此水，遂疗。《抱朴子》云：郦县山中有甘谷水，其居民悉食之，无不寿考。故司空王畅、太尉刘宽、太傅袁隗，皆为南阳太守，常使郦县月送甘谷水四十斛，以为饮食。诸公多患风痹及眩，皆得愈。

按寇宗奭《衍义》菊水之说，甚怪水自有甘澹，焉知无有菊味者？尝官于永耀间，沿斡至洪门北山下古石渠中，泉水清彻，其味与惠山泉水等，亦微香，烹茶尤相宜。由是知泉脉如此。

金陵八功德水

八功德水在钟山灵谷寺。八功德者，一清，二冷，三香，四柔，五甘，六净，七不噎，八除痾。昔山僧法喜以所居乏泉，精心求西域阿耨池水，七日掘地得之。梁以前常以供御池，故在峭壁。国初迁宝志塔，水自从之，而旧池遂涸。人以为异，谓之灵谷者。自琵琶街鼓掌相应，若弹丝声，且志其徒水之灵也。陆处士足迹未至此水，尚遗品录。予以次上池玉水及菊水者，盖不但谐诸草木之英而已。

钟阴有梅花水，手掬弄之，滴下皆成梅花，此石乳重厚之故，又一异景也。钟山故有灵气而泉液之佳，无过此二水。

句曲山喜客泉

大茅峰东北有喜客泉，人鼓掌即涌沸，津津散珠。昭明读书台下拊掌，泉亦同此类。茅峰故有丹金，所产多灵术，其泉液宜胜。按陶隐居《真诰》云：茅山左右有泉水，绵金玉之津气。又云：水味是清源洞远沾尔，水色白，都不学道，居其土，饮其水，亦令人寿考，是金津润液之所溉耶。今之好游者，多纪岩壑之胜，鲜及此也。

王屋山玉泉圣水

王屋山道家小有洞天，盖济水之源，源于天坛[1]之巅，伏流至济渎祠，复见。

〔1〕坛：原作“坛”，同“坛”。

合流至温县号公台，入于河。其流汎疾，在医家去痾，如东阿之胶、青州之白药，皆其伏流所制也。其半山有紫微宫，宫之西至望仙坡北折一里，有玉泉，名玉泉圣水。《真诰》云：王屋山仙之别天，所谓阳台是也。诸始得道者，皆诣阳台。阳台是清虚之宫，下生鲍济之水，水中有石精，得而服之可长生。

泰山诸泉

玉女泉在岳顶之上，水甘美，四时不竭，一名圣水池。白鹤泉在升元观后，水冽而美。

王母池，一名瑶池，在泰山之下，水极清，味甘美。崇宁间道士刘崇甃石。

此外有白龙池，在岳西南，其出为渿河。仙台领南一池，出为汶河。桃花峪，出为泮河。天神泉悬流如练，皆非三水北也。

天书观旁有醴泉。

华山凉水泉

华山第二关，即不可登越。凿石窍插木，攀援若猿猱，始得上。其凉水泉出窦间，芳列甘美，稍以憩息，固天设神水也。自此至青牛平，入通仙观，可五里尔。

终南山澄源池

终南山之阴，太乙宫者。汉武因山有灵气，立太乙元君祠于澄源池之侧。宫南三里，入山谷中，有泉出，奔声如击筑，如轰雷，即澄源池[1]也。池在石镜之上，一名太乙湫，环以群山，雄伟秀特，势逼霄汉，神灵降游之所。止可饮勺取甘，不可秽亵。盖灵山之脉络也。杜陵韦曲列居其北，降生名世，有自尔。

京师西山玉泉

玉泉山在西山大功德寺西数百步。山之北麓凿石为螭头，泉自口出，潴而为池，莹彻照暎，其水甘洁，上品也。东流入大内，注都城，出大通河，为京师八景之一。

〔1〕池：原作“沠”，据文义改。

京师所艰得，惟佳泉，且北地暑毒，得少憩泉上，便可忘世味尔。

又，西香山寺有甘露泉，更佳，道险远，人鲜至，非内人建功德院，几不闻人间矣。

偃师甘露泉

甘泉在偃师东南，莹澈如练，饮之若饴。又，缑山浮丘冢建祠，于庭下出一泉，澄澈甘美，病者饮之即愈，名浮丘灵泉。

林虑山水帘

大行之奇秀，至林虑之水帘为最，水声出乱石中，悬而为练，湍而为漱，飞花旋碧，喧豗飘洒。其潴而为泓者，清澈如空，纤芥可见，坐数十人，盖天下之奇观也。

苏门山百泉

苏门山百泉者，卫源也，毖彼泉水诗今尚可诵。其地山岗胜丽，林樾幽好，自古幽寂之士，卜筑啸咏，可以洗心漱尔。晋孙登、嵇康，宋邵雍，皆有陈迹可寻讨。其光寒汤穆之象，闻之且可惺心，况下上其间耶。

济南诸泉

济南名泉七十有二，论者以瀑流为上，金线次之，珍珠又次之，若玉环、鑫虎、柳絮、皇华、无忧及水晶簟皆出其下。所谓瀑流者，又名豹[1]突，在城之西南，泺水源也。其水涌瀑而起，久食多生颈疾。金线泉，有纹如金线。珍珠泉，今王府中不待振足拊掌，自然涌出珠泡。恐皆山气太盛，故作此异状也。然昔人以三泉品居上者，以山川景象秀朗而言尔，未必果在七十二泉之上也。有杜康泉者，在舜祠西庑，云：杜康取此酿酒。昔人称杨子中泠水，每升重二十四铢，此泉止减中泠一铢。今为覆屋而堙，或去庑屋，受雨露，则灵气宣发也。又大明湖发源于舜泉，为城府特秀处。绣江发源长白山下。二处皆有芰荷洲渚之胜，其流皆与济水合。恐济水隐伏其间，故泉池之多如此。

〔1〕豹：《四库全书》本作“趵”。

庐山康王谷水

陆处士云：瀑涌湍漱勿食之。康王谷水帘上下，故瀑水也。至下潭澄寂处，始复其真性。李季卿序次有瀑水，恐托之处士。

杨子中泠水

往时江中惟称南零水，陆处士辨其异于岸水，以其清澈而味厚也，今称中泠。往时金山属之南岸，江中惟二泠，盖指石簰山南北流也。今金山沦入江中，则有三流水，故昔之南泠，乃列为中泠尔。中泠有石骨，能渟水不流，澄凝而味厚。今山僧惮汲险，凿西麓一井代之，辄指为中泠，非也。

无锡惠山寺水

何子叔皮一日汲惠水遗予，时九月，就凉水无变味，对其使煮，食之大佳也。明年予走惠山，汲煮阳羡，斗品，乃知是石乳，就寺僧再宿而归。

洪[1]州喷雾崖瀑

在蟠龙山，飞瀑倾注，喷薄如雾。宋张商英游此，题云：水味甘腴，偏宜煮茗。范成大亦以为天下瀑布第一。

万县西山包泉

宋元符间，太守方泽为铭，以其品与惠山泉相上下。转运张演诗：更挹岩泉分茗碗，旧游仿佛记孤山。

云阳县有天师泉，止自五月江涨时溢出，九月即止。虽甘洁清洌，不贵也。多喜山雌雄泉，分阴阳盈竭，斯异源尔。

〔1〕洪：原脱。据《四库全书》本补。

潼　川

盐亭县西，自剑门南来四百里，为负载山。山有飞龙泉，极甘美。

遂宁县东十里，数峰壁立，有泉自岩滴下，成穴，深尺余，绀碧甘美，流注不竭，因名灵泉。宋杨大渊等守灵泉山，即此。

雁荡龙鼻水

浙东名山，自古称天台，而雁荡不著，今东南胜地辄称之。其上有二龙湫。大湫数百顷，小湫亦不下百顷。胜处有石屏龙鼻水，屏有五色异景，石乳自龙鼻渗出，下有石涡承之，作金石声，皆自然景象，非人巧也。小湫今为游僧亍泻成田，郡内养荫龙气。在术家为龙楼，真气今泄之，山川之秀顿减矣。

天目山潭水

浙西名胜，必推天目。天目者，东西各一湫如目也。高巅与层霄，北近灵景，超绝下发，清冷与瑶池同胜。山多云母、金沙，所产吴术、附子、灵寿藤，皆异类，何下于杞菊水？南北皆有六潭，道险不可尽历，且多异兽，虽好游者不能遍。出深气早寒，九月即闭关，春三月方可出入。其迹灵异，晴空稍起云一缕，雨辄大至，盖神龙之窟宅也。山居谷汲，予有夙慕云。

吴兴白云泉

吴兴金盖山，故多云气。乙未三月，与沈生子内晓入山观望，四山缭绕如垣，中间田段平衍，环视如在甑中，受蒸润也。少焉，日出云气渐散，惟金盖独迟越不易解。予谓气盛必有佳泉水，乃南陟坡陁，见大杨梅树下，汩汩有声，清冷可爱。急移茶具就之，茶不能变其色。主人言，十里内，蚕丝俱汲此煮之，辄光白大售。下注田段可百亩，因名白云泉云。

吴兴更有杼山珍珠泉，如钱唐玉泉，可拊掌出珠泡。玉泉多饵五色鱼，秽垢山灵尔。杼山因僧，皎然夙著。

顾渚金沙泉

顾渚每岁采贡茶时，金沙泉即涌出，茶事毕，泉亦随涸，人以为异。元末时乃常流不竭矣。

碧琳池在吴兴弁山太阳坞

《避暑录》云：吾居东西两泉汇而为沼，才盈丈，溢其余于外，不竭。东泉决为涧，经碧琳池，然后汇大涧而出。两泉皆极甘，不减惠山，而东泉尤冽。

四明山雪窦上岩水

四明山巅，出泉甘冽，名四明泉，上矣。南有雪窦，在四明山南极处，千丈岩瀑水殊不佳。至上岩约十许里，名隐潭，其瀑在险壁中，甚奇怪，心弱者不能一置足其下，此天下奇洞房也。至第三潭，水清沚芳洁，视天台千丈瀑殊绝尔。天台康王谷，人迹易至，雪窦甚秘[1]，潭又雪窦之秘者。世间高人，自晦于蓬藋间，若此水者，岂堪算计耶。

天台桐柏宫水

宫前千仞石壁下发一源，方丈许，其水自下涌起如珠，溉灌甚多，水甘冽入品。

黄岩灵谷寺香泉

寺在黄岩太平之间，寺后石罅中出泉，甘冽而香，人有名为圣泉者。

〔1〕秘：原作“閟”，通“秘”。

麻姑山神功泉

其水清冽甘美，石中乳液也。土人取以酿酒，称麻姑者，非酿法，乃水味佳也。

黄岩铁筛泉

方山下出泉，甚甘。古人欲辟其泛沙，置铁筛其内，因名。士夫家煎茶，必买此水，境内无异者。有宋人潘愚谷诗，黄岩八景之意也。

乐清县沐箫泉

沐箫是王[1]子晋遗迹，山上有箫台，其水阖境用之，佳品也。

福州闽越王南台山泉

泉上有白石壁，中有二鲤形，阴雨鳞目灿然。贫者汲卖泉水，水清泠可爱。土人以南山有白石，又有鲤鱼，似宁戚歌中语，因傅会戚饭牛于此。

桐庐严濑水

张君过桐庐江，见严子濑溪水清泠，取煎佳茶，以为愈于南泠水。予尝过濑，其清湛芳鲜，诚在南泠上，而南泠性味俱重，非濑水及也。濑流泻处，亦殊不佳。台下湾窈，回洑澄渟，始是佳品，必缘陟上下方得之。若舟行捷取，亦常然波尔。

姑苏七宝泉

光禄寺左，邓尉山东三里，有七宝泉发石间，环甃以石形如满月。庵僧接竹引

〔1〕王：原作“玉”，据文义改。王子晋，神话人物，相传为周灵王太子，喜吹箫作凤凰鸣声，后白日升天。

之，甚甘。吴门故乏泉，虽虎丘名陆羽泉，予尚以非源水，下之。顾此水不录，以地僻隐，人迹罕至故也。

宜兴三[1]洞水

善权寺前，有涌金泉，发于寺后小水洞，有窦形如偃月，深不可测。李司空碑谓：微时亲见白龙腾出洞中，盖龙穴也，恐不可食。今人有饮者，云无害。西南至大水洞，其前涌泉奔赴，石上溅沫如银，注入洞中，出小水洞，盖一源也。

张公洞东南，至会仙岩，其下空洞有泉出焉。自右而趋，有声潺潺可听。

南岳铜官山麓有寺，寺有卓锡泉。其地即古之阳羡，产茶独佳。每季春，县官祀神泉上，然后入贡。

寺左三百步，有飞瀑千尺，如白龙下饮，汇而为池。相传稠锡禅师卓锡出泉于寺，而剖腹洗脾[2]于此，今名洗肠池。此或巢由洗耳之意，或饮此水可以洗涤肠中秽迹，因而得名尔。其侧有善行洞，庵后有泉出石间，涓涓不息。僧引竹入厨，煎茶甚佳。天下山川，奇怪幽寂，莫逾此三洞。近溧阳史君恭甫，更于玉女潭搜剔水石，构结精庐，其名胜殆冠绝，虽降仙真可也，况好游人士耶。

华亭五色泉

松治西南数百步。相传五色泉，士子见之，取得高第。今其地无泉，止有八角井，云是海眼。祷雨时，以鱼负铁符下其中，后渔人得之。白龙潭井水甘而冽，不下泉水。所谓五色泉，当是此，非别有泉也。丹阳观音寺、扬州大明寺水，俱入处士品，予尝之，与八角无异。

金山寒穴泉

松江治南海中，金山上有寒穴泉。按宋毛滂《寒穴泉铭序》云：寒穴泉甚甘。取惠山泉并尝，至三四反复，略不觉异。王荆公《和唐令寒穴泉》诗有云：山风吹更寒，山月相与清。今金山沦入海中，汲者不至。他日桑海变迁，或仍为岸谷，未可知也。

---

〔1〕三：原脱，据目录补。

〔2〕脾：原作“膊”，当是“髀”的误写。“髀”，通“脾”。

校后记

《水品全秩》分为上、下二卷，明代徐献忠著。

一、作者与成书

明代徐献忠，字伯臣，号九灵山长，吴兴（今浙江吴兴）人，生卒年无考。在诗词方面有较高的造诣，曾作《唐诗品》。素喜游历山川，鉴品水源，著成《水品全秩》，并于明嘉靖三十三年甲寅（1554年）由钱唐田崇蘅梓行。

二、主要内容与特点

《水品全秩》是一部专门讨论饮用水品质的著作。徐氏对饮用水的要求有两个层次，其一是能不能食用，其二用于煎茶品质如何。在此书上卷中讨论了如何来鉴别、评价饮用的品质，并提出了六条标准。一源，指水源要深源之发，常而不涸，且不能有任何污染。二清，指水要性气清润，要能涵内光，澄物影，混浊呆滞之水则不堪入饮。三流，指水要流动不停，死水不流，即使看似清彻，也不能食。四甘，指饮用水味以甘为上，甘味之水性亦重厚，他味均不适合饮用。五寒，泉水以寒为上，未有舍寒冽而著者。温泉水则含有硫磺，不能食用。六品，徐氏认为判断一处水源好差，最好亲临品尝。

在下卷中，则主要讨论了37处较为著名的水源水质如何，其中大部分是作者亲自尝试过的。对于这些水源水质的评价与描述，充分体现了徐氏在上卷提出的六条标准。如“桐庐严濑水”中云：“予尝过濑，其清湛芳鲜，诚在南泠上，而南泠性味俱重，非濑水及也。”又如“华亭五色泉”中云：“相传五色泉，士子见之，取得高第。今其地无泉，止有八角井，云是海眼……白龙潭井水甘而冽，不下泉水。所谓五色泉，当是此，非别有泉也。丹阳观音寺、扬州大明寺水，俱入处士品，予尝之，与八角无异。”作者对于水源水质的评价均以亲自品尝，得清彻流动、甘冽重厚者为佳。在没有化验条件的情况下，徐氏提出的六个标准，对于饮用水质的鉴别，确实是有意义的。

三、本次校点的相关说明

本次校点，以明万历二十五年丁酉（1597年）金陵荆山书林刻《夷门广牍》本为底本，以《四库全书》本为校本。

张志斌

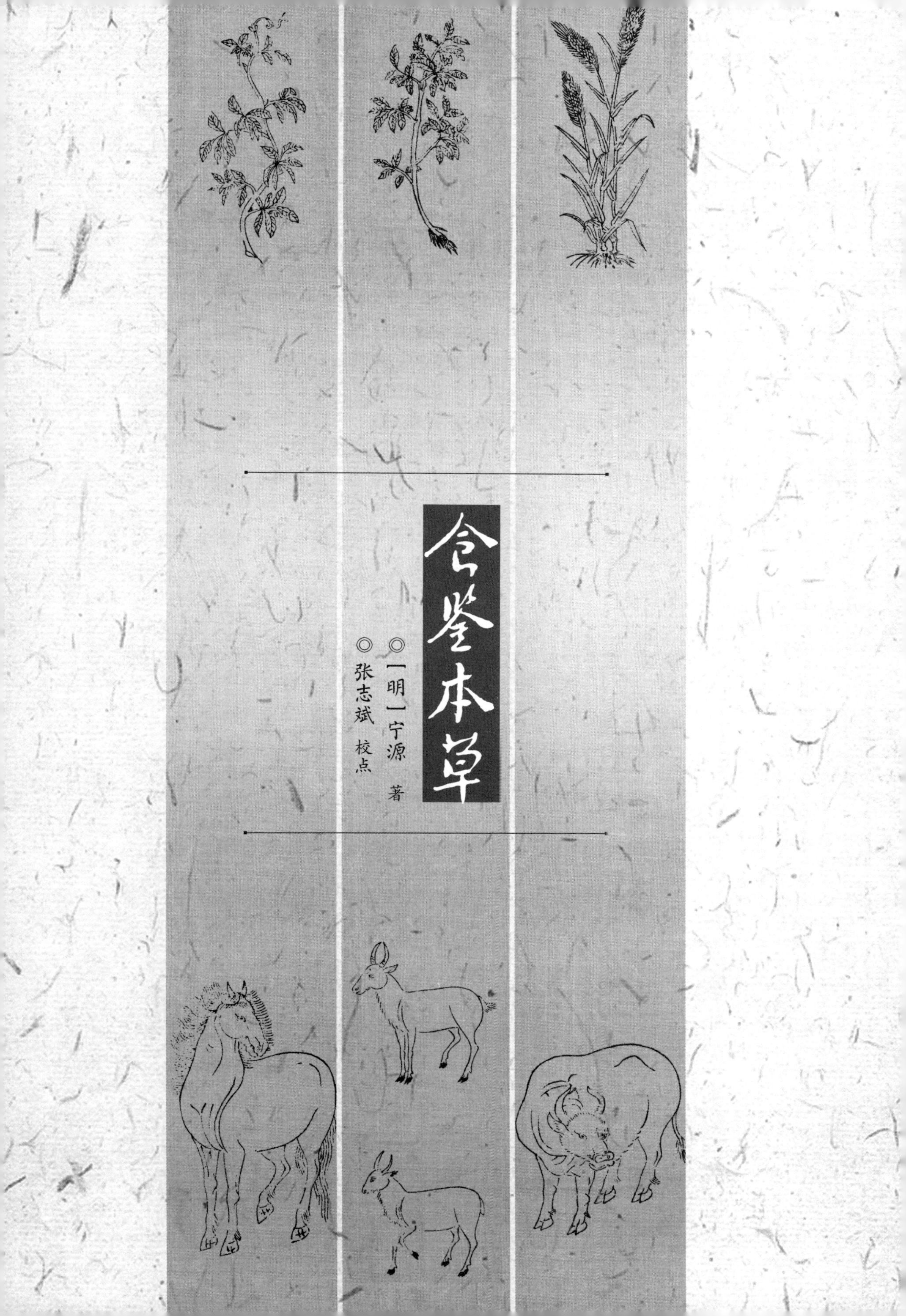

食鉴本草

◎［明］宁源 著

◎张志斌 校点

内容提要

《食鉴本草》共两卷，明代宁源著，为食养食治专著。

本书篇幅不大，不到两万字。如李时珍在《本草纲目》中所言，言语相当简略。共载品物180种，包括兽部、禽部、虫鱼部、果品、米谷、瓜菜等6个部。其中虫鱼部包括其他著作归属鱼部之各种鱼类、甲壳类；瓜菜包括其他著作归属味部的酱、醋、油、盐、酒等。每一种食物的记载，均包括了性味、功效、品种选择、副作用，以及相关处方、参考文献。之所以称为《食鉴本草》，是因为这本书对本草中属食物者，进行了养生与疗疾相关各种功能的鉴别，包括：①能食，或不能食。②食之有益，或无益。③食之有损，或无损。④能治疗某病，或可能引发某病。⑤适宜于什么人食用，不宜于什么人食用。⑥久食或多食，其作用有何变化。⑦什么样的品种质量最好。

本次校点以虎林胡氏文会堂万历二十年壬辰（1592年）刻本为底本，以明代映旭斋《寿养丛书》本为校本。前者为胡文焕所校，后者为余尚勋所校。

目　录[1]

食鉴本草卷上

〔1〕目录：原书无目录，据正文内容补出。

食鉴本草卷上

京口　山臞　宁　源　编
钱塘　全庵　胡文焕　校

兽　部

象肉

味淡，无毒。啖之令体重。

牙　味平。治箭头或针铁、竹木等刺入骨中。刮取末，水调敷上，立出。煎服，又能利小便。

虎肉

味酸，平，无毒。治疟疾，主恶心，益气力。食之入山，辟三十六种精魅，虎见而畏之。

头骨　驱邪辟恶，除鬼压，作枕祛疟。

胫骨　壮筋骨，去风邪，辟恶气，杀鬼疰，止惊悸。

仙方：虎骨胫治诸风瘫痪，筋骨缓纵及历节风，周身疼痛。用虎胫骨一对，酥炙打碎，以生绢袋盛，用清酒四五十斤连坛煮过，每日随性饮之。

古方：治肛门凸出不收。以虎骨烧存性为末，水调方寸匕，日进二服。

鹿肉

味温，无毒。补中，强五脏，益气力。

血　味甘，平。补阴，益荣气。

肾　补腰肾。

茸　味甘、酸，温。主漏下恶血，疗虚劳羸瘦，骨中寒热洒洒如疟，四肢酸疼，腰脊疼痛，遗精溺血，散石淋。

角　味咸，无毒。补腰脊疼痛，续筋骨损伤，消恶毒痈肿。

《千金方》：治妇人吹乳、妒乳结肿[1]疼，欲成脓者。以鹿角磨水敷之。

秘方：治鱼骨鲠。以鹿角剉屑，含津咽下。

《鲁般方》：治竹木刺入皮肉中不出。烧鹿角末，水调敷，立出，久者不过一夕。

〔1〕肿：原作“瘇”，同“肿”。

獐肉

味甘，温，无毒。平补五脏。

骨 味咸，平。补虚损泄精。酿酒有补下之功。

狸肉

疗诸疰、诸风及肾痿。

兔肉

味辛，平，无毒。不与姜同食，成霍乱。补中益气，多食令人痿黄，损阳事。

肝 明目退翳。和决明子末为丸，白汤每晚送下。

骨 主消渴，中热。

头 治头眩痛、颠疾及催生落产。

《日华子》云：头骨一个，和毛髓烧存性，为丸，催生落胎，并下产后恶露。

脑髓 治冻疮皴裂。

神仙催生丹：腊月初八日取兔头一个，取净脑，随和乳香细末一两，于净室中斋沐，焚香拜告上帝，祝曰，大道弟子私修合世上妇人难产药，愿降灵佑助此药力，速令生产，急急如律令敕。丸如芡实大，以布袋盛，阴干。临产用醋汤送下一丸，神效。

牛肉

味甘，平，无毒。安中，益气力，养脾胃，止吐泄，疗消渴。

肝 味甘，凉。能明目，平肝气。

肚 味甘，平。和中，益脾胃。

胆 味甘，寒。除心腹邪热，烦渴，治口舌焦燥，益目精。治小儿惊风，痰热。

黄 治大人小儿惊痫、搐搦烦热之疾。清心化热，利痰凉惊。

马肉

味甘、辛，冷，有小毒。凡自死、病死，断不可食。壮筋骨，强腰脊，强志轻身，消热下气。

茎 味酸、甘，平，无毒。白者最良。主男子阴痿不起，益精气，有子。

骡肉

味辛，温，有小毒。性顽劣，食之不益人。孕妇忌食。

驴肉

味甘，微凉，无毒。黑者最良。疗风狂，解心烦，治忧愁不乐。

头 味甘，微凉。黑者为上。治头风眩晕，口眼㖞斜，语言謇[1]涩，一身动摇，筋骨酸疼，心肺浮热。用驴头一个，焊洗去毛，蒸令烂熟，细切，少助以五味食之。

尿 主翻胃吐不止，治牙齿疼，下水毒癥癖。

古方：治反胃转食，每服二合。早晚洫[2]食，饮之大效。

---

〔1〕謇：原作“蹇”，据文义改。

〔2〕洫：音xù，本意为开闸放水。洫食，指呕吐食物。

猪肉

味甘，温。闭血脉，软筋骨，发风气、金疮、疟痢。久食虚人。

四蹄 味甘，小凉。下乳汁，补中气。煮汁，洗一切疮疽挞伤。

肚 性温，平。补脾胃，益气力，止渴治痢，杀小儿疳虫。

胆 苦，寒。治大便不通及伤寒热渴。

肾 暖水脏，利膀胱，补腰肾。

脂 治男子女人五疸，耳目遍身尽生黄衣，或出黄汗，胃中热胀，饮食不消。用猪脂一斤，温化服之，日三次，下去恶物为妙。

羊肉

味甘，大热，无毒。治五劳七伤，脏气虚寒，腰膝羸弱，壮筋骨，厚肠胃。

头 性微凉。治骨蒸脑热，头眩目昏及小儿惊痫。

乳 味甘，温。润心肺，补虚劳，止消渴。

肝 味甘，凉。治目中诸疾。

《医镜》：治患目久不愈，亦涩昏花，翳膜遮障，羞明有泪。用羊子肝一具，竹刀刮切，砂臼捣细，和黄连净末四两，为丸梧桐子大。每服七十粒，茶汤吞，食远送下。

蹄胫骨 以火炼，为细末，入飞盐二钱和均，每早擦牙齿上，漱，去牙齿疏活疼痛。

肾 补肾气，益精髓。

牡犬肉

味咸、酸，温。黄者为上，不与大蒜同食。益气血，厚肠胃，补下元，壮阳事，填精髓，续绝伤，食近腰连肾者极佳。

阴茎 味咸，平。六月上伏日取，阴干百日用。治劳伤阴痿不起，令强大有子。除女人带下十二疾。

胆 味苦，有小毒。去鼻中息肉并痈、鼻疮及刀箭伤损疮。

禽 部

仙鹤

味咸，平，无毒。益气力，去风，补肺劳，弱者宜食之。

血 补劳乏，益血虚。

练鹊

味甘，平，无毒。诸风疾者，冬间取之，去羽毛，剉细，炒令香，用绢袋盛，清酒数十斤浸一月。每日温饮之。

鸲鹆

味甘，平，无毒。主痔瘘下血。

《医旦方》：治老嗽、吃意，取一个，蒸食之。

百舌鸟

主虫咬，心胃疼，炙食之。又治小儿久不语。

布谷

食之令夫妻相爱。以爪并头，五月五日收，带之各一，男左女右。

啄木鸟

平，无毒。此鸟斑者是雄，褐者是雌，穿木食虫。治痔瘘，疗牙齿虫䘌。《淮南子》曰：斫木愈龋，信哉。

《千金方》：治虫蛀牙齿疼痛。以啄木鸟烧灰存性，为末，纳蛀孔中，不过三次而全。

鸡鹊

性寒。肉不堪食，人家宜养之，最厌火殃。

鸽子

性暖。益精气。治白癜风并一切恶疮。炒，酒服。

《抱朴子》：治驴马疮疥，捣肉敷之。

慈鸦

味咸，平。补虚劳瘦弱，止上气咳嗽及骨蒸发热。和五味炙食之，良。

乌鸦

味咸，平。治瘦人骨蒸劳热咳嗽，又治小儿惊痫。

《野人手录》：治骨蒸劳热咳嗽，腊月取瓦罐外泥固煨烬，为末，米饮调下。

鹌鹑

味甘，平，无毒。补五脏，益中气，续筋骨，耐寒温，消结气。

斑鸠

味甘，平，无毒。主明目，益气，助阴阳。

雀

味温。十二月取。治男子阴痿不起，益精有子。卵亦然。

粪 亦名白丁香。去面上雀斑、酒刺。治目中瘀肉、赤筋遮附童人[1]。和头生男子乳，点之即消。

雉鸡

味酸，微寒，有小毒。补中益气，治痰气上喘，发五痔疮疥。

鸳鸯

味咸，平，有小毒。主痔瘘疥癣。以酒浸炙食，热敷疮上，冷更易之。

〔1〕童人：即瞳孔。

陶隐君云：人间夫妇不和，作羹私与食之，即相怜爱也。食之令人容颜常美。

雁

味甘，平，无毒。主风拘急偏枯，气不通利。久食益气力，长须眉毛发，轻身耐老，杀诸石药毒。

鸭

味甘，微凉，无毒。疗风虚寒热，和脏腑，利水道，除热补虚。

野鸭

味重，微凉，无毒。补中益气，消食利水，导热毒，去风气、疮胪。

《日华子》云：治十种水气浮肿，和五味作粥，啖之妙。

鹅

味重，甘，温，无毒。补中气，和脏腑，滑肌肤。

脂膏 疗手足皴裂。

卵 补中气。多食伤胃滞气，发痼疾。

丹雄鸡

味甘，温。主女人赤白漏下，补虚温中，通神明，杀毒辟邪。

白雄鸡

味酸，微温。下气调中，疗狂邪，利小便，消丹毒。

白雌鸡

味酸、甘，平。补五脏劳伤，妇人崩中下血，赤漏下，产后虚损，肠澼泄利及小便不禁，消渴等症。

乌雄鸡

味甘，微温。补中，止痛，续伤损。

乌雌鸡

骨毛俱黑者为上。主风寒湿痹、五缓六急及踒折骨痛。治乳难乳痈，攻痈疽排脓。

《日华子》云：安心定志，除邪癖恶气，破心腹中宿血。治产后虚羸，生心血，益胃气，壮颜色。

鸡卵

味甘。去邪热，镇心安惊，安五脏。治潦汤[1]疼痛。

《博济方》：治产妇胎衣不下，吞生鸡子清一枚，效。治火烧疮，以生鸡子敷之有效。

《经验方》：治伤寒时疫，舌黄，烦躁[2]，狂言，热极。吞生鸡子一枚，效。

《圣惠方》：治小水不通，空心吞生鸡子三枚，效。

〔1〕潦汤：即燎烫之义，指烧伤、烫伤。

〔2〕躁：原作“燥”，据文义改。

虫鱼[1]部

蜂蜜

味甘，微温，无毒。治心腹邪气，惊痫痉热，脾虚饮食不下，肌中疼痛，赤白痢疾，口舌生疮。明耳目，安五脏，补不足，解诸毒，除众疾，和百药。久服轻身悦容，不饥不渴。

《外台秘要》：治诸恶疮不愈，用白蜜敷之。

《千金方》：治阴头生疮，以白蜜调甘草末敷之。

《产宝方》：治产后作渴，以蜜和汤饮之。

黄蜡

味甘，微温。治下痢脓血。补中益气，续绝伤金疮，耐老不饥。

白蜡

味平淡。疗久泄痢白脓。补绝伤，利小儿，久服轻身不饥。

《海上方》：治妇人有孕，动胎下血。用白蜡鸡子一大块，煎三四滚，以好酒半升，投入服之。

古方：治犬咬人成疮常发，以蜡火溶化，灌入疮口中，纠[2]定则愈。

龟肉

味酸，温，有小毒。纯黑者食蛇有毒不入药。大补阴虚，作羹臛，断久疟不愈。

刘禹锡方：以龟一个煮酒服，治筋缓急不能收摄，妙。

吴下风俗：以龟肉火煨，饲猫则肥壮。

龟甲 味咸、甘，平，无毒。主漏下赤白，破癥瘕痎疟。治五痔、阴蚀、湿痹、四肢虚弱；治小儿囟不合、头疮燥痛、女子阴疮及惊恚气、心腹疼、腰膝酸软、不能久立、骨中寒热、伤寒劳复。又益气资智，使人能食。

《野人闲录》：治诸风瘫痪等，以败龟甲以酥炙为末，每服一钱，酒调下。

《子母秘录》：治妇人难产，以败龟甲以酥炙为末，酒调，服方寸匕。

又方：治胎前产后痢疾，以败龟板米醋炙为末，水饮调下。

鳖肉

味甘，平，无毒。补劳伤，壮阳气，峻补阴不[3]足。恶矾石。

甲 味咸，平，无毒。主治心腹癥瘕坚积。去寒热，消疟、痞、息肉、阴蚀、痔瘘、恶肉。

---

〔1〕鱼：原脱。然此章节中，既有虫，又有鱼，而按《证类本草》分类，有“虫鱼类”，故据正文补出“鱼”字。

〔2〕纠：原作“纟乚”，同“纠”。

〔3〕不：原作“下”，据下《日华子》文改。

《姚和众方》：治下痢脱肛，取鳖头一枚烧令烟尽，为末，以鞋底托上。

《子母秘录》：治妇人难产，以鳖甲烧存性为末，酒调服方寸匕。

孙真人云：治男女骨热劳瘦，用鳖甲以醋炙黄，入胡黄连二钱，为末，青蒿煎汤，服方寸匕。

《左传》云：三足者为能神物也。肉不可食，甲不可用。

《日华子》云：大补阴之不足。凡使，须九肋者最佳。

（新增）又谚云：有三四斤者不可食。

螃蟹

味甘，寒，微咸，有小毒。中蟹毒，煎紫苏汁饮之或捣冬瓜汁饮之。治胸中邪热结聚，火气炽郁，口㖞面偏，通气散血，养筋益气。

《图经》云：生投漆中，则漆败而散。

古语云：烧之而群鼠至。

（新增）雷公云：可杀莨菪毒、漆毒。

爪 能破血，伤胞，堕胎。孕妇忌食。

《海上方》：治漆疮延及满身，捣薄敷之即愈。

《百上方》：治疥疮湿癣久不愈，杵蟹敷之。

《食忌》云：蟹莫与红柿同食，食之发痼疾，成冷疾。

蛤蜊

味咸，寒，无毒。润五脏，止消渴，开胃脘，解酒毒。治老癖作寒热者，及消女人血块。食之甚宜。

此物性冷，修养服丹石之士勿食，食之令腹中结痛。

《海上方》：治汤火燎成疮。以壳火煅，放土上出火毒，碾为末，香油调敷。

蚬肉

性冷，无毒。按《图经》云：小于蛤，黑色，生泥水中，候风雨，能以壳为翅飞也。治时行热病，开胃口，行乳汁，利小便，去暴热目病，消湿毒脚气，解酒毒目黄。

（新增）浸取汁服，主消渴多食，发嗽。

《外科集要》：治疔疽恶毒，以蚬肉杵烂，涂之立消。

孙真人云：治消渴，浸水饮之。

壳 曾经风雨日久者尤佳。（新增）陈壳止阴疮，止痢。

《神仙秘法》：治翻胃吐食及化胸中痰涎，烧为白灰，米饮调方寸匕。

蚌蛤

性大冷，无毒。明目，止消渴，解大热毒，消疮肿痔瘘，补妇人虚劳下血、赤白带下，解丹石药毒。

（新增）治疳，止痢并呕逆。痈肿，醋调敷，兼能制石亭脂。以黄连末内之，取汁点赤眼并暗，良。烂壳饮下，治翻胃痰饮。

蚶

性温，无毒。利五脏，健胃气，消食，除心腹冷气，去腰脊冷风，兴阳事。

（新增）益血色，令人能。以饭压之，不尔令人口渴。

壳 即瓦楞子。治一切冷疾、癥癖、气块、血积。火煅米醋淬三次，埋土中一月用。

蛏

味甘，温，无毒。补虚补劳，治冷痢，产妇宜煮食之。

螺蛳肉

性冷。解热毒。治酒疸，利[1]小水，消疮肿。食多发寒湿气痼疾。

蛙

味甘，微凉，无毒。江南呼名田鸡，江北呼名水鸡，其味甚美。治小儿赤毒热疮，脐肠腹痛，胃气虚乏。

《食疗》云：治小儿疳瘦肚大，虚劳烦热，心中邪热，腹内水气。稠[2]调食。

虾

味辛、甘，无毒。（新增）雷公云：无须及煮色白者不可食。谨按：小者，生田及沟中、渠中，有小毒。食不益人，动风热，发疮疥。有病忌食。

《图经》云：治小儿赤白游疹，生捣汁涂之良。

鲥鱼

味甘，温，平。美过诸鱼，年年初夏时则出，甚贵重，余月不复有也，故名。快胃气，补虚劳。小儿有疳痼忌食之。

《渔翁口诀》：鲥鱼乃鱼中君子也。最惜鳞甲，以其美肥在鳞甲中故也。凡食不可煎，宜以五味同竹笋、荻芽蒸食之，亦不可去鳞甲也。蒸下五味汁，以小瓶埋土中，遇汤火伤涂之不作。

鲚鱼

味甘、辛。食之不益人，助火动痰，发疮疥。

鳝鱼

味甘，温，无毒。补中益血，又去十二经风气。妇人产后诸虚、胎前百病亦可食之。

丹溪云：鳝鱼善补气。

鲍鱼

味甘，无毒。补中益气。

鲇鱼

味平，有小毒。赤目赤须者杀人。稍益胃气。

---

〔1〕利：原作“痢”，据文义改。

〔2〕稠：原作“绸”，文义不通，然《食疗本草》并无蛙。据文义改。

黄鱼

甘，平，有小毒。背黄头尖，下江呼名黄颊鱼是也。发风动气，发疮疥，病人忌食。

鲟鱼

味甘，平，有小毒。益气补虚，令人肥健。发诸风、疮疥疾。

子 甚肥美，杀腹中小虫。

鲊 世人虽重之，亦不益人。

鳇鱼

味甘，平，无毒。味极肥美，楚人尤重之，食多生热疾。

鲊 肥美奇绝，亦不益。

鳊鱼

古名魴鱼。味甘，平。调脾胃，消食化谷，去肠胃风毒，利五脏。

鲈鱼

味甘，平。补五脏，益筋骨，和肠胃，下水气。

沈存中云：松江细鲈羹，吴田香米饭，令人努力加餐。

（新增）多食发痃癖又疮肿，不可与乳酪同食。多食宜人，作鲊尤良，焙干正香美，虽有小毒至发病。

鲫鱼

味甘，温。诸鱼属火，惟鲫鱼属土而有补脾胃之功。治作羹以疗之。

《千金方》：治泄痢久不愈，以活鲫鱼作脍食之。

本草云：治诸疮，烧焦以酱汁调涂，效。

丹溪云：以鲫鱼合莼菜作羹，治胃弱不下食。

《钱氏方》：治男子女人劳疟，发热咳嗽，汤药不愈者，取活鲫鱼一尾，刮去鳞，剖去肠，洗净，将去壳蓖[1]麻子如病人年纪入鱼腹内，外以湿草纸包五六十重，柴火中煨令熟。晚上食之，十日内食三尾，见效有功。

鲤肉

味甘，寒，平，无毒。主咳嗽，上气喘促，止渴，除黄疸，治水肿脚气。

《千金方》：治妊娠始有水气，心腹腿脚浮肿，小水不利，胎或不安。用广陈皮一钱、白芍药一钱五分、当归二钱、赤茯苓二钱五分、白术片三钱。俱㕮咀，用江鲤鱼一个，去鳞去肠，洗净，段作块，以水煮取汁，去鱼不用，用汁一盏半入前药，并生姜七片，煎至八分，空心服，神效。须多食，以肿消为度。

胆 治目中诸疾。研片脑点之最妙。

（新增）骨，主女子带下赤白。齿，主五淋，石淋尤佳。

鳗鲡鱼

味甘，平，有小毒。五色花者其功尤效。补五脏，杀诸虫，治五种痔瘘。

〔1〕蓖：原作“草”，据文义改。

《食疗》云：治妇人百病带下，一切风疾，肠风下血，皆宜食之。

《图经》云：此鱼虽有小毒，而能补脏腑虚损，有劳症人宜食之。

《闻见录》：唐天宝年间，田家生一女，甫十七岁，染劳瘵疾，二年，愈笃。夫妇贫而无措，恐其死，遂弃之于江滨。适逢一渔舟来，怜而救之，置于舟中。忽见渔翁婆煮鳗鱼食，女子哀而求食之。是夜，腹中闷刺，亦不敢言。次日，所下恶粪异虫许多，疾渐痊。可调养，姿容胜于昔时。渔翁送归田家，后适人，生有二三子。

《月令记》：夏月间以干鳗鱼焚于室内，则蚊虫皆化为水。

《东坡记》：置骨于衣厢书匮中，断蠹鱼蛀虫，果验。

《村翁记》：烧之薰屋舍，免竹木之类生蛀虫，薰毡毛衣褐亦断虫蛀。

（新增）水中头浮者不可食，恐蛇类而杀人也。

青鱼

味甘，平，微毒，与葵菜、大蒜相反。治脚气，湿痹软弱。

（新增）头中枕，蒸，取干代琥珀，用之磨服，主心腹痛。

胆 腊月取，阴干用。治喉闭，除目疾，涂恶疮。

《海上方》：治咽喉肿痛，取青鱼胆，调白矾细末，阴干，以少许点，效。

《急救方》：治鱼骨鲠，以少许口中咽津，即愈。

银条鱼

甘，平，无毒。宽中健胃，合生姜作羹良。

少阳鱼

味甘、咸，寒，无毒。治男子白浊、膏淋，玉茎涩痛。

河豚鱼

味甘，肥，有毒。味虽美而无益于人，食之不得法亦杀人。

孙真人曰：凡中河豚毒，以芦根杵汁，和蓝靛饮之。陈粪清[1]亦妙。

黑鲤鱼

有小毒。此鱼地之厌物也。脑有七星，夜朝北斗，人不宜食之，亦且无益。

（新增）诸鱼论：凡鱼头有白色如连珠至脊上者、腹中无胆者、头中无鳃者，并杀人。鱼汁不可合鸬鹚肉食之。鲫鱼不可合猴、雉肉食之。鳅、鳝不可合白犬血食之。鲤鱼子不可合猪肝食之，鲫鱼亦然。青鱼鲊不可合生胡荽及生葵，并麦酱食之。虾无须，及腹中通黑，及煮之反白者，皆不可食。生虾脍[2]不可食，合[3]鸡肉食之亦损人。

---

〔1〕清：原作“青”，据文义改。

〔2〕脍：原作“绘”，据文义改。

〔3〕合：原脱，据文义补。

果　品

胶枣

味甘，温，平，无毒。治心腹邪气。补中益气，养脾平胃，助十二经，通九窍，除烦闷，生津液，安惊恐，强筋力，久服轻身长年。

孙真人云：调和百药不可无，齿牙有病人忌啖之。

（新增）三年陈核中仁燔之味苦，主腹病邪气。

生枣

动湿热，人宜少食之。羸弱有疾者勿食，恐生寒热。

栗子

味咸，温，无毒。厚肠胃，补肾气，亦不宜多食。生者难化，生虫。熟者隔食滞气，病人忌之。

陈士良云：栗有数种，其性一类。一球三颗，其中心一枚乃栗楔也，治筋骨风痛。

孙真人云：肾病宜食之。

《经验方》：治肾虚腰膝无力。以栗楔风干，每日空心食七枚，再食猪肾粥。

《奇效方》：治恶刺及箭头入肉不出，生嚼敷之即出。

古方：治瘰疬疮痛，生嚼敷之，效。

刺壳及树皮　煎汤洗诸疮，效。

胡桃

味甘，平，温。润肌肤，黑鬓发。本草止言甘平，不言性热。又云：动风能脱人眉毛，非热而伤肺乎？

外青皮　捣烂取汁可染须鬓。

又：取青皮压油，和詹糖香涂毛发，急漆。

龙眼

味甘，平，无毒。主五脏邪气，益智宁心，除蛊通神。

荔枝

味甘，平，无毒。健气生津，通神益智，和颜悦色，散无形质之滞气。多食亦能生热，以其属阳故也。

核　《朱丹溪方》：治诸疝举作疼痛不可忍者，服之速效。

荔核炒　青皮子炒　山栀子炒　山楂子炒，各一钱　茱萸十四粒，炒。各为细末，每服二钱，长流水煎一滚，空心服，效。

松子

去诸风，逐邪气，滑肌肤，实肠胃，长食延人年。

榛子

味甘，平，无毒。益气力，宽肠胃，肥白人。

榧子

味平，无毒。杀腹间大小虫。小儿瘦黄有虫积者可食之。

苏东坡诗：讴除三彭虫，已我腹中疾。

橄榄

味微酸、涩、甘，平，无毒。开胃下气止渴。治泄消酒，能解诸鱼之毒。其木楫拨着鱼皆浮出，故知物有相类如此也。

丹溪云：醉饱宜之。然其性热，多食能致上壅。

《急救方》：治鱼骨鲠，含津咽之自下。

《奇选方》：治口唇燥，取橄榄核中仁，研烂敷之，效。

（新增）又有一种，名斯橄榄，色类亦相似，可以蜜渍食之。

葡萄[1]

味甘、酸，无毒。去筋骨中湿痹[2]，益气长志。久食令人肥健，耐风寒，不饥。可作酒，逐水利小便。

酒　味甘，温。除湿调中，利小便。多饮亦能动痰火。

柑子瓤

味甘、酸，平。考诸本草云：大者曰橘柚，并言瓤有浆者而名之柚，大而皮厚于橘。《衍义》以柚为橘有无穷之患。何至是之甚耶？

蜜陀柑、木柑、黄柑、乳柑、石柑、沙柑、青柑、山柑，体性相类，惟山柑皮疗喉咽痛效，余者皮不可用。朱橘、乳橘、山橘、金橘之类，大同小异，瓤皆甘酸而可食，止渴润燥生津。多则恋膈生痰，滞肺气，病者忌之。

按《吕氏春秋》云：果之美者，有云梦之柚是也。

橘皮　惟广东出者最佳，余皆次之，多年者尤好。治胸中瘕热，下气，止吐逆、呕吐、霍乱，消痰饮，逐水化谷，克[3]除膀胱停流热水，顺气和中，快膈通神。

刘禹锡论：橘皮之功，当列诸药之上。味辛、苦、甘，平，能散，能泻，能温，能补，能和；益能消膈气，化痰涎，和脾，止咳嗽，通五淋。及中酒呕吐恶心，煎饮之，奇效。

《百一选方》：治男子女人霍乱吐泻不止，但一点胃气存者，服之回生。广陈皮白，五钱、真藿香去土，五钱。水二盏煎，去渣[4]，时时温服。

《活人方》：治男子妇人伤寒，并一切杂病，呕哕，手足逆冷。用橘红一两，生姜一两。水二盏，煎至一盏，徐徐咽下，即效。

〔1〕葡萄：原作“蒲萄”，通“葡萄”。

〔2〕痹：原作“脾”，据文义改。

〔3〕克：原作“刻”，据文义改。

〔4〕渣：原作“柤”，通“渣”。

《张氏方》：治妇人吹乳，结核肿痛不可忍者，用广陈皮浸去白，晒干，面炒微黄，为末，入麝香少许再研，每服二钱，热酒调下，揉散。

核 治小肠疝气，偏坠，坚大疼痛，及理腰疼。炒，去壳，为末，空心温酒调一钱、二钱服。

橙子瓤

味酸。止恶心，损肝气。

皮 味辛、甘，平，香美。散肠胃中恶气，顺气止恶心，除胃中浮风气，消食。造醋、酱甚香烈。吴人以之薰茶尤妙。

梨

味甘、酸，平。梨者利也，流利下行之谓也。解热止渴，利大小肠。治火嗽热喘。多食发金疮，成冷痢。产妇、乳母忌食之。

《广利方》：治汤火伤，捣碎敷之，止痛不烂，神效。

《梅师方》：治小儿心经风热、昏懵燥闷、不能进食。用梨三个，切碎，以水二升，煎取一升，去渣，入粳米一合，煮粥食之，效。

石榴子

味甘、酸。润咽喉燥热渴，损人肺。《经》云：榴者，留也。其性滞，其汁恋膈而成痰，病人忌食之。其壳疗下痢、止漏精。

孙真人云：多食损肺伤齿。

皮 味酸。治筋骨风邪，腰脚不遂，行步挛急疼痛。涩肠，止赤白不止，及下虚漏精。

（新增）雷公云：凡使皮、叶、根勿令把[1]铁。若使石榴壳不计干湿，先用浆水浸一宿，至明晒出其水如墨汁，方可用之。

花 千叶者为佳。主心热吐血及衄血。风干作末吹鼻中，立瘥。

《崔元亮方》：疗金刀斧器伤破，出血不止。以石灰半斤、石榴花四两，为细末敷上，少时血止便瘥，神效。

木瓜

味酸[2]，无毒。主湿痹邪气，大吐下、霍乱转筋不止。又治脚气上攻，腿膝疼痛，止渴消肿。

（新增）雷公云：凡用，勿误用蔓子、土伏子，其色形真似木瓜，只气味向里子不同。木瓜皮薄，微赤黄，香，其酸不涩，调荣卫，助谷气。向里子头尖，一面方是真木瓜，若和圆，子色微黄，蒂核粗，子小圆，味涩、咸，伤人气。蔓子颗小似木瓜，味绝涩不堪用。土伏子似木瓜，味绝涩，子如大油麻样，又苦涩，不堪用。凡使木瓜勿令犯铁，用铜刀刮去硬皮并子，薄切，于日中晒，却用黄牛乳汁拌蒸，从巳至未，其木瓜如膏煎，却于日中薄摊，晒干用也。

---

〔1〕把：疑为“犯”。

〔2〕味酸：此后原衍一“味”字，据文义删。

桃子

味甘、酸，有小毒。除鬼祟，益颜色，多食生热。

花 味甘，平，无毒。杀鬼邪，治石淋，利大小便，下三尸虫，悦人容面，好颜色。

仁 味苦、甘，平，无毒。破血癥、血瘕，化瘀血，通经水，止腹痛。

《孟诜方》：治女人阴户内生疮，如虫咬痛痒者。用桃仁、桃叶相等捣烂，丝绵裹，纳阴户内，日三四次易之，瘥。

《千金方》：治卒心疼不止，取桃仁七个，去皮尖，炒熟研细，用水一合相和，顿服，效。亦可治三十年患。

杏子

味酸，性热，有毒。食之无益。伤筋骨，昏精神，生痰热。小儿、产妇忌食之。

谚语云：桃饱杏伤人。正此谓也。

仁 味甘、苦，温，有毒。双仁者杀人，可以毒狗。治上气喘急，咳嗽咳逆，心气烦闷，热胀惊痫，解肌。治时行头痛。

《胜金方》：治患肺气喘急，至效。杏仁去皮尖一两，童子小便浸，一日三换，夏月一日五换，浸半月取出，焙干，研令细末，每服一枣大，用水一小盏，入蜜一螺壳许、薄荷一叶，同煎八分，临睡服。甚者不过二三服，永不再发。忌鱼腥热物。

《肘后方》：治妇人阴内作痒成疮，久而不瘥。用杏仁一两，烧存性，雄黄五钱，白矾五钱，麝香一分。同为末，敷阴内，神效。

食鉴本草卷下

京口　山臞　宁　源　编
钱塘　全庵　胡文焕　校

李子

味苦、甘、酸，无毒。除固热，调中。

黄帝云：李子不可和蜜食，食之损五脏。

林檎[1]

味酸、甘，温，无毒。消渴下气。多食发热，生痰涩血，脉生疮肿，困神好睡。

《食医心镜》：治水痢不止，以半熟者十枚，槌碎，用水一升，煮八合，空心食之。

杨梅

味酸、甘，温，无毒。去痰止呕，消食下酒，除烦躁。多食令人发热，病者忌之。

《鲁般方》：一切伤损疮不可者，止血生肌无瘢痕，绝妙。盐、杨梅不拘数，连核杵如泥，成挺子收竹筒中，遇损填补之，此药神效。

枇杷

味甘，平，无毒。利五脏。多食生痰热，发黄病。

叶　味苦，平。凡用，绝大者为佳，火炙去毛，拭净，甘草汤洗，酥擦，炙用之。治呕哕，噎食，下气。

孙真人：治咳嗽呕痰，以叶拭去毛，煎汤饮之。

（新增）雷公云：凡使，采得后称，湿者[2]叶重一两、干者三叶重一两者，是气足堪用。使粗布拭上毛令净，用甘草洗一遍，却用绵再拭令干。每一两，以酥一分，炙酥尽为度。

梅子

味酸，平，无毒。生津液，止焦渴。多食伤骨损齿，发热，蚀脾胃。小儿、产妇、病者忌食之。

乌梅

味酸，平。治烦热作渴，祛瘴疟，止痢疾，下痰饮，除烦满，及四肢偏枯不主，男女骨蒸劳热。

---

〔1〕檎：原作“禽”，据文义改。
〔2〕者：原误作“煮”，据文义改。

《鬼遗方》：治疮疖新胬肉，取乌梅肉杵烂，入蜜少许，量大小贴之，恶肉即入，神效。

《肘后方》：治久痢不止，腹痹痛。用乌梅十枚槌碎，煎取一升，入白蜜二两，频频饮之。

《神秘方》：治蛔虫上行口鼻，以乌梅噙之或煎汤饮。

樱桃

味甘，温，性热。调中气，益脾气，令人美颜色。此果品味虽美，故喜食之。然而属火，能生虚热喘嗽之疾。小儿尤忌之。

叶 治蛇咬伤，捣烂敷之，捣汁饮，防蛇毒入内。

红柿

味甘，寒，无毒。或与螃蟹同食，成腹痛大泻。润肺凉心，除烦止渴，消痰定嗽，上通耳鼻之气，下治肠澼不足。

饼 味甘，平。健脾胃，消宿血，涩肠止泻，杀小虫，润喉音。治小儿痢，秋深不愈。

《丹溪方》：治男、妇人、小儿劳嗽、火嗽，痰中有血。以青州大柿饼，饭上蒸软，每服一饼，临卧蘸好青黛一钱食之，吃薄荷汤一两口嗽之。

山里红果

即山楂，味甘、酸，无毒。化食积，行结气，健胃宽膈，消血块、气块。

《丹溪方》：治产妇恶露不尽，腹中疼痛或儿枕作痛。以山楂百十个，打碎，用水一升，煎八合，入砂糖一栗大，空心温服。

甘蔗

味甘，平，无毒。下气和中，助脾气，利大肠，止虚热烦渴，解酒毒。

《梅师方》：治反胃吐食。取甘蔗汁二升，入生姜汁二合，温热作五六次服。

《外台秘要》：治发热口干，小便不利，以甘蔗食之。

《食医心镜》：治中酒毒，干呕，削去皮，捣汁饮。

鸡头子

味甘，平，无毒。主湿痹，腰脊腿膝酸疼，补中，益精气，强意，聪明耳目，久食轻身不饥。

水陆丹：用鸡头一斗，去壳取仁，杵烂作饼，晒干，为末，蜜丸如梧桐子大，空心白汤或米饮送下百十个。

菱角

味甘，寒，无毒。水族中此物须脆美而性寒冷，伤脾胃，发痼疾，损阳事。

《仙家方》：治食菱角多，作腹胀满而痛，热酒和姜，饮之则消矣。

荸荠〔1〕

味甘，微寒，无毒。本草名乌芋，又名凫茨，以其凫喜食之，故云。皮厚色黑肉硬

〔1〕荠：原作“脐”，据文义改。

者，谓之猪荸荠；皮薄色紫肉脆者，谓之羊荸荠。此物损多益少而能发病。病者、孕妇忌之。

《日华子》云：消风毒，泻胃热，治黄疸，下五淋。

莲子

味甘，平。助心气，止烦渴，治痢，补十二经气血，理腰疼，泄精白浊。

孙真人云：须去心食，不然成霍乱。

《得效方》：治久痢不止。老莲子肉二两，去心为末。每服一钱，陈米汤调下。

荷叶 除烦闷，止焦渴，治呕血吐血，杀蕈毒。

《验应方》：治吐血，略以荷叶焙干为末，清米汤调下二钱五分。

荷花 暖，无毒。镇心，驻颜色，涩精气，轻身延年。

《肘后方》：治妇人难产，荷花一片，书人字吞之，立生。

藕

味甘，寒、平，无毒，解螃蟹毒。补中益气，养神开胃，消食解酒，清热除烦止渴，消瘀血败血，吐血，呕血，一切血症宜食之。

《梅师方》：治产后恶血不尽，上奔动心，烦闷腹痛，杵藕汁二升，温服。

《千金方》：治吐血、呕血，以藕连节一枝，杵取汁，和荷叶灰一两，徐徐服。

《伤寒一揽》：治时气伤寒，烦躁大渴，作热，生藕捣汁，令饮效。

米 谷

粳米

味甘、苦，平、温。即今之白晚米。性味香甘，与早熟米乃各土所产赤、白、小、大，异族四五种犹同一类也。皆能补脾，益五脏，壮气力，止泄利。惟粳米之功为第一耳。

有病者只可以此米早晚作糜粥食之，不可兼以杂物，病焉得不可。

粱米

味甘，微寒。粱米，本草分三种：青、黄、白，皆以色而名之。穗皆大而长，米亦圆实。青者，襄阳出；黄者，西洛出；白者，东吴出。作饭味稍淡，皆能补脾胃，养五脏。

糯米

味苦，温，甘平。补中益气实肠。多食生热。

《产宝方》：治胎动不安，腹痛下黄水。用糯米一合，黄芪、川芎各五钱，水一升，同煎至八合，作二次温服。

粟米

味咸，寒。即今之小米也。山东最多。和中益气，养肾气，去脾胃中热，止泻痢，治消渴，利小便。陈者更良。

《千金方》：治反胃，食入即吐，以粟米舂为粉，水丸如梧桐子大，每九个煮烂吞之，得下即效，日三五次。

赤黍米

味甘，温。穗熟色赤，故有火。北人以之造酒。补中益气。食之生烦热，昏五脏，软筋骨。

陈仓米

味酸，平、凉。平胃宽中，下气消食，除烦渴，止泄痢。多食易饥。

黄豆

味甘，温，亦云寒。宽中下气，利大肠，消水胀，消肿毒。

黑豆

味甘，寒、平。解乌头毒。散五脏结积，除胃热，逐水气，消肿胀，散瘀血，治湿痹。

《产宝方》：治产后中风，角弓反张，口噤挛搐，五缓六急，手足麻痹，头旋眼眩，呕吐烦闷，恶[1]不下。用黑豆一升，炒令极熟，热投清酒三升，令热饮半钟至一钟，得微汗身润，风邪出矣。如无前症，产后稍饮，亦能逐败血，散结气，除痛免疾。

李仙姑：治女人少年鬓发黄白，用黑豆一升、青石榴一个，槌碎，好醋二升，同煮豆烂，去豆不用，再煎至升，收贮，每早敷发。

《衍义》云：煮食之，凉，主瘟毒、赤肿、水肿，解诸药、石、食物毒。炒食则热，作腐则寒，作豉则冷，作酱则平。牛食则温，马食凉。

红豆

赤小豆。味甘、酸，平。利水气，消胀满，治一切无名肿毒痈疽，利小便，止消渴。

《产书》云：治女人乳汁不行，煮汁饮之，即下。

《广利方》：治诸般无名肿毒初起，为末，并井水调敷，毒气立散。

又方：治小儿火丹赤毒上下走，为末，好醋调敷，即消。

《食疗》云：治男人、女人水肿腹胀，两腿足脚气俱肿，红豆煮汁，以鲤鱼作羹食，子湿水自小便中出，即愈。

东坡方：治中酒，呕吐烦乱，煮赤小豆汁徐徐饮之。

花 名腐婢。解酒毒，消酒，令人多饮不醉。

绿豆

味甘，寒。除烦热，消丹毒风疹，解一切药草、虫鱼、牛马、金石等毒，和五脏，安精神。

孙真人云：作枕治头风头痛，明目。

---

〔1〕恶：疑下脱“心”字。

白豆

味咸，平，无毒。补五脏，暖肠胃，益十二经脉之气。

扁豆

味甘，平，无毒。温中下气，治霍乱吐泻转筋，杀河豚鱼毒。

叶　治霍乱转筋，捣汁入醋少许，温服之。

《海上方》：治蛇虫咬，捣敷之，效。

大麦

味甘，温。为五谷长。宽肠胃，调中益气，化谷食，壮气血。又云：令人多热。

（新增）孙真人云：麦芒入目，煮大麦汁洗之。

蘖　消宿食，逐冷气。治心腹饱胀，化痰饮，消癥积，开胃进食。

小麦

味甘，微寒，无毒。除烦止渴，利小便，养肝气。

孙真人：治酒疸，取小麦一升，分作四次，擂水饮之。

（新增）麦，心之谷也，心病宜食。主除热止渴，养心气。

苗　退胸中邪热，消酒毒，除黄疸，利小便。

《千金方》：治酒疸，取麦苗杵烂绞汁，每服二合饮之，日进二三次即痊。

荞麦

味甘，平，寒，无毒。与猪、羊肉同食发风热。

（新增）孙真人云：亦或成风癞。

实肠胃，益气力，能炼五脏滓秽，续精神。久食发病。

《兵部手集》：治小儿火丹赤肿，以荞麦面醋调，敷之即瘥。

（新增）烧其穰作灰，淋，可洗六畜疮并驴马躁蹄。

芝麻

大寒，无毒。治虚劳，滑肠胃，行风气，通血脉，去脑风，泽肌肤。与乳母食之，其孩子永不病生。

孙真人：治诸虫咬，嚼芝麻涂之。治小儿头面诸疮，嚼芝麻敷之。

生者性寒而治疾，炒则性热而发病，蒸食性温而充饥。

叶　捣汁沐发，去风除垢，能令发常光润。

瓜　菜

白冬瓜

味甘，微寒，无毒。其性走而急速，故能下热毒，解消渴，差五淋，消小腹水胀，利小便，压丹石毒。久病与阴虚人忌食之。

《千金方》：治夏月生痱子，切冬瓜涂之。

子 味甘，寒，无毒。益气，治心中烦满不乐，合面药令人美颜色。

《荆楚岁时记》：七月采瓜，犀[1]为面药，光泽华采。

西瓜

味甘，寒，无毒。消暑热，解烦渴，宽中下气，利小水。治血痢。

甜瓜

味甘，有小毒。止渴除烦，益气下热，利小便，通三焦。多食动冷气，发虚热，破腹生湿疮，发癖疾。其叶治人无发，捣汁涂之，即生。

（新增）孙真人云：患脚气人勿食甜[2]，食，其患永不除。又，五月甜瓜沉水者杀人。又，多食发黄疸病，动冷气，令人虚羸，解药力。两蒂者杀人。

蒂 味甘，寒，有毒。自然落在蔓上者好。吐膈上痰涎，治面目四肢浮肿，疗黄疸，去鼻中息肉、鼻齆[3]。反食、诸果病在胸腹中，皆吐下之。

（新增）雷公云：凡使，勿用白瓜蒂，要采取青绿色瓜。待瓜气足，其瓜蒂自然落在蔓茎上，采得来，用时，使槟榔叶裹于东墙有风处挂，令吹干。

瓠子

味甘，平，无毒。利水道，止消渴，下热气。

葫芦

味甘、微苦，无毒。利水道，消肿胀。多食令人吐。

王瓜

味苦，平、凉，无毒。又名土瓜，江西多有。止热躁大渴，消肿毒，除黄疸，行乳汁，通经水。

黄瓜

味苦，平、凉，无毒。除胸中热，解烦渴，利水道。

白萝卜

味辛，温，无毒。解面毒。利五脏，宽胸膈，消食下气，利大小便。久食之白发。大者坚而宜熟[4]食之，化痰消谷；小者脆而宜生啖之，止渴宽中。

芜菁

味辛，凉。即萝卜苗也。治乳痈初肿，疼痛作寒热。取芜菁根叶，去土不洗，用盐少许捣，敷乳，觉热易之。冬无叶，根亦可。

子 治黄疸，皮肤、眼睛如金色，小水赤少。碾为末，白汤调服方寸匕，日三次。

《产宝方》：治妊娠水道不通，为末，灯心煎汤调方寸匕，日三服。

《千金方》：治黄汗染衣皆黄，为末，水调方寸匕，日三服。

---

〔1〕犀：即子。

〔2〕甜：此后疑脱“瓜”字。

〔3〕齆：音 wèng，因鼻塞而发音不清。

〔4〕熟：原作“食”，据文义改。

《丹溪方》：水研，吐风痰，甚效。

大蒜

味辛，温，有毒。燥脾胃，化肉食，辟瘟疫，杀毒气，驱邪祟，散痈肿。治䘌疮。久食伤肝胆，损目明，生痰助火，昏神。

《救急方》：治鱼骨鲠，以蒜塞鼻中，自出。

《外科集》：治肿毒恶疮，疼痛不安，人所不识者。取独头蒜三四颗，捣细，入麻油和研，厚贴肿处，干再易之。

《千金翼》：治虫蛇咬，捣敷之，效。

小蒜

味辛，温，有小毒。与蜂蜜相反。归脾经，温中消谷。主霍乱，腹中不安。

《千金翼》：治蛇虫、沙虱咬毒，捣敷之。

葱

味辛，温，无毒。主伤寒寒热，骨肉酸痛，汗不出。能达表和里，除肝经邪气，明目。治中风，面浮肿，咽喉不通，安胎止血，解百药毒，杀鱼肉毒。

白　治磕打伤损，头脑骨破，及手脚骨折，或指头破裂，血流不止。用葱白捣烂，焙热，封裹损处，神效。

《产乳方》：治妊娠四五个月，动胎下血者，取葱白一大把，煎汤饮之，效。

《集要方》：治大小便不通，杵葱白填脐中，艾火灸七壮。

韭

味辛，温，微酸，无毒。归肾、心，安五脏，除胃中热，补虚，壮阳事，暖腰膝。根主养发。

子　主肾虚，遗精白浊，为末，空心温酒调服方寸匕。

芥

味辛，温，无毒。归肺，利九窍，温中，除肾经邪气。有便血痔疾忌之。

（新增）孙真人云：芥菜合兔肉食之，令人成恶疮。

白芥

味辛，温，无毒。

（新增）主冷气。色白，正辛美，从西戎来。

菘菜

味甘，温，无毒。

（新增）主通利肠胃，除胸中烦，解酒渴。

茄子

味甘，寒。一名落苏，处处有之。发疮肿，动痼疾，损精神。不宜多食。

《鬼遗方》：治磕打损伤，肌肤青肿，用枝上老黄大茄子一个，切一指厚片，瓦上焙干为末，临睡酒调二钱服，一夜消尽。

根茎　煎汤洗一切冻疮。

莼菜

味甘，寒。解百药蛊虫之毒，消渴，利小便，热痹。

苋菜

味甘，寒，无毒。有红、紫、青、白四种。泻热补气，利九窍。治赤白痢疾及下血，利大小便。

《催生方》：治妊妇临月，煮二三次食之，滑胎易产。

《茅亭客话》：若蛇虫射工螫人，紫苋菜捣汁饮一升，渣敷伤处。

子 治肝经风热上攻，眼目赤痛，生翳遮障不明，青盲赤瞎，并宜服之。为末，每夜茶服方寸匕。

马齿苋

味酸、甘，寒，无毒。凉肝退翳，去寒热，止烦渴，利大小便，杀诸虫。子可明目。《仙经》用之又治三十六种风热疮，七十二等痈肿毒。生捣汁服一碗，即下所积恶物细虫。

《灵苑方》：治大人、小儿血痢，捣汁一合，入蜜一匙，空心温饮之。

《产宝方》：治产后血痢，脐腹疼痛，小便不利。捣汁三合，煎一沸，入蜜一合，搅服之。

《广利方》：治大人小儿一切无名肿毒，火丹恶疮，捣汁敷之。

（新增）雷公云：凡使，勿用叶大者，不是。

芹菜

味甘，平，无毒。养精神，益气血，利口齿，令人肥健，嗜食。又治妇人赤白带下。

鹿角菜

大寒，无毒。散风热邪气，治小儿骨蒸劳热。

（新增）大人不可久食，有损，少颜色。服丹石，食之下石力也。

芸薹菜

味辛，温，无毒。散游风丹毒，消乳痈，破血瘕，下产后瘀血。

《野人闲话》：治女人吹乳，小儿火丹，捣敷之。

石花菜

大寒，无毒。去上焦之浮热，发下部之虚寒。

菠菜

味甘，寒，无毒。利五脏，解热毒、酒毒。

菾菜

味苦、甘，大寒，无毒。治天行疫疠，解风热毒，解暑热，攻毒痢。夏月作粥最良。

同蒿

味辛，平。安心气，养脾胃，消水谷。多食动风气。

莴苣

味苦，寒，平。利五脏，补筋骨，开膈热，通经脉，去口气，白牙齿，明眼目。

芫荽

味辛，温，平，微凉。利五脏，补筋脉，消谷化气，通大小肠结气。治头疼齿病，解鱼肉毒，消蛊毒。

孙真人云：通心窍，久食多忘。有腋臭者忌之。

《痘疹方》：小儿痘疹不出，擂酒喷卧处，立出。

生菜

味甘，寒，种类蓝。解热毒，消酒毒，止消渴，利大小肠。

荠菜

味辛，凉，甘，平。疏利五脏，凉肝明目。其根叶烧存性，蜜汤调，治痢疾，效。

花 辟诸虫。三月三日日未出采，放床席下。

青菜

味甘，平。四季所有者。疏通肠胃结滞，利大小便，和中下气。

蔓青菜

味甘，微凉。清胃解热，疏通肠胃，利大小便。

胡萝卜

味甘，辛，无毒。宽中下气，散胃中邪滞。

落葵菜

味酸，寒，无毒。俗名滕儿菜，又云胡胭脂。滑中散热。

子 （新增）陶隐居云：其子紫色，女人以渍粉敷面为假色，可以悦泽人面，鲜华可爱。取蒸晒干，按去皮，取仁细研，和面蜜敷之，甚妙。

菌子

味甘，温，有毒。黑豆解菌毒，煮汁饮之。菌有五色，种则一类。夏月间土壤灰粪中或竹林虚杯处，得雨后尽生，此乃湿热相感而成，多食发湿热。

《茅亭客话》：唐贞元年间，田家于墙隅得菌百十，制而食之。二人多食死。三人少食胀乱，得甘草汤解，复得生。后掘墙隅视之，见土虺蛇子母六七条，热气与毒感化如此。

木耳

味性冷，无毒。治肠癖下血，又凉血。勿与小儿食，不能克化。

东坡诗云“况是桑鹅与树鸡”，即此类。

蘑菇

味甘，平，无毒。河南所产者佳。可食之，亦无损益。

茭白

味大寒，无毒。治肠胃积热，止渴，利小水。

竹笋

味甘，寒，无毒。利膈化热，下气消痰，爽胃气。

芦笋

味甘，寒，无毒。解河豚鱼毒。治膈寒客热，止渴，利小便，解诸鱼之毒。

根 疗五噎膈气，烦闷吐逆，不纳饮食，日日浓煎汤饮之，效。

蒲笋

味甘，寒，无毒。去热燥，利小便。

地笋

性温，平，无毒。利九窍，通血脉，治吐血衄血，治产后心腹痛、一切血症。食之肥白人。

紫苏

味辛，温。解螃蟹、诸鱼毒。宽中下气，开胃化气。治心腹胀满，霍乱转筋，逐风寒暑湿之气，通大小肠，理脚气。

芋头

味辛，平，有毒。宽肠胃，充肌肤。多食困脾滞气。

叶 捣敷痈疽肿毒及诸虫咬伤，神效。

沈存中《笔谈》：处士刘汤隐居王屋山，曾见一大蜂误落蛛网，蛛缚之，为蜂所螫，坠地俄顷，蛛腹胀欲裂，徐徐行入草，咬芋梗微破，以伤就咬处磨之，良久腹渐消，轻躁如故。自后有被蜂蛰者将芋梗敷之，即愈。

山药

味甘，温，平，无毒。补诸虚百损，面上游风，腰间冷气。常食强阴，益精气。

生姜

性纯阳，味辛，温。经云：带皮用则凉，去皮用则热。治伤寒、伤风头疼，九窍不利，入肺开胃，止呕吐、咳嗽喘急，去腹中寒气，解臭秽，散风寒，通神明。

《经验方》：治霍乱吐泻，转筋欲死者。用生姜三两捣碎，清酒煎三四沸，徐徐服。

《活人书》：治一切咳呃欲死者。用生姜三两，半夏一两，水二升，煎三四沸，作三四次服。

胡椒

味辛，热，无毒。温中下气，治心腹冷积，解鱼肉、野菌毒。

丹溪云：性燥而快膈。喜食必伤者[1]心肺，燥肠胃，日久而成大祸也。

花椒

味辛，温，有毒。逐脏腑寒气，出痹，消水肿，暖腰腹，益精气，通关节，调血脉，牢牙齿。

茶茗

味苦、甘，平，凉，无毒。清头目，化痰饮，消谷食，除烦止渴，清神。啜多妨寐。

〔1〕者：疑衍。

砂糖

味甘，寒，无毒。多食生长虫，消肌肉，损牙齿，发疳䘌，致心痛。

《衍义》曰：与鲫鱼同食生疳虫，与笋同食生癥癖。

饧糖

味甘，温，无毒。多食生湿中之热，动脾中之风。

绿豆粉

味甘，凉，平，无毒。解诸热。熟者胶粘，难得克化，脾胃虚弱人、病者忌之。

《痘疹方》：小儿痘疹十余日，湿烂不结痂者，以干豆粉贴之。

小麦面

味甘，温，无毒。补虚厚胃，实肌肤，强力气。其有湿热，能发诸病。饥年以之代谷，不可常食，宜戒之。

面筋

性凉，寒。宽中益气。

豆腐

味甘，平。宽中益气，和脾胃，下大肠浊气，消胀满。

麻油

大寒，无毒。发冷疾，滑精髓。多食人生困。治痈疽热病有方，敷一切疥癣，杀虫。

《伤寒方》：治伤寒[1]五六日，忽生黄，急宜服此，麻油半盏，水半盏，入鸡子清一个搅和均，一服令尽，神效。

扁鹊[2]方：治大热毒发狂、发黄、疮肿、脏毒。麻油一合，鸡子二颗，芒硝一两，研细和均服之，少时即泻下热毒，效。

盐

味咸，温。杀鬼邪蛊症毒气，治下部䘌疮，止心腹卒痛，坚筋骨，暖水脏，吐胸中老痰。多食伤肺。

《妇人良方》：治妊娠心腹痛不可忍，以盐四两，炒令赤，取一撮淬酒中服。

《千金方》：治蜈蚣咬疼不吐，以盐汤沃之。

《养生方》：治牙齿宣露，每日将盐擦齿，以热水含漱百遍，令齿坚固。

酱

味咸、甘，平，无毒。除热，止烦满，杀一切蛇虫、蜂虿、鱼肉、蔬菌之毒。

古方：治汤烫火烧毒，敷之，效。

醋

味酸，温，平，无毒。消肿毒，散水气，杀邪毒，消癖块，破血迷。

〔1〕寒：原脱，据文义补。

〔2〕鹊：原作“雀”，据文义改。

《救急方》：治产后血虚，眩运不醒。以刚炭同生铁秤[1]煨烧，令红，以醋沃，近妇人口鼻熏之。只用炭火醋沃亦可。

酒

味苦、甘、辛，温，大热，有毒。葛花、红豆花解酒毒。杀百邪，敌寒气，驱恶毒，通血脉，厚肠胃。

孙真人云：散气消忧，宣言发怒。多饮未尝不致病。

朱丹溪云：本草止言其大热有毒，不言其温中发热近于相火。醉后恶寒战栗者可见矣。其性善升，气必随之。痰郁于上，溺涩于下。肺受贼邪，金体大燥，肺得热伤耗真气，必生一病。病之浅者，或呕吐，或疼痒，或自汗，或衄血，或泻利，或胃痛，或心脾痛，尚可散而出也。病之深者，为黄疸，为肺痿，为消渴，为哮喘，为鼓胀，为痰膈，为吐血，为劳嗽，尤有为难名之疾病。倘非灵心具眼未易处治，可不谨乎？陶隐居曰：大寒凝海，惟酒不冰。其大热明矣。

《奇效方》：治妇人遍身风疹作痒。蜂蜜不以多少，酒和服之，大效。

《催生方》：孙真人云，若女人难产，以铁器烧红，投酒中饮之，即止。

温元帅：凡牛马六畜水谷所伤，时行痰病，只以酒和麝得少许灌之，神效。

古人煮酒药

桑椹子：补五脏，明耳目，春收晒干，冬用。

五加皮：治脚膝软弱不能行。

天门冬：治肺气虚劳，除咳逆寒热。

生地黄：补血生血，凉血补阴[2]。

乌龟：治诸风症，补阴气。

虎骨：治筋骨缓纵，风症。

牛膝：壮筋骨，治腰膝疼痛。

绿豆：治烦热，解诸毒。

金橘：宽中顺气，止呕逆。

砂仁：暖胃，消饮食，下气。

〔1〕秤：此后疑脱“锤”字。

〔2〕阴：原作“除”，据文义改。

校后记

《食鉴本草》共两卷，明代宁源著，为食养食治专著。

一、作者与成书

此书的作者为宁源（李时珍《本草纲目》作“宁原”），京口（今江苏省镇江市）人，生卒年及生平事迹无考。此书作于嘉靖年间（1507—1566）。李时珍《本草纲目》中曾引用其中的内容，但李氏对其书并无好评。李时珍云:“嘉靖时，京口宁原所编。取可食之物，略载数语，无所发明。”

二、主要内容与特点

本书篇幅不大，不到两万字，语言确实如李氏所云，十分简略。但是其书所载药物并不少，共180种，包括6个部，兽部13种、禽部25种、虫鱼部32种、果品33种、米谷16种、瓜菜61种。其中虫鱼部包括其他著作归属鱼部之各种鱼类、甲壳类，故校点时根据《证类本草》药物分类的方法，补入“鱼类”；瓜菜包括其他著作归属味部的酱、醋、油、盐、酒等。实际上，180种品物还包括许多子类。如猪肉条下，还记载了相关的四蹄、肚、胆、肾、脂等；石榴子条下，还记载了石榴子、石榴皮等。每一种食物的记载，大多包括了该种食物的性味、功效、品种选择、副作用，以及相关处方、参考文献。

之所以称为《食鉴本草》，是因为这本书对本草中属食物者，进行了养生及疗疾相关各种功能的鉴别，包括：①能食，或不能食。如鳖三足者，“肉不可食”。②食之有益，或无益。如牛肉，能“益气力，养脾胃”，而骡肉则“食之不益人”。③食之有损，或无损。如菱角，食之“伤脾胃，发痼疾，损阳事”；蘑菇，则“可食之，亦无损益”。④能治疗某病，或可能引发某病。如驴肉，能“疗风狂，解心烦，治忧愁不乐”；而猪肉，则“发风气、金疮、疟痢”。⑤适宜于什么人食用，不宜于什么人食用。如蛏“产妇宜煮食之”，鲥鱼虽“鱼中之君子”，但“小儿有疳痼忌食之”。⑥久食或多食，其作用有何变化。如兔肉，具有“补中益气”的功效，但“多食令人痿黄，损阳事”；荞麦，能“实肠胃，益气力，能炼五脏滓秽，续精神”，但“久食发病”。⑦什么样的品种质量最好。如乌鸡，以“骨毛俱黑者为上”，鳖以“九肋者最佳”。

三、本次校点的相关说明

据《中国中医古籍总目》记载，《食鉴本草》现存主要版本为三个明代刻本。

其一，为明万历二十年壬辰（1592 年）虎林胡氏文会堂校刻本；其二，为明代映旭斋刻《寿养丛书》本；其三，为明万历三十一年癸卯（1603 年）刻《格致丛书》本。而此三个版本，均为胡文焕所刻。

本次校点选择较早的两个版本，以虎林胡氏文会堂万历二十年壬辰（1592 年）刻本为底本，以明代映旭斋刻《寿养丛书》本为校本。前者为胡文焕所校，后者为余尚勋所校。

原书无目录，校点时根据正文补出目录。原文所引附方均用双栏小字排印，为了便于阅读，本次校点将附方均改成同正文大字。另外，为了保持古籍内容原貌，原书有些不尽合适的观点与提法，不予更动，提请读者自鉴。

张志斌

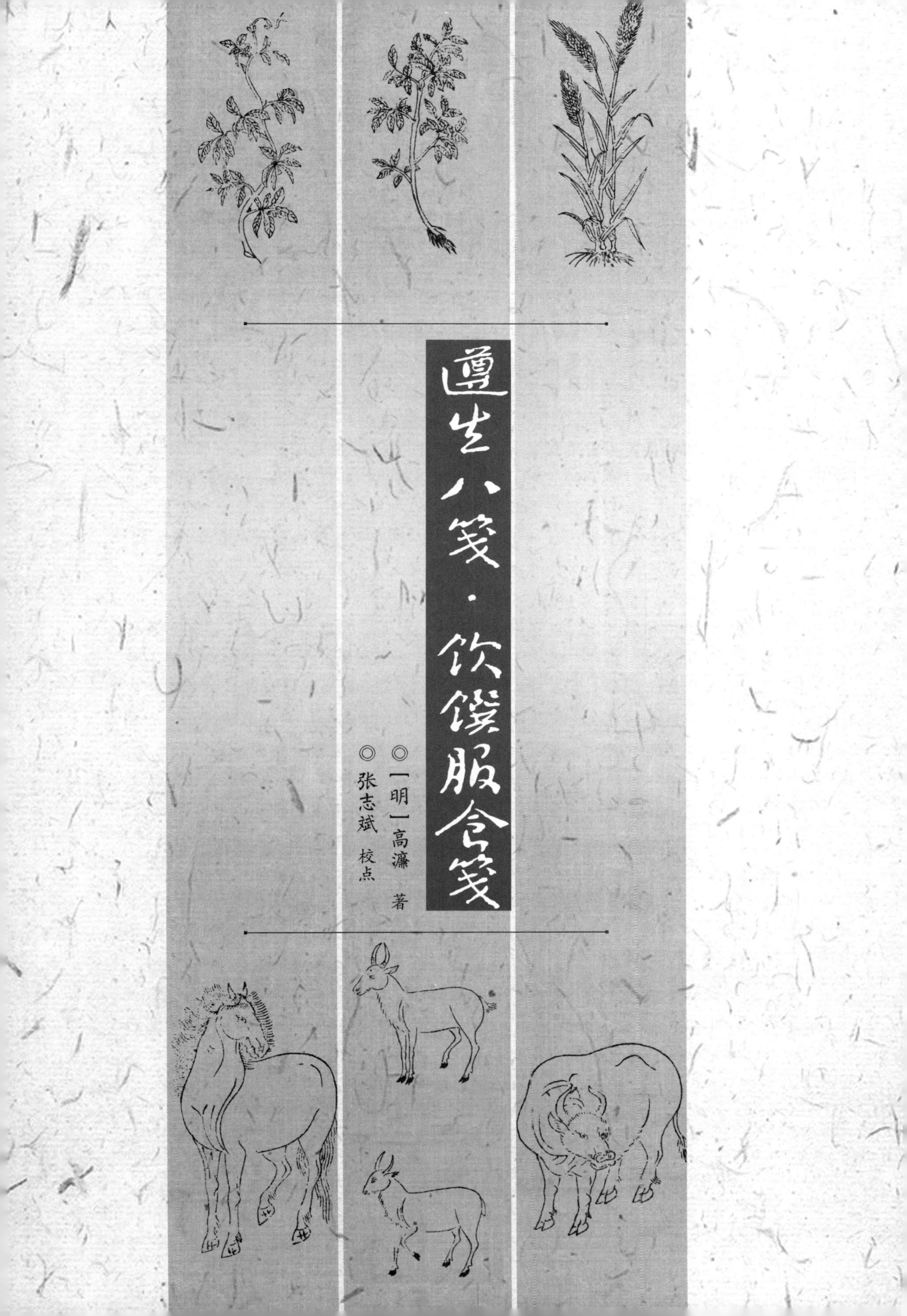

遵生八笺·饮馔服食笺

◎〔明〕高濂 著

◎张志斌 校点

内容提要

《遵生八笺·饮馔服食笺》专论食养与药养。此明代高濂所著《遵生八笺》之第五笺，亦即第十一至十三卷，此书成于万历十九年（1591年）。

此书内容比较丰富，汇集了明代之前的食养药养经验。本书头尾有两个高濂本人的理论性短文。开头的短论可认为是本笺之序言，表达是高濂对饮食养生的认识。他说："饮食，活人之本也。"认为一身之中，阴阳运用，五行相生，莫不由于饮食。人由饮食以资气，生气以益精，生精以养气，气足以生神，神足以全身，相须以为用者也。高氏主张："人于日用养生，务尚淡薄，勿令生我者害我，俾五味得为五内贼，是得养生之道矣。"本于这样的观点，高氏以"山人"自居，将此笺饮食的重点放在实用之素食方面，而"烹炙生灵，椒馨珍味，自有大官之厨，为天人之供，非我山人所宜。"

书中首载茶汤，包括用水、饮茶、品茶、煎茶的方法及茶具、贮茶器，以及汤品三十二种与熟水十二种。此后为粥糜类四十种、粉面类一十八种、脯鲊类四十六种（原类目后载五十种，实际种数包括三法两种均计数在内，也只有四十六种）、家蔬类五十五种、野蔌类九十一种、酝造类二十五种、甜食类五十九种、法制药品类二十五种与服食类四十九种。其中粉面类主要叙述各种造粉的方法，如藕粉、栗子粉、芡粉等，只有一款"山药拨鱼"为面食方。酝造类包括十七个酒类方与八个曲类方。甜食类中，以甜食处方为主，也包括若干个甜食材料的制法，如起糖卤法、面和油法、凡用香头法等。而且，还至少包含了七个非甜食方，如肉油饼方、臊子肉方、馄饨方、水滑面方等，只是一般可作为主食的咸味面食方。

在本书中，由于时代限制，也存在一些不正确的养生观点与处方，尤其是在"服食类"中。为了保持全书原貌，校点过程中，未予删除改变，提请读者注意鉴别。例如，在服食方中，有不止一个服雄黄方，或服朱砂方。其中"玄元护命紫芝杯"，以久经火炼的朱砂为杯，然后在杯中饮热酒，具有很大的毒性，肯定不能作为养生之用。

《遵生八笺》总目

〔1〕清修妙论笺：此笺及此后四时调摄笺、起居安乐笺，属养生通论内容，收入本丛书第一部。

〔2〕延年却病笺：此笺属行气导引内容，收入本丛书第三部。

〔3〕燕闲清赏笺：此笺及此后灵秘丹药笺、尘外遐举笺非医学内容，本丛书未收。

遵生八笺原叙

自天地有生之始，以至我生，其机灵自我而不灭。吾人演生生之机，俾继我后，亦灵自我而长存。是运天地不息之神灵，造化无疆之窍，二人生我之功，吾人自任之重，义亦大矣。故尊生者，尊天地父母生我自古，后世继我自今，匪徒自尊，直尊此道耳。不知生所当尊，是轻生矣。轻生者，其天地父母罪人乎！何以生为哉？然天地生物，钧穷通寿，夭于无心，俾万物各得其禀。君子俟命，听富贵贫贱于赋畀，顺所适以安生。彼生于富贵者，宜享荣茂之尊矣。而贫贱者，可忘闲寂之尊哉？故余《八笺》之作，无问穷通，贵在自得所重，知足以生自尊。博采三明妙论，律尊生之清修；备集四时怡养，规尊生之调摄；起居宜慎，节以安乐之条；却病有方，导以延年之术；虞燕闲之溺邪僻，叙清赏，端其身心；防饮馔之困膏腴，修服食，苦其口腹；永年以丹药为宝，得灵秘者乃神，故集奇方于二藏；隐德以尘外为尊，惟遐举者称最，乃录师表于百人。八者出入玄筌，探索隐秘，且每事证古，似非妄作。大都始则规以嘉言，继则享以安逸，终则成以善行。吾人明哲保身，息心养性之道，孰过于此？谓非住世安生要径哉？是诚出世长生之渐门也。果能心悟躬行，始终一念，深造道妙，得意忘言，俾妙论合得，调摄合序，所居常安，无病可却。谢清赏玩好，俾视空幻花；辟饮馔腥膻，而味餐法喜。丹药怀以济人，遐举逸吾高尚。向之藉窥尊生门户者，至则登其径奥矣。到此则心朗太虚，眼空于界，物吾无碍，身世两忘。坐致冈陵永年，鲐庞住相，逍遥象外，游息人间。所谓出尘罗汉，住世真仙，是即《八笺》，他日证果。谚云：得鱼忘筌。文字其土苴哉？笺帙当为覆瓿矣。故知尊生之妙者，毋于此过求，亦毋以此为卑近也，乃可与谈道。

湖上桃花渔高濂深甫瑞南道人撰

目　录

遵生八笺卷之十一[1]

〔1〕卷之十一：原作“第十一卷”，据正文改。其他文字与正文不同，一般按正文改，不另注。
〔2〕茶泉类：原目录脱，据正文补。
〔3〕茶效：原目录脱，据正文补。
〔4〕汤品类：此下子目原无，据正文补入。此后熟水、粥糜、果实粉面、脯鲊、家蔬、野蔌、酝造、甜食、法制药品各类同，不另注。

遵生八笺卷之十二

遵生八笺卷之十三

遵生八笺卷之十一

古杭　高濂　深甫氏　编次
景陵　钟惺　伯敬父　校阅

饮馔服食笺上卷

高子曰“饮食，活人之本也”。是以一身之中，阴阳运用，五行相生，莫不由于饮食。故饮食进则谷气充，谷气充则血气盛，血气盛则筋力强。脾胃者，五脏之宗，四脏之气皆禀于脾，四时以胃气为本。由饮食以资气，生气以益精，生精以养气，气足以生神，神足以全身，相须以为用者也。人于日用养生，务尚淡薄，勿令生我者害我，俾五味得为五内贼，是得养生之道矣。余集首茶水，次粥糜、蔬菜，薄叙脯馔、醇醴、面粉、糕饼、果实之类，惟取实用，无事异常。若彼烹炙生灵，椒馨珍味，自有大官之厨，为天人之供，非我山人所宜，悉屏不录。其他仙经服饵，利益世人，历有成验诸方，制而用之有法，神而明之在人，择其可饵，录之以为却病延年之助。惟人量己阴脏阳脏之殊，乃进或寒或热之药，务令气性和平，嗜欲简默，则服食之力，种种奏功。设若六欲方炽，五官失调，虽饵仙方，终落鬼籍，服之果何益哉？识者当自商榷。编成笺曰《饮馔服食》。

序古诸论

真人曰：脾能母养余脏，养生家谓之黄婆。司马子微教人存黄气，入泥丸，能致长生。太仓公言：安谷过期，不安谷不及期。以比知脾胃全固，百疾不生。江南一老人，年七十三岁，壮如少者。人问所养，无他术，平生不习饮汤水耳。常人日饮数升，吾日减数合，但只沾唇而已。脾胃恶湿，饮少胃强，气盛液行，自然不湿。或冒热远行，亦不念水。此可谓至言不烦。

食饮以时，饥饱得中，水谷变化，冲气融和。精血以生，荣卫以行，脏腑调平，神智安宁。正气充实于内，元真通会于外，内外邪沴，莫之能干，一切疾患，无从而作也。

饮食之宜，当候已饥而进食，食不厌熟嚼；仍候焦渴而引饮，饮不厌细呷。无待饥甚而食，食勿过饱；时觉渴甚而饮，饮勿太频。食不厌精细，饮不厌温热。

太乙真人《七禁文》其六曰：美饮食，养胃气。彭鹤林曰：夫脾为脏，胃为腑，脾胃二气，互相表里。胃为水谷之海，主受水谷，脾为中央，磨而消之。化为血气，以滋养一身，灌溉五脏。故修生之士，不可以不美其饮食。所谓美者，非水陆毕备、异品珍馐之谓也。要在乎生冷勿食，粗硬勿食，勿强食，勿强饮。先饥而食，食不过饱；先渴而饮，饮不过多。以至孔氏所谓“食饐而餲[1]，鱼馁而肉败不食”等语。凡此数端，皆损胃气，非惟致疾，亦乃伤生。欲希长年，此宜深戒。而亦养老奉亲与观颐自养者之所当知也。

黄山谷云：烂蒸同州羔，灌以杏酪食之，以匕不以箸。南都拨心面，作槐芽温淘，糁以襄邑抹猪，炊共城香稻荐以蒸子鹅。吴兴庖人，斫松江鲈鲙，继以庐山康王谷水烹，曾坑斗品。少焉，解衣仰卧，使人诵东坡赤壁前后赋，亦足以一笑也。此虽山谷之寓言，然想象其食味之美，安得聚之以奉老人旨甘？

东坡《老饕赋》云：庖丁鼓刀，易牙烹熬，水欲新而釜欲洁，火恶陈而薪恶劳。九蒸暴而日燥，百上下而汤鏖。尝项上之一脔，嚼霜前之两螯。烂樱珠之煎蜜，瀹杏酪之蒸羔。蛤半熟以含酒，蟹微生而带糟。盖聚物之夭美，以养吾之老饕。婉彼姬姜，颜如李桃。弹湘妃之玉瑟，鼓帝子之云璈。命仙人之萼绿华，舞古曲之郁轮袍。引南海之玻璃，酌凉州之蒲萄。愿先生之耆寿，分余沥于两髦。候红潮于玉颊，惊暖响于檀槽。忽累珠之妙曲，抽独茧之长缫。悯手倦而少休，疑吻燥而当膏。倒一缸之雪乳，列百柁之琼艘。各眼滟于秋水，咸骨碎于春醪。美人告去，已而云散，先生方兀然而禅逃。响松风于蟹眼，浮雪花于兔毫。先生一笑而起，渺海阔而天高。

吴郡鲈鱼鲙。八九月霜下时，收鲈三尺以下，劈作脍，浸洗，布包，沥水令尽，散置盘内。取香柔花叶，相间细切，和脍，拌令匀。霜鲈肉自如雪，且不作腥，谓之金齑玉脍，东南佳味。

《杂俎》曰：名食有萧家馄饨[2]，漉去其汤，不肥，可以瀹茗。庾宗粽子，白莹如玉。韩约作樱桃饆饠[3]，其色不变；能造冷胡突，鲙鳢鱼臆连，蒸鹿獐皮索饼。将军曲良翰，能为驴鬃驼峰炙。

何胤侈于味，食必方丈，后稍去，犹食白鱼、鳝[4]蜡[5]、糖蟹。钟岏议曰：鳝之就蜡，骤于屈伸；蟹之将糖，躁扰弥甚。仁人用意，深怀恻怛。至于车螯、蚶蛎，眉目内缺，惭浑沦之奇；唇吻外缄，非金人之慎。不荣不悴，曾草木不若；无声无臭，与瓦砾何异？故宜长充庖厨，永为口实。

---

〔1〕食饐而餲：饐，音 yì，（食物）腐败而发臭；餲，音 ài，（食物）经久而变味。

〔2〕馄饨：馄音 hún，同“馄”；饨，当作“饨”。馄饨，即馄饨。

〔3〕饆饠：饆饠，音 bì luó，也作“毕罗”，古代一种带馅的面饼。

〔4〕鳝：原作“鉭”。“鉭”为“鉭”之误。鉭，同“鳝”。

〔5〕蜡：原作“腊”，据文义改。下同。

后汉茅容，字季伟，郭林宗曾寓宿焉。及明旦，容杀鸡为馔，林宗意为己设。既而容独以供母，自与林宗共蔬藿同饭。林宗因起拜之，曰："卿贤乎哉！"后竟以孝成德。

《苕溪渔隐》曰：东坡于饮食，作诗赋以写之，往往皆臻其妙。如《老饕赋》《豆粥诗》是也。《豆粥诗》云："江头千顷雪色芦，茅檐出没晨烟孤。地碓舂糠光似玉，沙瓶煮豆软如酥。我老此身无着处，卖书来问东家住。卧听鸡鸣粥熟时，蓬头曳履君家去。"又《寒具诗》云："纤手搓来玉数寻，碧油煎出嫩黄深。夜来春睡无轻重，压扁佳人缠臂金。"寒具[1]，乃捻头也，出《刘禹锡佳话》[2]。过子[3]忽出新意，以山芋作玉糁羹，色香味皆奇绝。天酥陀[4]则不可知，人间绝无此味也。诗云："香似龙涎仍酽白，味如牛乳更全清。莫将北海金齑绘，轻比东坡玉糁羹。"诚斋《菜羹诗》亦云："云子香抄玉色鲜，菜羹新煮翠茸纤。人间脍炙无此味，天上酥陀恐尔甜。"宋太宗命苏易简讲《文中子》，有杨素遗子《食经》"羹藜含糗"之说。上因问："食品何物最珍？"对曰："物无定味，适口者珍。臣止知齑汁为美。臣忆一夕寒甚，拥炉痛饮，夜半吻燥，中庭月明，残雪中覆一齑盂，连咀数根，臣此时自谓上界仙厨鸾脯凤胎殆恐不及。屡欲作《冰壶先生传》纪其事，因循未果也。"上笑而然之。

唐刘晏五鼓入朝，时寒，中路见卖蒸胡处，热气腾辉，使人买，以袍袖包裙褐底啖，谓同列曰："美不可言。"此亦"物无定味，适口者珍"之意也。

倪正父思云：鲁直[5]作《食时五观》，其言深切，可谓知惭愧者矣。余尝入一佛寺，见僧持戒者，每食先淡吃三口，第一，以知饭之正味。人食多以五味杂之，未有知正味者，若淡食，则本自甘美，初不假外味也。第二，思衣食之从来。第三，思农夫之艰苦。此则《五观》中已备其义。每食用此为法，极为简易。且先吃三口白饭，已过半矣。后所食者，虽无羹蔬，亦可自了，处贫之道也。

王逢原《思归赋》云："吾父八十，母发亦素，尚尔为吏，敻[6]焉遐路。嗷嗷晨乌，其子反哺，我岂不如，郁其谁诉？惟秋之气，惨栗感人，日兴愁思，侧睇江滨。忆为童子，当此凛辰，百果始就，迭进其珍。时则有紫菱长腰，红芡圆实，牛心绿蒂之柿，独包黄肤之栗。青芋连区，乌椑五出。鸭脚受彩乎欲核[7]，木瓜镂丹而成质。青乳之梨，赪壶之橘。蜂蛹腌鹾，榠楂渍蜜。膳馐则有鵽鹊野雁，泽凫鸣鹑。清江之膏蟹，寒水之鲜鳞。冒以紫姜，杂以茭首。觞浮萸菊，俎荐菁韭。坐溪山之松篁，扫门前之桐柳。僮仆不哗，图书左右。或静默以终日，或欢颜以对友。信吾亲之所乐，

〔1〕寒具：南宋《山家清供》云，此乃一种蜜制炸油的米面食品。俗称"捻头""馓子"。《山家清供》本书亦收，请参看。

〔2〕《刘禹锡佳话》：系指刘氏弟子韦徇所著的《刘公嘉话录》。

〔3〕过子：乃苏轼幼子，名过。

〔4〕天酥陀：当为"天竺酥酡"，当为古印度的酥制食品。南宋《山家清供》"玉糁羹"载东坡诗云："若非天竺酥酡，人间决无此味。"

〔5〕鲁直：乃北宋黄庭坚字。其所著《食时五观》本书亦收，请参看。

〔6〕敻：音 xiòng，即远。

〔7〕鸭脚受彩乎欲核：意指银杏叶片开始发黄就要结果了。

安闾里其滋久。切切余怀，欲辞印绶。固非效渊明之褊心，耻折腰于五斗。”

茶泉类

论茶品

茶之产于天下多矣！若剑南有蒙顶石花，湖州有顾渚紫笋，峡州有碧涧明月，邛州有火井思安，渠江有薄片，巴东有真香，福州有柏岩，洪州有白露，常之阳羡，婺之举岩，丫山之阳坡，龙安之骑火，黔阳之都濡高株，泸州之纳溪梅岭。之数者，其名皆著。品第之，则石花最上，紫笋次之，又次则碧涧明月之类是也。惜皆不可致耳。若近时，虎丘山茶，亦可称奇，惜不多得。若天池茶，在谷雨前收细芽，炒得法者，青翠芳馨，嗅亦消渴。若真岕茶，其价甚重，两倍天池，惜乎难得，须用自己令人采收方妙。又如浙之六安，茶品亦精，但不善炒，不能发香而色苦，茶之本性实佳。如杭之龙泓即龙井也茶，真者，天池不能及也。山中仅有一二家，炒法甚精。近有山僧焙者亦妙，但出龙井者方妙。而龙井之山，不过十数亩，外此有茶，似皆不及，附近假充，犹之可也。至于北山西溪，俱充龙井，即杭人识龙井茶味者亦少，以乱真多耳。意者，天开龙井美泉，山灵特生佳茗以副之耳。不得其远者，当以天池龙井为最。外此，天竺灵隐为龙井之次。临安於潜生于天目山者，与舒州同，亦次品也。茶自浙以北皆较胜，惟闽广以南，不惟水不可轻饮，而茶亦宜慎。昔鸿渐[1]未详岭南诸茶，乃云：岭南茶味极佳。孰知岭南之地，多瘴疠之气，染着草木，北人食之，多致成疾，故当慎之。要当采时，待其日出山霁，雾瘴山岚收净，采之可也。茶团、茶片，皆出碾硙，大失真味。茶以日晒者佳甚，青翠香洁，更胜火炒多矣。

采茶

团黄有一旗一枪之号，言一叶一芽也。凡早取为茶，晚取为荈。谷雨前后收者为佳，粗细皆可用。惟在采摘之时，天色晴明，炒焙适中，盛贮如法。

藏茶

茶宜蒻叶而畏香药，喜温燥而忌冷湿。故收藏之家，以蒻叶封裹入焙中，两三日一次。用火当如人体温，温则去湿润。若火多，则茶焦不可食矣。

又云：以中坛盛茶，十斤一瓶。每年烧稻草灰，入大桶，茶瓶坐桶中，以灰四面填满，瓶上覆灰筑实。每用拨灰开瓶，取茶须少，仍复覆灰，再无蒸坏。次年换灰为之。

又云：空楼中悬架，将茶瓶口朝下放，不蒸。原蒸自天而下，故宜倒放。

若上二种芽茶，除以清泉烹外，花香杂果，俱不容入。人有好以花拌茶者，此用平等细茶拌之，庶茶味不减，花香盈颊，终不脱俗，如橙茶。莲花茶，于日未出时，将半含莲花拨开，放细茶一撮，纳满蕊中，以麻皮略絷，令其经宿。次早摘花，倾出

〔1〕鸿渐：即《茶经》作者，唐人陆羽。

茶叶，用建纸包茶，焙干。再如前法，又将茶叶入别惑中。如此者数次，取其焙干收用，不胜香美。

木樨、茉莉、玫瑰、蔷薇、兰蕙、橘花、栀子、木香、梅花皆可作茶。诸花开时，摘其半含半放蕊之香气全者，量其茶叶多少，摘花为拌。花多则太香而脱茶韵，花少则不香而不尽美，三停茶叶一停花，始称。假如木樨花，须去其枝蒂及尘垢、虫蚁。用瓷[1]罐，一层花，一层茶，投间至满，纸箬絷固。入锅，重汤煮之，取出，待冷，用纸封裹，置火上焙干收用。诸花仿此。

煎茶四要

一择水

凡水泉不甘，能损茶味，故古人择水最为切要。山水上，江水次，井水下。山水，乳泉漫流者为上，瀑涌湍激勿食，食久令人有颈疾。江水，取去人远者。井水，取汲多者。如蟹黄浑浊咸苦者，皆勿用。若杭湖心水、吴山第一泉、郭璞井、虎跑泉、龙井、葛仙翁井，俱佳。

二洗茶

凡烹茶，先以热汤洗茶叶，去其尘垢冷气，烹之则美。

三候汤

凡茶须缓火炙，活火煎。活火，谓炭火之有焰者。当使汤无妄沸，庶可养茶。始则鱼目散布，微微有声；中则四边泉涌，累累连珠；终则腾波鼓浪，水气全消，谓之老汤。三沸之法，非活火不能成也。最忌柴叶烟熏煎茶。为此，《清异录》云，五贼六魔汤也。

凡茶少汤多则云脚散，汤少茶多则乳面聚。

四择品

凡瓶要小者，易候汤，又点茶注汤相应。若瓶大啜存，停久味过，则不佳矣。茶铫、茶瓶，瓷、砂为上，铜、锡次之。瓷壶注茶，砂铫煮水为上。《清异录》云："富贵汤，当以银铫煮汤，佳甚，铜铫煮水，锡壶注茶次之。"

茶盏惟宣窑坛盏为最，质厚白莹，样式古雅，有等宣窑印花白瓯，式样得中，而莹然如玉。次则嘉窑，心内茶字小盏为美。欲试茶色黄白，岂容青花乱之？注酒亦然。惟纯白色器皿为最上乘品，余皆不取。

试茶三要

一涤器

茶瓶、茶盏、茶匙生铁[2]音星，至损茶味，必须先时洗洁则美。

二熁盏

凡点茶，先须熁盏令热，则茶面聚乳，冷则茶色不浮。

三择果

茶有真香，有佳味，有正色。烹点之际，不宜以珍果香草杂之。夺其香者，松

〔1〕瓷：原作"磁"，同"瓷"。下同。

〔2〕铁：音 shēng，铁锈。

子、柑橙、莲心、木瓜、梅花、茉莉、蔷薇、木樨之类是也。夺其味者，牛乳、番桃、荔枝、圆眼、枇杷之类是也。夺其色者，柿饼、胶枣、火桃、杨梅、橙橘之类是也。凡饮佳茶，去果方觉清绝，杂之则无辨矣。若欲用之，所宜核桃、榛子、瓜仁、杏仁、榄仁、栗子、鸡头、银杏之类，或可用也。

茶效

人饮真茶，能止渴消食，除痰少睡，利水道，明目益思出《本草拾遗》，除烦去腻。人固不可一日无茶。然或有忌而不饮，每食已，辄以浓茶漱口，烦腻既去，而脾胃不损。凡肉之在齿间者，得茶漱涤之，乃尽消缩，不觉脱去，不烦刺挑也。而齿性便苦，缘此渐坚密，蠹毒自已矣。然率用中茶出苏文。

茶具十六器

收贮于器局供役，苦节君者，故立名管之。盖欲归统于一，以其素有贞心雅操，而自能守之也。

商象：古石鼎也，用以煎茶。

归洁：竹筅帚也，用以涤壶。

分盈：杓也，用以量水斤两。

递火：铜火斗也，用以搬火。

降红：铜火箸也，用以簇火。

执权：准茶称也，每杓水二斤，用茶一两。

团风：素竹扇也，用以发火。

漉尘：茶洗也，用以洗茶。

静沸：竹架，即《茶经》支腹也。

注春：瓷瓦壶也，用以注茶。

运锋：劖果刀也，用以切果。

甘钝：木砧墩也。

啜香：瓷瓦瓯也，用以啜茶。

撩云：竹茶匙也，用以取果。

纳敬：竹茶橐也，用以放盏。

受污：拭抹布也，用以洁瓯。

总贮茶器七具

苦节君：煮茶作炉也，用以煎茶，更有行者收藏。

建城：以箬为笼，封茶，以贮高阁。

云屯：瓷瓶，用以杓泉，以供煮也。

乌府：以竹为篮，用以盛炭，为煎茶之资。

水曹：即瓷缸瓦缶，用以贮泉，以供火鼎。

器局：竹编为方箱，用以收茶具者。

外有品司：竹编圆橦提盒，用以收贮各品茶叶，以待烹品者也。

论泉水

田子艺曰：山下出泉，为蒙稚也。物稚则天全，水稚则味全。故鸿渐曰：山水上。其曰“乳泉石池慢流[1]”者，蒙之谓也。其曰“瀑涌湍激”者，则非蒙矣，宜戒人勿食。

混混不舍，皆有神以主之，故天神引出万物。而《汉书》三神，山岳其一也。

源泉必重，而泉之佳者尤重。余杭徐隐翁尝为余言：以凤凰山泉较阿姥墩百花泉，便不及五泉，可见仙源之胜矣。

山厚者泉厚，山奇者泉奇，山清者泉清，山幽者泉幽，皆佳品也。不厚则薄，不奇则蠢，不清则浊，不幽则喧，必无佳泉。

山不停处，水必不停。若停，既无源者矣，旱必易涸。

石流

石，山骨也；流，水行也。山宣气以产万物，气宣则脉长，故曰山水上。《博物志》曰：“石者，金之根甲，石流精以生水。”又曰：“山泉者，引地气也。”

泉非石出者必不佳。故《楚辞》云：“饮石泉兮荫松柏。”皇甫曾送陆羽诗：“幽期山寺远，野饭石泉清。”梅尧臣《碧霄峰茗》诗：“烹处石泉佳。”又云：“小石冷泉留早味。”诚可为赏鉴者矣。

泉往往有伏流沙土中者，挹之不竭，即可食。不然，则渗潴之潦耳，虽清勿食。

流远则味淡，须深潭停蓄，以复其味，乃可食。

泉不流者，食之有害。《博物志》曰：“山居之民，多瘿肿疾。”由于饮泉之不流者。

泉涌出曰喷[2]。在在所称珍珠泉者，皆气盛而脉涌耳，切不可食。取以酿酒，或有力。

泉悬出曰沃，暴溜曰瀑，皆不可食。而庐山水帘、洪州天台瀑布，皆入水品，与陆经背矣。故张曲江《庐山瀑布》诗：“吾闻山下蒙，今乃林峦表。物性有诡激，坤元曷纷矫？默然置此去，变化谁能了？”则识者固不食也。然瀑布实山居之珠箔锦幕也，以供耳目，谁曰不宜？

清寒

清，朗也，静也，澄水之貌。寒，洌也，冻也，覆水之貌。泉不难于清，而难于寒。其濑峻流驶而清，岩奥阴积而寒者，亦非佳品。

石少土多，沙腻泥凝者，必不清寒。

蒙之象曰果行，井之象曰寒泉。不果则气滞而光不澄，寒则性燥而味必涩[3]。

〔1〕流：原作“慢”，据前文“择水”云，“乳泉漫流者为上”，改之。

〔2〕喷：原作“濆”，同“喷”。

〔3〕涩：原作“啬”，通“濇”，即“涩”。

冰，坚水也，穷谷阴气所聚，不泄则结而为伏阴也。在地英明者惟水，而冰则精而且冷，是固清寒之极也。谢康乐诗："凿冰煮朝餐。"《拾遗记》："蓬莱山冰水，饮者千岁。"

下有石硫黄者，发为温泉，在在有之。又有共出一壑，半温半冷者，亦在在有之，皆非食品。特新安黄山朱砂汤泉，可食。《图经》云："黄山旧名黟山，东峰下有朱砂汤泉，可点茗。春色微红，此则自然之丹液也。"《拾遗记》："蓬莱山沸水，饮者千岁。"此又仙饮。

有黄金处，水必清；有明珠处，水必媚；有子鲋处，水必腥腐；有蛟龙处，水必洞黑。美[1]恶不可不辨也。

甘香

甘，美也；香，芳也。《尚书》：稼穑作甘。黍甘为香，黍惟甘香，故能养人。泉惟甘香，故亦能养人。然甘易而香难，未有香而不甘者也。

味美者曰甘泉，气芳者曰香泉，所在间有之。泉上有恶木，则叶滋根润，皆能损其甘香，甚者能酿毒液，尤宜去之。

甜水，以甘称也。《拾遗记》："员峤山北，甜水绕之，味甜如蜜。"《十洲记》："元洲玄涧，水如蜜浆，饮之与天地相毕。"又曰："生洲之水，味如饴酪。"

水中有丹者，不惟其味异常，而能延年却疾，须名山大川，诸仙翁修炼之所有之。葛玄少时为临沅令，此县廖氏家世寿，疑其井水殊赤，乃试掘井左右，得古人埋丹砂数十斛。西湖葛井，乃稚川炼丹所在。马家园后淘井，出石瓮，中有丹数枚，如芡实，啖之无味，弃之。有施渔翁者，拾一粒食之，寿一百六岁。此丹水，尤不易得。凡不净之器，切不可汲。

煮茶得宜，而饮非其人，犹汲乳泉以灌蒿莱，罪莫大焉。饮之者一吸而尽，不暇辨味，俗莫甚焉。

灵水

灵，神也。天一生水而精明不淆，故上天自降之泽，实灵水也。古称上池之水者非欤？要之皆仙饮也。大瓮收藏黄梅雨水、雪水，下放鹅子石十数块，经年不坏。用栗炭三四寸许烧红，投淬水中，不生跳虫。灵者，阳气胜而所散也。色浓为甘露，凝如脂，美如饴，一名膏露，一名天酒是也。

雪者，天地之积寒也。《氾胜书》：雪为五谷之精。《拾遗记》，"穆王东至大搣之谷，西王母来进嵊州甜雪"，是灵雪也。陶谷取雪水烹团茶，而丁谓《煎茶诗》："痛惜藏书箧，坚留待雪天。"李虚己《建茶呈学士》诗："试将梁苑雪，煎动建溪春。"是雪尤宜茶饮也。处士列诸末品[2]，何邪？意者以其味之燥乎？若言太冷，则不然矣。

〔1〕美：原作"媺"，同"美"。

〔2〕处士列诸末品：当指唐代《煎茶水记》将雪水列为二十种煎茶水之第二十。

雨者，阴阳之和，天地之施，水从云下，辅时生养者也。和风顺雨，明云甘雨，《拾遗记》，“香云遍润，则成香雨”，皆灵雨也，固可食。若夫龙所行者，暴而淫者，旱而冻者，腥而墨者，及檐溜者，皆不可食。潮汐近地，必无佳泉，盖斥卤诱之也。天下潮汐，惟武林最盛，故无佳泉。西湖山中则有之。

扬子，固江也，其南泠则夹石停渊，特入首品。余尝试之，诚与山东无异。若吴淞江，则水之最下者也，亦复入品〔1〕，甚不可解。

井水

井，清也，泉之清洁者也。通也，物所通用者也。法也，节也，法制居人，令节饮食，无穷竭也。其清出于阴，其通入于淆，其法节由于得已。脉暗而味滞，故鸿渐曰：“井水下。”其曰“井取汲多”者，盖汲多则气通而流活耳，终非佳品。养水取白石子入瓮中，虽养其味，亦可澄水不淆。

高子曰：井水美者，天下知钟泠泉矣。然而焦山一泉，余曾味过数四，不减钟泠。惠山之水，味淡而清，允为上品。吾杭之水，山泉以虎跑为最，老龙井、真珠寺二泉亦甘。北山葛仙翁井水，食之味厚。城中之水，以吴山第一泉首称，予品不若施公井、郭婆井二水清冽可茶。若湖南近二桥中水清，晨取之烹茶，妙甚，无伺他求。

汤品类三十二种

青脆梅汤

用青翠梅三斤十二两，生甘草末四两，炒盐一斤，生姜一斤四两，青椒三两，红干椒半两。将梅去核，擘开两片。大率青梅汤家家有方，其分两亦大同小异。初造之时，香味亦同，藏至经月，便烂熟如黄梅汤耳。盖有说焉：一者青梅须在小满前采，捶碎核，去仁，不得犯手，用干木匙拨去，打拌亦然。捶碎之后，摊在筛上，令水略干。二用生甘草。三用炒盐，须待冷。四用生姜，不经水浸，擂碎。五用青椒，旋摘晾干。前件一齐炒拌，仍用木匙抄入新瓶内，止可藏十余盏汤料者，乃留些盐掺面，用双重油纸紧扎瓶口。如此，方得一脆字也。梅与姜或略犯手切作丝亦可。

黄梅汤

肥大黄梅蒸熟去核净肉一斤，炒盐三钱，干姜末一钱半，紫苏二两，甘草、檀香末随意，拌匀，置瓷器中晒之，收贮，加糖点服。夏月调水更妙。

凤池汤

乌梅去仁留核一斤，甘草四两，炒盐一两，水煎成膏。

一法：各等分三味，杵为末，拌匀，实按入瓶。腊月或伏中合，半年后焙干为末，点服。或用水煎成膏亦可。

〔1〕亦复入品：当指《煎茶水记》“吴淞江第六”而言。

橘汤

橘一斤，去壳与中白穰膜，以皮细切，同橘肉捣碎，炒盐一两，甘草一两，生姜一两，捣汁和匀。橙子同法。曝干，密封。取以点汤服之，妙甚。

杏汤

杏仁不拘多少，煮，去皮尖，浸水中一宿。如磨绿豆粉法，挂去水，或加姜汁少许，酥蜜点。又，杏仁三两，生姜二两，炒盐一两，甘草为末一两，同捣。

茴香汤

茴香、椒皮六钱[1]，炒盐二钱，熟芝麻半升，炒面一斤，同为末，热滚汤点服。

梅苏汤

乌梅一斤半，炒盐四两，甘草二两，紫苏叶十两，檀香半两，炒面十二两，均和，点服。

天香汤

白木樨盛开时，清晨带露，用杖打下花，以布被盛之，拣去蒂萼，顿在净器内，新盆捣烂如泥，榨干甚，收起。每一斤，加甘草一两，盐梅十个，捣为饼，入瓷坛封固。用沸汤点服。

暗香汤

梅花将开时，清旦摘取半开花头连蒂，置瓷瓶内。每一两重，用炒盐一两洒之，不可用手漉坏。以厚纸数重密封，置阴处。次年春夏取开，先置蜜少许于盏内，然后用花二三朵置于中，滚汤一泡，花头自开，如生可爱，充茶香甚。一云：蜡点花蕊，阴干，如上加汤，亦可。

须问汤

东坡居士歌括云："二钱生姜干用一升枣干用，去核，二两白盐炒黄一两草炙，去皮，丁香木香各半钱，酌量陈皮一处捣去白。煎也好，点也好，红白容颜直到老。"

杏酪汤

板杏仁用三两半，百沸汤二升浸，盖却，候冷即换沸汤。如是五度了，逐个掐去皮尖，入小砂盆内细研。次用好蜜一斤，于铫子内炼三沸，看滚掇起。候半冷，旋倾入杏泥，又研。如是旋添入研，和匀，以之点汤服。

凤髓汤

润肺，疗咳嗽。

松子仁　胡桃肉汤浸去皮，各用一两　蜜半两

上件研烂，次入蜜和匀。每用，沸汤点服。

醍醐汤

止渴生津。

乌梅一斤，捶碎，用水两大碗同熬作一碗，澄清，不犯铁器　缩砂二两，研末　白檀末一

〔1〕六钱：此前疑脱"各"字。

钱　麝香一字　蜜三斤

上将梅水、缩砂、蜜，三件一处，于砂石器内熬之，候赤色为度。冷定，入白檀、麝香。每用一二匙，点汤服。

水芝汤

通心气，益精髓。

干莲实一斤，带皮炒极燥，捣罗为细末　粉草一两，微炒

上为细末，每二钱入盐少许，沸汤点服。莲实捣罗，至黑皮如铁不可捣，则去之。世人用莲实去黑皮，多不知也。此汤，夜坐过饥气乏，不欲取食，则饮一盏，大能补虚助气。昔仙人务光子，服此得道。

茉莉汤

将蜜调涂在碗中心，抹匀，不令洋流。每于凌晨，采摘茉莉花三二十朵，将蜜碗盖花，取其香气熏之。午间去花，点汤甚香。

香橙汤

宽中，快气，消酒。

大橙子二斤，去核，切作片片，连皮用　檀香末半两　生姜一两，切作片子，焙干　甘草末一两　盐三钱

上二件，用净砂盆内，碾烂如泥。次入白檀末、甘草末，并和作饼子，焙干，碾为细末。每用一钱，沸汤点服。

橄榄汤

止渴生津。

百药煎一两　白芷一钱　檀香五钱　甘草炙，五钱

上件捣为细末，沸汤点服。

豆蔻汤

治一切冷气，心腹胀满，胸膈痞滞，哕逆呕吐，泄泻虚滑，水谷不消，困倦少力，不思饮食。出《局方》。

肉豆蔻仁一斤，面裹煨　甘草炒，四两　白面炒，一斤　丁香枝梗只用枝，五钱　盐炒，二两

上为末，每服二钱，沸汤点服。食前服，妙。

解酲汤

中酒后服。

白茯苓一钱半　白豆蔻仁五钱　木香三钱　橘红一钱半　莲花青皮一分　泽泻一钱　神曲一钱，炒黄　缩砂三钱　葛花半两　猪苓去黑皮，一钱半　干姜一钱　白术二钱

上为细末，和匀，每服二钱，白汤调下。但得微汗，酒疾去矣。不可多食。

木瓜汤

除湿，止渴，快气。

干木瓜去皮净，四两　白檀五钱　沉香三钱　茴香炒，五钱　白豆蔻五钱　缩砂五钱

粉草一两半　干生姜半两

上为极细末，每用半钱，加盐，沸汤点服。

无尘汤

水晶糖霜二两　梅花片脑二分

上将糖霜乳细罗过，入脑子，再碾匀。每用一钱，沸汤点服。不可多，多则人厌也。

绿云汤

食鱼不可饮此汤。

荆芥穗四两　白术二两　粉草二两

上为细末，入盐，点用。

柏叶汤

采嫩柏叶，线系垂挂一大瓮中，纸糊其口，经月取用。如未甚干，更闭之，至干，取为末，如嫩草色。不用瓮，只密室中亦可，但不及瓮中者青翠。若见风则黄矣。此汤可以代茶，夜话饮之，尤醒睡。饮茶多则伤人，耗精气，害脾胃，柏叶汤甚有益。又不如新采，洗净点，更为上。

三妙汤

地黄、枸杞实，各取汁一升，蜜半升，银器中同煎如稀饴。每服一大匙，汤调、酒调皆可。实气养血，久服益人。

干荔枝汤

白糖二斤　大乌梅肉五两，用汤蒸去涩水　桂末少许　生姜丝少许　甘草少许

上将糖与乌梅肉等捣烂，以汤调用。

清韵汤

缩砂末三两　石菖蒲末一两　甘草末五钱

入盐少许，白汤点用。

橙汤

橙子五十个　干山药末一两　甘草末一两　白梅肉四两

上捣烂，焙干，捏成饼子，白汤用。

桂花汤

桂花焙干为末，四两　干姜少许　甘草少许

上为末，和匀，量入盐少许，贮瓷罐中，莫令出气。时常用，白汤点服。

洞庭汤

陈皮去皮，四两　生姜四两

上将姜与橘皮同腌一宿，晒干。入甘草末六钱，白梅肉三十个，炒盐五钱，和匀，沸汤点用。

木瓜汤又方

木瓜十两　生姜末二两　炒盐二两　甘草末二两　紫苏末十两

上五味和匀，沸汤点用。手足酸，服之妙。

又一方：加缩砂二两为末，山药末三两。消食，化气，壮脾。

参麦汤

人参一钱　门冬六分　五味三分

入小罐，煎成汤服。

绿豆汤

将绿豆淘净下锅，加水，大火一滚，取汤停冷，色碧，食之解暑。如多滚则色浊，不堪食矣。

熟水类十二种

稻叶熟水

采禾苗晒干。每用，滚汤入壶中，烧稻叶，带焰投入，盖密。少顷，泻[1]，服，香甚。

橘叶熟水

采取晒干，如上法泡用。

桂叶熟水

采取晒干，如上法泡用。

紫苏熟水

取叶，火上隔纸烘焙，不可翻动，候香收起。每用，以滚汤洗泡一次，倾去，将泡过紫苏入壶，倾入滚水。服之能宽胸导滞。

沉香熟水

用上好沉香一二小块，炉烧烟，以壶口覆炉，不令烟气旁出。烟尽，急以滚水投入壶内，盖密。泻，服。

丁香熟水

用丁香一二粒，捶碎，入壶，倾上滚水。其香郁然，但少热耳。

砂仁熟水

用砂仁三五颗，甘草一二钱，碾碎入壶中，加滚汤泡上。其香可食，甚消壅隔，去胸膈郁滞。

花香熟水

采茉莉、玫瑰，摘半开蕊头，用滚汤一碗，停冷，将花蕊浸水中，盖碗密封。次早用时，去花，先装滚汤一壶，入浸花水一二小盏，则壶汤皆香霭，可服。

〔1〕泻：即顷倒。

檀香熟水

如沉香熟水方法。

豆蔻熟水

用豆蔻一钱，甘草三钱，石菖蒲五分，为细片，入净瓦壶，浇以滚水，食之。如味浓，再加热水可用。

桂浆

官桂一两，为末　白蜜二碗

先将水二斗煮作一斗多，入瓷坛中，候冷，入桂、蜜二物，搅三百余遍。初用油纸一层，外加绵纸数层，密封坛口。五七日，其水可服。或以木楔坛口密封，置井中三五日，冰凉可口。每服一二杯，祛暑解烦，去热生凉，百病不作。

香橼汤

用大香橼不拘多少，以二十个为规。切开，将内瓤以竹刀刮出，去囊袋并筋，收起。将皮刮去白，细细切碎，笊篱热滚汤中焯一二次，榨干，收起，入前瓤内。加炒盐四两，甘草末一两，檀香末三钱，沉香末一钱，不用亦可，白豆仁末二钱，和匀，用瓶密封，可久藏。每用以箸挑一二匙，充白滚汤服。胸膈胀满、膨气，醒酒化食，导痰开郁，妙不可言。不可多服，恐伤元气。

粥糜类四十种〔1〕

芡实粥

用芡实去壳三合，新者研成膏，陈者作粉，和粳米三合，煮粥食之。益精气，强智力，聪耳目。

莲子粥

用莲肉一两，去皮煮烂细捣，入糯米三合，煮粥食之。治同上。

竹叶粥

用竹叶五十片，石膏二两，水三碗煎至二碗，澄清，去渣。入米三合煮粥，入白糖一二匙，食之。治膈上风热，头目赤。

蔓菁粥

用蔓菁子二合，研碎，入水二大碗，绞出清汁，入米三合煮粥。治小便不利。

牛乳粥

用真生牛乳一钟。先用粳米作粥，煮半熟，去少汤，入牛乳，待煮熟盛碗，再加酥一匙，食之。

---

〔1〕四十种：原文作“三十八种”，据正文中所载粥方数改。四十种粥方中，山药粥有两款，而枸杞粥与枸杞子粥各一款，处方各不同。故实际上，此收载粥方应该是四十种。

甘蔗粥

用甘蔗榨浆三碗，入米四合煮粥，空心食之。治咳嗽虚热，口燥，涕浓，舌干。

山药粥

用羊肉四两烂捣，入山药末一合，加盐少许，粳米三合，煮粥食之。治虚劳骨蒸。

枸杞粥

用甘州枸杞一合，入米三合，煮粥食之。

紫苏粥

用紫苏研末，入水取汁。煮粥将熟，量加苏子汁，搅匀食之。治老人脚气。须用家苏方妙。

地黄粥

十月内生新地黄十余斤，捣汁。每汁一斤，入白蜜四两，熬成膏，收贮封好。每煮粥三合，入地黄膏三二钱，酥油少许，食之。滋阴润肺。

胡麻粥

用胡麻去皮，蒸熟，更炒令香。用米三合，淘净，入胡麻二合研汁，同煮。粥熟，加酥食之。

山栗粥

用栗子煮熟，揉作粉，入米，煮粥食之。

菊苗粥

用甘菊新长嫩头丛生叶，摘来洗净，细切，入盐，同米煮粥食之，清目宁心。

杞叶粥

用枸杞子新嫩叶，如上煮粥，亦妙。

薏苡粥

用薏仁淘净，对配白米，煮粥，入白糖一二匙，食之。

沙谷米粥

用沙谷米拣净，水略淘，滚水内下，一滚即起，庶免作糊。治下痢甚验。

芜蒌粥

用砂罐先煮赤豆烂熟，候煮米粥少沸，倾赤豆同粥再煮，食之。

梅粥

收落梅花瓣，净，用雪水煮粥，候粥熟，下梅瓣，一滚即起，食之。

荼蘼粥

采荼蘼花片，用甘草汤焯过，候粥熟同煮。

又，采木香花嫩叶，就甘草汤焯过，以油、盐、姜、醯为菜。二味清芬，真仙供也。

河祗粥

用海鲞煮烂，去骨细拆，候粥熟，同煮，搅匀，食之。

山药粥

用淮山药为末，四六分配米煮粥，食之。甚补下元。

羊肾粥

枸杞叶半斤，米三合，羊肾两个碎切，葱头五个，干者亦可。同煮粥，加些盐味，食之。大治腰脚疼痛。

麋角粥

用煮过胶的麋角霜作细末，每粥一盏，入末一钱，盐少许，食之。治人下元虚弱。

鹿肾粥

用鹿肾二个，去脂膜，切细，入少盐，先煮烂，入米三合煮粥，治气虚耳聋。

一方，加苁蓉一两，酒洗去皮，同肾入粥煮，亦妙。

猪肾粥

用人参二分，葱白些少，防风一分，俱捣作末，同粳米三合，入锅煮半熟。将猪肾一对，去膜，预切薄片，淡盐腌顷刻，放粥锅中。投入再莫搅动，慢火更煮良久，食之。能治耳聋。

羊肉粥

用烂羊肉四两，细切，加人参末一钱，白茯苓一钱，大枣二个，切细黄芪一分，入粳米三合，入好盐三二分，煮粥食之。治羸弱，壮阳。

扁豆粥

白扁豆半斤，人参二钱，作细片，用水煎汁，下米作粥食之。益精力，治小儿霍乱。

茯苓粥

茯苓为末，净，一两，粳米二合，先煮粥熟，下茯苓末同煮，起食。治欲睡不得睡。

苏麻粥

真紫苏子、大麻子各五钱，水洗净，微炒香，同研如泥，取汁，将二子汁化汤煮粥。治老人诸虚结，久风秘不解，壅聚膈中，腹胀恶心。

竹沥粥

如常煮粥，以竹沥下半瓯，食之。能治痰火。

门冬粥

麦门冬生者洗净，绞汁一盏，白米二合，薏苡仁一合，生地黄绞汁二合，生姜汁半盏。先将苡仁、白米煮熟，后下三味汁，煮成稀粥。治翻胃呕逆。

萝卜粥

用不辣大萝卜，入盐煮熟，切碎如豆，入粥将起，一滚而食。

百合粥

生百合一升切碎，同蜜一两，窨熟煮粥，将起，入百合三合同煮，食之妙甚。

仙人粥

何首乌，赤者为雄，白者为雌，大者为佳。

采大者，不可犯铁，竹刀刮去皮，切成片，收起。每用五钱，砂罐煮烂，下白米三合，煮粥。

山茱萸粥作面亦可

采，去皮，捣研为泥粉。每用一盏，入蜜二匙，同炒令凝，揉，同粥搅食。

乳粥

用肥人乳，候煮粥半熟，去汤，下人乳汁代汤，煮熟，置碗中，加酥油一二钱旋搅。甘美，大补元气。无酥亦可。

枸杞子粥

用生者研如泥，干者为末。每粥一瓯，加子末半盏，白蜜一二匙，和匀，食之，大益。

肉米粥

用白米先煮成软饭。将鸡汁，或肉汁、虾汁汤，调和清过。用熟肉碎切如豆，再加茭笋、香蕈，或松穰等物，细切，同饭下汤内，一滚即起，入供，以咸菜为过，味甚佳。

绿豆粥

用绿豆淘净，下汤锅多水煮烂。次下米，以紧火同熬成粥，候冷食之，甚宜夏月。适可而止，不宜多吃。

口数粥

十二月二十五日夜，用赤小豆煮粥，同绿豆法。一家大小分食，若外出夜回者，亦留与吃，谓之口数粥。能除瘟疫，辟厉鬼。出《田家五行》。

果实粉面类一十八种〔1〕

藕粉

法取粗藕，不限多少，洗净切断，浸三日夜，每日换水，看灼然洁净，漉出。捣如泥浆，以布绞净汁。又将藕渣捣细，又绞汁尽，滤出恶物。以清水少和，搅之，然后澄去清水，下即好粉。

鸡头粉

取新者，晒干，去壳，捣之成粉。

栗子粉

取山栗切片，晒干，磨成细粉。

〔1〕一十八种：原脱，参照其他各节标题，据目录补。

菱角粉

去皮，如治藕法取粉。

姜粉

以生姜研烂，绞汁，澄粉，用以和羹。

葛粉

去皮，如上法取粉。开胃，止烦渴。

茯苓粉

取苓切片，以水浸去赤汁，又换水浸一日，如上法取粉。拌米煮粥，补益最佳。

松柏粉

取叶，在带露时采之。经隔一宿，则无粉也。取嫩叶捣汁澄粉，如嫩草郁葱可爱。

百合粉

取新者，捣汁，如上法取粉。干者可磨作粉。

山药粉

取新者，如上法。干者可磨作粉。

蕨粉

作饼食之，甚妙。有治成货者。

莲子粉

干者可磨作粉。

芋粉

取白芋，如前法作粉。紫者不用。

蒺藜粉

臼中捣去刺皮，如上法取粉。轻身去风。

瓜蒌粉

去皮，上法取粉。

茱萸面

取粉如上法。

山药拨鱼〔1〕

白面一斤，好豆粉四两，水搅如调糊。将煮熟山药研烂，同面一并调稠。用匙逐条拨入滚汤锅内，如鱼片，候熟以肉汁食之。无汁，面内加白糖可吃。

百合面

用百合捣为粉，和面搜为饼。为面食亦可。

以上诸粉，不惟取笼为造，凡煮粥俱可配煮。凡和面，用黑豆汁和之，再无面毒之害。

〔1〕山药拨鱼：此方非粉方，而只是一款面食方。

脯鲊类四十六种[1]

千里脯

牛、羊、猪肉皆可。精者一斤，浓酒二盏，淡醋一盏，白盐四钱（冬三钱），茴香、花椒末一钱，拌一宿，文武火煮，令汁干，晒之。妙绝，可安一月。

肉鲊名柳叶鲊

精肉一斤，去筋，盐一两，入炒米粉些少，多要酸。肉皮三斤，滚水焯，切薄丝片，同精肉切细拌，用箬包，每饼四两重。冬天灰火焙三日用，盖上留一小孔。夏天一周时可吃。

槌脯

新宰圈猪带热精肉一斤，切作四五块，炒盐半两，搙[2]入肉中，直待筋脉不收，日晒半干。量用好酒和水，并花椒、莳萝、橘皮，慢火煮干，碎捶。

火肉

以圈猪方杀下，只取四只精腿，乘热用盐，每一斤肉，盐一两，从皮擦入肉内，令如绵软。以石压竹栅上，置缸内二十日。次第三番五次，用稻柴灰，一重间一重叠起，用稻草烟熏一日夜，挂有烟处。初夏，水中浸一日夜，净洗，仍前挂之。

腊肉

肥嫩獖猪肉十斤，切作二十段，盐八两，酒二斤，调匀，猛力搙入肉中，令如绵软。大石压去水，晾十分干，以剩下所腌酒，调糟涂肉上，以篾穿，挂通风处。

又法：肉十斤，先以盐二十两，煎汤，澄清取汁，置肉汁中。二十日取出，挂通风处。

一法：夏月盐肉，炒盐擦入匀，腌一宿，挂起。见有水痕，便用大石压去水，干，挂风中。

炙鱼

鲚鱼新出水者，治净，炭上十分炙干，收藏。

一法：以鲚鱼去头尾，切作段，用油炙熟，每段用箬间，盛瓦罐内，泥封。

水腌鱼

腊中，鲤鱼切大块，拭干，一斤用炒盐四两擦过，腌一宿，洗净晾干。再用盐二两，糟一斤，拌匀，入瓮，纸箬泥封涂。

蟹生

用生蟹剁碎，以麻油先熬熟，冷，并草果、茴香、砂仁、花椒末、水姜、胡椒，俱为末，再加葱、盐、醋，共十味，入蟹内拌匀，即时可食。

---

〔1〕四十六种：原作“五十种”，据文中所载脯鲊类实际处方数改，同时修改目录。

〔2〕搙：音 nù，即捻。

鱼鲊

鲤鱼、青鱼、鲈鱼、鲟鱼皆可造。治去鳞、肠，旧筅帚缓刷，去脂腻腥血，十分令净，挂当风处一二日，切作小方块。每十斤用生盐一斤，夏月一斤四两，拌匀，腌器内。冬二十日，春秋减之。布裹石压，令水十分干，不滑不韧。用川椒皮二两，莳萝、茴香、砂仁、红豆各半两，甘草少许，皆为粗末，淘净白粳米七八合炊饭，生麻油一斤半，纯白葱丝一斤，红曲一合半，捶碎。以上俱拌匀，瓷器或水桶按十分实，荷叶盖，竹片扦定，更以小石压在上，候其自熟。春秋最宜造。冬天预腌下作坯可留。临用时旋将料物打拌。此都中造法也。鲚鱼同法，但要干方好。

肉鲊

生烧猪、羊腿，精批作片，以刀背匀捶三两次，切作块子，沸汤随漉出，用布内扭干。每一斤入好醋一盏，盐四钱，椒油、草果、砂仁各少许，供馔，亦珍美。

大熝[1]肉

肥嫩在圈猪约四十斤者，只取前腿，去其脂，剔其骨，去其拖肚，净取肉一块，切成四五斤块，又切作十字，为四方块。白水煮七八分熟，捞起停冷，搭精肥切作片子，厚一指。净去其浮油水，用少许厚汁放锅内，先下熝料，次下肉，又次淘下酱水，又次下原汁烧滚，又次下末子细熝料在肉上，又次下红曲末，以肉汁解薄，倾在肉上，文武火烧滚令沸，直至肉料上下皆红色，方下宿汁。略下盐，去酱板，次下虾汁，掠去浮油，以汁清为度。调和得所，顿热用之。其肉与汁，再不下锅。

豉汁鹅同法，但不用红曲，加些豆豉擂在汁内。

捉清汁法：以元[2]去浮油，用生虾和酱捣在汁内，一边烧火，使锅中一边滚起，泛来，掠去之。如无虾汁，以猪肝擂碎，和水倾入代之。三四次下虾汁，方无一点浮油为度。

留宿汁法：宿汁，每日煎一滚，停倾少时，定清方好。如不用，入锡器内，或瓦罐内，封盖，挂井中。

用红曲法：每曲一酒盏许，隔宿酒浸令酥，研如泥，以肉汁解薄下。

粗熝料方：用官桂、白芷、良姜等分，不切，完用。

细熝料方：甘草多用，官桂、白芷、良姜、桂花、檀香、藿香、细辛、甘松、花椒、缩[3]砂、红豆、杏仁等分，为细末用。

凡肉汁要十分清，不见浮油方妙。肉却不要干枯。

带冻盐醋鱼

鲜鲤鱼切作小块，盐腌过，酱煮熟，收起。却下鱼鳞及荆芥同煎滚，去渣，候汁稠，调和滋味得所。锡器密盛，置井中，或水上，用浓姜醋浇。

瓜齑

酱瓜、生姜、葱白、淡笋干或茭白、虾米、鸡胸肉，各等分，切作长条丝儿，香

---

〔1〕熝：音 āo，即熬之意。

〔2〕元：此后疑脱“汁”字。

〔3〕缩：原作“宿”，通“缩”。

油炒过供之。

水鸡[1]干

治净大水鸡，汤中煮浮，即捞起，以石压之，令十分干，收。

算条巴子

猪肉，精肥各另切作三寸长条，如算子[2]样，以砂糖、花椒末、缩砂末，调和得所，拌匀，晒干，蒸熟。

臊[3]子蛤蜊

用猪肉，精肥相半，切作小骰子块，和些酒，煮半熟，入酱。次下花椒、砂仁、葱白、盐、醋，和匀。再下绿豆粉，或面，水调，下锅内作腻，一滚盛起。以蛤蜊先用水煮，去壳，排在汤鼓子内，以臊子肉浇[4]供。新韭、胡葱、菜心、猪腰子、笋、茭白同法。

炉焙鸡

用鸡一只，水煮八分熟，剁作小块。锅内放油少许，烧热，放鸡在内，略炒，以镟子或碗盖定，烧极热，醋酒相半，入盐少许，烹之。候干再烹，如此数次。候十分酥熟，取用。

蒸鲥鱼

鲥鱼去肠，不去鳞，用布拭去血水。放荡锣内，以花椒、砂仁、酱，擂碎，水酒，葱拌，匀其味，和蒸，去鳞供食。

酥骨鱼

大鲫鱼治净，用酱水、酒少许，紫苏叶大撮，甘草些少，煮半日，候熟供食。

川猪头

猪头先以水煮熟，切作条子，用砂糖、花椒、砂仁、酱拌匀。重汤蒸顿煮烂，剔骨，扎缚作一块，大石压实，作膏糟食。

酿肚子

用猪肚一个，治净。酿入石莲肉，洗擦苦皮，十分净白，糯米淘净，与莲肉对半，实装肚子内，用线扎紧。煮熟，压实，候冷切片。煮熟肚子，将纸铺地放上，用好醋喷肚，用钵盖上，少顷取食，其肚肉皆厚[5]可食。

夏月腌肉法

用炒过热盐擦肉，令软匀，下缸内，石压一夜，挂起。见水痕，即以大石压。干，挂当风处，不败。

---

〔1〕水鸡：也称“田鸡”，即“青蛙”。

〔2〕算子：也作“筭子”，古代用以计算的长条形筹。《说文·竹部》：“筭长六寸，记历数者。”

〔3〕臊：原作“燥”，通“臊”。下同。

〔4〕浇：原作“洗”，据上下文义改。

〔5〕厚：原作“后”，据上下文义改。

腌猪舌牛舌法

每舌一斤，用盐八钱，一方用五钱，好酒一碗，川椒、莳萝、茴香、麻油少许，细切葱白，腌五日，翻三四次。索穿，挂当风处阴干。纸装盛藏，煮用。

风鱼法

用青鱼、鲤鱼，破去肠胃。每斤用盐四五钱，腌七日，取起，洗净，拭干。鳃下切一刀，将川椒、茴香，加炒盐，擦入鳃内，并腹外里，以纸包裹，外用麻皮扎成一个，挂于当风之处。腹内入料多些方妙。

肉生法

用精肉切细薄片子，酱油洗净，入火烧红锅，爆炒去血水，微白即好。取出，切成丝，再加酱瓜、糟萝卜、大蒜、砂仁、草果、花椒、橘丝、香油，拌炒肉丝。临食加醋和匀，食之甚美。

鱼酱法

用鱼一斤，切碎，洗净后，炒盐三两，花椒一钱，茴香一钱，干姜一钱，神曲二钱，红曲五钱，加酒和匀，拌鱼肉，入瓷瓶封好，十日可用。吃时，加葱花少许。

糟猪头蹄爪法

用猪头、爪煮烂，去骨，布包摊开，大石压扁，实落一宿，糟用，甚佳。

酒发鱼法

用大鲫鱼破开，去鳞、眼、肠胃，不要见生水，用布抹干。每斤用神曲一两、红曲一两，为末，拌炒盐二两，胡椒、茴香、川椒、干姜各一两，拌匀，装入鱼空肚内，加料一层，共装入坛内，包好，泥封。十二月内造了，至正月十五后开，又翻一转，入好酒浸满，泥封。至四月方熟，取吃。可留一二年。

酒腌虾法

用大虾，不见水洗，剪去须尾。每斤用盐五钱，腌半日，沥干，入瓶中，虾一层，放椒三十粒，以椒多为妙。或用椒拌虾，装入瓶中亦妙。装完后，每斤用盐三两，好酒化开，浇入瓶内，封好泥头。春秋五七日即好吃，冬月十日方好。

湖广鲊法

用大鲤鱼十斤，细切丁香块子，去骨并杂物。先用老黄米炒燥，碾末，约有升半，配以炒红曲升半，共为末，听用。将鱼块称有十斤，用好酒二碗，盐一斤，夏月用盐一斤四两，拌鱼，腌瓷器内。冬腌半月，春夏十日。取起，洗净，布包榨十分干。以川椒二两，砂仁一两，茴香五钱，红豆五钱，甘草少许，为末，麻油一斤八两，葱白头一斤，先合米曲末一升，拌和，纳坛中，用石压实。冬月十五日可吃，夏月七八日可吃。吃时，再加椒料、米醋为佳。

水煤肉又名擘烧

将猪肉生切作二指大长条子，两面用刀花界如砖阶样。次将香油、甜酱、花椒、茴香拌匀。将切碎肉揉拌匀了，少顷，锅内下猪脂熬油一碗，香油一碗，水一大碗，酒一小碗，下料拌匀，以浸过为止。再加蒜榔一两，蒲盖焖[1]。肉酥起锅。食之如无脂油，要油气故耳。

清蒸肉

用好猪肉，煮一滚，取净方块，水漂过，刮净，将皮用刀界碎。将大小茴香、花椒、草果、官桂，用稀布包作一包，放荡锣内，上压肉块。先将鸡鹅清过好汁调和滋味，浇在肉上，仍盖大葱、腌菜、蒜榔，入汤锅内，盖住，蒸之。食时，去葱、蒜、菜并包料食之。

炒羊肚儿

将羊肚洗净，细切条子。一边大滚汤锅，一边热熬油锅。先将肚子入汤锅，笊篱一焯，就将粗布扭干汤气，就火急落油锅内炒。将熟，加葱花、蒜片、花椒、茴香、酱油、酒、醋调匀，一烹即起，香脆可食。如迟慢，即润如皮条，难吃。

炒腰子

将猪腰子切开，剔去白膜筋丝，背面刀界花儿。落滚水微焯，漉起，入油锅一炒，加小料、葱花、芫荽、蒜片、椒、姜、酱汁、酒、醋，一烹即起。

蛏鲊

蛏一斤，盐一两，腌一伏时，再洗净，控干，布包石压。加熟油五钱，姜、橘丝五钱，盐一钱，葱丝五分，酒一大盏，饭糁一合，磨米，拌匀，入瓶，泥封，十日可供。鱼鲊同。

又风鱼法

每鱼一斤，盐四钱，加以花椒、砂仁、葱花、香油、姜丝、橘细丝，腌压十日，挂烟熏处。

糖炙肉并烘肉巴

猪肉去皮骨，切作二寸大片。将砂糖少许去气息，酱，大、小茴香，花椒拌肉，见日一晾即收。将香油熬熟，下肉盖定，勿烧火，以酥为度。

肉巴，用精嫩切条片，盐少腌之后，用椒料拌肉，见日一晾，炭火铁床上炙之食。

酱蟹、糟蟹、醉蟹三法

香油入酱油内，亦可久留不沙。

糟、醋、酒、酱各一碗，蟹多，加盐一碟。

又法：用酒七碗，醋三碗，盐二碗，醉蟹亦妙。炭一块，则蟹膏不沙。以白芷一钱入醉蟹，则膏结实。恐有药气，不佳。

晒虾不变红色

虾用盐炒熟，盛箩内，用井水淋洗去盐，晒干，色红不变。

煮鱼法

凡煮河鱼，先放水下烧，则骨酥。江海鱼，先调滚汁下锅，则骨坚也。

〔1〕焖：原作“闷”，通“焖”。

煮蟹青色、蛤蜊脱丁

用柿蒂三五个，同蟹煮，色青。

用枇杷核内仁，同蛤蜊煮，脱丁。

造肉酱法

精肉四斤，去筋骨，酱一斤八两，研细盐四两，葱白细切一碗，川椒、茴香、陈皮各五六钱。用酒拌各料并肉如稠粥，入坛封固，晒烈日中十余日。开看：干，再加酒；淡，再加盐。又封以泥，晒之。

黄雀鲊

每只治净，用酒洗拭干，不犯水。用麦黄、红曲、盐、椒、葱丝，尝味和为止。却将雀入扁坛内，铺一层，上料一层，装实。以箬盖，篾片扦定。候卤出，倾去，加酒浸，密封久用。

治食有法条例

洗猪肚用面，洗猪脏用砂糖，不气。

煮笋入薄荷，少加盐，或以灰，则不蔹。

糟蟹坛上，加皂角半锭，可留久。洗鱼滴生油一二点，则无涎。煮鱼下末香，不腥。

煮鹅下樱桃叶数片，易软。

煮陈腊肉将熟，取烧红炭投数块入锅内，则不油蔹气。

煮诸般肉，封锅口，用楮实子一二粒同煮，易烂又香。

夏月，肉单用醋煮，可留十日。

面不宜生水过，用滚汤停冷过之。

烧肉忌桑柴火。

酱蟹、糟蟹，忌灯照，照则沙。

酒酸，用赤小豆一升，炒焦，袋盛，入酒坛中，则好。

染坊沥过淡灰，晒干，用以包藏生黄瓜、茄子，至冬月可食。

用松毛包藏橘子，三四月不干。绿豆藏橘亦可。

五月以麦面煮成粥糊，入盐少许，候冷，倾入瓮中，收新鲜红色未熟桃，纳满瓮中，封口，至冬月如生。

蜜煎黄梅，时换蜜，用细辛放顶上，不生小虫。

用腊水同薄荷一握，明矾少许，入瓮中，投浸枇杷、林檎、杨梅于中，颜色不变，味凉可食。

遵生八笺卷之十二

古杭　高濂　深甫氏　编次
景陵　钟惺　伯敬父　较阅

饮馔服食笺中卷

家蔬类五十五种〔1〕

皆余手制，曾经知味者笺入，非漫录也。或传有不同，悉听制度。

配盐瓜茄〔2〕

老瓜嫩茄，合五十斤，每斤用净盐二两半。先用半两腌瓜、茄一宿，出水。次用橘皮五斤，新紫苏连根三斤，生姜丝三斤，去皮杏仁二斤，桂花四两，甘草二两，黄豆一斗，煮酒五斤，同拌，入瓮，合满，捺实。箬五层，竹片捺定，箬裹泥封，晒日中。两月取出，入大椒半斤，茴香、砂仁各半斤，拌〔3〕匀，晾晒在日内，发热乃酥美。黄豆须拣大者，煮烂，以麸皮罨熟〔4〕，去麸皮，净用。

糖蒸茄

牛奶茄嫩而大者，不去蒂，直切成六棱。每五十斤，用盐一两拌匀，下汤焯令变色，沥干。用薄荷、茴香末夹在内，砂糖二斤，醋半钟，浸三宿。晒干，还卤，直至卤尽茄干。压扁，收藏之。

蒜梅

青硬梅子二斤，大蒜一斤，或囊剥净。炒盐三两，酌量水煎汤，停冷，浸之。候五十日后，卤水将变色，倾出，再煎其水，停冷，浸之，入瓶。至七月后食，梅无酸味，蒜无荤气也。

酿瓜

青瓜坚老而大者，切成两片，去穰，略用盐，出其水。生姜、陈皮、薄荷、紫

〔1〕五十五种：原脱，而原目录所载为“六十四种”，据正文中家蔬类处方实数补，同时修改目录。
〔2〕茄：原作“菽”，据《易牙遗意》同名方改，据内容当以“茄”是。
〔3〕拌：原脱，据《易牙遗意》同名方补。
〔4〕熟：原作“热”，据《易牙遗意》同名方改。

苏，俱切作丝，茴香、炒砂仁、砂糖拌匀，入瓜内。用线扎定成个，入酱缸内。五六日取出，连瓜晒干，收贮。切碎了晒。

蒜瓜

秋间小黄瓜一斤，石灰、白矾汤焯过，控干。盐半两，腌一宿。又盐半两，剥大蒜瓣三两，捣为泥，与瓜拌匀，倾入腌下水中。熬好酒醋浸，着凉处顿放。冬瓜、茄子同法。

三煮瓜

青瓜坚老者，切作两片，每一斤用盐半两，酱一两，紫苏、甘草少许，腌伏时。连卤夜煮日晒，凡三次。煮后晒，至雨天留甑上蒸之。晒干收贮。

蒜苗干

蒜苗切寸段一斤，盐一两，腌出臭水，略晾干，拌酱、糖少许，蒸熟，晒干收藏。

藏芥

芥菜肥者，不犯水，晒至六七分干，去叶。每斤，盐四两，腌一宿。取出，每茎扎成小把，置小瓶中，倒沥尽其水。并前腌出水同煎，取清汁，待冷，入瓶封固。夏月食。

绿豆芽

将绿豆冷水浸两宿，候涨，换水淘两次，烘干。预扫地洁净，以水洒湿，铺纸一层，置豆于纸上，以盆盖之，一日两次洒水。候芽长，淘去壳，沸汤略焯，姜醋和之，肉炒〔1〕尤宜。

芥辣

二年陈芥子，研细，水调，捺实碗内，韧纸封固。沸汤三五次泡出黄水，覆冷地上。顷后〔2〕有气，入淡醋解开，布滤去渣。

又法：加细辛二三分，更辣。

酱佛手、香橼、梨子

梨子带皮入酱缸内，久而不坏。香橼去穰，酱皮。佛手全酱。新橘皮、石花、面筋，皆可酱食，其味更佳。

糟茄子法

五茄六糟盐十七，更加河水甜如蜜。

茄子五斤，糟六斤，盐十七两，河水两小碗，拌糟，其茄味自甜。此藏茄法也，非暴用〔3〕者。

又方：中样晚茄，水浸一宿，每斤用盐四两，糟一斤，亦妙。

---

〔1〕炒：原作“燥”，据文义改。

〔2〕顷后：短时间后。

〔3〕暴用：指急于食用。

糟姜方

姜一斤，糟一斤，盐五两，拣社日[1]前可糟，不要见水，不可损了姜皮。用干布擦去泥，晒半干后，糟、盐拌之，入瓮。

糖醋瓜

用六月伏旋摘白生瓜，以五十斤为率，破作两片，去其练，切作寸许大、厚三分三刀块子。然后将箩盛，于水洗净。每十斤用盐五两，缸内盐之。约一个时，翻转，再过半时，沥起。摊在芦席上，猛日中晒，令半干。先切橘皮丝、姜丝，花椒皮、炒盐筛净。将好醋下锅煎沸，每十斤，用醋二十二两五钱，好砂糖十两，入盐醋内，倾于器中。候冷，将瓜干、姜、椒等入醋，拌匀。过宿翻转，又一宿再翻后收藏。只要泡洗器具干净，断水迹，向阴处收藏。

素麸[2]鲊

用好麸六七个，扯如小指大条子，称五斤，入汤内煮三四沸，捺在筲箕内，带热榨干。先焙莳萝、茴香共半合，碾碎，不可细了。拣花椒片小半合。赤曲米大半合，以汤泡软。披葱头须半碗。杏仁一合许，去皮尖，擂碎，用酒调荡。熬油二两于锅内，候熟住火，先倾杏仁入油沸过，次下麸及料物，用铁铲频翻三四转，尝其咸淡，逐渐笊于器中。将温赤曲旋渗入，捺实，以荷叶盖上，用竹片拴定，以石压之，三四个时辰可用。

又笋鲊方

春间取嫩笋，剥尽，去老头，切作四分大、一寸长块，上笼蒸熟，以布包裹，榨作极干，投于器中，下油用。制造与麸鲊同。

糟萝卜方

萝卜一斤，盐三两。以萝卜不要见水，揩净，带须半根，晒干。糟与盐拌过，次入萝卜，又拌过，入瓮。此方非暴吃者。

做蒜苗方

苗用些少盐腌一宿，晾干，汤焯过，又晾干。以甘草汤拌过，上甑蒸之，晒干，入瓮。

三和菜

淡醋一分，酒一分，水一分，盐、甘草，调和其味得所，煎滚下菜。姜丝、橘皮丝各少许，白芷一二小片，糁菜上。重汤顿，勿令开，至熟食之。

暴齑

菘菜嫩茎，汤焯半熟，扭干，切作碎段。少加油略炒过，入器内，加醋些少，停少顷，食之。

胡萝卜菜

取红细胡萝卜切片，同切芥菜，入醋，略腌片时，食之甚脆。仍用盐些少，大、

〔1〕社日：古时代春秋两次祭祀土神的日子，一般在立春、立秋后第五个戊日。

〔2〕麸：原误作“笋”，据目录改。

小茴香，姜，橘皮丝，同醋共拌，腌食。

胡萝卜鲊俗名红萝卜也

切作片子，滚汤略焯，控干，入少许葱花，大、小茴香，姜，橘皮丝，花椒末，红曲研烂，同盐拌匀，腌一时，食之。

又方：白萝卜、茭白生切，笋煮熟，三物俱同此法作鲊，可供。

晒淡笋干

鲜笋猫儿头，不拘多少，去皮，切片条，沸汤焯过，晒干收贮。用时，米泔水浸软，色白如银。盐汤焯，即腌笋〔1〕矣。

蒜菜〔2〕

用嫩白冬菜切寸段，每十斤用炒盐四两，每醋一碗，水二碗，浸菜于瓮内。

做瓜法

用坚硬生瓜，切开，去穰，揩干，不要犯水，切三角小块。以十斤为率，用盐半斤，放在大盆内浸一宿，明早以麻布袋之，用石压干。莳萝、茴香、花椒、橘皮、紫苏、生姜各五钱，俱切丝，和瓜拌匀。好砂糖十两，以醋三碗，碾糖极烂，以瓷器盛之。把在日中晒，频翻转，以汁尽为度。干则入瓶收贮。

淡茄干方

用大茄洗净，锅内煮过，不要见水，擘开，用石压干。趁日色晴，先把瓦晒热，摊茄子于瓦上，以干为度。藏至正二月内，和物匀食，其味如新茄之味。

十香咸豉方

生瓜并茄子相半，每十斤为率，用盐十二两。先将内四两，腌一宿，沥干。生姜丝半斤，活紫苏连梗切断半斤，甘草末半两，花椒拣去梗核碾碎二两，茴香一两，莳萝一两，砂仁二两，藿叶半两，如无亦罢。先五日，将大黄豆一升煮烂，用炒麸皮一升拌，罨做黄子〔3〕。待熟，过筛，去麸皮，止用豆豉。用酒一瓶，醋糟大半碗，与前物共和，打拌。泡干净瓮入之，捺实。用箬四五重盖之，竹片廿字扦定，再将纸箬扎瓮口，泥封，晒日中。至四十日取出，略晾干，入瓮收之。如晒，可二十日转过瓮，使日色周遍。

又造芥辣法

用芥菜子一合，入擂盆研细，用醋一小盏，以水和之。再用细绢挤出汁，置水缸凉处。临用时，再加酱油、醋调匀，其辣无比，其味极妙。

芝麻酱方

熟芝麻一斗，捣烂。用六月六日水煎滚，晾冷，用坛调匀，水淹一手指，封口。晒五七日后，开坛，将黑皮去后，加好酒酿糟三碗，好酱油三碗，好酒二碗，红曲末

---

〔1〕腌笋：《居家必用事类》“晒笋干法”作“咸笋”，为是。本书收入《居家必用事类》，请互参。

〔2〕蒜菜：如前“蒜瓜”“蒜梅”均以蒜入，而此方并未用蒜，不知为何以蒜名菜，或有误。

〔3〕黄子：即酱黄。按《居家必用事类》，乃用米、麦、面、麸、豆等发酵，上黄衣后，筛尽，晾干而成。

一升，炒绿豆一升，炒米一升，小茴香末一两，和匀。过二七日后用。

盘酱瓜茄法

黄子一斤，瓜一斤，盐四两。将瓜擦，原腌瓜水拌匀酱黄，每日盘二次，七七四十九日入坛。

干闭瓮菜

菜十斤，炒盐四十两，用缸腌菜，一皮[1]菜，一皮盐，腌三日。取起菜，入盆内揉一次，将另过一缸，盐卤收起听用。又过三日，又将菜取起，又揉一次，将菜另过一缸，留盐汁听用。如此九遍完，入瓮内，一层菜上，洒花椒、小茴香一层，又装菜，如此紧紧实实装好，将前留起菜卤，每坛浇三碗，泥起。过年可吃。

撒[2]拌和菜

将麻油入花椒，先时熬一二滚，收起。临用时，将油倒一碗，入酱油、醋、白糖些少，调和得法，安起。凡物用油拌的，即倒上些少，拌吃，绝妙。如拌白菜、豆芽、水芹，须将菜入滚水焯熟，入清水漂着。临用时，榨干，拌油方吃。菜色青翠不黑，又脆可口。

水豆豉法

将黄子十斤，好盐四十两，金华甜酒十碗。先日月滚汤二十碗，充调盐作卤，留冷淀清，听用。将黄子下缸，入酒，入盐水，晒四十九日完，方下：

大、小茴香各三两　草果五钱　官桂五钱　木香三钱　陈皮丝一两　花椒一两　干姜丝半斤　杏仁一斤

各料和入缸内，又晒又打三日，将坛装起。隔年吃方好，蘸肉吃更妙。

倒纛[3]菜

每菜一百斤，用盐五十两腌了，入坛装实。用盐卤调毛灰如干面糊，口上摊过，封好，不必草塞。

辣芥菜清烧

用芥菜，不要落水，晾干，软了，用滚汤一焯就起，笊篱捞在筛子内晾冷。将焯菜汤晾冷。将筛子内菜用松盐些少撒拌，入瓶后，加晾冷菜卤浇上，包好，安顿冷地上。

蒸干菜

将大棵好菜择洗干净，入沸汤内焯五六分熟，晒干。用盐、酱、莳萝、花椒、砂糖、橘皮同煮极熟，又晒干。并蒸片时，以瓷器收贮。用时，着香油揉，微用醋，饭上蒸食。

鹌鹑茄

拣嫩茄切作细缕，沸汤焯过，控干。用盐、酱、花椒、莳萝、茴香、甘草、陈

---

〔1〕皮：即一薄层。

〔2〕撒：原作“撤”，当为形误，据文义改。

〔3〕纛：音 dào，古代用羽毛或牦牛尾做装饰的舞具或旗帜，此用作形容整棵未切的腌菜。

皮、杏仁、红豆研细末，拌匀，晒干，蒸过收之。用时，以滚汤泡软，蘸香油炸之。

食香瓜茄

不拘多少，切作棋子，每斤用盐八钱，食香[1]同瓜拌匀，于缸内腌一二日，取出，控干。日晒，晚复入卤水内，次日又取出晒。凡经三次，勿令太干，装入坛内用。

糟瓜茄

瓜茄等物，每五斤，盐十两，和糟拌匀。用铜钱五十文，逐层铺上，经十日取钱，不用别换糟，入瓶。收久翠色如新。

茭白鲊

鲜茭切作片子，焯过，控干。以细葱丝、莳萝、茴香、花椒、红曲研烂，并盐拌匀，同腌一时食。藕梢鲊同此造法。

糖醋茄

取新嫩茄切三角块，沸汤漉过，布包榨干，盐腌一宿，晒干。用姜丝、紫苏拌匀，煎滚糖、醋泼浸，收入瓷器内。瓜同此法。

糟姜

社[2]前取嫩姜，不拘多少，去芦擦净。用酒和糟、盐拌匀，入瓷坛中，上加砂糖一块，箬叶扎口，泥封。七日可食。

腌盐菜

白菜削去根及黄老叶，洗净，控干。每菜十斤，用盐十两，甘草数茎，以净瓮盛之，将盐撒入菜丫内，摆于瓮中，入莳萝少许，以手按实。至半瓮，再入甘草数茎。候满瓮，用砖石压定。腌三日后，将菜倒过，扭去卤水，于干净器内另放。忌生水，却将卤水浇菜内。候七日，依前法再倒，用新汲水淹浸，仍用砖石压之。其菜味美香脆。若至春间食不尽者，于沸汤内焯过，晒干收之。夏间，将菜温水浸过，压干，入香油拌匀，以瓷碗盛，于饭上蒸过食之。

蒜冬瓜

拣大者去皮穰，切如一指阔。以白矾、石灰煎汤焯过，漉出，控干。每斤用盐二两，蒜瓣三两，捣碎，同冬瓜装入瓷器，添以熬过好醋浸之。

腌盐韭法

霜前拣肥韭无黄梢者，择净，洗，控干。于瓷盆内铺韭一层，糁盐一层，候盐、韭匀铺尽为度。腌一二宿，翻数次，装入瓷器内，用原卤，加香油少许尤妙。或就韭内腌小黄瓜、小茄儿，别用盐腌去水，韭内拌匀，收贮。

造榖菜法

用春不老菜薹，去叶，洗净，切碎如钱眼子大，晒干水气，勿令太干。以姜丝炒

---

〔1〕食香：据《居家必用事类》食香瓜儿、食香茄儿、食香萝卜，切块盐腌之外，均加姜丝、橘皮丝、紫苏、莳萝、茴香等。此未提具体名目，只言“食香”，当指以上各食用香品。

〔2〕社：即指社日，见前注。

黄豆瓣，每菜一斤，用盐一两。入食香相停，揉回卤性，装入罐内，候熟随用。

黄芽菜

将白菜割去梗叶，只留菜心，离地二寸许。以粪土壅平，用大缸覆之，缸外以土密壅，勿令透气。半月后取食，其味最佳。黄芽韭、姜芽、萝卜芽、川芎芽，其法亦同。

酒豆豉方

黄子一斗五升，筛去面令净，茄五斤，瓜十二斤，姜斤十四两，橘丝随放，小茴香一升，炒盐四斤六两，青椒一斤，一处拌入瓮中，捺实。倾金花酒或酒酿，淹〔1〕过各物两寸许，纸箬扎缚，泥封。露四十九日，坛上写“东”“西”字记号，轮晒。日满，倾大盆内，晒干为度，以黄草布罩盖。

红盐豆

先将盐霜梅一个，安在锅底下，淘净大粒青豆盖梅。又在豆中作一窝，下盐在内。用苏木煎水，入白矾些少，沿锅四边浇下，平豆为度。用火烧干，豆熟，盐又不泛而红。

五美姜

嫩姜一斤，切片。用白梅半斤，打碎，去仁，入炒盐二两拌匀，晒三日。次入甘松一钱，甘草五钱，檀香末二钱，又拌，晒三日，收用。

腌芥菜

每菜十斤，用盐八两为则。

十月内采鲜嫩芥菜，切碎，汤焯，带水捞于盆内。与生莴苣、熟麻油、芥花、芝麻、盐，拌匀，实于瓮内。三五日吃，至春不变。

食香萝卜

每萝卜十斤，用盐八两腌之。

切作骰子大，盐腌一宿，日中晒干。切姜、橘丝，大、小茴香，拌匀，煎滚热〔2〕醋浇上。用瓷瓶〔3〕盆盛，日中晒干收贮。

糟萝卜、茭白、笋、菜、瓜、茄等物

用石灰、白矾煎汤，冷定，将前物浸一伏时。将酒滚热，泡糟，入盐，又入铜钱一二文。量糟多少加入，腌十日取起。另换好糟，入盐、酒拌，入坛内收贮，箬扎泥封。

五辣醋方

酱一匙，醋一钱，白糖一盏，花椒五七粒，胡椒一二粒，生姜一分，或加大蒜一二蒲〔4〕，更妙。

---

〔1〕淹：原作“腌”，据文义改。

〔2〕热：原作“熟”，据《居家必用事类》“食香萝卜”此句云“煎滚常醋泼用”，故知当是热泼，据改。

〔3〕瓶：此字疑衍。

〔4〕蒲：此为量词，浙江方言，“一二蒲”即“一二头”。

野蔌类九十一种[1]

余所选者，与王西楼远甚，皆人所知可食者，方敢录存，非王所择，有所为而然也。

黄香萱

夏时采花洗净，用汤焯，拌料可食。入燋素品，如豆腐之类极佳。凡欲食此野菜品者，须要采洗洁净，仍看叶背心科小虫，不令误食。先办料头，每醋一大酒盅，入甘草末三分、白糖霜一钱、麻油半盏和，起作拌菜料头。或加捣姜些少，又是一制。凡花菜采来，洗净，滚汤焯起，速入水漂一时，然后取起榨干，拌料供食。其色青翠，不变如生，且又脆嫩不烂，更多风味。家菜亦如此法。他若炙煿作齑，不在此制。

甘菊苗

甘菊花春夏旺苗，嫩头采来，汤焯，如前法食之。以甘草水和山药粉，拖苗油炸，其香美佳甚。

枸杞头

枸杞子嫩叶及苗头，采取，如上食法。可用以煮粥，更妙。四时，惟冬食子。

菱科

夏秋采之，去叶根，惟留梗上圆科，如上法。熟食亦佳，糟食更美，野菜中第一品也。

莼菜

四月采之，滚水一焯，落水漂用。以姜、醋食之亦可，作肉羹亦可。

野苋菜

夏采，熟食，拌料、炒食俱可，比家苋更美。

野白荠

四时采嫩者，生、熟可食。

野萝卜

菜似萝卜，可采根苗熟食。

蒌蒿

春初，采心苗，入茶最香；叶可熟食。夏秋，茎可作齑。

黄连头

即药中黄连。采头，盐腌，晒干，入茶最佳，或以熟食亦美。

水芹菜

春月采取，滚水焯过，姜、醋、麻油拌食，香甚。或汤内加盐，焯过晒干；或就

[1] 九十一种：原脱，而原目录所载为“一百种”，据正文中野蔌类处方实数改。

入茶供亦妙。

茉莉叶

茉莉花嫩叶，采，洗净，同豆腐熝食，绝品。

鹅脚花

采单瓣者可食，千瓣者伤人。汤焯，加盐拌料，亦可熝食，如入瓜齑炒食俱可。春时食苗。

栀子花一名薝葡

采花洗净，水漂去腥，用面入糖、盐作糊，花拖，油煠食。

金豆儿即决明子

采豆，汤焯，可供茶料，香美甘口。

金雀花

春初采花，盐汤焯，可充茶料、拌料，亦可供馔。

紫花儿

花、叶皆可食。

香春〔1〕**芽**

采头芽，汤焯，少加盐，晒干，可留年余，以芝麻拌供。新者可入茶，最宜炒面筋食，佳。熝豆腐素菜，无一不可。

蓬蒿

采嫩头，二三月中方盛，取来洗净，加盐少腌，和粉作饼，油炸，香美可食。

灰苋菜

采成棵〔2〕，熟食、煎炒俱可，比家苋更美。

桑菌、柳菌

俱可食，采，以同素品熝食。

鹅肠草粗者是

采，可焯熟，拌料食之。

鸡肠草

同上食。

绵絮头

色白，生田埂上，采，洗净，捣如绵，同粉面作饼食。

荞麦叶

八九月采初出嫩叶，熟食。

---

〔1〕香春：即香椿。

〔2〕棵：原作“科”，通“棵”。

西洋太紫

七八月采叶，熝豆腐，妙品。

蘑菇

采取晒干，生食、作羹，美不可言，素食中之佳品也。

竹菇

此更鲜美，熟食无不可者。

金莲花

夏采叶、梗，浮水面。汤焯，姜、醋、油拌食之。

天茄儿

盐焯，供茶；姜、醋拌，供馔。

看麦娘

随麦生垅上，春采，熟食。

狗脚迹

生霜降时，叶如狗脚，采以熟食。

斜蒿

三四月生，小者全棵可用，大者摘嫩头，汤中焯过，晒干。食时，再用汤泡，料拌食之。

眼子菜

六七月采，生水泽中，青叶紫背，茎柔滑细，长数尺。采以汤焯，熟食。

地踏叶

一名地耳，春夏中生雨中，雨后采，用姜、醋熟食。日出即没而干枝。

窝螺荠

正二月采之，熟食。

马齿苋

初夏采，沸汤焯过，晒干，冬用旋食。

马兰头

二三月丛生，熟食，又可作齑。

茵陈蒿即青蒿儿

春时采之，和面，作饼炊食。

雁儿肠

二月生，如豆芽菜，熟食，生亦可食。

野茭白菜

初夏生水泽旁，即茭芽儿也，熟食。

倒灌荠

采之，熟食，亦可作齑。

苦麻薹

三月采，用叶，捣，和面，作饼食之。

黄花儿

正二月采，熟食。

野荸荠

四时采，生、熟可食。

野绿豆

叶茎似绿豆而小，生野田，多藤蔓，生、熟皆可食。

油灼灼

生水边，叶光泽，生、熟皆可食。又可腌作干菜，蒸食。

板荠荠

正二月采之，炊食。三四月不可食矣。

碎米荠

三月采，止可作齑。

天藕儿

根如藕而小，炊熟，作藕菜，拌料食之。叶不可食。

蚕豆苗

二月采为茹，麻油炒，下盐、酱煮之，少加姜、葱。

苍耳菜

采嫩叶，洗，焯，以姜、盐、苦酒拌食，去风湿。子可杂米粉为糗。

芙蓉花

采花，去心蒂，滚汤泡一二次，同豆腐，少加胡椒，红白可爱。

葵菜

比蜀葵丛短而叶大，性温。

采叶，与作菜羹同法食。

丹桂花

采花，洒以甘草水，和米舂粉作糕，清香满颊。

莴苣菜

采梗，去叶、去皮，寸切，以滚汤泡之，加姜、油、糖、醋拌之。

牛蒡子

十月采根，洗净，煮，毋太甚，取起，捶碎，扁压干。以盐、酱、萝、姜、椒、熟油诸料拌，浸一二日，收起，焙干，如肉脯味。

槐角叶

采嫩叶细净者，捣为汁，和面作淘[1]，以醯、酱为熟齑食。

〔1〕淘：指一种过水后以齑汁拌食的面条类食物，热吃称为“温淘”，凉吃称为“冷淘”。

椿树根

秋前采根，捣筛，和面作小面块，清水煮服。

百合根

采根瓣，晒干，和面作汤饼，蒸食，甚益气血。

瓜蒌根

深掘大根，削皮至白，寸切，水浸，一日一换。至五七日后收起，捣为浆末。以绢滤其细浆粉，候干为粉，和粳米为粥，加以乳酪，食之甚补。

雕菰米

雕菰，即今胡穄也。曝干，砻洗造饭，香不可言。

锦带花

采花作羹，柔脆可食。

菖蒲

石菖蒲、白术，煮，为末，每一斤用山药三斤，炼蜜水和入面内，作饼蒸食。

李子

取大李子，剜去核，用白梅、甘草泡滚汤，焯之，以白糖和松子、榄仁，研末填入，甑上蒸熟食之。

山芋头

采芋为片，用榧子煮过去苦，杏仁为末，少加酱水或盐，和面，将芋片拖，煎食之。

东风荠即荠菜也

采荠一二斤，洗净，入淘米三合，水三升，生姜一芽头，捶碎，同入釜中，和匀，上浇麻油一蚬壳，再不可动，以火煮之。动则生油气也。不着一些盐、醋。若知此味，海陆八珍皆可厌也。

玉簪花

采半开蕊，分作二片，或四片，拖面，煎食。若少加盐、白糖，入面调匀拖之，味甚香美。

栀子花又一法再录

采半开花，矾水焯过，入细葱丝，大、小茴香，花椒，红曲，黄米饭研烂，同盐拌匀，腌压半日食之。用矾焯过，用蜜煎之，其味亦美。

木菌

用朽桑木、樟木、楠木，截成一尺长段，腊月扫烂叶，择肥阴地，和木埋于深畦，如种菜法。春月，用米泔水浇灌，不时菌出，逐日灌以三次，即大如拳。采，同素菜炒食、作脯俱美。木上生者，且不伤人。

藤花

采花洗净，盐汤洒，拌匀，入甑蒸熟，晒干。可作食馅子，美甚。荤用亦佳。

江荠

生腊月，生熟皆可食。花时勿食，但可作齑。

商陆

采苗茎，洗净，蒸熟食，加盐料。紫色者味佳。

牛膝

采苗如剪韭法，可食。

湖藕

采，生者截作寸块，汤焯，盐腌去水。葱油少许，姜，橘丝，大、小茴香，黄米饭研烂，细拌，荷叶包压，隔宿食之。

防风

采苗，可作菜食，汤焯，料拌，极去风。

芭蕉

蕉有二种，根粘者为糯蕉，可食。取根，切作手大片子，灰汁煮令熟，去灰汁。又以清水煮，易以二次，令灰味尽。取，压干，以盐，酱，大、小茴香，花、胡椒，干姜，熟油，研拌蕉根，入缸钵中，腌一二日。取出，少焙，略敲令软，食之全似肥肉。

水菜

状似白菜，七八月间生田头、水岸，丛聚，色青。汤焯，酱煮，可食。

莲房

取嫩，去皮、子并蒂，入灰煮，又以清水煮去灰味，同蕉脯法。焙干，石压令扁，作片食之。

苦益菜即胡麻

取嫩叶作羹，大甘脆滑。

松花蕊

采，去赤皮，取嫩白者，蜜渍之，略烧令蜜熟，勿太熟，极香脆美。

白芷

采嫩根，蜜渍、糟藏，皆可食。

防风芽

采嫩芽如胭脂色者，如常菜，料拌食之。

天门冬芽

川芎芽、水藻芽、牛膝芽、菊花芽、荇菜芽，同上拌料熟食。

水苔

春初采嫩者，淘择令极净，更要去沙石、虫子，以石压干，入盐、油、花椒，切韭芽同拌，入瓶，再加醋、姜，食之甚美。又可油炒，加盐、酱亦善。

蒲芦芽

采嫩芽，切断，以汤焯，布裹压干，加料如前，作鲊妙甚。

凤仙花梗

采梗肥大者，去皮，削令干净，早入糟，午间食之。

红花子

采子，淘去浮者，碓内捣碎，入汤泡汁。更捣，更煎汁，锅内沸，入醋点住，绢挹之。似肥肉，入素供极精。

金雀花

春初开，形状金雀，朵朵可摘。用汤焯，作茶供。或以糖霜、油、醋拌之，可作菜，甚清。

寒豆芽

用寒豆淘净，将蒲包趁湿包裹，春冬置炕旁近火处，夏秋不必，日以水喷之。芽出，去壳，洗净，汤焯，入茶供。芽长作菜食。

黄豆芽

大黄豆如上法。待其出芽些少许，取起，淘去壳，洗净，煮熟，加以香荩、橙丝、木耳、佛手、柑丝拌匀，多着麻油、糖霜，入醋拌供，美甚。

酝造类二十五种[1]

酒　类[2]

此皆山人家养生之酒，非甜即药，与常品迥异，豪饮者勿共语也。

桃源酒

白曲二十两，剉如枣核，水一斗浸之，待发。糯米一斗，淘极净，炊作烂饭，摊冷。以四时消息气候，投放曲汁中，搅如稠粥。候发，即更投二斗米饭，尝之或不似酒，勿怪。候发，又二斗米饭，其酒即成矣。如天气稍暖，熟后三五日，瓮头有澄清者，先取饮之，纵令酣酌，亦无伤也。此本武陵桃源中得之，后被《齐民要术》中采缀编录，皆失其妙，此独真本也。今商议以空水浸米尤妙。每造，一斗水煮取一升，澄清汁浸曲，俟发。经一日，炊饭，候冷，即出瓮中，以曲麦和，还入瓮中。每投皆如此。其第三第五，皆待酒发后，经一日投之。五投毕，待发定讫一二日，可压，即大半化为酒。如味硬，即每一斗蒸三升糯米，取大麦糵曲一大匙，白曲末一大分，熟搅和，盛葛布袋中，纳入酒甏[3]，候甘美，即去其袋。然造酒，北方地寒，即如人气[4]投之；南方地暖，即须至冷为佳也。

〔1〕二十五种：原脱，而原目录所载为“二十八种”，据正文中酒曲类处方实数补，同时修改目录。

〔2〕酒类：原脱，据目录补。

〔3〕甏：音 bèng，即瓮。

〔4〕如人气：指与人体温相仿的温度。

香雪酒

用糯米一石，先取九斗，淘淋极清，无浑脚为度。以桶量米准作数，米与水对充，水宜多一斗，以补米足，浸于缸内。后用一斗米，如前淘淋，炊饭，埋米上。草盖覆缸口二十余日。候浮，先沥饭壳。次沥起米，控干，炊饭，乘热，用原浸米水澄去水脚，白曲作小块二十斤，拌匀。米[1]壳蒸熟，放缸底。如天气热，略出火气。打拌匀后，盖缸口。一周时[2]打头耙[3]，打后不用盖。半周时，打第二耙。如天气热，须再打出热气。三耙打绝，仍盖缸口。候熟，如用常法。大抵米要精白，淘淋要清净，耙要打得热[4]气透，则不致败耳。

碧香酒

糯米一斗，淘淋清净，内将九升浸瓮内。一升炊饭，拌白曲末四两，用篘[5]埋所浸米内。候饭浮，捞起。蒸九升米饭，拌白曲末十六两。先将净饭置瓮底，次以浸米饭置瓮内，以原淘米浆水十斤或二十斤，以纸四五重密封瓮口。春数日，如天寒，一月熟。

腊酒

用糯米二石，水与酵二百斤足称，白曲四十斤足称，酸饭二斗，或用米二斗起酵，其味浓而辣。正腊中造煮时，大眼篮二个，轮置酒瓶在汤内，与汤齐滚，取出。

建昌红酒

用好糯米一石，淘净，倾缸内，中留一窝，内倾下水一石二斗。另取糯米二斗煮饭，摊冷，作一团放窝内，盖讫。待二十余日，饭浮，浆酸，漉去浮饭，沥干浸米。先将米五斗淘净，铺于甑底，将湿米次第上去，米熟，略摊，气绝，翻在缸内中盖下。取浸米浆八斗、花椒一两，煎沸出锅，待冷。用白曲三斤，捶细，好酵母三碗，饭多少如常酒放酵法，不要厚了。天道极冷放暖处，用草围一宿。明日早，将饭分作五处，每放小缸中。用红曲一升，白曲半升取酵，亦作五分，每分和前曲饭同拌匀，踏在缸内。将余在熟[6]尽放面上，盖定。候二日，打扒。如面厚，三五日打一遍。打后，面浮涨足，再打一遍，仍盖下。十一月，二十日熟；十二月，一月熟；正月，二十日熟。余月不宜造。榨取澄清，并入白檀少许，包裹泥定。头糟用熟水随意副入，多二宿，便可榨。

五香烧酒

每料糯米五斗，细曲十五斤，白烧酒三大坛，檀香、木香、乳香、川芎、没药各一两五钱，丁香五钱，人参四两，各为末。白糖霜十五斤，胡桃肉二百个，红枣三升，去核。先将米蒸熟，晾冷，照常下酒法，则要落在瓮口缸内，好封口。待发微

---

〔1〕米：当为“饭”之误。以前按次沥起的是“饭壳”与“米”。米已蒸饭拌曲，此当为饭壳再蒸放缸底。

〔2〕一周时：指12个时辰，即24小时。

〔3〕打头耙：指第一次用竹耙翻扒。此后“二耙”“三耙”即第二、三次翻扒。

〔4〕热：原作“熟”，据上文“打出热气”改。

〔5〕篘：一种竹制的滤酒器。

〔6〕熟：此后疑有脱字。

热，入糖并烧酒、香料、桃、枣等物在内，将缸口厚封，不令出气。每七日开打一次，仍封。至七七日上，榨如常。服一二杯，以腌物压之，有春风和煦之妙。

山芋酒

用山药一斤，酥油三两，莲肉三两，冰片半分，同研，如弹[1]。每酒一壶，投药一二丸，热服有益。

葡萄酒

法用葡萄子取汁一斗，用曲四两，搅匀，入瓮中，封口，自然成酒，更有异香。

又一法：用蜜三斤，水一斗，同煎，入瓶内。候温，入曲末二两，白酵二两，湿纸封口，放净处。春秋五日，夏三日，冬七日，自然成酒，且佳。行功导引之时，饮一二杯，百脉流畅，气运无滞，助道所当不废。

黄精酒

用黄精四斤，天门冬去心三斤，松针六斤，白术四斤，枸杞五斤，俱生用。纳釜中，以水三石煮之一日，去渣，以清汁浸曲，如家酝法。酒熟，取清，任意食之。主除百病，延年，变须发，生齿牙，功妙无量。

白术酒

白术二十五斤，切片，以东流水二石五斗，浸缸中二十日，去滓，倾汁大盆中，夜露天井中五夜，汁变成血，取以浸曲作酒，取清服，除病延年，变发坚齿，面有光泽，久服延年。

地黄酒

用肥大地黄切一大斗，捣碎，糯米五升作饭，曲一大升，三物于盆中揉熟，相匀，倾入瓮中，泥封。春夏二十一日，秋冬须二十五日。满日开看，上有一盏绿液，是其精华，先取饮之。余以生布绞汁如饴，收贮。味极甘美，功效同前。

菖蒲酒

取九节菖蒲生捣，绞汁五斗，糯米五斗，炊饭，细曲五斤，相拌令匀，入瓷坛，密盖。二十一日即开。温服，日三服之。通血脉，滋荣卫，治风痹，骨立痿黄，医不能治。服一剂，百日后，颜色光彩，足力倍常，耳目聪明，发白变黑，齿落更生，夜有光明，延年益寿，功不尽述。

羊羔酒

糯米一石，如常法浸浆。肥羊肉七斤，曲十四两。杏仁一斤，煮去苦水，又同羊肉多汤煮烂。留汁七斗，拌前米饭，加木香一两同酝，不得犯水。十日可吃，味极甘滑。

天门冬酒

醇酒一斗，用六月六日曲米一升，好糯米五升作饭[2]，天门冬煎五升。米须淘讫

---

〔1〕如弹：为“和丸如弹”的省文，即做成弹子大小的药丸。

〔2〕饭：原作“饮”，据文义改。

晒干，取天门冬汁浸。先将酒浸曲，如常法候熟，炊饭适寒温，用煎汁和饭，令相入投之。春夏七日，勤看勿令热，秋冬十日熟。东坡诗云“天门冬熟新年喜，曲米春香并舍闻”是也。

松花酒

三月取松花如鼠尾者，细剉一升，用绢袋盛之。造白酒熟时，投袋于酒中心井内，浸三日，取出。漉酒饮之，其味清香甘美。

菊花酒

十月采甘菊花，去蒂，只取花二斤，择净，入醅内搅匀，次早榨，则味香清冽。凡一切有香之花，如桂花、兰花、蔷薇，皆可仿此为之。

五加皮三骰酒

法用五加根茎、牛膝、丹参、枸杞根、金银花、松节、枳壳枝叶，各用一大斗，以水三大石，于大釜中煮取六大斗，去滓，澄清水，准凡水数浸曲。即用米五大斗炊饭，取生地黄一斗，捣如泥，拌下。二次用米五斗炊饭，取牛蒡子根，细切二斗，捣如泥，拌饭下。三次用米二斗炊饭，大萆麻子一斗，熬捣令细，拌饭下之。候稍冷热，一依常法。酒味好，即去糟饮之。酒冷不发，加以曲末投之。味苦薄，再炊米二斗投之。若饭干不发，取诸药物煎汁热投。候熟去糟，时常饮之多少，常令有酒气。男女可服，亦无所忌。服之去风劳冷气，身中积滞宿疾，令人肥健，行如奔马，巧妙更多。

曲　类

造酒美恶，全在曲精水洁。故曲为要药。若曲失其妙，酒何取焉？故录曲之妙方于后。

白曲

白面一担，糯米粉一斗，水拌，令干湿调匀，筛子格过，踏成饼子，纸包，挂当风处，五十日取下，日晒夜露。每米一斗，下曲十两。

内府秘传曲方

白面一百斤，黄米四斗，绿豆三斗。先将豆磨，去壳。将壳簸出，水浸，放置一处听用。次将黄米磨末，入面，并豆末和作一处。将收起豆壳浸水，倾入米、面、豆末内，和起。如干，再加浸豆壳水，以可捻成块为准。踏作方曲，以实为佳，以粗桌[1]晒六十日，三伏内做方好。造酒，每石入曲七斤，不可多放，其酒清冽。

莲花曲

莲花三斤，白面一百五十两，绿豆三斗，糯米三斗，俱磨为末，川椒八两，如常造踏。

〔1〕桌：原作“卓”，通“桌”。

金茎露曲

面十五斤，绿豆三斗，糯米三斗，为末，踏。

襄陵曲

面一百五十斤，糯米三斗磨末，蜜五斤，川椒八两。

红白酒药

用草果五个，青皮、官桂、砂仁、良姜、茱萸、光乌各二斤，陈皮、黄柏、香附子、苍术、干姜、甘菊花、杏仁各一斤，姜黄、薄荷各半斤。每药料共称一斤，配糯米粉一斗，辣蓼二斤或五斤，水姜二斤捣汁，和滑石末一斤四两，如常法盦之。上料更加荜拨、丁香、细辛、三赖、益智、丁皮、砂仁各四两。

东阳酒曲〔1〕

白面一百斤，桃仁三斤，杏仁三斤，草乌一斤，乌头三斤去皮可减去其半，绿豆五升煮气〔2〕，木香四两，官桂八两，辣蓼十斤水浸七日。沥母藤十斤，苍耳草十斤二桑叶包，同蓼草三味，入锅煎煮绿豆。每石米内，放曲十斤，多则不妙。

蓼曲

用糯米不拘多少，以蓼捣汁，浸一宿，漉出，以面拌匀。少顷，筛出浮面，用厚纸袋盛之，挂通风处。夏月制之，两月后可用。以之造酒，极醇美可佳。

---

〔1〕东阳酒曲：此曲之制行文颇多不通。《居家必事事类》亦载“东阳酒曲方”，行文通畅，与此颇多不同，当是高氏引用时有传抄之误。本书收入《居家必用事类·饮食》，请互参。

〔2〕气：疑当作“熟”字。

遵生八笺卷之十三

古杭　高濂　深甫氏　编次
景陵　钟惺　伯敬父　较阅

饮馔服食笺下卷

甜食类[1]五十九种[2]

起糖卤法

凡做甜食，先起糖卤，此内府秘方也。

白糖十斤或多少任意，今以十斤为率，用行灶安大锅，先用凉水二杓半，若杓小糖多，斟酌加水在锅内，用木杷[3]搅碎。微火一滚，用牛乳另调水二杓点之。如无牛乳，鸡子清调水亦可。但滚起即点，却抽柴息火，盖锅焖一顿饭时。揭开锅，将灶内一边烧火，待一边滚，但滚即点。数滚如此点之，糖内泥泡沫滚在一边，将漏杓捞出泥泡，锅边滚的沫子又恐焦了，将刷儿蘸前调的水搌刷。第二次再滚的泥泡聚在一边，将漏杓捞出。第三次用紧火，将白水点滚处，沫子、牛乳滚在一边聚。一顿饭时，沫子捞得干净，黑沫去尽，白花见方好，用净绵布滤过入瓶。凡家伙俱要洁净，怕油腻不洁。故凡做甜食，若用黑砂糖，先须不拘多少，入锅煎大滚，用细夏布滤过，方好作用。白糖霜预先晒干方可。

炒面方

白面要重罗三次，将入大锅内，以木杷炒得大熟，上桌，轱轳槌[4]碾细，再罗一次，方好作甜食。凡用酥油，须要新鲜。如陈了，不堪用矣。

松子饼方

松子饼计一料：酥油六两，白糖卤六两，白面一斤。先将酥油化开，温入瓦盒内，倾入糖卤，擦匀。次将白面和之，揉擦匀净，置桌上擀平，用铜圈印成饼子，上

〔1〕甜食类：此节之下，起码有7个方子不属甜食。

〔2〕五十九种：原脱，而原目录所载为“五十八种”，据正文中甜食类处方实数改。

〔3〕杷：原作“爬”，通“耙”，下同。

〔4〕轱轳槌：轱，原作“古”，通“轱”。轱轳槌，一种形似车轱轳的擀面用具。

栽松仁，入拖盘，熯[1]燥用。

面和油法

不拘斤两，用小锅，糖卤用二杓。随意多少酥油，下小锅煎过，细布滤净，用生面随手下，不稀不稠，用小耙儿炒至面熟方好。先将糖卤熬得有丝，棍蘸起视之，可斟酌倾入油面，锅内打匀，掇起锅，乘热拨在案上，擀[2]开，切象眼块。

松子海啰噼方 核桃仁、瓜仁同用

糖卤入小锅，熬一顿饭时，搅冷，随手下炒面，后下剀碎松子仁，搅匀。案上抹酥油，拨在案上，擀开，切象眼块子。凡切块，要乘温切。若冷，硬难切，恐碎。

白闰方

糖卤少加酥油同熬，炒面随手下，搅匀。上案，擀开，切象眼块子。若用铜圈印之，即为甘露饼。

雪花酥方

油下小锅化开，滤过。将炒面随手下，搅匀，不稀不稠，掇锅离火。洒白糖末下在炒面内，搅匀，和成一处。上案擀开，切象眼块。

芰什麻方

糖卤下小锅，熬至有丝。先将芝麻去皮晒干，或微炒干，研成末。随手下在糖内，搅匀，和成一处，不稀不稠。案上先洒芝麻末，使不粘[3]，乘热拨在案面上，仍着芝麻末使不粘。轱轳捶擀开，切象眼块。

黄闰方

家常亦同。黑砂糖滤过，同糖卤一处熬，蜂蜜少许。熬成，晾冷，随手下炒面。案上仍着酥油，擀开，切象眼块。

薄荷切方

薄荷晒干，碾成细末。将糖卤下小锅，熬至有丝。先下炒面少许，后下薄荷末，和成一处。案上先洒薄荷末，乘热上案，面上仍用薄荷末，擀开，切象眼块。

一[4]窝丝方

用细石板上一片抹熟香油，又用炒面罗净，预备。

糖卤下锅，熬成老丝，倾在石板上。用切刀二把，转遭掠起，待冷将稠，用手揉拔扯长，双摺一处，越拔越白。若冷硬，于火上烘之。拔至数十次，转成双圈上案。却用炒面放上，二人对扯顺转，将炒面随手倾上。扯拔数十次，成细丝，却用刀切断分开，绾[5]成小窝。其拔糖上案时，转折成圈，扯开又转折成圈，如此数十遭，即成细丝。

〔1〕熯：音 hàn，烧烤，干燥。
〔2〕擀：原作“捍”，据文义改。下同。
〔3〕粘：原作“沾”，据文义改。下同。
〔4〕一：原脱，据目录加。
〔5〕绾：音 wǎn，旋转绕圈。

酥儿印方

用生面搀豆粉同和，用手擀成条，如箸头大，切二分长，逐个用小梳掠印齿花，收起。用酥油，锅内煤熟。漏杓捞起来，热洒[1]白砂糖细末，拌之。

荞麦花方

先将荞麦炒成花。量多少，将糖卤加蜂蜜少许，一同下锅，不要动，熬至有丝，略大些。却将荞麦花随手下在锅内，搅匀，不要稀了。案上铺荞麦花，使不粘。将锅内糖花拨在案上，擀开，切象眼块。

羊髓方

用羊乳子或牛乳子半瓶，搀水半盅，入白面三撮，滤过，下锅，微微火熬之。待滚，随手下白砂糖，或糖霜亦可。然后用紧火，将木耙打一会，看得熟了，再滤过入壶，倾在碗内入供。

黑闰方

黑砂糖熬过，滤净，与糖卤对半相搀，下锅，熬一顿饭时。将酥油半瓯在内共熬一回，用炒面，随手加花椒末少许，和成一块。上案，擀开，切象眼块。

洒孛你方

用熬么古料[2]熬成，不用核桃。舀上案，摊开，用江米末围定，铜圈印之，即是洒孛你。切象眼者，即名白糖块。

椒盐饼方

白面二斤，香油半斤，盐半两，好椒皮一两，茴香半两，三分为率。以一分，纯用油、椒、盐、茴香，和面为穰，更入芝麻粗屑尤好。每一饼夹穰一块，捏薄入炉。

又法：用汤与油对半，内用糖与芝麻屑并油为穰。

酥饼方

酥油四两，蜜一两，白面一斤，搜成剂，入印作饼，上炉。或用猪油亦可，蜜二两尤妙。

风消饼方

用糯米二升，捣极细为粉，作四分。一分作粰，一分和水作饼，煮熟。和见在二分粉。一小盏蜜，半盏正发酒醅，两块白饧，同炖溶开，与粉、饼擀作春饼样薄皮，破不妨，熬盘上熯过，勿令焦，挂当风处。遇用，量多少入猪油中煤之，煤时用箸拨动。另用白糖、炒面拌和得所，生麻布擦细，糁饼上。

又一方：只用细熟粉少许同煮，擀扯，摊于筛上，晒至十分干。凡粉一斗，用芋末十二两。此法简妙。

---

〔1〕洒：原误作“酒”，据文义改。

〔2〕熬么古料：存疑。可能为一种其他民族的食品译音，全书他处未见此料。或有改为“熬蘑菇料”者，全书也未见，仍不知何意。故保留原字，存疑，待有识者辨之。

肉油饼方[1]

白面一斤，熟油一两，羊、猪脂各一两，切如小豆大。酒二盏，与面搜和，分作十剂，擀开，裹精肉，入炉内熯熟。

素油饼方

白面一斤，真麻油一两，搜和成剂，随意加砂糖馅，印脱花样，炉内炕[2]熟。

雪花饼方

用十分头罗雪白面，蒸熟十分白色。凡用面一斤，猪油六两，香油半斤。将猪脂切作骰子块，和少水，锅内熬烊，莫待油尽，见黄焦色，逐渐笊出。未尽再熬，再笊。如此则油白，和面为饼。鏊盘底上[3]，略放草柴灰，面铺纸一层，放饼在上熯。

芋饼方

生芋艿[4]捣碎，和糯米粉为饼，油煎。或夹糖豆砂在内亦可，或用椒、盐、糖拌核桃、橙丝，俱可。

韭饼方

带膘猪肉作臊子，油炒半熟。韭生用，切细，羊脂剁碎，花椒、砂仁、酱拌匀。擀薄饼两个，夹馅子熯之。荠菜饼[5]同法。

白酥烧饼方

面一斤[6]，油二两。好酒醅作酵，候十分发起即用，揉令[7]十分似芝麻糖者。如前法，每面一斤，糖二两，可做十六个，熯。

黄精饼方

用黄精蒸熟者，去衣[8]、须，和炒熟黄豆，去壳，捣为末，加白糖卤揉为团，作饼食，甚清。

卷煎饼方

饼与薄饼同。馅用猪肉二斤，猪脂一斤，或鸡肉亦可，大概如馒头馅，须多用葱白，或笋干之类。装在饼内，卷作一条，两头以面糊粘住，浮油煎令红焦色，或只熯熟，五辣醋供。素馅同法。

糖榧方

白面入酵，待发，滚汤搜成剂，切作榧子样。下十分滚油煤过，取出，糖面内缠之。其缠，糖与面对和成剂。

〔1〕肉油饼方：此方应该不属甜食类。此后仍有不属甜食之方，不另注。
〔2〕炕：即烘烤。
〔3〕熬盘底上：原作“底熬盘上”，据下文义改。
〔4〕艿：原作“奶”，通“艿”。
〔5〕饼：原脱，据《易牙遗意》同名方补。
〔6〕斤：原作“个”，据下文“每面一斤，糖二两”改。
〔7〕令：原脱，据《易牙遗意》同名方补。
〔8〕衣：指外面的硬皮。

肉饼方

每面一斤，用油六两。馅子与卷煎饼同，拖盘熯，用饴糖煎色刷面。

油饫儿方

面搜剂，包馅作饫儿，油煎熟。馅同肉饼法。

麻腻饼子方

肥鹅一只，煮熟，去骨，精、肥各切作条子。用焯熟韭菜、生姜丝、茭白丝，焯过木耳丝、笋干丝，各排碗内，蒸熟麻腻并鹅汁热滚浇。饼似春饼，稍厚而小，每卷纳前味食之。

五香糕方

上白糯米和粳米二六分，芡实干一分，人参、白术、茯苓、砂仁总一分，磨极细，筛过，用白砂糖滚汤拌匀，上甑。粉一斗，加芡实四两，白术二两，茯苓二两，人参一两，砂仁一钱，共为细末，和之，白糖一升拌入。

松糕方

陈粳米一斗，砂糖三斤。米淘极净，烘干，和糖，洒水，入臼舂碎。于内留二分米拌粉，其粗令尽。或和蜜，或纯粉，则择去黑色米。凡蒸糕，须候汤沸，渐渐上粉，要使汤气直上，不可外泄，不可中阻。其布宜疏，或稻草摊甑中。

裹蒸方

糯米蒸软熟，和糖拌匀，用箬叶裹作小角儿再蒸。

凡用香头法

砂糖一斤，大蒜三囊，大者切三分，带根葱白七茎，生姜七片，麝香如豆大一粒。置各件瓶底，次置糖在上。先以花箬扎之，次以油单纸封，重汤内煮周时，经年不坏。临用，旋取少许，便香。

煮砂团方

砂糖入赤豆，或绿豆，煮成一团。外以生糯米粉裹作大团，蒸，或滚汤内煮亦可。

粽子法

用糯米淘净，夹枣、栗、柿干、银杏、赤豆，以茭叶或箬叶裹之。

一法：以艾叶浸水裹，谓之艾香粽子。凡煮粽子，必用稻柴灰淋汁煮，亦有用些许石灰者，欲其茭叶青而香也。

玉灌肺方

真粉、油饼、芝麻、松子、胡桃、莳香，六味拌和成卷，入甑蒸熟，切作块子，供食美甚。不用油，入各物粉或面同拌蒸，亦妙。

臊子肉面方

猪肉嫩者，去筋皮骨，精肥相半，切作骰子块。约量水与酒，煮半熟，用胰脂研成膏，和酱倾入。次下香椒、砂仁，调和其味得所。煮水与酒，不可多。其肉先下肥，又次下葱白，不可带青叶。临锅调绿豆粉作糨。

馄饨方

白面一斤，盐半两，和如落索面，更频入水，搜和为饼剂。少顷，操百遍，揤为小块，擀开，绿豆粉为粰，四边要薄，入馅其皮坚。膘脂不可搭在精肉，用葱白先以油炒熟，则不荤气。花椒、姜末、杏仁、砂仁、酱，调和得所。更宜笋菜，煠过莱菔之类，或虾肉、蟹肉、藤花、诸鱼肉，尤妙。下锅煮时，先用汤搅动，置竹条在汤内，沸则[1]频频洒水，令汤常如鱼津样滚则不破，其皮坚而滑。

水滑面方

用十分白面，揉搜成剂，一斤作十数块，放在水内，候其面性发得十分满足，逐块抽拽下汤煮熟。抽拽得阔薄乃好。麻泥、杏仁泥、咸笋干、酱瓜、糟茄、姜、腌韭、黄瓜丝作齑头。或加煎肉尤妙。

到口酥方

用酥油十两，白糖七两，白面一斤。将酥化开，倾盆内，入白糖和匀，用手揉擦半个时辰，入面和作一处，令匀。擀为长条，分为小烧饼，拖炉微微火熯熟食之。

柿霜清膈饼方

用柿霜二斤四两，橘皮半斤，桔梗四两，薄荷六两，干葛二两，防风四两，片脑一钱，共为末。甘草膏和，作印饼食。

一方：加川百药煎一两。

鸡酥饼方

白梅肉十两，麦门冬六两，白糖一斤，紫苏六两，百药煎四两，人参二两，乌梅二两，薄荷叶四两，共为末。甘草膏和匀，为饼或丸。上加白糖为衣。

梅苏丸方

乌梅肉二两　干葛六钱　檀香一钱　紫苏叶三钱　炒盐一钱　白糖一斤

上为末。将乌梅肉研如泥和料，作小丸子用。

水明角儿法

白面一斤，用滚汤内逐渐撒下，不住手搅成稠糊，分作一二十块，冷水浸至雪白，放桌上拥出水。入豆粉对配，搜作薄皮，内加糖果为馅，笼蒸食之，妙甚。

造粟腐法

罂粟和水研细，先布后绢滤去壳，入汤中如豆腐浆，下锅令滚，入绿豆粉搅成腐。凡粟二分，豆粉一分。芝麻同法。

麸鲊

麸切作细条一斤，红曲末染过，杂料物一升，笋干、红萝卜、葱白，皆用丝，熟芝麻、花椒二钱，砂仁、莳萝、茴香各半钱，盐少许，香油熟者三两，拌匀供之。用各物拌之，下油锅炒为齑亦可。

煎麸

上笼麸坯，不用石压，蒸熟，切作大片。料物、酒、酱，煮透晾干，油锅内浮煎用之。

---

〔1〕则：原脱，据《易牙遗意》同名方补。

神仙富贵饼

用白术一斤，菖蒲一斤，米泔水浸，刮去黑皮，切作片子。加石灰一小块同煮，去苦水，曝干。加山药四斤，共为末，和面对配，作饼蒸食。或加白糖同和，擀作薄饼，蒸、熯皆可。自有物外清香富贵。

造酥油法

用牛乳下锅滚一二沸，倾在盆内。候冷定，面上结成酪皮。将酪皮锅内煎，油出，去粗[1]，倾碗内，即是酥油。

光烧饼方

烧饼，每面一斤，入油两半，炒盐一钱，冷水和搜，轱辘槌砑开，鏊上煿待硬，缓火内烧熟用，极脆美。

复炉烧饼法

核桃肉退去皮者一斤，剁碎，入蜜一斤。以炉烧酥油饼一斤为末，拌匀，捏作小团。仍用酥油饼剂包之，作饼，入炉内烧熟。

糖薄脆法

白糖一斤四两，清油一斤四两，水二碗，白面五斤，加酥油、椒、盐、水少许，搜和成剂，擀薄如酒盅口大。上用去皮芝麻撒匀，入炉烧熟，食之香脆。

酥黄独方

熟芋切片，用杏仁、榧子为末，和面拌酱，拖芋片，入油锅内炸食，香美可人。

高丽栗糕方

栗子不拘多少，阴干去壳，捣为粉。三分之一加糯米粉拌匀，蜜水拌润，蒸熟食之。以白糖和入，妙甚。

荆芥糖方

用荆芥细枝扎如花朵，蘸糖卤一层，蘸芝麻一层，焙干用。

花红饼方

用大花红，批去皮，晒二日，用手压扁。又晒，蒸熟收藏。硬大者方好。须用刀花作瓜棱。

豆膏饼方

大黄豆炒，去皮，为末，入白糖、芝麻、香头，和匀，为印饼食之。

法制药品类二十五种[2]

法制半夏

开胃健脾，止呕吐，去胸中痰满，兼下肺气。

---

〔1〕粗：疑为“粗”之误。

〔2〕二十五种：原作“二十四种”，据文中所载法制药品类实际处方数改。

半夏八两，圆白者，切二片　晋州绛矾四两　丁皮三两　草豆蔻二两　生姜五两，切成片

上件，洗半夏去滑，焙干。三药粗剉，以大口瓶盛。生姜，片。前药一处，用好酒三升浸。春夏三七日，秋冬一月，即取出半夏，水洗，焙干。余药不用。不拘时候，细嚼一二枚，服至半月，咽喉自然香甘。

法制橘皮

《日华子》云："皮暖，消痰止嗽，破牴瘕痃癖。"

橘皮半斤，去穰　白檀一两　青盐一两　茴香一两

上件四味，用长流水二大碗同煎，水干为度。拣出橘皮，放于瓷器内，以物覆之，勿令透气。每日空心，取三五片细嚼，白汤下。

法制杏仁

疗肺气咳嗽，止气喘促，腹脾不通，心腹烦闷。

板杏一斤，滚灰水焯过，晒干，麸炒熟，炼蜜拌杏仁匀，用下药末拌　茴香炒　人参　缩砂仁各二钱　粉草三钱　陈皮三钱　白豆蔻　木香各二钱

上为细末。拌杏仁令匀，每用七枚，食后服之。

酥杏仁法

杏仁不拘多少，香油煠焦糊色为度。用铁丝结作网兜，搭起，候冷定食，极脆美。

法制缩砂

消化水谷，温暖脾胃。

缩砂十两，去皮，以朴硝水浸一宿，晾干，以麻油焙，燥香熟为度　桂花　粉草各一钱半，以上共碾为末

上件和匀为丸，遇酒食后，细嚼。

醉乡宝屑

解酲，宽中，化痰。

陈皮四两　缩砂四钱　红豆一两六钱　粉草二两四钱　生姜　丁香一钱，剉　葛根三两，以上共㕮咀　白豆蔻一两，剉　盐一两　巴豆十四粒，不去皮壳，用铁丝穿

上件用水二碗煮，耗干为度，去巴豆，晒干。细嚼，白汤下。

木香煎

木香二两，捣罗细末，用水三升，煮至二升。入乳汁半升，蜜二两，再入银、石器中，煎如稀面糊，即入罗过粳米粉半合。又煎，候米熟稠硬，擀为薄饼，切成棋子，晒干为度。

法制木瓜

取初收木瓜，于汤内煠过，令白色，取出放冷。于头上开为盖子，以尖刀取去穰了，便入盐一小匙，候水出，即入香药：官桂、白芷、藁本、细辛、藿香、川芎、胡椒、益智子、砂仁。上件药捣为细末。一个木瓜，入药一小匙，以木瓜内盐水调匀，

更曝。候水干，又入熟蜜令满，曝，直候蜜干为度。

法制虾米

虾米一斤，去皮壳，用青盐酒炒。酒干，再添再炒，香熟为度　真蛤蚧青盐酒炙，酥脆为度　茴香青盐酒炒，四两　净椒皮四两，青盐酒炒，不可过　浊煮酒约二升，用青盐调和为制

上先用蛤蚧、椒皮、茴香三味制讫，却制虾米[1]，以酒尽为度。候香熟，取上件和前三味一并拌匀，再用南木香粗末二两同和，乘热入器盒，四围封固，候冷取用。每一两，空心盐酒嚼下。益精壮阳，不可尽述。

香茶饼子

孩儿茶、芽茶各[2]四钱，檀香一钱二分，白豆蔻一钱半，麝香一分，砂仁五钱，沉香一分半，片脑四分，甘草膏和糯米糊搜饼。

法制芽茶

芽茶二两一钱作母，豆蔻一钱，麝香一分，片脑一分半，檀香一钱，细末，入甘草[3]内缠之。

透顶香丸

孩儿茶、芽茶各四钱，白豆蔻一钱半，麝香五分，檀香一钱四分，甘草膏子丸。

硼砂丸

片脑五分，麝香四分，硼砂二钱，寒水石六两，甘草膏丸，朱砂四钱为衣。

山楂膏

山东大山楂刮去皮、核，每斤入白糖霜四两，捣为膏，明亮如琥珀。再加檀屑一钱，香美可供，又可久放。

甘露丸

百药煎一两，甘松、诃子各一钱二分半，麝香半分，薄荷二两，檀香一钱六分，甘草末一两二钱五分。水拨丸，晒干，用甘草膏子入麝香为衣。

碱杏仁法

用杏仁连皮，以秋石和汤作卤，微拌，火上炒香燥，食之亦妙。

香橙饼子

用黄香橙皮四两，加木香、檀香各三钱，白豆仁[4]一两，沉香一钱，荜澄茄一钱，冰片五分，共捣为末，甘草膏和成饼子入供。

莲子缠

用莲肉一斤，熟煮去皮、心，拌以薄荷霜二两、白糖二两裹身，烘焙干入供。杏仁、榄仁、核桃，可同此制。

---

〔1〕上先用……制虾米：上凡十七字，原作“上先用蛤蚧、椒皮、茴香三味制虾米”，于文义不通。此方来自于《居家必用事类》“法制虾米”，据原书改。

〔2〕各：原脱，后文“透顶香丸”处方作“孩儿茶、芽茶各四钱”，据补。

〔3〕甘草：疑为“芽茶”之误。

〔4〕白豆仁：在此方中应该为白豆蔻，然而其用量过大，存疑。

法制榧子

将榧子用瓷瓦刮黑皮净，用薄荷霜、白糖熬汁，拌，炒香燥入供。

法制瓜子

燕中大瓜子，用秋石化卤拌，炒香燥入供。

橄榄丸

百药煎五钱，乌梅八钱，木瓜、干葛各一钱，檀香五分，甘草末五钱，甘草膏为丸，晒干用。

法制豆蔻

白豆蔻一两六钱，脑子一分，麝香半分，檀香七分五厘，甘草膏、豆蔻作母，脑、麝为衣。

又制橘皮

塘南橘皮二十两，盐煮过。茯苓四钱，丁皮四钱，甘草末七钱，砂仁三钱，共为末，拌皮，焙干入供。

煎甘草膏子法

粉草一斤，剉碎，沸汤浸一宿。尽入锅内，满用水，煎至半，滤去渣，扭干取汁。再入锅，慢火熬至二碗。换大砂锅，炭火慢熬至一碗，以成膏子为度。其渣减水，煎三两次，取入头汁内并煎。

升炼玉露霜方

用真豆粉半斤，入锅火焙无豆腥。先用干净龙脑薄荷一斤，入甑中，用细绢隔住，上置豆粉，将甑封盖，上锅，蒸至顶热甚，霜已成矣。收起粉霜，每八两配白糖四两，炼蜜四两，拌匀，捣腻，印饼或丸。含之消痰降火，更可当茶，兼治火症。

升霜图　盖上火热，手不可按。急急收粉，随以盒子密封子口，勿令出气。迟则气走成饼。莫晒，阴干为妙。梅月勿制，多霉。

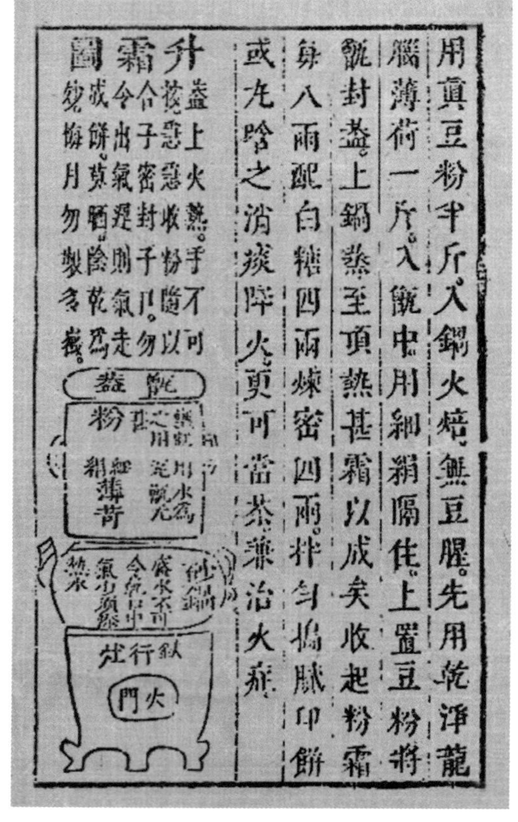

用真豆粉半斤入鍋火焙無豆腥先用乾淨龍腦薄荷一斤入甑中用細絹隔住上置豆粉將甑封蓋上鍋蒸至頂熱甚霜以成矣收起粉霜每八兩配白糖四兩煉蜜四兩拌勻搗膩印餅或丸含之消痰降火更可當茶兼治火症

升霜圖

服食方类四十九种[1]

高子曰：余录神仙服食方药，非泛常传本，皆余数十年慕道精力，考有成据，或得经验，或传老道，方敢镌入。否恐误人。知者当着慧眼宝用。

服松脂三法

采上白松脂一升，即今之松香　桑灰汁一石

先将灰汁一斗，煮松脂半干，将浮白好脂漉入冷水，候凝，复以灰汁一斗煮之，又取如上。两人将脂团圆、扯长，数十遍，又以灰汁一斗煮之。以十度煮完，遂成白脂。研细为末，每服一匙，以酒送下，空心，近午、晚，日三服。服至十两，不饥，夜视目明，长年不老。

又一法：以松脂一斤八两，用水五斗煮之，候消，去浊滓，取清浮者投冷水中。如此投煮四十遍，方换汤五斗。又煮，凡三次，一百二十遍止。不可率意便止，煮成脂味不苦为度。其软如粉，同白茯苓为粉，同炼脂，乘软丸如豆大。每服三十丸，九十日止。久当绝谷，自不欲饮食矣。

又一蒸法：上白松脂二十斤为一剂，以大釜中著水，釜上加甑，甑中先用白茅铺密，上加黄山土一寸厚，筑实，以脂放上，以物密盖，勿令通气。灶用桑柴燃之，釜中汤干，以热水旋添，蒸一炊久，乃接取脂入冷水中，候凝，又蒸。如此三遍，脂色如玉，乃止。每用白脂十斤，松仁三斤，柏子仁三斤，甘菊五升，共为细末，炼蜜为丸桐子大。每服十丸，粥汤下，日三服或一服。百日以上，不饥，延年不老，颜色莹润。

服雄黄三法

透明雄黄三两，闻之不臭，如鸡冠者佳，次用甘草、紫背天葵、地胆、碧棱花各五两。四味为末，入东流水，同雄[2]煮砂罐内三日，漉出，捣如粗粉。入猪脂内蒸一伏时，洗出，又同豆腐内蒸，如上二次。蒸时，甑上先铺黄山泥一寸，次铺脂蒸黄，其毒去尽，收起成细粉。每黄末一两，和上松脂二两，为丸，如桐子大。每服三五丸，酒下。能令人久活延年，发白再黑，齿落更生，百病不生，鬼神呵护，顶有红光。无常[3]畏不敢近，疫疠不惹，特余事耳。

又制雄法：用明雄二两，先将破故纸四两、杏仁四两、枸杞四两、地骨皮四两、甘草四两，用水二斗，煎至一斗，去渣留汁。又取灶上烟筒内黑流珠四两，山家灶中百草霜四两，同雄一处研细，倾入药汁内熬干。入羊城罐[4]内，上水下火，打四炷香取出，冷定收起。每用以治心疾风痹，并膈气咳嗽，每服一分，效。

又一法：以黄入鸭肚，煮三日夜，取黄用者。

〔1〕四十九种：原无，按本书体例，据本类实际处方数补。

〔2〕雄：即雄黄省文，下文亦有省称“黄”。下同。

〔3〕无常：即鬼。

〔4〕羊城罐：一种炼丹用的特殊器皿。

服椒法陈晔括为之歌

青城山老人，服椒得妙诀，年过九十余，貌不类期耋。再拜而请之，忻然为我说：蜀椒二斤净拣去梗核及闭口者净称，解盐六两洁其色青白，龟背者良。细研。掺盐慢火煮，煮透滚菊末。掺盐在椒上，用滚汤泡过椒五寸许，经宿，以银石器慢火煮，止留椒汁半盏。扫干地，铺净纸，倾椒在纸上，覆以新盆，封以黄土。经宿，取置盆内。将干菊花末六两拌滚，令匀，更洒所余椒汁。然后摊于筛子内晾干。菊须花小色黄，叶厚茎紫，气香味甘，名曰甘菊，蕊可作羹者为真。阴干为末。初服十五丸，早晚不可辍。每月渐渐增，累之至二百。初服之月，早十五，晚如之。次月早晚各二十粒。第三月，增十粒，至二百粒止。盐酒或盐汤，任君意所啜。服及半年间，胸膈微觉塞。每日退十丸，还至十五粒。俟其无碍时，数复如前日。服半年后，觉胸膈间横塞如有物碍，即每日退十粒，至十五粒止。俟其无碍，所服仍如前。常令气薰蒸，否则前功失。须始终服之，令椒气早晚薰蒸。如一日不服，则前功俱废矣。饮食蔬果等，并无所忌节。一年效即见，容颜顿悦泽。目明而耳聪，乌须而黑发。补肾轻腰身，固气益精血。椒温盐亦温，菊性去烦热。四旬方可服，服之幸毋忽。逮至数十年，功与造化埒。耐老更延年，不知几岁月。四十岁方可服，若四十岁服至老，只如四十岁人颜容，此其验也。嗜欲若能忘，其效尤卓绝。我欲世人安，作歌故怛切。

服豨莶法

豨莶俗名火枕[1]草，春生苗叶，秋初有花，秋末结实。近世多有单服者，云甚益元气。蜀人服之法：五月五日，六月六日，九月九日，采其叶，去根茎花实，净洗曝干。入甑，层层洒酒与蜜，蒸之。如此九过则已，气味极香美。熬、捣、筛，蜜丸服之，云治肝肾风气，四肢麻痹，骨间疼，腰膝无力，亦能行大肠气。张垂崖进呈表云："谁知至贱之中，乃有殊常之效。臣吃至百服，眼目轻明。至千服，髭鬓乌黑，筋力矫健，效验多端。"陈书林《经验方》叙述甚详，疗诸疾患，各有汤使。今人采服，一就秋花成实后，和枝取用。洒酒蒸，曝，杵臼中舂为细末，炼蜜为丸服之。

服桑椹法

桑椹利五脏关节，通血气，久服不饥。多收晒干，捣末，蜜和为丸。每日服六十丸，变白不老。取黑椹一升，和蝌蚪一升，瓶盛封闭，悬屋东头，尽化为泥，染白如漆。又取二七枚，和胡桃二枚，研如泥，拔去白发，填孔中，即生黑发。出《本草拾遗》。

鸡子丹法

养鸡雌雄纯白者，不令他鸡同处。生卵扣一小孔，倾去黄白，即以上好旧坑辰砂为末朱砂有毒，选豆瓣旧砂，豆腐同煮一日，为末，和块，入卵中，蜡封其口。还令白鸡抱之，待雏出药成。和以蜜，服如豆大，每服二丸，日三进。久服长年延算。

苍龙养珠万寿紫灵丹

丹法：入深山中，选合抱大松树，用天月德金木并交日上，腰凿一方孔，方圆三四寸者，入深，居松之中止。孔内下边凿一深凹。次选上等旧坑辰砂一斤，明透雄

〔1〕枕：原作"饮"，据文义改。

黄八两，共为末，和作一处，绵纸包好，外用红绢囊裹缝封固，纳松树中空处，以茯苓末子填塞完满。外截带皮如孔大楔子敲上，用黑狗皮一片，钉遮松孔。恐有灵神取砂，令山中人看守。取松脂升降灵气，将砂、雄养成灵丹。入树一年后，夜间松上有萤火光，二年渐大，三年光照满山。取出二末，再研如尘，枣肉为丸如梧子大。先以一盘献祝天地神祇，后用井花水清晨服一二十丸。一月后，眼能夜读细书。半年，行若奔马。一年之后，三尸消灭，九虫遁形，玉女来卫，六甲行厨。再行阴功积德，地仙可位。松乃苍龙之精，砂乃赤龙之体，得天地自然升降水火之气而成丹，非人间作用，其灵如何。

九转长生神鼎玉液膏

白术气性柔顺而补，每用二斤，秋冬采之，去粗皮　赤术即苍术也，性刚雄而发，每用十六两，同上制

二药用木、石臼捣碎，入缸中，用千里水浸一日夜，山泉亦好。次入砂锅煎汁一次，收起。再煎一次，绢滤渣净，去渣。将汁用桑柴火缓缓炼之，熬成膏，瓷罐盛贮，封好，入土埋一二日出火气。用天德日服三钱，一次白汤调下，或含化俱可。久服轻身延年，悦泽颜色。忌食桃、李、雀、蛤、海味等食。更有加法，名曰“九转”。

二转加人参三两煎浓汁，二次熬膏，入前膏内，名曰长生神芝膏。

三转加黄精一斤煎汁，熬膏，加入前膏内，名曰三台益算膏。

四转加茯苓、远志去心，各八两熬膏，加入前膏，名曰四仙求志膏。

五转加当归八两，酒洗，熬膏，和前膏内，名曰五老朝元膏。

六转加鹿茸、麋茸各三两，研为末，熬膏，和前膏内，名曰六龙御天膏。

七转加琥珀红色如血者佳，饭上蒸一炊为细末，一两，和前膏内，名曰七元归真膏。

八转加酸枣仁去核净肉八两，熬膏，和前膏内，名曰八神卫护膏。

九转加柏子仁净仁四两，研如泥，加入前膏内，名曰九龙扶寿膏。

丹用九法加入，因人之病而加损故耳。又恐一并炼膏，有火候不到，药味有即出者，有不易出者，故古圣立方，必有妙道。

玄元护命紫芝杯

此杯能治五劳七伤，诸虚百损，左瘫右痪，各色风疾，诸邪百病。昔有道人王进服之，临死，见二鬼排闼[1]视立，久之而去。后梦一人语之曰：“道者当死，昨有无常二鬼来拘，因公服丹砂之灵，四面红光，鬼不能近而去。过此，公寿无量。”此道后活三百余岁仙去。

用明净朱砂一斤半，先取四两入水火阳城罐，打大火一日一夜，取出研细。又加四两，如此加添、打火，六次足，共为细末。将打火铁灯盏改打一铁大酒杯样，摩光作塑，悬入阳城罐内。铁杯浑身贴以金箔五层厚，罐内装砂，口上加此杯盏，打大火三日夜，铁盏上面时加水擦，内结成杯在于塑上，取下。每用好明雄三厘，研入朱杯内，冲热酒服。二杯一次，收杯再用，妙不尽述。

〔1〕闼：音 tà，即门，小门。

《太清经》说神仙灵草菖蒲服食法

法用三月三日，四月四日，五月五日，六月六日，七月七日，八月八日，九月九日，十月十日，采之。须在清净石上水中生者，仍须南流水边者佳，北流者不佳。采来洗净，细去根上毛须令尽。复以袋盛之，浸净水中，去浊汁。硬头薄切，就好日色曝干，杵罗为细末。择天德黄道吉日合之。和法：用陈糯米水浸一宿，淘去米泔，砂石盆中研细末，火上煮成粥饮。将前蒲末和搜，须多手为丸，免得干燥难丸。丸如梧桐子大，晒干，用盒收贮。初服十丸一次，嚼饭一口，和丸咽下。后用酒下，便吃点心更佳。百无所忌，惟身体觉暖，用秦艽一二钱煎汤，待冷饮之即定，盖以艽为使也。服至一月，和脾消食。二月，冷疾尽除。百日后，百疾消灭。其功镇心益气，强志壮神，填髓补精，黑发生齿。服至十年，皮肤细滑，面如桃花，精邪不干，永保长生度世也。

神仙上乘黄龙丹方

赤石脂十两　黄牛肉汁三大升　明乳香一斤　白蜜一斤　甘草末三两　白粳米三斗五升，分作五分炊药，以熟为度

上六味，将赤石脂为末，以生绢夹袋子盛贮，于泔水盆内浸半日。以手揉搓药袋，摆在水中，澄底石末刮下，纸上控干。取净细末五两，入银盒内盛之。无银盒，用青白瓷圆盒亦可。第一次，须初七八日淘米七升，上甑，以药盒安米中炊之，以饭熟为度。收去盒盖，星辰下露一宿。第二次，以月望前后，如上炊饭七升，蒸盒，夜露月明中一宿。第三次，以二十四日前后早晨，依前法炊饭七升，将盒安内蒸之，去盖，晒于日中，取足日、月、星三光之气。第四次，先将牛乳汁三升入砂锅，炭火逼令如鱼眼沸，下乳香末，候化，入前三次蒸过赤石脂末，倾牛乳汁内，用柳条搅匀，倾在乳钵内细研，复入原蒸盒内。又用七升米炊之，将盒安置米中，米熟取起。第五次，以蜜二斤入砂锅内，慢火逼之如鱼眼滚起，将蒸过盒内药物倾入蜜内，用柳木不住手搅匀。入甘草末三两同熬，带湿便住。再用米七升入甑，安盒入米中蒸之，饭熟取起。以盒入水盆内，浸盒底半日，不令水入盒内，取起，以净器收贮。初服，选天月德黄道吉日，清晨空心，焚香面东七拜，好酒调下一匙。此乃稀世延年仙丹，无金石之毒，亦无误生之理。服食之后，乃得四气调和，百骸舒畅，功妙无穷。但许度人，不得索利，则效乃神速。此丹服之旬余，自觉脏腑通快，精神清爽，凡风劳冷气一切难病，悉皆除去。若服两料，则寿延百岁。凡人须养脾，脾养则肝荣，肝荣则心壮，心壮则肺盛，肺盛则元脏实，元脏实则根本固。是为深根固蒂，长生久视妙道，在此药中得矣，岂寻常之药物也哉？合药器用如下：

大小银盒锅二具小容五六两药盒子，有盖者，大容五斗瓷锅，有银绝妙；新瓦盆三个，盛一斗豆者；木甑一个，容斗饭者；盖甑盆一只；新锅灶一副；乳钵一个；竹木匙大小二个；柳木锹三五把；小笊篱一把；柴用一百斤。

枸杞茶

于深秋摘红熟枸杞子，同干面拌和成剂，擀作饼样，晒干，研为细末。每江茶一两，枸杞子末二两，同和匀，入炼化酥油三两，或香油亦可。旋添汤搅成膏子，用盐

少许，入锅煎熟饮之，甚有益及明目。

益气牛乳方

黄牛乳最宜老人，性平，补血脉，益心气，长肌肉，令人身体康强润泽，面目光悦，志不衰。故人常须供之，以为常食，或为乳饼，或作乳饮等，恒使恣意充足为度。此物胜肉远矣。

铁瓮先生琼玉膏

此膏填精补髓，肠化为筋[1]，万神俱足，五脏盈溢，发白变黑，返老还童，行如奔马。日进数服，终日不食亦不饥，开通强志，日诵万言，神识高迈，夜无梦想。服之十剂，绝其欲，修阴功成地仙矣。一料分五处，可救五人痈疾；分十处，可救十人痨疾。修合之时，沐浴至心，勿轻示人。

新罗参二十四两，去芦　生地黄一十六斤，取汁　白茯苓四十九两，去皮　白沙蜜十斤，炼净

上件，人参、茯苓为细末用。蜜生绢滤过，地黄取自然汁，捣时不用铜铁器，取汁尽，去滓。用药一处拌，和匀，入银石器或好瓷器内，用净纸二三十重封闭。入汤内，以桑柴火煮三昼夜，取出，用蜡纸数重包瓶口，入井中去火毒。一伏时取出，再入旧汤内煮一日，出水气。取出，开封，取三匙作三盏，祭天地百神，焚香设拜，至诚端心。每日空心酒调一匙头服。原方如此，但痨嗽气盛，血虚肺热者，不可用人参。

地仙煎

治腰膝疼痛，一切腹内冷病，令人颜色悦泽，骨髓坚固，行及奔马。

山药一斤　杏仁一升，汤泡，去皮尖　生牛乳二斤

上件，将杏仁研细，入牛乳和山药拌绞取汁，用新瓷瓶密封，汤煮一日。每日空心，酒调服一匙头。

金髓煎

延年益寿，填精补髓，久服发白变黑，返老还童。

枸杞子不拘多少，采红熟者

上用无灰酒浸之，冬六日，夏三日，于砂盆内研令极细，然后以布袋绞取汁，与前浸酒一同慢火熬成膏，于净瓷器内封贮，重汤煮之。每服一匙，入酥油少许，温酒调下。

天门冬膏

去积聚风痰癫疾，三虫伏尸，除瘟疫，轻身益气，令人不饥，延年不老。

天门冬不以多少，去皮，去心，去根须，洗净

上件捣碎，布绞取汁，澄清滤过，用瓷器、砂锅，或银器，慢火熬膏。每服一匙，空心，温酒调下。

---

〔1〕肠化为筋：文义费解，存疑。

不畏寒方

取天门冬、茯苓为末，或酒或水调服之。每日频服，大寒时，汗出，单衣忘冷。

服五加皮说

舜尝登苍梧，曰“厥金玉香草”，即五加皮也，服之延年。故曰：宁得一把五加，不用金玉满车；宁得一斤地榆，不用明月宝珠。昔鲁定公母，单服五加皮酒，以致延生。如张子声、杨始建、王叔才、于世彦等，皆古人服五加皮酒，房室不绝，皆寿考多子。世世有服五加皮酒而获年寿者，甚众。出东华真人《煮石经》。

服松子法

不以多少，研为膏，空心温酒调下一匙。日三服，则不饥渴。久服，日行五百里，身轻体健。

服槐实法

于牛胆中渍浸百日，阴干。每日吞一枚，百日身轻，千日白发自黑，久服通明。

服莲花法

七月七日采莲花七分，八月八日采莲根八分，九月九日采莲子九分，阴干食之，令人不老。

服食松根法

取东行松根，剥取白皮，细剉曝燥，捣筛，饱食之，可绝谷，渴则饮水。

服食茯苓法

茯苓削去黑皮，捣末，以醇酒于瓦器中渍，令淹足。又瓦器覆上，密封，泥涂。十五日发，当如饵食造饼，日三，亦可屑服方寸匕。不饥渴，除病延年。

服食术法

於潜术一石，净洗，捣之。水二石，渍一宿，煮减半。加清酒五升，重煮，取一石，绞去滓，更微火煎熬。纳大豆末二升，天门冬末一升，搅和，丸如弹子。旦服三丸，日一，或山居远行代食。耐风寒，延寿无病。此崔野子所服法。天门冬去心皮也。

服食黄精二〔1〕法

黄精细切一石，以水二石五升，一云六石，微火煮，旦至夕熟，出，使冷，手擂碎，布囊榨汁，煎之。滓曝燥，捣末，合向釜中煎熬，可为丸如鸡子。服一丸，日三服。绝谷，除百病，身轻体健，不老。少服而令有常，不须多而中绝，渴则饮水。云此方最佳。出《五符中》。

又法：取黄精，捣，捩取汁三升，若不出，以水浇榨取之。生地黄汁三升，天门冬汁三升，合，微火煎减半。纳白蜜五斤，复煎，令可丸，如弹丸。日三服，不饥美色。亦可止榨取汁三升，汤上煎可丸。日服如鸡子大一枚，再服。三十日，不饥，行如奔马。天门冬去心皮。

---

〔1〕二：原无，据目录加。

服食葳蕤法

常以二月九日，采叶，切，干治，服方寸匕，日三。亦依黄精作饵法服之。导气脉，强筋骨，治中风，跌筋结肉，去面皱，好颜色，久服延年神仙。

服食天门冬法

干天门冬十斤，杏仁一升，捣末，蜜搜，服方寸匕，日三夜一。甘始所服，名曰仙人粮。

服食巨胜法

胡麻肥黑者，取无多少，簸治，蒸之，令热气周遍，如炊顷便出，曝。明旦又蒸、曝，凡九过，止。烈日亦可一日三蒸曝，三日凡九过。燥讫，以汤水微沾，于臼中捣，使白。复曝燥，簸去皮，熬使香，急手捣，下粗筛，随意服，日二三升。亦可以蜜丸如鸡子大，日服五枚。亦可饴和之，亦可以酒和服，稍稍自减。百日无复病，一年后身面滑泽，水洗不着肉。五年，水火不害，行及奔马。

神仙饵蒺藜方

蒺藜一石，常以七八月熟，收之，采来曝干。先入臼舂去刺，然后为细末。每服二匙，新水调下，日进三服，勿令断绝，服之长生。服一年后，冬不寒，夏不热。服之二年，老返少，头白再黑，齿落更生。服至三年，身轻延寿。

神仙服槐子延年不老方

常以十月上巳日取，在新瓷器内盛之，以盆合其上，密泥，勿令走气。三七日开取，去皮。从月初，日服一粒，以水下，日加一粒，直至月半，却减一粒为度。终而复始，令人可能夜看细书。久服此，气力百倍。

辟谷住食方

秫米一斗，麻油六两炒，冷　盐末　川姜　小椒各等分，十两　蔓菁子三升　干大枣五升

上六味，为细末。每服一大匙，新水调下，日进三服。如饥渴，渐有力，如吃诸般果木茶汤，任意。不可食肉，大忌也。食品大忌有八：走死的马，饮杀的驴，胀死的牛，红眼的羊，自死的猪，有弹[1]的鳖，怀胎的兔，无鳞的鱼。古书云：“皆不可食之。若食之者，生百疾也。”

辟谷避荒方

永宁二年二月十七日，黄门侍郎刘景先表言：“臣遇太白山隐士得此方，臣闻京师米粮大贵，宜以此济之。令人不饥，耳目聪明，颜色光泽。如有诳妄，臣一家甘受刑戮。四季用黑豆五升，净洗后，蒸三遍，晒干去皮。又用大火麻子三升，汤浸一宿，漉出，晒干，胶水拌，晒，去皮，淘净，蒸三遍，碓捣。次下黄豆，共为细末，用糯米粥合成圆，如拳大，入甑蒸，从夜至子住火，至寅取出，于瓷器内盛，盖，不令风干。每服三块，但饱为度，不得食一切物。第一顿，七日不饥；第二顿，七七日不饥；第三顿，三百日不饥。容颜佳胜，更不憔悴。渴即研火麻子浆饮，更滋润脏腑。若要重吃物，用葵子三合，杵碎，煎汤饮，开导胃脘，以待冲和，无损。”此方

〔1〕弹：此处指“蛋”。

勒石汉阳军大别山太平兴国寺。

紫霞杯方此至妙秘方

此杯之药，配合造化，调理阴阳，夺天地冲和之气，得水火既济之方。不冷不热，不缓不急，有延年却老之功，脱胎换骨之妙。大能清上补下，升降阴阳，通九窍，杀九虫，除梦泄，悦容颜，解头风，身体轻健，脏腑和同。开胸膈，化痰涎，明目，润肌肤，添精，蠲疝坠。又治妇人血海虚冷，赤白带下。惟孕妇不可服。其余男妇老少，清晨，热酒服二三杯，百病皆除，诸药无出此方。用久杯薄，以糠皮一碗，坐杯于中，泻酒取饮。若碎破，每取杯药一分，研入酒中充服，以杯料尽，再用另服。

真珠一钱　琥珀一钱　乳香一钱　金箔二十张　雄黄一钱　阳起石一钱　香白芷一钱　朱砂一钱　血竭一钱　片脑一钱　樟脑一钱，倾杯放入　麝香七分半　甘松一钱　三奈一钱　紫粉一钱　赤石脂一钱　木香一钱　安息一钱　沉香一钱　没药一钱

制硫法：用紫背浮萍于罐内，将硫黄以绢袋盛，悬系于罐中，煮滚数十沸，取出。候干，研末十两，同前香药入铜杓中，慢火熔化。取出，候火气少息，用好样银酒盅一个，周围以布纸包裹，中开一孔，倾硫磺于内，手执酒盅旋转，以匀为度，仍投冷水盆中，取出。有火症者勿服。

升玄明粉法

好净皮硝五斤，皂角半斤，白萝卜十数斤，切片，用水大半坛，煮滚十数次，漉出萝卜勿用，仍切萝卜再煮。如此三四次，以萝卜无咸味为度。再用稀绢滤去渣，以锅盛之，露一宿。次日锅中皆牙硝，取出以绵纸袋盛裹，悬于当风去处，白化成粉。夏月，每粉一两，用甘草末一钱和之。每服一钱，沸汤调下。大能解暑热，化顽结老痰，从后泻出，痰火圣药。

河上公服芡实散方

干鸡头实去壳　忍冬茎叶拣无虫污新肥者，即金银花也　干藕各一斤

上三味为片段，于甑内炊熟，曝干，捣罗为末。每日食后，冬汤夏水服一钱匕。久服益寿延年，身轻不老，悦颜色，壮肌肤，健脾胃，去留滞。功妙难尽，久则自知。

服天门冬法

取天门冬二斤，熟地黄一斤，捣罗为末，炼蜜为丸，如弹子大。每服三丸。以温酒调下，日三服。久服强骨髓，驻容颜，去三尸，断谷轻身，延年不老，百病不生。若以茯苓等分为末同服，天寒单衣汗出。忌食鲤鱼并腥膻之物。

服藕实茎法

味甘，平寒，无毒，主补中养神，益气力，除百病。久服，轻身耐老，不饥延年。一名水芝。《丹药性论》云："藕汁，亦单用，味甘，能消瘀血不散。节捣汁，主口鼻吐血不止，并皆治之。"又云："莲子性寒，主五脏不足，伤中气绝，利益十二经脉血气。生食微动气，蒸食之良。又，熟，去心为末，蜡蜜和丸。日服十丸，令人不饥。此方仙家用尔。"陈藏器云："荷鼻，味苦，平，无毒，主安胎，去恶

血，留好血。血痢，煮服之即止。荷叶并蒂及莲房，主血胀腹痛，产后胎衣不下，酒煮服。又，食野菌毒，用水煮服。”藕粉，水雪深处曽制。取粗者，洗净，捣烂，布绞取汁，以密布再滤过，澄去上清水。如汁稠难澄，添水搅，即成为粉。服之，轻身延年。

服朱砂雄黄杯法

碾好辰砂为细末，白蜡溶开，入砂，倾入酒盅内，如前法取起成杯。有宁心安神、延年益寿之功。用雄黄者，亦如此法。有解毒、辟百虫之力。恐二杯皆不如紫霞杯之妙也。

神仙巨胜丸方

轻身壮阳，却老还童，去三尸，下九虫，除万病。

巨胜酒浸一宿，九蒸九曝　牛膝酒浸切焙　巴戟天去心　天门冬去心，焙　熟干地黄焙　柳桂去粗皮　酸枣仁　覆盆子　菟丝子酒浸，别捣，焙干　山萸　远志去心　菊花　人参　白茯苓去黑皮，各一两

上一十四味，拣择净，捣罗为末，炼蜜为丸如梧桐子大。每服，空心温酒下二十丸。服一月，身轻体健，万病不侵。

服柏实法

上于八月，合取柏房，曝之令坼，其子自脱。用清水淘取沉者，干，轻椎取仁，捣罗为细末。每服二钱匕，酒调下，冬月温酒下。晨、日午、近晚各一服，稍增至四五钱。加菊花末等分，蜜丸如桐子大。每服十丸、二十丸，日三服，酒下。

服食大茯苓丸方

白茯苓去黑皮　茯神抱木者，去木　大枣　桂去粗皮，各一两　人参　白术　远志去心，炒黄　细辛去苗叶　石菖蒲一寸九节者，米泔浸三日，日换泔浸。碎切，曝干，各十二两　甘草八两，水蘸擘破，炙　干姜五两，炮裂

上十一味，捣罗为末，炼蜜黄色，掠去沫，停冷，拌和，为丸如弹子大。每服一丸，久服不饥不渴。若曽食生菜、果子，食冷水不消者，服之立愈。五脏聚积气逆，心腹切痛，结气腹胀，吐逆不下食，生姜汤下。羸瘦，饮食无味，酒下。但服之，去万病，令人长生不老。合时须辰日辰时，于空室中，衣服洁净，不得令鸡、犬、妇人、孝子见之。

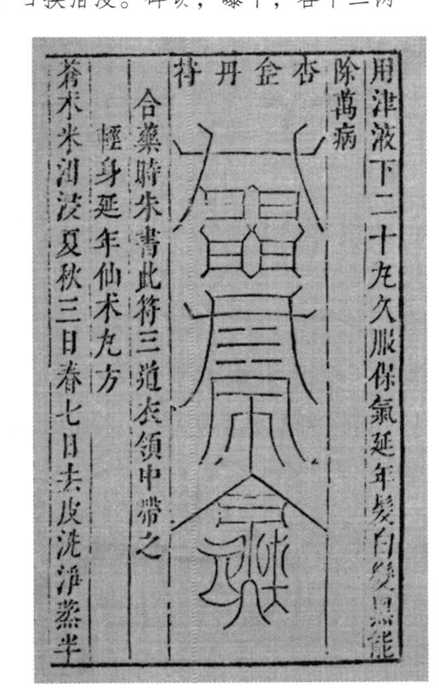

李八伯杏金丹方

取肥实杏仁五斗，以布袋盛，用井花水浸三日。次入甑中，以帛覆之，上铺黄泥五寸，炊一日，去泥取出。又于粟中炊一日，又于小麦中炊一日。压取油五升，澄清。用银瓶一只，打如水

瓶样，如无银者，用好砂罐为之。入油在内，不得满。又以银圆叶可瓶口大小盖定，销银汁，灌固口缝，入于大釜中。煮七复时，常拨动，看油结，打开，取药入器中。火消成汁，倾出放冷，其色如金。后入臼中，捣之堪丸，即丸如黄米大。空心，旦暮酒下，或用津液下二十丸。久服保气延年，发白变黑，能除万病。

轻身延年仙术丸方

苍术米泔浸，夏秋三日，春七日，去皮洗净，蒸半日，作片焙干，石臼捣为末，炼蜜为丸如梧桐子大。每日早晨、日午，酒下五十丸。

枸杞煎方

采枸杞子，不拘多少，去蒂，清水净洗，漉出，控干。用夹布袋一枚，入枸杞子在内，于净砧上碓压，取自然汁，澄一宿，去清，石器内慢火熬成煎，取出，瓷器内收。每服半匙头，温酒调下。明目驻颜，壮元气，润肌肤，久服大有益。如合时天色稍暖，其压下汁，更不用经宿。其煎熬下三两年并不损坏。如久远服，多煎下亦无妨也。

保镇丹田二精丸方

用黄精去皮、枸杞子各二斤。上二味，各八九月间采取。先用清水洗黄精一味令净，控干，细剉，与枸杞子相和，杵碎，拌令匀，阴干，再捣罗为细末，炼蜜为丸如梧桐子大。每服三五十丸，空心、食前温酒下。常服助气固精，补镇丹田，活血驻颜，长生不老。

万病黄精丸方

用黄精十斤，净洗，蒸令烂熟、白蜜三斤、天门冬三斤，去心，蒸令烂熟。上三味，拌和令匀，置于石臼内捣一万杵。再分为四剂，每一剂再捣一万杵，过烂取出，丸如梧桐子大。每三十丸，温酒服下，日三，不拘时服。延年益气，治疗万病，可希仙位。

却老七精散方

用茯苓（天之精）三两、地黄花（地之精）、桑寄生（木之精）各二两、菊花（月之精）一两三分、竹实（日之精）、地肤子（星之精）、车前子（雷之精）各一两三分。上七种，上应日月星辰。欲合药者，以四时旺相日，先斋戒九日，别于静室内焚香修合，捣罗为细散。每服三方寸匕，以井花水调下，面向阳服之。须阳日一服，阴日二服，满四十九日，即能固精延年，却除百病，聪明耳目，甚验。地黄花须四月采，竹实似小麦，生蓝田竹林中。

去三尸灭百虫美颜色明耳目雄黄丸

用雄黄透明如鸡冠，不杂石，捣罗，一两、松香采明净纯白者，水中煮一二炊，将浮起者取用，如前法。上二物和匀，杵为丸，弹子大。每早酒下一丸。服十日，三尸百虫自下出，人面紫黑气色皆除。服及一月，百病自瘥。常须清净，勿损药力。

高子论房中药物之害

高子曰：自比觉泥水之说行，而房中之术横矣。因之药石毒人，其害可胜说哉？夫人之禀受父母精血，厚者其生壮，即多欲尚可支；薄者其生弱，虽寡欲犹不足。故壮者恣欲而毙者有之，未有弱者恣欲而寿者矣。饮食男女，人之大欲也，不可已亦不可纵。纵而无厌，疲困不胜，乃寻药石以强之，务快斯欲，因而方人术士得以投其好，而逞其技矣。构热毒之药，称海上奇方：入于耳者，有耳珠丹；入于鼻者，有助情香；入于口者，有沉香合；握于手者，有紫金铃；封于脐者，有保真膏、一丸金、蒸脐饼、火龙符；固于腰者，有蜘蛛膏、摩腰膏；含于龟者，有先天一粒丹；抹其龟者，有三厘散、七日一新方；缚其龟根者，有吕公绦、硫黄箍、蜈蚣带、宝带、良宵短、香罗帕；兜其小腹者，有顺风旗、玉蟾棍、龙虎衣；搓其龟者，有长茎方、掌中金；纳其阴户者，有揭被香、暖炉散、窄阴膏、夜夜春；塞其肛门者，有金刚楔。此皆用于皮肤，以气感肾家相火，一时坚举，为助情逸乐。用不已，其毒或流为腰疽，聚为便痈；或腐其龟首，烂其肛门。害虽横焰，尚可解脱，内有一二得理，未必尽虎狼也。若服食之药，其名种种，如桃源秘宝丹、雄狗丸、闭精符之类颇多。药毒误人，十服九毙，不可救解，往往奇祸惨疾，溃肠裂肤。前车可鉴，此岂人不知也？欲胜于知，甘心蹈刃。观彼肥甘醇厚，三餐调护，尚不能以月日起人癯瘠，使精神充满；矧以些少丸末之药，顷刻间致痿阳可兴，疲力可敌，其功何神？不过仗彼热毒，如蛤蚧、海马、狗肾、地龙、麝脐、石燕、倭硫、阳起、蜂房、蚁子之类，譬之以烈火灼水，燔焰煎熯，故肾脏一时感热而发，岂果仙丹神药，乃尔灵验效速也耶？保生者，可不惕惧以痛绝助长之念！客曰：某某者，每用某药，今以寿考，何子之泥也？余曰：是诚有之也。但外用者十全二三，内服者无一全于十百。若内若外，岂真无异术者哉？何能得其异传？况比觉为大道旁门，得阴阳之妙用，率归正脉，其说匪徒淫媚快欲之谓。人之一身，运用在于任督二脉。督为阳父，任为阴母。尾闾、夹脊为督脉之关，中脘、膻中为任脉之窍。任气聚于气海，督气聚于泥丸。故阴阳升降，吸即升也，起于脐；呼即降也，转于脑。其行气交会，行之至肛门，紧提则气会；行之至地户，紧闭则气交。真气一降，则天气入交于地根，得土则止；真气一升，则谷气出接于天根，逢土则息。此为阴阳大窍，其理最显最密，所谓性与命相守，神与气相依者此耳。故《经》曰：神驭气，气留形，不须别药可长生。如此朝朝并暮暮，自然精满谷神存。生死要关，须知穷此妙境，为吾生保命大药，乃于金石虎狼，求全造化神灵，其谬失不既多乎？吾重为死不知害者感也！

校后记

《遵生八笺·饮馔服食笺》专论食养与药养。此明代高濂所著《遵生八笺》之第五笺，亦即第十一至十三卷。

一、作者与著述

高濂，字深甫，号瑞南道人，古杭人，或云仁和人，均为今浙江杭州市。约生活于 1573 ~ 1620 年间。据赵立勋考证，高濂曾任“典客”，而“典客一职，实为鸿胪寺之古称，专掌朝会仪节和郊祭祀的赞礼事务。”只是高濂在鸿胪寺供何职无可稽考。高氏善工诗词与戏曲，兼通医理而好休闲养生。史书虽甚少记述其生平，但是，由于他酷爱收藏、览阅古书且博学多才，所撰的著述广为流传而为人所知。

他与医学相关的代表作是《遵生八笺》十九卷（附目录一卷），成书于万历十九年（1591 年）。全书内容丰富，分清修妙论笺、四时调摄笺、起居安乐笺、延年却病笺、饮馔服食笺、燕闲清赏笺、灵秘丹药笺、尘外遐举笺八个方面，详细论述了中医天人合一，四时调摄，起居安乐，食药护养，气功导引，山川遐游，怡情调性，艺术赏析等养生理论与具体方法，是明代养生学名著。

此外，高濂还著有《雅尚斋诗草》《芳芷楼词》，以及若干戏剧作品。

二、主要内容与特色

《遵生八笺·饮馔服食笺》汇集了明代之前的食养药养经验。开篇之短论可认为是此书之序言，明确表达了高濂对饮食养生的认识：一身之中，阴阳运用，五行相生，莫不由于饮食。人由饮食以资气，生气以益精，生精以养气，气足以生神，神足以全身，相须以为用者也。高氏以“山人”自居，崇尚清淡饮食，反对高粱厚味，大鱼大肉。他主张：“人于日用养生，务尚淡薄，勿令生我者害我，俾五味得为五内贼，是得养生之道矣。”他的书中，将饮食的重点放在素食方面。而“烹炙生灵，椒馨珍味，自有大官之厨，为天人之供，非我山人所宜”。

书中首载茶汤，包括用水、饮茶、品茶、煎茶的方法至茶具、贮茶器，以及汤品三十二种与熟水十二种。所谓“汤”的涵义与现代佐餐之汤不同，是指非茶叶的饮品。将非茶叶饮品称作“汤品”与熟水始自于宋代。宋代的汤品大致是指由甘香药物及按茶法制成的保健汤，而明代的汤品则多以花果为原料按茶法制成。如本书中有汤品三十二种，其中约有二十二个为花果类处方。

而熟水也不是一般意义上煮过之水的意思，作为饮品名称的熟水，一般是指用带有香味的花果叶或木片冲泡而成的清淡饮品。本书所载熟水用叶者有稻叶、橘叶、桂叶等，用果者有砂仁、豆蔻、香橼等，用花者有丁香、桂花、茉莉、玫瑰等，还有用沉香、檀香点燃收集香味烟雾而冲泡者。当然，古代汤品与熟水分类不像想象的那么截然明确。例如茉莉汤，其实说是一种熟水可能更为合适。

此后为粥糜类四十种、粉面类一十八种、脯鲊类四十六种、家蔬类五十五种、野蔌类九一一种、酝造类二十五种、甜食类五十九种、法制药品类二十五种与服食类四十九种。其中粥糜类，除芡实、莲子、绿豆、白扁豆、薏苡仁等至今日常所用的种仁之外，还有用牛乳、人乳、猪肾、羊肉等所制的营养粥糜，也有用竹叶、蔓菁、地黄、鹿角等药物所制的带有一定药效的粥糜。粉面类主要叙述各种粉面的制造方法，如藕粉、栗子粉、芡粉等，只有一款"山药拨鱼"为面食方。酝造类包括十七个酒类方与八个曲类方。甜食类中，以甜食处方为主，也包括若干个甜食材料的制法，如起糖卤法、面和油法、凡用香头法等。而且，还至少包含了七个非甜食方，如肉油饼方、臊子肉方、馄饨方、水滑面方等，一般可作为主食咸味面食方。

在本书中，由于时代限制，也存在一些不正确的养生观点与处方，尤其是在"服食类"中。为了保持全书原貌，校点过程中，未予删除改变，提请读者注意鉴别。例如，在服食方中，有不止一个服雄黄方，或服朱砂方。其中"玄元护命紫芝杯"，以久经火炼的朱砂为杯，然后在杯中饮热酒，具有很大的毒性，肯定不能作为养生之用。

三、本次校点的相关说明

《遵生八笺》初刊于明代万历十九年（1591 年），此后复有多种重刻本。本次校点以中国中医科学院图书馆馆藏明代钟惺伯敬弦雪居本为底本。又以清代嘉庆十五年（1810 年）多文堂刻本为校本进行校点。对书中明显脱漏错讹之处，则依据古籍整理校勘原则予以勘误并出注。

出于本丛书分类编纂的需要，将《遵生八笺》之八笺内容进行分别处理。其中《清修妙论笺》《四时调摄笺》《起居安乐笺》属养生通论内容，收入本丛书第一部；《延年却病笺》属行气导引内容，收入本丛书第三部；《饮馔服食笺》属食养食治内容，收入本丛书第二部。而《燕闲清赏笺》《灵秘丹药笺》《尘外遐举笺》三笺不符合本丛书收录原则，今从略。"《遵生八笺》总目"与"《遵生八笺》原序"在《清修妙论笺》《延年却病笺》《饮馔服食笺》中附出，其他各笺则从略。

张志斌

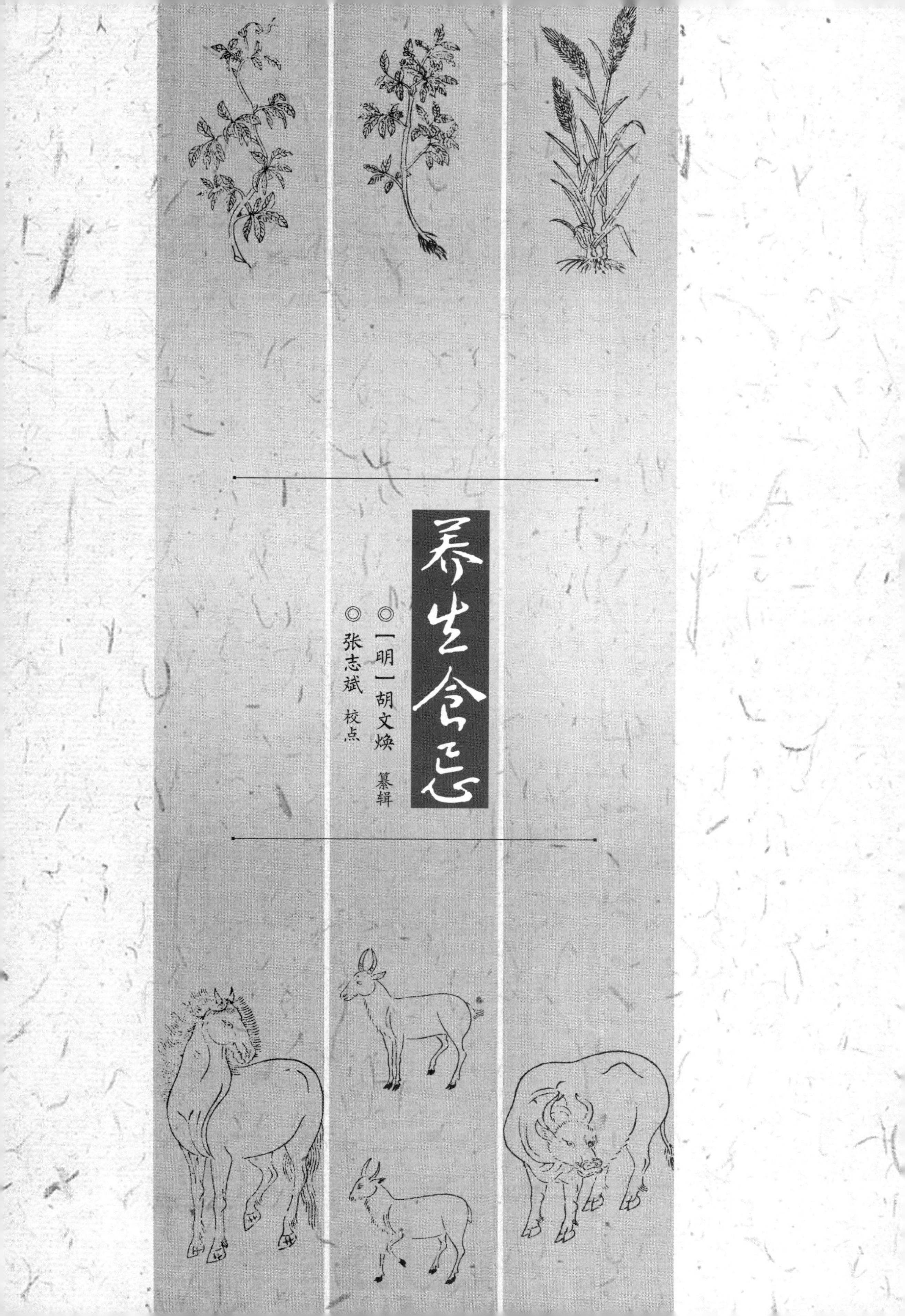

养生食忌

◎〔明〕胡文焕 纂辑

◎张志斌 校点

内容提要

《养生食忌》，不分卷，明代胡文焕纂辑，是一部讨论饮食禁忌的专著。胡氏收集各种食养药养本草书籍中关于饮食禁忌的内容，编撰成册，全书分为17个小节。这17节大致可归纳为四类。其一，为食物的搭配禁忌。五谷食忌、五味食忌、五果食忌、五菜食忌、六畜食忌、诸禽食忌、虫鱼食忌、饮食相反等8节可归为此类。其二，为特殊人群的食物禁忌。孕妇食忌、乳母食忌、小儿食忌等3节可归为此类。其三，为各种有毒食物禁忌，诸果有毒、诸兽有毒、诸禽有毒、诸鱼有毒、饮食害人等5节可归为此类。其四，逐月食忌属于按日期进行编排的食物禁忌。书后还附有“急救良方”9个，包括急救畜、鱼、蕈、巴豆、砒霜中毒的方法与热、冻、缢、压等暴死的急救方法。

本次点校以胡文焕文会堂初刻本为底本。

目　录

养生食忌

［明］钱塘　胡文焕（德父）纂辑

五谷食忌

晚米合苍耳食，令人卒心痛，或成走注；合马肉，发痼疾。

陈仓米合马肉食，发痼疾；合苍耳食，卒心痛。

粟米合杏仁食，令人吐泻。

荞麦合猪肉食，患热风。

大黑豆合猪肉食，令人闷。

青豆忌与鲤鱼同食。

赤小豆合鱼鲊食，令人消渴。

五味食忌

醋忌与蛤肉同食。

馂[1]糖忌与菖蒲根同食。

菖蒲根忌与羊肉同食。

蔗糖同鲫鱼食，成疳虫；同葵菜食，生流癖；同笋食，不消，成癥。

荆芥忌与黄颡鱼食。

莳萝忌与阿魏食。

小麦酱同鲫鱼食，咽喉生疮。

五果食忌

芡实合蜜食，生虫。

〔1〕馂：音 jùn，剩余的食品。

橘同螃蟹食，患软痈。
橙同槟榔食，发头风，恶心。
桃同人肉[1]食，心气痛。
椑柿[2]同蟹食，令人腹痛，大泻。
芋头同鲤鱼、鲫鱼食，令人虚劳无力。
李同蜜食，损五脏；同雀肉食，发痰疟。
榧同鹅肉食，生瘕[3]节风。
枣同生葱、蜜食，五脏不和；同白鱼食，患腰痛。
枇杷和炙肉、热面食，患热毒发黄。
西瓜同油饼食，损胃。
稍瓜忌与牛乳酪、煎鲊同食。

五菜食忌

芥菜同兔肉食，生积；同鲫鱼食，水肿。
葱忌与菘菜及蜜同食；服常山药人忌食。
韭忌与蜜食。
薤合牛肉食，成瘕疾。
苦荬，蚕妇忌食。
苋菜忌与鳖肉食，令生鳖瘕。
白苣合酪乳、蜜食，令人生虫；产妇食之小腹痛。
荠菜合面食，令人背闷。
紫苏合青鱼鲊食，令人肠内生疮，成疝气。
菠薐[4]合䱇[5]鱼食，发霍乱。
菰根忌同蜜食；服巴豆药人忌食。
苦笋同羊肝食，患青盲。
青蒿同胡[6]荽食，气臭。

〔1〕人肉：中国古代人肉并不入药，但孝子们却有割股疗亲的传统。
〔2〕椑柿：椑，音 bēi。柿即油柿，也称漆柿。柿子的变种，果实较小。
〔3〕瘕：原作“叚”，据文义改。
〔4〕薐：原作“蔆”，据文义改。
〔5〕䱇：原作“蛆”，据文义改。䱇鱼，即鳝鱼。
〔6〕胡：原作“葫”，据文义改。

六畜食忌

黄牛肉合猪肉桑柴炙食，生寸白虫。

羚羊肉合鲊食，伤人心；合荞麦面食，患大疯；疫病、疟病后食之，发热致死。

羊肝与生椒同食，伤五脏；同苦笋食，患青盲。

马肉与苍耳、生姜同食，令人气嗽；与陈仓米同食，必得卒患。

豚肉合生胡荽食，烂人脐；合葵菜食，令人少气；合生姜食，令人患疯。羊肝、黄豆同食，令人心闷。

猪肝合鱼鲊食，发痈疽；同鲤鱼子食，伤人神。

猪肺忌与白花菜合食。

犬肉炙食，恐成消渴；同菱米食，令人生瘸癞。

鹿肉合蒲作羹，发疮，令人患发背；忌与雉肉同食。

驴肉同荸荠食，患筋急。

兔肉合白鸡食，令人发黄；合獭肉食，病遁尸；同干姜食，成霍乱；同胡桃食，患背疮；合芥菜食，成积。

麋肉合雉肉、生菜、梅李之属食，发病。

诸禽食忌

丹雄鸡合葫荽、蒜、薤食，气滞；合牛肉汁食，患心瘕。疟病后忌食。

白雄鸡合獭肉食，作鬼疰，不能治。

鸡卵同葱蒜食，令人气促、生疮；同鳖食，患异病；韭子同食，患瘕节疯。

鸭卵合鳖肉食，令人短气。

野鸡、木耳、胡桃、豆豉不可同食。

鹧鸪与竹笋食，令人小腹胀。

雉鸡与胡桃、菌蕈、木耳同食，发痔下血；合荞麦食，生寸白虫；同家鸡子食，成遁尸。

山鸡同荞麦面食，生肥虫。

雀肉忌与李子同食。

鹑同猪肉食，令人生黑子；合菌蕈食，令人发痔。

虫鱼食忌

蜂蜜同生葱食，杀人；青赤酸者食，心烦。

鱼鲊忌与小豆臛[1]食。

鳀鱼、鳠鱼同野猪肉食，令人吐泻。

鮠鱼同野猪、鸡食，令人患癞，动痼疾。

鳝鱼、鱿鱼忌与白犬血食。

鲫鱼合芥菜食，令人水肿。

鱼子忌合猪、猴等肉食。

鳗鲡合银杏食，患软风。

鲈鱼合乳酪食，发痃癖疮肿。

鲭鱼忌与蒜、胡荽、生葵、麦酱同食。

白鱼合枣子食，患腰痛。

黄鱼合荞麦食，令人失音。

鲟鱼忌合干笋食。

蚌螺同芥菜食，令人心气痛。

车螯同榅桲食，患大疝。

鳖肉合苋菜、蕨食，令人生鳖瘕；同马肉食，令人心气痛；同芥菜食，生恶瘕。

蟹合红柿食，令人吐血，后生膈气病。

鲤鱼鲊同青豆臛食，令人消渴。

蜜瓶盛鲊，杀人。

鲊内有虾，不可食。

鲭鱼鲊忌与胡荽、葵、麦酱食；又恐同羊肉食，伤心。

孕妇食忌

食羊肝，令子多厄。

食兔肉，令子缺唇。

食雀脑，令子雀目。

食慈姑，能消胎气。

食山羊肉，子多病。

食蛙，令子寿夭。

食麋脂及梅李，令子青盲。

〔1〕臛：原作“藿”，据文义改。臛，即肉羹。

食子姜，令子多指，生疮。
食干鱼，令子多疾。
食雀肉，饮酒，令子无耻多淫。
食犬肉，令子无声，怀娠亦不良。
食蛤蟆、鳅、鳝令子声哑[1]。
食鹜鸭及螃蟹，令子横生。
食浆水粥，令子骨疲不成人。
食浆水绝产。
食驴、螺、马肉，过月难产。
食鳖，令子项短及损胎。
豆酱合藿同食，堕胎。
食酱，面多黑点。
食鳝鱼合田鸡，令子喑哑。
食曝鸭，令子患诸虫。
糯米与杂肉同食，令子生寸白虫。
菌有大毒，食之令子成疯。
鳞鱼与蒜食，毒胎。
雀肉合豆酱食，令子面生鼾点黑子。
鸡、鱼与糯米同食，令子生寸白虫。
鲤鱼与鸡子同食，令子成疳，多疮。
鸭子与桑椹同食，令子倒生。

乳母食忌

食寒凉发病之物，子有积热、惊风、疡。
食湿热动风之物，子有疥癣、疮病。
食鱼、虾、鸡、马肉，子有癣、疳、瘦疾。

小儿食忌

鸡鸭卵、鱼子之类，儿食长而多忘。
食鸡肉，生虫。
栗子饲之，齿生迟，肾气弱。

〔1〕哑：原作“瘂”，同“哑”。

食王瓜生痟虫。

黍米饭并蕨食之，脚无力。

食荞麦，主令发落。

葴菜食之，三岁不行。

就瓢并瓶饮水，语言多讷[1]。

羊肝同椒食，损五脏。

食鲟鱼，结癥瘕及咳嗽。

幼女食鱼豚，则拙。

逐月食忌

正月

戒食虎、豹、狸肉，令人伤神。

勿食生蓼，令人伤肾。

二月

戒食兔，伤神，且孕妇食之，主子唇缺。

戒食鸡子，忌心。

初九日勿食鱼，仙家大忌。

三月

勿食鸟兽五脏、百草，仙家大忌。

庚寅日食鱼，大凶。

四月

勿食雉，令人气逆。

勿食鳝鱼。

勿食蒜，伤气伤神。

五月

勿食桑浓[2]。

勿食煮饼。

凡君子，此月当斋戒，节嗜欲、薄滋味为紧要，慎之。

六月

勿食生葵，宿疾尤忌。

泽水令人病鳖癥。

〔1〕讷：原作“呐”，据文义改。

〔2〕桑浓：明代抄本之影印本也作此二字。文义不明，疑原字有误。

七月

勿食莼，是月蜡虫着上，人不见。

勿食蜜，令人霍乱。

八月

勿食姜蒜，令人损寿减智。

勿食鸡子，令人伤神。

九月

蟹腹有真稻芒，长寸，向东输与东海神。若未输芒，便不可食。

十月

勿食猪肉，令人发宿疾。

勿食椒，令人损神。

十一月

勿食龟、鳖，令人水病。

勿食陈脯，令人恶心。

戒食鸳鸯，致恶心。

十二月

勿食生葵，发痼疾。

勿食薤，则伤人。

勿食鳝。

勿食鳖，必致害人。

永当戒食病猪、死禽不正之物。若不禁之，为害则大。

又永戒食牛肉，此太牢之牲，不食可也。若患杨梅恶疮，食之则发。若痔漏，服药痊瘥，一食牛肉、驴马肉、烧酒、芥辣、缩砂、官桂、生萝卜，发之，复难治。

诸果有毒

桃杏仁双者。

五月食未成核果，令人发痈疖及寒热。

秋冬果落地，食之令人患漏症。

诸兽有毒

自死、疫死者。

犬、马悬蹄肉。

肉落水浮者。

诸兽足赤者，皆不可食。

诸禽有毒

白色玄首者、玄色白首者、卵有八字者、自死无伤者、鸭目色白者、禽有大爪者、死不伸足者、死不闭目者，皆不可食。

诸鱼有毒

目能开合者、脑白连珠者、逆鳞逆鳃者、二目不同者、腹下丹字者、有角白背者、目鳞须赤者，皆有毒，杀人。

无鳃白鬣者、连鳞黑点者、无胆全鳃者，皆不可食。

饮食害人

银鱼不可与麦门冬同食，杀人。

盛蜜瓶作鲊，食之杀人。

凡肉炙不动、曝不干，食并杀人。

菌下无纹者，食之杀人。

肉纳在蜜器、气大泄者，皆杀人。

新菌有毛者，食之杀人。

檐滴水生菜有毒，食之杀人。

禽兽肝青者，食之杀人。

凡鸟、兽自死，口不闭者，食之杀人。

蟹目相向者，食之杀人。

头发不可在鱼鲊内，食之杀人。

祭酒自耗者，食之杀人。

鱼头有白连背上者，食之杀人。

河豚眼赤者，食之杀人。

祭神肉无故自动者，食之杀人。

羊肝有窍者，食之害人。
生果停久有损处者，食之害人。
瓜有两蒂、两鼻者，食之害人。
鲎鱼小者，谓之鬼鲎，食之害人。
曝肉脯不干者，食之害人。
饮酒后不得食羊、豕脑，食之大害人。
食黄鳝后食荆芥者，则杀人。

饮食相反

螃蟹与灰酒相食，令人吐血。
食粟米勿食杏仁，令人吐泻。
蕹菜与牛肉同食，令人生瘕。
食兔肉勿食姜干，令人霍乱。
兔肉与白鸡同食，令人发黄。
食死马勿食仓米，发人百病。
鲴鱼与芥菜同食，令人黄肿。
食猪肉勿食生姜，令人大风。
鸡肉与胡蒜同食，令人气滞。
糖蜜与小虾同食，令人暴下。
食羊肝勿食生椒，伤人五脏。
枣、李与蜂蜜同食，五脏不和。
饮酒后勿食芥辣，缓人筋骨。
兔肉与鸭肉同食，血气不行。
饮酒后勿食胡桃，令人呕血。
猪肉与鹌鹑同食，面生黑点。
食粥后勿食白汤，令人成淋。
牛肉与白酒同食，生寸白虫。
诸禽、兽、鱼油点灯炬，令人盲眼。

附：急救良方

急救六畜中毒

以水服壁上黄土，或地浆解之。

食牛肉中毒

以猪牙烧灰为末，水调服二钱，即愈。

食马肉中毒

饮好酒微醉，即愈。

食狗肉中毒

用杏仁二两，和皮研细，以热汤三盏拌匀，分三服。其狗肉皆全片泻出，即愈。

食猪肉中毒

以烧猪粪为末，水调服二三钱，不过三服，即瘥。

急救食诸鱼毒

用橘皮汁、大豆汁、马鞭草汁、紫苏汁，俱可解之。

急救食诸蕈毒

掘地坑汲井水在内，搅之，连饮泥水数碗，取吐，即瘥。

急救中巴豆毒

其症口渴，脸赤，五心烦热，利不止。捣芭蕉根叶汁，饮之即瘥。

急救天行热病

鬼臼一钱，真者　鬼箭羽一钱　朱砂一钱　雄黄一钱　石菖蒲五分

上炼蜜丸如大豆大，每日米饮下二丸。若与病人同床共衣，将二丸塞鼻，不染。

急救夏途热死

切不可以冷水灌及以冷物逼心，急移阴凉处，取路上热土于死人脐上作窝，令人尿其中。又取路上热土并蒜同研，水调，去渣，灌下即活。

急救冬途冻死及落水冻死

微有气者，急脱去湿衣，解生人热衣包之。用炒灰令热，以囊熨之心上，冷即换之，令暖气通里。以热酒或姜汤灌之，即活。

急救中砒霜毒

用好白蜡三五钱，擂细，冷水灌下，解之。

急救男妇缢死

口闭捏拳者可救，口开手散者不救。头莫放倒，刺鸡冠血滴入口中，即活。男用雌，女用雄，仍涂喉下，更效。

急救木石压死

并跌磕伤。从高坠下跌死，气绝不能言者，服药不便，急擘开口，以热小便灌之，立效。

又方：用松节炒出烟，入好生酒搀内，尽量[1]饮醉，极佳。

〔1〕量：原作“童”，据文义改。

校后记

《养生食忌》，不分卷，明代胡文焕纂辑，是一部讨论饮食禁忌的专著。

一、作者与成书

本书为明代胡文焕收集各种食养药养本草书籍中关于饮食禁忌的内容，编撰而成。胡文焕，字德甫（德父），号全庵道人、抱琴居士、西湖醉渔等。钱塘（今浙江杭州）人，生活于明代万历年间（1573—1620年）。《养生食忌》应该也是成书于这一时期。

胡氏一生著作颇丰，除辑《养生食忌》外，还撰有《素问灵枢心得》《医学要数》《香奁润色》；编有《广嗣须知》《寿养丛书》《摄生集览》《寿养丛书选抄三种》《医家萃览》《格致丛书》等；校有《新刻太素心要》《新刻华佗内照图》《养生导引法》。其所编诸书，大多以养生类著作为主。今人何时希认为胡氏“恐是书贾之知医者，或医而兼设书铺，如熊宗立、周日、余尚勋等，借名文焕，不然，一人无如许精力，从事校刊若此之夥”。（《中国历代医家传录》）

二、主要内容与特点

《养生食忌》是一部不到5000字的小书，分为17个小节。这17节大致可归纳为四类。其一，为食物的搭配禁忌。五谷食忌、五味食忌、五果食忌、五菜食忌、六畜食忌、诸禽食忌、虫鱼食忌、饮食相反等8节可归为此类。其二，为特殊人群的食物禁忌。孕妇食忌、乳母食忌、小儿食忌等3节可归为此类。其三，为各种有毒食物禁忌。诸果有毒、诸兽有毒、诸禽有毒、诸鱼有毒、饮食害人等5节可归为此类。其四，逐月食忌。属于按日期进行编排的食物禁忌。书后还附有“急救良方”9个，包括急救畜、鱼、蕈、巴豆、砒霜中毒的方法与热、冻、缢、压等暴死的急救方法。

从现在的眼光看，书中多数内容以文献意义为主，实用意义不大。如“孕妇食忌”中云：“食兔肉，令子缺唇。”“食雀脑，令子雀目”“食子姜，令子多指，生疮”“食雀肉，饮酒，令子无耻多淫”等内容，大多是巫术的内容。但古代人在很长的时间里，都是保持着这样的观点，很多本草著作中也可以见到相似的内容。当然，书中也有一些内容，确实有意义。如“六畜禁忌”中说：“黄牛肉合猪肉桑柴炙食，生寸白虫。”这并不在于黄牛肉与猪肉是否合食，而是在于用“桑柴炙食”，这种食法很可能不熟，不能将肉中的绦虫包囊灭活，食后便可能寄生于人体。又如“逐月食忌”所说：“永当戒食病猪、死禽不正之物。若不禁之，为害则大。”极为有理，病猪、死禽食后可能把相关的疾病传染给人，造成极大的危害。

三、本次校点的相关说明

此书现存两种胡氏丛书本，分别是《寿养丛书》本及《格致丛书》本，本次点校以胡文焕明映旭斋刻《寿养丛书》本为底本。

张志斌

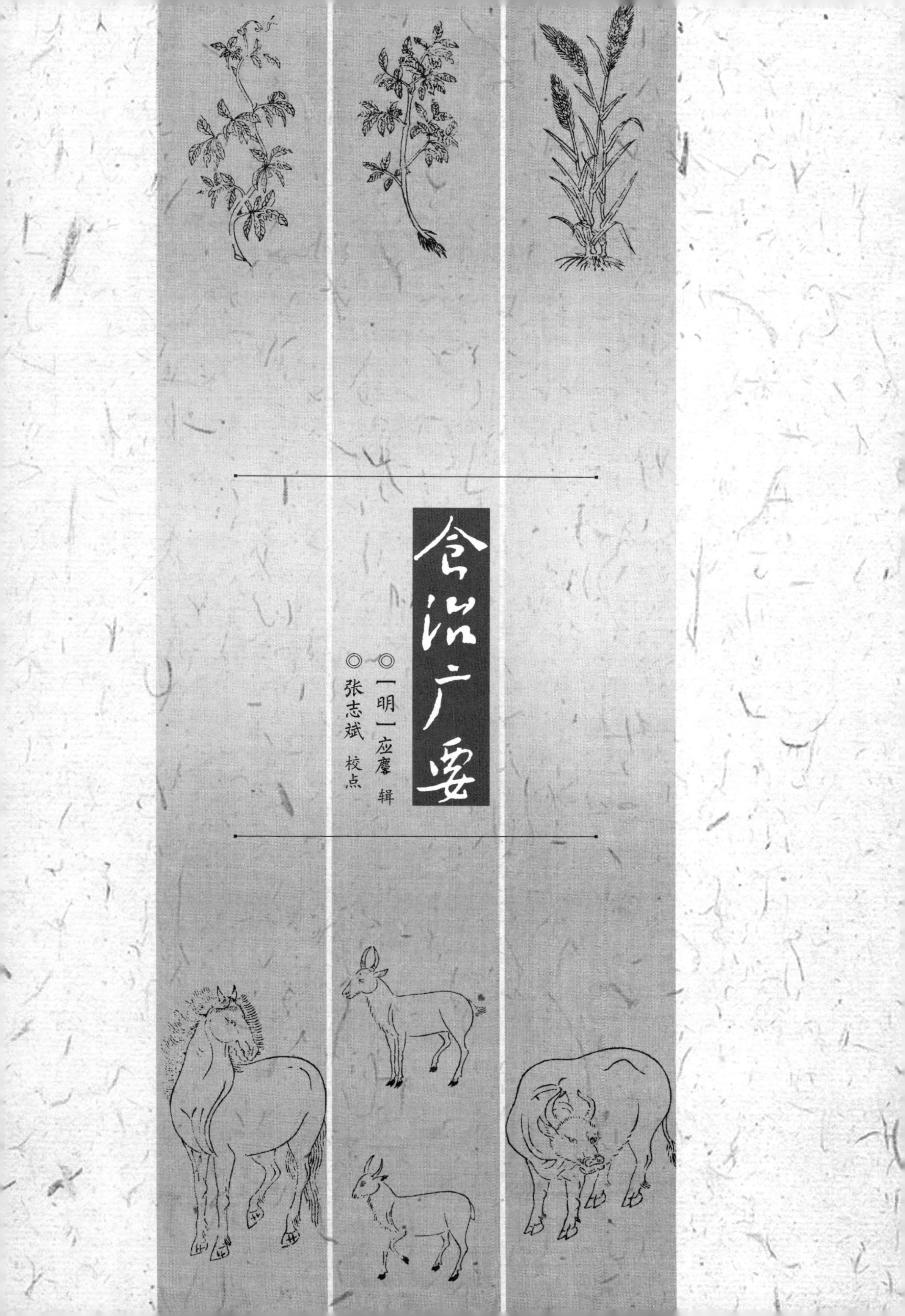

食治广要

〔明〕应麐　辑

张志斌　校点

内容提要

《食治广要》又称《蒲水斋食治广要》。由明代应麐辑，刊于明天启甲子年（1624 年），为一部食治专著。此书将日常所需且有药用效应的食物分为 8 类，即水、谷、菜、果、禽、兽、鳞、酿。每一类列为卷，共 8 卷。其中，水部正目 15 种，附录 2 种；谷部正目 30 种，附录 2 种；菜部正目 64 种，附录 3 种；果部正目 65 种，附录 2 种；禽部正目 36 种，无附录；兽部正目 37 种，附录 1 种；鳞部正目 52 种，附录介类 10 种、虫类 3 种；酿部正目 23 种，附录 3 种。总之，正目共载 322 种，连附录共为 348 种。每种食物，均在正名之下，次释名。再依为气味、主治。有的食物收入辨疑、正误、集解、附方等内容，这些内容虽然也多数采自《本草纲目》，但均直接引出原书名，或作者名。目的是为了“不没其实，而是非亦有所归”。应氏有时也在“按”之后，提出本人的观点。如在木瓜条下，有按语：“麐按，楙即木瓜也。《诗》云‘投我以木瓜’，取其有益也。”应氏收药的原则是“取其可为饮食者而附以治疗之法”，而对于“不可得而有名者”，如方诸水，“有之而人不堪用者”，如古塚中水，皆不收入。因此，其收药较为简要而实用。

本次点校，以北京图书馆藏明天启甲子跋刊本为底本。

食治广要自序

《本草》[1]非医家言，博物之书也。予弱冠善病，因喜方术，推求药性，所疗治疾病，所从来，恒以是书为准的。以□人之幼膺羸疾，非□□□□□□纵恣所致也。口□□□□□□而难行。于是，摘具日用饮食之间关系利害者，手录成帙，冀其触目惊心，庶几祛疾延生已耳。潼川张国博尝病脾胃，召余诊视。予旨以饮食宜进，乃出视兹集。有间病瘥，喜而谓余曰：子言可谓知道者也，欲为子镌传，子其无靳乎？予曰：唯唯。退而诠次，授之。公寻移棘寺，渐晋民部，政事日繁，无何出守滇南。予谓：是固燕石也，宝□□□□□□□而更藏十□□□□□□□会留铨王尹□□生藻鉴[2]之余，属予辑方书，予仍以是求政，更述其缘起。先生喟然曰：此书有裨日用，功利民生。因商之鲍尹在斋，而卒业焉。在斋方有声六馆，尝著《野菜博录》[3]。

〔1〕《本草》：据下文，当指《本草纲目》。

〔2〕藻鉴：指评量及考核人才，大多需经考试甄别。

〔3〕尝著《野菜博录》：序言至此，正是页末，戛然而止，此后疑有脱页。

目 录

食治广要卷之一

食治广要卷之二

食治广要卷之三

食治广要卷之四

食治广要卷之五

食治广要卷之六

食治广要卷之七

食治广要卷之八

凡 例

一 《千金食治》以米谷、果菜、鸟兽、虫鱼[1]分类，《食物本草》又以水、谷、菜、果、禽、兽、鱼、味八类。是编仿而以味易酿。如沙[2]、饴、酱、醋、酥酪、醍醐之属，皆自酿造而成。亦据《本草纲目》而更定之也。

一 是编名《食治广要》，取其可为饮食者而附以治疗之法，广其说而撮其要，删节繁辨疑，开卷了然，似乎详明简便。有不可得而有名者，如方诸、碧海水之类，有有之而人不堪用者，如市门溺坑、古塚中水之类，皆不收入。

一 是编悉依《本草纲目》为主，如燕窝、蛏子之类，皆今时常食，而本草不载。又主闽粤楚蜀之间，山肴海错，其类颇多，近时食品中亦有载之者，皆失之牵强，恐如陈子真、刘亮辈，依《仙经》服白蝙蝠而立死，此误世之罪通乎天下，故仍阙之。

一 自草部移入菜部者，如生姜、薯蓣之类；自木部移入果部者，如龙眼、橡实之类，皆依前贤校定，不敢妄意出入。

一 诸物正名之下，次释名，次气味，又次主治。至于辨疑、正误、集解、附方，一皆以先达名号直书。即不没其实，而是非亦有所归也。

一 发明、引据、集解，有详略不同。但有关于利害者，不得不详，而日用平常，则略之耳。

一 诸物之出处、时候、形色多有不同，此五方土地不齐，气味、主治不甚相远，不必致疑。

一 物有数名，今古不同，正俗或异，皆从《纲目》标正为主，余皆附于其下。一览可知，庶免寻索也。

〔1〕米谷、果菜、鸟兽、虫鱼：实际上，《千金要方·食治》是分为果实、菜蔬、谷米、鸟兽四类。
〔2〕沙：指砂糖，为音节上口而省称。

食治引用序略

人体平和，惟须好将养，勿妄服药。药热偏有所助，令人脏气不平，易受外邪。夫含气之类，未有不资食以存生，而不知食之有成败。百姓日用而不知水火至近而难识。予慨而撰五味损益食治篇，勤而行之，有如影响耳。

安身之本，必资于食；救疾之速，必凭于药。不知食宜者，不足以存生也。明药忌者，不能以除病也。此之二事，有灵之所要也。若忽而不学，诚可悲矣。是故食能排邪而安脏腑[1]，悦神爽志以资血气。若能用食平疴，释情遣疾者，可谓良工也。而医者当须先晓病原，知其所犯，以食治之。食疗不愈，然后命药。盖以药性刚烈，犹若御兵。兵之猛暴，岂容妄发。发用乖宜，损伤处众。

食不欲杂，恐有伤犯。当时虽无灾苦，积久为人作患。食啖鲑肴，务令简少。鱼肉果实，当取有益。每令节俭，若贪味多餐，临盘大饱，食讫觉腹中膨胀短气，或致暴疾，仍为霍乱。

饮食无论四时，常欲温暖。食热物后，不宜再食冷物；食冷物后，不宜再食热物。冷热相激，必为疾病。

食欲少而数，不欲顿而多。常令饱中饥，饥中饱。食后勿便卧，令人患肺气、头风、痞疾。食饱勿速步走马，登高涉险，气滞而激，至伤脏腑。

空心茶、卯时酒、申后饭，俱宜少用。食后勿稳坐，凝滞气血。初则病脾，久则损寿。

极饥而食，食勿过饱；渴极而饮，饮勿过多。

饮酒少则益人，能引滞气，导药力，通荣卫，辟秽恶。多则损人，能令诸脉冲激。饮觉过多，吐之为妙。酒后勿饮冷水、冷茶，停为诸疾。

酸多伤脾，肉胎而唇揭。春七十二日，宜省酸增甘以养脾气。

苦多伤肺，皮槁而毛落。夏七十二日，宜省苦增辛以养肺气。

辛多伤肝，筋急而爪枯。秋七十二日，宜省辛增酸以养肝气。

咸多伤心，血凝而色变。冬七十二日，宜省咸增苦以养心气。

甘多伤肾气，骨痛而齿落。季月各十八日，宜省甘增咸以养肾气。

五谷为养，五肉为益，五果为助，五菜为充。精以食气，气养精以荣色。形以食味，味养形以生力。此之谓也。

[1] 脏腑：原作“藏府”。本书“藏府”“脏腑”双出，现统一为“脏腑”。

食治广要卷之一

严陵　应　麐　石麟　殳辑
睢阳　王三德　尹愚　殳阅
新安　鲍　山　在齐　殳校

水　部

昔人分别九州水土，以辨人之美恶寿夭。盖以水为万化之原，土为万物之母也。雨露、霜雪、江河、井泉、湖泽、陂塘流止，寒温甘淡咸苦，此人生日用饮食之先资焉，岂可不辨乎？

雨水节候雨水附[1]

气味：咸，平，无毒。

立春节雨水，得春升发之气，食疗皆宜。古人以是日夫妻各饮一杯，还房，有孕，亦取其资始发育万物之义也。

梅雨水，洗疮疥，灭瘢痕，入酱易熟。芒种后逢壬为入梅，小暑后逢壬为出梅。又以三月为迎梅雨，五月为送梅雨，皆湿热之气，郁遏熏蒸，酿为霏雨。人受其气则生病，物受其气则生霉，故此水不可造酒醋等用。陈藏器曰：梅雨沾衣便腐黑，但以梅叶汤洗之即脱也。

液雨水，杀百虫。立冬后十日为入液，至小雪为出液，此时得雨谓之液雨，亦曰药雨。百虫饮此皆伏蛰，至来春雷鸣，起蛰乃出也。

谨按　雨水宜忌诚不可忽。今江南维扬淮海之地，井水有碱，无论四时，人多接雨水烹茶，取其味淡而益茶色耳。尊生者可不必用也。其法：以新白布幅洗去糨滓，绳系四角，中置一小石子，悬空隙地，下以洁净瓦缸接注，澄清另灌净坛中，上以新瓦一片覆之，置檐下无日色处。久之或生小虫，用大炭一块烧红淬之，即以柳条周旋急绞，剪脚，倾过别坛，即成好水。雨水宜极老，否则，败胃且有气息。

露水

气味：甘，平，无毒。饮之延年不饥。取以造酒，色味清洌。昔赤松子取以明目。汉武帝作金盘承露，和玉屑服食。杨贵妃吸花上露，止渴解酲。东方朔得玄青黄

〔1〕节候雨水附：原脱，据原书目录补。

三露献于帝，赐群臣服之，有病者皆愈。观此，则利用无穷焉。

腊雪水春雪附

气味：甘，冷，无毒。主解一切热毒，天行时气温疫，丹石发动，洗目退赤。冬至后第三戊为腊，腊前三雪，大宜菜麦，又杀虫蝗。密封阴处，数十年不坏。用水浸五谷种，则耐旱不生虫。洒几席间，则蝇自去。腌藏一切果食，不蛀蠹。

春雪　有虫，水亦易败，收之无益。

雹

音驳。气味：咸，冷，有毒。《五雷经》云：雹乃阴阳不顺之气结成，亦有懒龙鳞甲之内，寒冻生冰，为雷所发堕落。人食之，患疫疾、大风、颠邪之证。惟酱味不正者，当时取一二升纳入瓮中，即还本味也。此亦物类相感耳。

夏冰

即冬月所窖之冰。气味：甘，寒，无毒。解热，除烦，消毒。此太阴之精，物极则反，变柔为刚。《食谱》云：凡夏用水，止可隐映饮食，令气凉耳，不可食之。

屋漏水

气味：辛、苦，有毒。李延飞曰：水滴脯肉，食之或生癥瘕恶疮。又，檐下雨滴菜，亦有毒，不可食。

流水

江河溪涧曰流，湖泽陂塘曰水。气味：甘，平，无毒。陈藏器曰：千里水、东流水，皆堪荡涤邪秽，煎汤煮药。孙真人曰：江水，流泉远涉，顺势归海，不逆上流，用以治头，必归于下。其性然也。

井泉水

气味：甘，平，无毒。汪颖曰：井水新汲，疗病利人。平旦第一汲，为井华水，其功极广，又与诸水不同。凡井水有远从地脉来者为上，有从近处江湖渗来者次之。其城市近沟渠，污水杂入者成碱，用须煎滚，停一时，候碱澄用之。否则气味俱恶，不堪入药食茶酒等用也。

乳穴水

气味：甘，温，无毒。久食肥健体润，与钟乳同功。陈藏器曰：秤之重于他水，煎之上有盐花，此真乳液也。

温泉

气味：辛，热，微毒。

按　《渔隐丛话》云：汤水多作硫黄气，浴之则袭人肌肤。惟新安黄山是朱砂泉，春时水即微红色，可煮茗。长安骊山是矾石泉，不甚作气。朱砂泉虽红而不热，当是雄黄尔。有砒处亦有汤泉，浴之有毒。

阿井水

气味：甘、咸，平，无毒。

按　沈括《笔谈》云：东阿乃济水所经，取以煮胶，谓之阿胶。其性趋下，清而且重，用搅浊水则清，故以治瘀浊逆上之痰。

又　青州范公泉，亦济水所注，其水用造白丸子，利膈化痰。《管子》云：齐之水，其泉青白，其人坚劲，寡有疥瘙，终无宿[1]酲。水性之不同如此也。

山岩泉水

气味：甘，平，无毒。李时珍曰：其泉源远清冷，或山有玉石美草木者为良。其山有黑土毒石恶草者不可用。陆羽云：凡瀑涌漱湍之水，饮之令人有颈疾。汪颖曰：昔在浔阳，忽一日城中马死数百。询之，云：数日前雨，洗出山谷中蛇虫之毒，马饮其水然也。

诸节候水

立春、清明二节贮水，谓之神水。宜浸造诸风脾胃虚损丸散及药酒，久留不坏。

清明、谷雨日，取江河水造酒，气味甘洌，久储不败。

寒露、冬至、小寒、大寒四节，及腊日水，宜浸造滋补五脏、痰火积聚虫毒药，并煮酿药酒，与雪水同功。

立秋日五更井华水，长幼各饮一杯，能却疟痢。

重午日午时水，宜造疟痢、疮疡、虫毒药。

小满、芒种、白露三节内水，并有毒。造药，酿酒醋一应食物，皆易败坏。人饮之，亦生脾胃病。

热汤

即熟滚汤也。气味：甘，平，无毒。主助阳气，行经络，熨霍乱转筋入腹及客忤死。汪颖云：热汤须百沸者佳。若半沸者，饮之反伤元气，或作胀。或云，热汤漱口损齿。病目人勿以热汤洗浴。冻僵人勿以热汤濯[2]之，能脱指甲。久用铜瓶煎汤饮，损人之声。

生熟汤

百沸汤和新汲水，俗谓之阴阳水是也。气味：甘，咸，无毒。主霍乱呕吐，不能纳食及药者，先饮数口即定。欲吐者，以少盐投之，进一二升，令吐尽痰食，便愈。

诸水不宜饮

井水沸溢，不可饮。

古井、眢[3]井不可入，有毒杀人。

阴地流泉有毒，二、八月行人饮之，成瘴疟，损脚力。

泽中停水，五、六月有鱼鳖精，人饮之，成瘕病。

花瓶水，饮之杀人，腊梅者尤甚。

炊汤洗面，令人无颜色；洗体，成癣；洗脚，疼痛生疮。

冷水、热泔沐头，并成头风，女人尤忌之。

---

〔1〕宿：《本草纲目》同条作“痟”。

〔2〕濯：《本草纲目》同条作“灌”。

〔3〕眢：音 yuān，干枯。

水经宿，面上有五色者，有毒，不可洗手。

时病后浴冷水，损心胞。

盛暑浴冷水，成伤寒。

汗后入冷水，成骨痹。

饮酒杂冷水，成手颤。

饮水便睡，成水癖。

夏月远行，勿以冷水濯足。

冬月远行，勿以热汤濯足。

附：麻知几水解略

九畴昔访灵台太史，见铜壶之漏水焉。太史召司水者曰：此水已三周环，水滑则漏迅，漏迅则刻差，当易新水。予因悟曰：天下之水，用之灭火则同，濡槁则同，至于性从地变，质与物迁，未尝同也。故蜀江濯锦则鲜，济源烹楮则皛。南阳之潭渐于菊，其人多寿；辽东之涧通于参，其人多发。晋之山产矾石，泉可愈疽；戎之麓伏硫黄，汤可浴疠。扬子宜荈，淮蔡宜醪；沧卤能盐，阿井能胶。澡垢以污，茂田以苦。瘿消于藻带之波，痰破于半夏之洳。冰水咽而霍乱息，流水饮而癃闭通。雪水洗目而赤退，咸水濯肌而疮干。菜之为齑，铁之为浆，曲之为酒，蘖之为醋。千类万种，言不可尽。至于井之水一也，尚数名焉，况其他者乎？反酌而倾曰倒流，出甃未放曰无根，无时初出曰新汲，将旦首汲曰井华。夫一井之水，而功用不同，岂可烹煮之间，将行药势，独不择夫水哉？

食治广要[1]卷之二

严陵　应　麐　石麟　旻辑
睢阳　王三德　尹愚　旻阅
新安　鲍　山　在齐　旻校

谷　部

《素问》云：五谷为养，麻、麦、稷、黍、豆，以配心、肝、脾、肺、肾，养生之道，无逾于此。然而，九州异产，百谷异性，岂可终日食之而不知其损益者乎。

胡麻赤白芝麻、青蘘附

一名巨胜，即今之黑芝麻也。昔张骞自大宛得种来，故名。气味：甘，平，无毒。利大小肠，润养五脏。陶弘景曰：八谷之中，惟此为良。《五符经》曰：服之不息，可以知万物，通神明。《参同契》云：巨胜可以延年，还丹入口中。苏长公与人书云：凡痔疾，宜断酒肉与盐酪酱醋厚味，唯宜食淡面及九蒸黑芝麻和茯苓，入少白蜜，为面食之，久久气力不衰，百病自去，痔疾渐退。此乃长生要诀，但易知而难行尔。

赤白芝麻　气味大同，但略带寒耳。宁源曰：生者性寒而治疾，炒者性热而发病，蒸者性温而补人。孟诜云：久食消人肌肉。

青蘘　即芝麻苗也，气味甘，寒，无毒。采嫩苗作菜食，滑美不减于葵，能治五脏邪气，久食耳目聪明。

小麦

气味：甘，微寒，无毒。除热，止烦，利小便，养肝气，止漏血唾血。陈藏器曰：小麦秋种夏熟，受四时之气，兼有寒热温凉之性。是故麦凉曲温，面冷麸热[2]，宜其然也。又云：河渭之西，白麦面亦凉，以其春种而阙二气也，非若东南卑湿，春多雨水，既受湿气，复不出汗，故食之作渴，动气助湿发热。一云：新麦性热，陈麦平和。于理甚通。

面

气味：甘，温，有微毒。主治：补虚，实人肌体，厚肠胃，强气力，助五

[1] 食治广要：原书此前有“蒲水斋”三字，据前文统一删，下同。
[2] 面冷麸热：《本草纲目》同条作“面热麸冷”。

脏。又曰：性壅热，多食动风气，发丹石毒。李廷飞《延寿书》云：北多霜雪，故面无毒；南方雪少，故面有毒。顾元庆《檐曝偶谈》云：江南麦花夜发，故发病；江北麦花昼发，故宜人。又曰[1]：鱼稻宜江淮，羊面宜河洛，亦五方土地之异宜也。

小粉

即麦麸洗出之粉，今用以浆衣者。气味：甘，凉，无毒。主治：补中益气脉，和五脏，调经络，陈者敷肿毒良。

大麦

气味：咸，温、微寒，无毒，为五谷之长。主治：消渴除热，益气调中。补虚劣，壮血脉，益颜色，实五脏，化谷食，止泄，不动风气。为面，胜于小麦，以其无燥热也。孟诜曰：暴食似脚弱，为下气故也，久服宜人。丹溪曰：大麦初熟，人多炒食。此物有火，能生燥病。以磨面作酱，味甚甘美。

荞麦

一名乌麦。气味：甘，平、寒，无毒。能炼五脏滓秽，压丹石毒。降气宽肠，磨积滞，消热肿风痛，除白浊白带，脾积泄泻，腹痛上气。久食多食动风，令人头眩。作面和猪、羊肉热食，患热风，须眉脱落。

粳米

一名秔米，乃谷稻之总名也。气味：甘，平，无毒。主治：温中，和胃气，长肌肉，壮筋骨，益肠胃，通血脉，和五脏，好颜色。新熟者动气，经年者良。汪颖曰：粳有早、中、晚三收，以晚白米为第一。各处所产，种类甚多，气味不能无少异，而亦不大相远也。天生五谷，所以养人，得之则生，不得则死。惟此谷得天地中和之气，同造化生育之功，故非他物可比。入药之功，在所略尔。

糯米

气味：苦，温，无毒。作饭温中，令人多肿，大便坚。久食，身软筋缓。其性黏滞难化，小儿、病人皆不宜食。只堪作酒。

香稻米

气味：甘，软，香甜。主治：开胃益中，滑涩补精。有红白二种，较诸米更长，比他谷晚收，但不多耳。

籼米

即旱稻。气味：甘，温，无毒。主治：温中益气，养胃和脾，除湿止泄。《纲目》云：籼似粳而粒小，比诸稻先熟得名。始自闽人，得种于占城国。宋真宗遣使就闽取三万斛，分给诸道为种，故今各处皆有之。有红白二色，与粳大同小异。

稷米

气味：甘，寒，无毒。主治：益气，补不足。治热，压丹石毒，解苦瓠毒。作饭

〔1〕曰：原作“且”，据《本草纲目》同条改。

食，安中利胃宜脾，凉血解暑。

黍米

气味：甘，温，无毒。久食，令人多热烦，闭气。不可白酒、葵菜同食。《纲目》云：稷与黍一类二种也。黏者为黍，不黏者为稷。稷可以作饭，黍可以酿酒。犹稻之有粳与糯也。郭义《恭广志》：有赤黍、白黍、黄黍、大黑黍、牛黍。燕颔、马革、驴皮、稻尾，皆是物也。今汴洛河陕间多种之。

蜀黍

即膏粱，南方呼为芦穄。气味：甘、涩，温，无毒。主治：温中涩肠，止霍乱。黏者，与黍米同功。

黄粱米

气味：甘，平，无毒。主治：益气，和中，止泄，去客风顽痹，止霍乱下痢，利小便，除烦热。

白粱米

气味：甘，微寒，无毒。主治：除热，益气，疗胸膈中客热，移五脏气，缓筋骨。炊饭食之，和中，止烦渴。

青粱米

气味：甘，微寒，无毒。主治：胃痹，热中消渴，止泄痢，利小便，益气补中，轻身长年。煮粥食，健脾，治泄精。

按　粱米亦粟属也。有青、黄、赤、白数种之异，其功用则无别。今汴洛河陕间，多种白粱，而青黄稀有者。因其损地力而收获少故也。

粟米

北人呼为小米。气味：咸，微寒，无毒。主养肾气，去脾胃中热，益气补虚。陈者：苦，寒，治胃热消渴，利小便。与杏仁同食，令人吐泻。粟，亦粱也。穗大而毛长粒粗者为粱，穗小而毛短粒细者为粟。

秫米

即糯粟，北人呼为黄米。气味：甘，微寒，无毒。主治：寒热，利大肠。《养生集》云：味酸性热，黏滞，易成黄积病，小儿不宜多食。只堪酿酒，亦劣于糯米也。

薏苡米

气味：甘，微寒，无毒。主治：筋急拘挛，不可屈伸，久风湿痹，下气。久服轻身。《本经》。炊饭作面食，主健脾胃，不饥。煮饮，止消渴，杀蛔虫，并治肺痿，咳嗽脓血涕唾，上气，干湿脚气。

菰米

气味：甘，冷，无毒。主治：止渴，解烦热，调肠胃。东璧曰：菰本作菰，茭草也。一名雕胡。作饭香脆。《周礼》供御，乃六谷九谷之数。杜诗“波漂菰米沈云黑”，即此物也。

罂子粟[1]

气味：甘，平，无毒。作粥食，极美。行风气，逐邪热，治反胃，胸中痰滞。此物秋种冬生，嫩苗作蔬食亦佳。

大豆

气味：甘，平，无毒。久服，令人身重。陈藏器曰：大豆生平，炒食极热，煮食甚寒，作豉极冷，造酱及生黄卷罨芽曰黄卷则平。牛食之温，马食之冷。一体之中，用之数变。孟诜曰：大豆黄屑忌猪肉。小儿以炒豆、猪肉同食，必壅气致死，十岁已上者不畏也。

又按 《养老书》云：李守愚每晨水吞黑豆十四枚，谓之五脏谷，到老不衰。夫豆有五色，各归五脏。惟黑豆属水性寒，为肾之谷。黑而紧小者为雄，入肾，功效最捷。他色不堪入药，只宜炒食、作腐、造酱、榨油。又，黄山谷救荒法：黑豆、贯众各一斤，煮熟去众，晒干。每日空心啖五七粒，食百木枝叶皆有味而能饱也。读书中所载救荒辟谷疗病，惟此居多，不能尽述。

赤小豆

气味：甘、酸，平，无毒。健脾利水，排痈肿脓血，治疗寒热，热中消渴，止泄痢，利小便，散恶血，涂肿毒，治产难，下胞衣，通乳汁。和鲤鱼、鲫鱼、黄雌鸡食，利水消肿。合鱼鲊食，成消渴。作酱同饭食，成口疮。

绿豆

气味：甘，寒，无毒。煮食，消肿下气，解金石砒毒。生研绞汁服，治丹毒烦热，风疹[2]，药石发动，热气，奔豚，寒热，热中，止泄痢，利小便，厚脾胃，补益元气，调和五脏。作枕，明目。治头风痛，任作豆汤、豆饭、豆酒。磨而为面，澄滤取粉，可以作饵、顿糕、荡皮、搓索，为食中要物。以水浸罨成芽，又为菜中佳品。即牛马之食，亦多赖之，真济世之良谷也。

白豆

一名饭豆。气味：甘，平，无毒。主治：补五脏，调中，助十二经脉，暖胃。为肾之谷，肾病宜食之。

苗 煮食，利五脏，下气。

豌豆

一名胡豆，一名青斑豆。气味：甘，平，无毒。主治：消渴，寒热热中，除吐逆，止泄痢，小腹胀满。嫩苗亦可食。

蚕豆

气味：甘、微辛，平，无毒。主治：快胃和脏腑。

苗 气味：苦、微甘，温。主治：酒醉不醒。油盐炒熟，煮汤灌之，效。

[1] 粟：原作“米”，据目录改。
[2] 疹：原作“瘆”，同“疹”。

按 豌豆、蚕豆，共[1]名胡豆，以各处呼名沿习故尔。豌豆粒小，米中往往有之。又，《别录·序例》云“丸药如胡豆大”，即此为豌豆也。蚕豆粒大，荚状如老蚕，故得此名。王祯《农书》谓：蚕时始熟，故以命名。于理亦通。

豇豆

气味：甘、咸，平，无毒。主治：理中益气，补肾壮胃，和五脏，调荣卫，生精髓，止消渴、吐逆、泄痢。花有红、白二色，荚必两两并垂，有习坎之义。豆子微曲，如人肾形。所谓“豆为肾谷”者，或指此物。昔卢廉夫教人补肾气，每日空心煮豇[2]豆，入少盐食之，盖得此理。诸疾无禁，但水肿忌补肾，不宜多食耳。荚有白、红、紫、赤、斑驳数色，功效并同。

扁豆

气味：甘，微温，无毒。主治：和中，下气，补五脏，主呕逆、霍乱吐利。凡十余种，或长或团，或如龙爪、虎爪，或如猪耳、刀镰。其实有黑、白二种，白者温而黑者稍冷，入药宜白扁豆。黑者名鹊豆。

刀豆

气味：甘，平，无毒。主治：温中下气，和肠胃，止呃逆，益肾补元。嫩时，煮食、酱食，蜜煎尤佳。老则收子，大如拇指头，淡红色。同猪、鸡等肉煮食，尤佳。《本草》失收，近时小书载其暖而补元阳也。

〔1〕共：原作“供”，据文义改。
〔2〕豇：原作“红”，据《本草纲目》豇豆条改。

食治广要卷之三

严陵　应　麐　石麟　叟辑
睢阳　王三德　尹愚　叟阅
新安　鲍　山　在齐　叟校

菜　部

《内经》曰：五谷为养，五菜为充，所以辅佐谷气疏通壅滞。圣人防民纵恣之故，而曰养，曰充，厥有旨哉。

韭山韭附

气味：辛、微酸，温，涩，无毒。主治：归心，安五脏，除胃中热。根叶煮食，温中下气，补虚益阳，调和脏腑，令人能食。捣汁饮，治胸痹刺痛，吐、唾、衄、尿诸血，妇人经脉逆行，打仆伤损，膈噎诸疾。春食则香，夏食则臭，多食昏神损目，酒后尤忌。热病后亦不宜食。五月多食，乏气力。冬月多食，动宿饮，吐水。不可与蜜及牛肉同食。韭黄，未出粪土者，食之滞气，盖含抑郁未伸之气故也。

又有一种山韭，诸家本草不载，惟《千金方》收之。其形亦类家韭，但根白，叶如灯心苗耳。气味：咸，寒，涩，无毒。主治：宜肾，去大小便数、烦热，润毛发。陈直《奉亲养老书》用山韭四两，鲫鱼肉五两，煮羹，下五味，少加面，三五日一作。能治老人脾胃气弱，饮食不强。

葱

气味：辛，平。叶：温。根须：并无毒。达表利里，通关节，止血，杀一切鱼、肉毒。寇宗奭曰：葱主发散，多食昏人神。孟诜曰：葱宜冬月食。不可过多，损须发，发人虚气上冲，五脏闭绝，为其开骨节出汗之故也。孙真人曰：正月食生葱，令人面上起游风。生葱共蜜食，下利。烧葱同蜜食，壅气杀人。张仲景曰：生葱同枣食，及犬、雉肉食，令人病血。《纲目》云：服生地、常山者，忌之。种类不同，气味无异。

凡跌仆损伤，青肿见血，生葱不计多寡，切碎，炒令汁干，乘热敷患处，以帛束之，立刻止痛止血散肿。此百发百中良方，勿以易而忽之也。

薤音械

一名藠子，音叫。气味：辛、苦，温，滑，无毒。白者补益，赤者疗金疮。孟诜曰：发热病，不宜多食。三四月勿食生者。《大明》曰：生食引涝唾。与牛肉同食，令人作癥瘕。

按　此即古人所谓薤露，以其光滑难贮也。五月叶青即掘其实，煮食、糟藏、醋浸并宜。白乐天诗云“酥暖薤白酒”，谓以酥炒薤白投酒中也。又，王祯《农书》云：野薤俗名天薤。生麦原中，叶似薤而小，味益辛，亦可供食，但不多有。即《尔雅》山薤是也。

又按　王祯云：薤生则气辛，熟则甘美。种之不蠹，食之有益。故学道人资之，老人宜之。然道家以薤为五荤之一，而诸书不言其荤，何哉?

蒜

一名葫蒜，一名小蒜。气味：辛，温，有小毒。主治：归脾，主霍乱、腹中不安，消谷，理胃温中，除邪痹毒气，溪毒蛊毒，蛇虫沙虱疔肿。此乃五荤之一。许氏《说文》谓之荤菜。五荤即五辛，谓其辛臭昏神伐性。练形家以小蒜、大蒜、韭、芸苔、胡荽为五荤，道家以韭、薤、蒜、芸苔、胡荽为五荤，佛家以大蒜、小蒜、兴渠即阿魏、慈葱、茖葱为五荤。虽各不同，皆辛熏之物，生食增恚，熟食发淫，有损性灵，故绝之也。陶弘景曰：味辛性热，损人，不可长食。孙真人曰：无毒。三月勿久食，伤人志性。《黄帝书》云：同生鱼食，令人夺气，阴核疼。吴瑞曰：脚气风病人及时病后，忌食。

葫

《别录》云：即蒜之属也。气味：辛，温，有毒。久食损人目。主治：归五脏，散痈肿，杀毒气，消谷化肉。与上参用。韩保昇曰：葫出梁州者，大径二寸，最美，少辛；泾阳者，皮赤甚辣。北人不可一日无者。嵇康《养生论》[1]云：荤辛害目，此为甚耳。不可不察。

芸苔

即油菜，其子可榨油者。气味：辛，温，无毒。主治：风游丹肿，乳痈。破癥瘕结血。《别录》曰：能发痼疾。孟诜曰：先患腰脚者，不可多食。又损阳气，发疮及口齿病。道家亦为五荤之一。

菘

即白菜。气味：甘，温，无毒。主治：通利肠胃，除胸中烦，解酒渴，消食下气，和中，利大小便。陶弘景曰：性和利人，多食似小冷。张仲景曰：服甘草人食菘，即令病不除也。

芥

气味：辛，温，无毒。主治：利九窍，温中，除冷气咳逆，去头面风，通肺豁痰，利膈开胃。孟诜曰：煮食动气与风，生食发丹石，不可多食。大叶者良，细叶有

〔1〕《养生论》：此前原衍“夜”字，据《本草纲目》葫条删。

毛者有毒。宁源曰：能发疮疡、痔疾、便血者。同兔肉食[1]，成恶邪病。同鲫鱼食，发水肿。芥有数种。七八九月下种。冬月食者，俗呼腊菜；春月食者，曰春芥；四月食者，为夏芥。芥心嫩苔，谓之芥蓝，瀹食脆美。结荚有子，其味亦辛，研末泡过为芥酱，以侑肉食。陆佃云：望梅生津，食芥堕泪。积温成热，不可不知。

芜青

一名诸葛菜，一名蔓青。气味：苦，温，无毒。利五脏，轻身益气，常食通中，令人肥健，消食，下气治嗽，止消渴。《别录》芜青、芦菔同条，殊未辨别也。

莱菔

俗名萝卜。气味：根，辛、甘；叶，辛、苦，温，无毒。煮食下气，消谷和中，去痰癖、消渴，止嗽吐衄诸血，宽胸利膈，利大小便，解酒毒、面毒、豆腐积。多食能动气，生姜能解之。与地黄同食，令人发白。

生姜

气味：辛，微温，无毒。旺人，通神明，除风邪寒热，伤寒头痛鼻塞，咳逆上气，止呕吐，开胃去痰。陈藏器曰：生姜性温，要热则去皮，要冷则留皮。今药引多有用姜枣者，以辛温能益脾胃也。病目、痔疾、痈疮，不可食。《语》云：不撤姜食。然亦不可多。朱晦翁《语录》有“秋姜夭人天年”之说，不可不信。《相感志》云：糟姜瓶内入蝉蜕，虽老姜无筋。亦物类有所伏耶。

茼蒿蒌蒿附[2]

气味：甘，辛，平，无毒。主安心气，养脾胃，消痰饮。利肠胃。掌禹锡曰：多食动风气，熏人心，令人气满。今金陵、真、润诸州广种。

蒌蒿　生水泽中，叶似艾青，白色，长数寸。香脆而美，可供茶食。

胡荽

一名蒝荽。气味：辛，温，微毒。消谷，利大小肠，止头痛，疗沙疹，喷痘疮不出，通心窍，辟鱼、肉毒。五荤之一，久食令人多忘，损人精神，发人痼疾。服白术、牡丹及诸补药者，忌之。

薄荷

气味：辛，温，凉，无毒。主治：消风散热，除头痛头风，眼目咽喉口齿诸病。种类颇多，惟苏州小叶者良。

紫苏

气味：辛，温，无毒。主治：能下胸膈浮气。若脾胃虚人久食，多致损真滑泄。以常用之物，人所不觉，可不慎哉。

假苏

即荆芥。气味：辛，温，无毒。祛风散邪，去瘀血，破积气，消疮毒。凡食一切无

---

〔1〕同兔肉食：《本草纲目》此前有“思邈曰”。

〔2〕蒌蒿附：原无，据原书目录补。

鳞鱼，最忌之。《苇航纪[1]谈》云：凡服荆芥风药，忌食鱼。杨诚斋曾见一人，犯之立死。日用之药，其相反如此，故详及之，以为警戒。

胡萝卜

气味：甘、辛，微温，无毒。主治：下气补中，利胸膈肠胃，安五脏。以元时自胡地来，气味微似萝卜，故得此名耳。

芹菜

气味：甘，平，无毒。止血养精，和血脉，益气，令人肥健嗜食。去伏热，杀石药毒，诸热烦渴，崩中带下，五积黄病。

水芹 生江湖陂泽之涯。

旱芹 生平地，亦有种莳者。李廷飞曰：赤芹害人，不可多食。合醋食损齿。

茭白

气味：甘，冷，滑，无毒。主治：五脏邪气，肠胃痼热，心胸浮热，消渴，利小便。多食发冷气，伤阳道。糟食之味美，同蜜食损人。

莼

气味：甘，寒，无毒。其体柔滑，常食发气，令关节急，嗜卧。脚气、疫病后，脾弱不能磨化饮食者，食之即死。陈藏器曰：予所居近湖，湖中有莼、藕。昔年疫甚，饥人取以食之，虽病瘥者亦死。至秋大旱，人多血痢，湖中水竭，掘藕食之，阖境获安。莼、藕之利害，于斯见矣。

蘹香

即茴香。气味：辛，平，无毒。主治：膀胱胃间冷气，调中，止痛，除呕吐、肾劳、㿗疝、阴痛，补命门不足。

莳萝

气味：辛，温，无毒。主治：小儿气胀，霍乱呕逆，腹冷不下食。健脾开胃，杀鱼、肉毒。

菠薐

气味：甘，冷，滑，无毒。利五脏，通肠胃，解丹石、酒毒，通血脉，开胸膈，下气调中，止渴润燥。多食令人脚弱。患腹冷者食之破腹。与鳝[2]鱼同食，发霍乱。取汁炼霜，制砒、汞，伏雌黄、硫黄。张子和云：久病大便涩滞不通，及痔漏之人，宜常食。老人、血枯便难者，常作羹食之佳。

蕹菜

即瓮菜。气味：甘，平，无毒。解野葛毒。捣汁和酒服，亦治产难。今金陵江夏多莳之。腌食糟藏并佳。

菾菜

气味：甘、苦，大寒，滑，无毒。补中下气，理脾，去头风，利五脏。多食动

〔1〕纪：原作“细”，据《本草纲目》假苏条改，以“纪”为是。

〔2〕鳝：原作“鲌”，据《本草纲目》菠薐条改。

气。先患腹冷人，食之破腹。

荠

气味：甘，温，无毒。主治：利肝和中，通五脏。其根明目，又止目痛。其类甚多，随地发生。师旷云：岁欲甘，甘草先生，荠之属是矣。

又按　苏长公《与徐十三书略》云：今日食荠，极美。天然之珍，虽不甘于五味，而有味外之美。君若知此味，则陆海八珍皆可厌也。天生此物，以为幽人山居之禄。辄以奉传，不可忽之。

苜蓿

气味：苦，平，涩，无毒。利五脏，轻身健人，洗去脾胃间邪热气，通大小肠。

按　《杂记》言，原出大宛，汉使张骞带归中国。陇西人有种者，年年自生，刈苗作蔬。今处处田野有之。

苋

气味：甘，冷利，无毒。白者：补气除热，通九窍。赤者：主赤痢、射工、沙虱。紫苋：杀虫毒，治气痢。丹溪云：红苋能下胎，孕妇食之易产。有忌同鳖食之说。《本草会编》云：不验。予屡见同食者，果亦无恙。

马齿苋

气味：酸，寒，无毒。主治：诸肿瘘疣，破痃癖，止消渴，散血消肿，治淋。

苦菜

一名苦荬。气味：苦，寒，无毒。调十二经脉，霍乱后胃气烦逆。久服强力，虽冷甚益人。张仲景曰：野苣不可共蜜食，令人作内痔。《纲目》曰：脾胃虚寒人，不可食。

莴苣

气味：苦，冷，微毒。利五脏，通经脉，开胸膈，利气，坚筋骨，去口气，白齿牙。李廷飞曰：久食昏人目。患冷人不宜食。

又按　彭乘云：莴苣有毒，百虫不敢近。蛇虺触之，则目瞑不见物。人中其毒，以姜汁解之。若此，则此物亦不宜多食也。

白苣

形似莴苣，叶有白毛。气味：苦，寒，无毒。主治：补筋骨，利五脏，开胸膈壅[1]气，通经脉，和脾气，令人齿白，聪明少睡。煮食，解热毒、酒毒，止消渴，利大小肠。

蒲公英

气味：甘，平，无毒。主妇人乳痈水肿，解食毒，散滞气，化热毒，消恶肿、结核。

蕨萁

气味：甘，寒，滑，无毒。去暴热，利水道。孟诜曰：久食，令人目暗、鼻塞、

〔1〕壅：原作“拥”，据文义改。下同。

发落。又冷气人食，多腹胀。小儿食之，脚弱不能行。孙真人曰：久食成瘕。谚云：菜不益人，笋与蕨。此物是矣。

芋

气味：辛，平，滑，有小毒。主治：宽肠胃，充肌肤。多食难克化，滞气困脾。

叶茎 主除烦止泄。

梗 擦蜂螫。

汁 涂蜘蛛伤。

薯蓣即山药

气味：甘，温、平，无毒。主治：补中益气，充肌强阴。久服，耳目聪明。生捣，罨肿毒，能散。其功不能尽述。

落花生香芋附[1]

藤蔓茎叶一似扁豆，花开落地，一花就地结一果，大如桃，深秋取食，味甘美异常，人所珍贵。近时义兴人家多莳之。

又有一种香芋，大者如鸡卵，小者如雀卵，外形黄白色，煮食甚香。其藤蔓微似山药。本草皆失收。惟近时《食物本草》中载之。亦略于性味主治。姑阙之，以俟后之君子。

百合

气味：甘，平，无毒。主治：邪气腹胀心痛，利大小便，补中益气。除浮肿痞满，喉痹涕泣。

山丹

一名红百合，一名红花菜。气味：甘，凉，无毒。主治：疮肿，惊邪，崩中。活血，傅疔疮恶肿。

枸杞

苗名天精。气味：苦，寒，无毒。补气益精，除风明目，坚筋骨，补劳伤，强阳道，资阴气。谚云：去家千里，忽食萝藦、枸杞。萝藦，一名羊婆奶，今人无有食者。

甘菊

气味：辛，平，无毒。主治：头面风热，久服轻身，耐老延年。范至能序言，惟甘菊一种可食，仍入药饵。其余味苦不堪。

按　甘菊其花细碎，品不甚高。蕊如蜂窠，中有细子。嫩叶及花皆可炸食，味苦者则是苦薏。故景焕《牧竖闲谈》云：真菊延龄，野菊泄人。正如黄精益寿，钩吻杀人之意同耳。

茵陈蒿

气味：苦，平、微寒，无毒。主治：邪风热结黄疸，通身发黄，小便不利。昔人

〔1〕香芋附：原无，据原书目录补。

多莳为蔬，亦入药用。洪舜俞《老圃赋》云“酣糟紫姜之掌，沐醯青陈之丝”是也。今淮扬人，二月二日犹采野茵陈苗，和粉面作饼饵。亦方土之相传耳。

竹笋

气味：甘，微寒，无毒。主治：消渴，利水道，下气，化热，消痰爽胃。吴瑞曰：同羊肝食，令人目盲。

苦竹笋 气味：苦、甘，寒。主治：不睡，去面目并舌上热黄，消渴，明目，解酒毒，除热气，理心烦闷，下气化痰。

淡竹笋 气味：甘，寒。主消痰，除热狂壮热，头痛头风，惊悸迷闷，惊痫天吊。

冬笋 气味：甘，寒。主治：小儿痘疹不出，煮粥食之，解毒，有发生之义。寇宗奭曰：笋难化，不益人，脾病不宜食。曾有一小儿食干笋三寸许，噎于喉中，壮热喘促，诸药不效。后吐出其笋，其证即平。婴孺宜慎与之。

茄

俗名落苏。气味：甘，寒，无毒。主治：寒热，五脏劳。治瘟疫传尸劳气。醋摩，敷肿毒。多食，损人动气，发疮及痼疾。秋后食，多损目。

壶卢

一名瓠瓜，一名匏瓜，其形略异。气味：甘，平，滑，无毒。主治：消渴，利水，口鼻恶疮肉烂。除烦，利小肠，润心肺，治石淋。

冬瓜

气味：甘，微寒，无毒。主治：小腹水胀，利小便，止渴。孟诜曰：欲得体瘦轻健者宜食，欲肥则不宜食也。久病阴虚人尤忌。惟肿胀者，食之能消。

南瓜

气味：甘，温，无毒。主治：补中益气。多食亦能发脚气、黄疸。不可同羊肉食。

越瓜

即菜瓜。气味：甘，寒，无毒。主治：利肠胃，止烦渴，利小便，去烦热，解酒毒，宣泄热气。不可与牛奶酪及鲊同食。生食多冷中动气，令人心痛。能暗人耳目。

胡瓜

即黄瓜。气味：甘，寒，有小毒。主治：清热解渴，利水道。多食能发病，小儿尤忌。

丝瓜

气味：甘，平，无毒。主治：除热利肠，去风化痰，凉血解毒，通经络，行血脉，下乳汁。枯者烧灰，入朱砂、蜜，水调服，能解痘毒，并起发不快者。

苦瓜

一名锦荔枝，一名癞葡萄。气味：甘，寒，无毒。主治：除邪热，解劳乏，清心明目。

紫菜

气味：甘，寒，无毒。主治：热气烦塞咽喉，瘿瘤脚气，煮汁食之佳。多食令人腹痛。

石花菜

气味：甘、咸，大寒，滑，无毒。主治：去上焦浮热，发下部虚寒。

鹿角菜

气味：甘，大寒，滑，无毒。主治：下热风气，疗小儿骨蒸热劳。解面热，压丹石毒。又，浸水梳发不乱。

龙须菜

气味：甘，寒，无毒。主治：瘿结热气，利小便。以上四种皆生东南海边。

木耳

气味：甘，平，有小毒。主治：益气不饥，轻身强志，断谷治痔。仲景曰：赤色及仰生者，不可食。《纲目》言：木耳各木皆生，其良毒亦必随木性，不可不审。惟桑、柳、楮、榆、槐者良。

香蕈

气味：甘，平，无毒。主治：益气不饥，疗风破血。宋人陈仁玉著《菌谱》甚详。品类不一，皆气之茁也。

蘑菇蕈

气味：甘，寒，无毒。主益肠胃，化痰理气。出山东、淮北诸处。一云，埋桑、楮诸木于土中，浇以米泔，其菇即生。

鸡枞

气味：甘，平，无毒。主治：益胃清神，愈痔。出云南沙土地上，亦蕈属也。

土菌

释名杜蕈。气味：甘，寒，有毒。主治：烧灰，傅疮疥。

按　《菌谱》云：杜蕈生土中，与山中鹅膏蕈相乱。俗言毒蠚之气所成，食之杀人。凡中其毒者，必笑不止。解之以苦茗、白矾，和新水并咽之，立愈。汪颖曰：凡煮菌，投以姜屑、饭粒，若色黑者杀人，否则无毒。

竹蓐即竹蕈〔1〕

释名竹肉、竹菇、竹蕈。气味：甘、咸，寒，无毒。主治：一切赤白痢，合姜、酱食之。《酉阳杂俎》云：江淮有竹肉，大如弹丸，味如白树鸡。惟苦竹生者有毒耳。宜以灰汁煮三度，然后依常菜茹食。白树鸡出《酉阳杂俎》，云：代北有树鸡如杯卷。

地耳即地踏菇〔2〕

释名地踏菇。气味：甘，寒，无毒。主治：明目益气，令人有子。《纲目》云：地

〔1〕即竹蕈：原无，据原书目录补。
〔2〕即地踏菇：原无，据原书目录补。

耳亦石耳之属，生于地者也。状如木耳。春夏生雨中，雨后即早采之，迟则不堪也。

石耳

气味：甘，平，无毒。久食益颜色，至老不改，令人不饥，大小便少，明目益精。

香椿叶

气味：苦，温，有小毒。《生生编》云：嫩芽瀹食，消风祛毒。孟诜曰：椿芽多动风，熏十二经脉，五脏六腑，令人神昏。合猪肉、面频食，则中满，盖壅经络故也。

食治广要卷之四

严陵　应　麐　石麟　旻辑
睢阳　王三德　尹愚　旻阅
新安　鲍　山　在齐　旻校

果　部

《素问》曰：五果为助。五果者，以五味五色应五脏，李、杏、桃、栗、枣是矣。占书云：欲知五谷之收否，但看五果之盛衰。是以山林宜皂物，柞栗之属；丘陵宜核物，梅李之属。观此则果食之土产常异，性味之良毒亦殊，可纵之而不辨物理耶？

李

一名嘉庆子。气味：苦、酸，微温，无毒。主治：去痼热，调中。骨节间劳热、肝病宜食之。不沉水者有毒。多食令人膜胀发虚满。同雀肉、蜜食，损五脏。服术人忌之。

杏杏仁附[1]

气味：酸，热，有小毒。生食多伤筋骨。主治：止渴，为心之果，心病宜食之。

仁　气味：甘、苦，温、冷，利，有小毒。其两仁者杀人，可以毒狗。主治：咳逆上气，喉痹金疮，惊痫，除肺热，解肌。

巴旦杏仁

气味：甘，平，无毒。主治：咳逆下气，消心腹逆闷。出回回旧地，故名巴旦。今关西诸土亦有之。

梅

气味：酸，平，无毒。多食损齿伤筋，发膈上痰热。服黄精者忌之。

乌梅

气味：酸，温、平，涩，无毒。主治：下气，除热烦满，安心，止下痢、好唾口干。治伤寒烦热，止渴调中，祛疟。

---

〔1〕杏仁附：原无，据原书目录补。

盐霜梅

气味：酸、咸，平，无毒。主治：蚀恶肉，和药点痣。擦中风牙关紧闭。陶弘景曰：生梅、乌梅、霜梅，功用大同小异。

桃

气味：辛、酸、甘，热，微毒。多食令人有热。作脯食，益颜色。肺之果，肺病宜食之。与鳖同食，患心腹痛。服术人忌之。《尔雅注》云：冬桃，食之解劳热。

栗

气味：咸，温，无毒。主治：令人耐饥。生食，治腰脚不遂。孙真人曰：肾之果也，肾病宜食之。中满肿胀者最忌。

生枣

气味：甘、辛，热，无毒。多食令人寒热。羸瘦者不可食。孙真人曰：多食令人热渴膨胀，动脏腑，损脾元，助湿气。

大枣即大红枣

气味：甘，平，无毒。主治：心腹邪气，安中，养脾气，平胃，通九窍，助十二经，和百药，补气生津，和阴阳，调荣卫。为脾之果，脾病宜食之。若无故频食，则有生虫、损齿之患。中满者忌之。

梨

气味：甘、微酸，寒，无毒。治热嗽，止渴。切片贴汤火伤，止痛不烂。多食令人寒中萎困。金疮、乳妇、血虚者，尤不可食。陶弘景曰：种类殊多，并皆冷利，多食损人，俚俗谓之快果，不入药用。丹溪曰：梨者，利也。其性下行流利也。

鹿梨即野梨〔1〕

释名鼠梨，又名山梨。气味：酸，涩，寒，无毒。煨食治痢。又有一种棠梨，亦野梨也。处处山林有之，功用大同。

木瓜

气味：酸，温，无毒。主治：湿痹脚气，霍乱吐下转筋。陆佃《埤雅》云：俗言梨百损一益，楙百益一损。

廖按　楙即木瓜也。《诗》云“投我以木瓜”，取其有益也。李时珍曰：又有所谓榠楂者，乃木瓜之大而黄色无重蒂者是也。又有所谓楂子者，乃木瓜之短小而味酢涩者是也。又有所谓榅桲，亦楂之类，生于北土者是也。三物与木瓜皆一类各种，其形状功用不甚相远。但木瓜得木之正气为可贵耳。

山楂

气味：酸，冷，无毒。《纲目》作：酸、甘，微温。主治：健脾，消食，化肉积，行结气，除痞满。丹溪曰：大能克化饮食。若胃中无食积，脾虚不能运化，不思食者，多服之，则反克伐脾胃生发之气也。煮老鸡猪首，投数枚于中，即熟。

---

〔1〕即野梨：原无，据原书目录补。

柰子

气味：苦，寒，有小毒。孙真人曰：酸、苦，寒，涩，无毒。主治：气壅不通，生津止渴。多食令人肺壅胪胀，有病人尤甚。今关西人以赤柰、楸子取汁涂器中，曝干，名果单。其味甘酸，可以馈远。

林檎

即柰之小而圆者。气味：酸、甘，温，无毒。主治：下气消痰，治霍乱肚痛。疗水谷痢。消渴者宜食之。多食发热或生疮疖。

柹

音士，俗作柿者非。气味：甘，寒，涩，无毒。压胃间热，止口干。

白霜柿柿蒂附[1]

气味：甘，平，涩，无毒。主治：补虚劳不足，消腹中宿血，涩中厚肠，健脾胃气，开胃涩肠，消痰止渴，治吐血，润心肺，疗肺痿。

柿霜　清上焦心肺热，生津止渴，化痰宁嗽，治咽喉口舌疮痛。

柿蒂　气味：涩，平，无毒。主治：咳逆哕气。宜煮汁服。

椑柿即漆柿[2]

释名漆柿，又名绿柿。气味：甘，寒，涩，无毒。主治：压丹石药发热，利水，解酒毒，去胃中热，止烦渴，润心肺，除腹脏冷热。

梗枣即丁香柿

气味：甘，涩，平，无毒。主治：消渴，去烦热，令人润泽，悦人颜色，令人轻健。

安石榴

气味：甘、酸，温，涩，无毒。主治：咽喉燥渴。多食损人肺。丹溪曰：榴者留也。其汁酸，性滞，恋膈成痰。

橘

气味：甘、酸，温，无毒。主治：甘者润肺，酸者聚痰。止消渴，开胃，除胸中膈气。陶弘景曰：食之多痰，恐无益也。吴瑞曰：同螃蟹食，令人患脚[3]痈。

柑

气味：甘，大寒，无毒。主利肠胃中热毒，解丹石毒，止暴渴，利小便。马志曰：多食令人肺冷生痰，脾冷发痼癖，大肠泄痢，发阴汗。

柚

气味：酸，寒，无毒。主治：消食，解酒毒。又治饮酒人口气，去肠胃中恶气。

橙

气味：酸，寒，无毒。止恶心，能去胃中浮风恶气，杀鱼、蟹毒。《纲目》曰：

〔1〕柿蒂附：原无，据原书目录补。
〔2〕即漆柿：原无，据原书目录补。
〔3〕脚：《本草纲目》橘条作“软”。

橘、柚、柑三种相类而不同。橘实小，其瓣味微酸，其皮薄而红，味辛而苦。柑大于橘，其瓣味甘，其皮稍厚而黄，味辛而甘。柚大小皆如橙，其瓣味酸，其皮最厚而黄，味甘而不甚辛。如此分别，即不误矣。

枸橼

音矩员。释名香橼，又名佛手柑。气味：辛、酸，无毒。主治：下气，除心头痰水。煮酒饮，治痰气咳嗽。煎汤，治心下气痛。

按　香橼形圆，佛手如人手，二物迥别，诸书皆归于一，何哉？姑识之，以俟博物者考焉。又，收香橼法：捣蒜封其蒂，则香更充溢。

金橘

气味：酸、甘，无毒。主治：下气快膈，止渴解酲，辟臭。

枇杷

气味：甘、酸，平，无毒。主治：止渴下气，利肺气，止吐逆，主上焦热，润五脏。多食发痰热，伤脾。同炙肉及热面食，令人患湿热黄疾。

杨梅

气味：酸、甘，温，无毒。盐藏食，去痰止呕，消食下气，止渴。孟诜曰：热，微毒。久食令人发热，损齿伤筋，发疮致痰。不可与生葱同食。

樱桃

气味：甘，热，涩，无毒。主治：调中益脾，止泄精、水谷痢。好颜色，美志。多食发虚热，伤筋骨。《儒门事亲》载：一富家有二子，嗜食紫樱。半月后，发肺痈[1]，相继而死。可不慎哉？中热毒者，以甘蔗汁解之。王摩诘诗云：饱食不须愁内热，大官还有蔗浆寒。

银杏

释名白果。气味：甘、苦，平，涩，无毒。生食，解酒，降痰，消毒，杀虫；熟食，温肺，益气，定喘嗽，缩小便，止白浊。多食壅气动风。小儿食发惊引疳。不可与鳗鲡鱼同食。

胡桃

释名核桃。气味：甘，平、温，无毒。主治：补气养血，润燥化痰，益命门，利三焦，温肺润肠，治虚寒喘嗽，腰脚重痛。马志曰：多食动风，脱人眉。同酒食，多令人咯血。痰火积热者，不宜多食。

海松子

气味：甘，小温，无毒。主治：逐风痹，去死肌，变白，散水气，润五脏，补不足，润肺，治燥结咳嗽，虚秘。

按　《列仙传》云：偓佺好食松实，体毛数寸，走及奔马。又，犊子少在黑山食松子、茯苓，寿数百岁。又，赤松子好食松子、天门冬、石脂，齿落更生，发落更出。皆是物也。

〔1〕发肺痈：《本草纲目》樱桃条作“长者发肺痿，幼者发肺痈”。

榛子

气味：甘，平，无毒。主治：益气力，实肠胃，止饥渴，调中。

梧桐子

气味：甘，平，无毒。主治：捣汁，涂拔白发根下，必生黑者。又，治小儿口疮，和鸡子，烧存性，研掺。

槠子

气味：苦、涩，平，无毒。食之不饥，令人健行，又止泄痢，破恶血，止渴。生食苦涩，换水浸，煮，炒，乃带甜尔。亦可磨粉作腐。外形如菩提子，内仁如杏仁者是矣。

钩栗

气味：甘，平，无毒。食之不饥，厚肠胃，令人肥健。其形似栗而圆小，又如雀卵相似，但略带圆黑耳。

橡子

气味：苦，微温，无毒。主治：下痢。厚肠胃，止泻。煮食，止饥御歉岁。孙真人曰：橡子非果非谷，而最益人。服食未能断谷者，啖之尤佳。无气而受气，无味而受味，消食止痢，强健不饥。

周宪王《救荒书》曰：橡子换水浸十五次，掏去涩味，蒸极熟，食之，可以济饥。

荔枝

气味：甘，平，无毒。食之，止烦渴，头重心躁，背膊劳闷，通神益智，悦颜色，消瘰疬瘤赘，赤肿疔毒。多食发虚热。

核　煨存性，酒调服，治小肠疝气痛，妇人血气刺痛。

龙眼

气味：甘，平，无毒。主治：开胃益脾，安神定志。久食通神明，长智慧，轻身不老。

按　范成大《桂海志》载：一种龙荔，味甘，有小毒。生食令人发痫，或见鬼物。出岭南，状如小荔枝而肉味如龙眼，其木之身、叶亦似二果，故曰“龙荔”云。

橄榄

《释名》：青果。气味：酸、甘，温，无毒。解酒毒，开胃下气，止泄，生津止渴，解一切鱼、鳖毒。并治鱼骨鲠。《延寿书》云：凡食橄榄，必去两头，为其性热也。丹溪曰：味涩而甘，醉饱宜之。然性热，多食能致上壅。

榄仁　气味：甘，平，无毒。唇吻燥痛，研烂敷之。

核　磨汁服，亦治诸鱼骨鲠及食鲙成积。

榧实

气味：甘，平，涩，无毒。常食，去五痔，杀三虫，消谷，壮筋骨，行营卫，令人能食，明目轻身。吴瑞曰：性热，同鹅肉食，生断节风。

按　《物类相感志》云：榧煮素羹，味更甜美。猪脂炒榧，黑皮自脱。同甘蔗食，其渣自软。又云：榧子皮反绿豆，同食能杀人也。

槟榔

气味：苦、辛，温，涩，无毒。主治：消谷逐水，除痰癖，杀三虫，治腹胀，利水道，疗疟痢，御瘴疠。

按　《鹤林玉露》云：岭南人以槟榔代茶御瘴，其功有四。一曰醒能使之醉。盖食之久，则熏然颊赤，若饮酒然。苏东坡所谓"红潮登颊醉槟榔"也。二曰醉能使之醒。盖酒后嚼之，则宽气下痰，余酲顿解，朱文公所谓"槟榔收得为祛痰"也。三曰饥能使之饱。四曰饱能使之饥。盖空腹食之，则充然气盛如饱；饱后食之，则饮食快然易消。又且赋性疏通而不泄气，禀味严正而更有余甘，是有德故有是功也。又东阳卢和云：闽广人常服槟榔，云能祛瘴。有瘴服之可也，无瘴而服之，宁不损正气而有开门延寇之祸乎？南人喜食此果，故备考诸说，以见其功过焉。

马槟榔

气味：甘，寒，无毒。

核仁　苦、甘，寒，无毒。临产细嚼数枚，井花水下，须臾立产。再以四枚去壳，两手各握二枚，恶水立下。欲断产者，常嚼二枚，水下，久则子宫冷而自不孕矣。伤寒热病，恶疮肿毒，内食外嚼涂之，亦佳。

椰子

瓤　气味：甘，平，无毒。主治：益气治风，食之不饥，令人面泽。

浆　气味：甘，温，无毒。主治：消渴，涂头黑发，并治吐衄，水肿，风热。

无花果

气味：甘，平，无毒。主治：开胃，止泄痢。治五痔，咽喉痛。出云南、闽越诸处。不花而实，实出枝间，状如木馒头。其肉虚软[1]如柿，但无核耳。

枳椇

音止矩。一名鸡距子，一名木蜜。蜀人称棘枸，滇人称鸡橘子，巴人称金钩，广人称结留子，皆是物也。

实　气味：甘，平，无毒。主头风，小腹拘急，止渴除烦，去膈上热，润五脏，利大小便。陈藏器曰：功用同蜂蜜。枝叶煎膏亦同，能治呕逆，解酒毒，辟虫毒。

按　枳椇木高三四丈，夏月开花，枝头结实如鸡爪形，长寸许，扭曲，开作二三歧[2]，俨若鸡之足距。经霜色黄，味甘如蜜。故曰鸡距、木蜜云。丹溪治一人，因饮酒发热，又兼房劳虚乏，以补气血药中加鸡距子而愈。又，《苏东坡集》云：眉山揭颖臣病消渴，日饮水数斗，饭亦倍常，小便频数。服消渴药逾年不效，自度必死。予令延蜀医张肱诊之。笑曰：君几误死。乃取麝香当门子以酒濡湿，作十许丸，用棘枸子煎汤吞之，遂愈。问其故，肱曰：消渴、消中，皆脾弱肾败，土不制水而致此。今

〔1〕软：原作"偄"，同"软"。
〔2〕歧：原作"岐"，据文义改。

颖臣[1]脾脉极热而肾气不衰，当由果食、酒物过度，积热在脾，所以食多而饮水。水饮既多，溺不得不多，非消非渴也。麝香能制酒果花木，棘枸亦胜酒，屋外有此木，屋内酿酒多不佳。故令以此物为药，以去其酒果之毒也。格物如肱医云乎哉。近时嗜酒为病者颇多，以此物能神，故备考诸说焉。

桑椹

味甘，微寒。单食，止消渴，利五脏，关节痛，解酒毒，利水气消肿，变白不老。

按　杨氏《产乳》云，孩子不得与桑椹，令儿心寒。陆机《诗疏》云，鸠食桑椹多则醉伤其性，何耶？又，《四时月令》云：四月宜饮桑椹酒，能理百种风热。其法取椹汁三斗，重汤煮至一斗半，入白蜜二合，酥油一两，生姜一合，煮令得所，瓶收。每服一合，和酒饮之。亦可以汁熬烧酒，藏之经年，味力愈佳。史言魏武帝军乏食，得干椹以济饥。金末大荒，民皆食椹，获活者不可胜计。然则椹之干湿，皆可救荒，平时不可不收采也。

金樱子

气味：酸，涩，平，无毒。主治：脾泄下痢，节小便利，涩精气。

秦椒即花椒[2]

释名大椒、花椒。气味：辛，温，有毒。主治：除风邪气，温中，去寒痹，坚齿发，明目。《别录》曰：生温，熟寒，有毒。恶瓜蒌、防葵，畏雄[3]黄。蜀椒出四川，功用亦同。又有一种野椒，辛热，无毒。宋《图经》作崖椒。不甚香，而子灰色不黑，无光。野人用炒鸡、鸭食。又有一种蔓椒，生山林间，枝软如蔓，子叶皆似椒，苦温，无毒。山人亦食之。《尔雅》云：椒榝丑莍，谓其子丛生也。

胡椒

气味：辛，大温，无毒。主下气温中，去痰，除脏腑中风冷，去胃口虚冷气，宿食不消，霍乱气逆，心腹卒痛，牙齿浮热作痛，冷气上冲。又杀一切鱼、肉、鳖、蕈毒。多食损肺，令人吐血。丹溪云：胡椒属火而性燥，食之快膈，积久则脾肺受伤，为祸不浅。

食茱萸

气味：辛、苦，大热，无毒。主暴冷腹痛，暖胃，杀腥。多食动脾火，病目、病痔人忌之。

按　此即榄子也，蜀呼艾子，楚呼辣子。古人谓之藙及榝子。因其辛辣，蜇口惨腹，使人有杀毅党然之状，故得诸名焉。

茗

释名苦茶。早采为茶，晚采为茗。《丹铅录》云：茶即古荼字，音途。《诗》云“谁谓荼苦，其甘如荠”是也。气味：苦、甘，微寒，无毒。主利小便，去痰热，止渴，下气消食，

---

〔1〕今颖臣：原此三字脱，据《本草纲目》枳椇条补。

〔2〕即花椒：原无，据原书目录补。

〔3〕雄：《本草纲目》秦椒条作“雌”。

解炙煿酒面食毒。清头目，多睡不醒。陈藏器云：苦寒。久食令人瘦，去人脂，使人不睡。饮之宜热，冷则聚痰。与榧同食，令人身重。服药有威灵仙、土茯苓者，忌之。汪颖曰：一人好烧鹅炙煿，日常不缺。人咸防其生痈疽，后卒无恙。访知其人每夜必啜凉茶一碗，乃知茶能解炙煿之毒也。李时珍曰：茶苦而寒，阴中之阴，沉也降也，最能降火。火为百病，火降则上清矣。然火有五，火有虚实。若少壮胃健之人，心肺脾胃之火多盛，故与茶相宜。温饮则火因寒气而下降，热饮则茶借火气而升散。又兼解酒食之毒，使人神思开爽，不昏不睡，此茶之功也。若虚寒及血弱之人，饮之既久，则脾胃恶寒，元气暗损，土不制水，精血潜虚。成痰饮，成痞胀，成痿痹，成黄瘦，成呕逆，成洞泄，成腹痛，成疝瘕。民生日用，蹈其弊者，往往皆是。而妇妪受害更多，习俗移人，自不觉尔。陶隐居《杂录》言丹丘子、黄山君服茶轻身换骨，《壶公食忌》言苦荼久食羽化者，皆方士谬言误世者也。

按　唐《补阙茶序略[1]》云：释滞消壅，一日之利暂佳；瘠气侵精，终身之累斯大。获益则功归茶力，贻患则不谓茶灾。岂非福近易知，祸远难见乎?又苏学士《茶说》云：除烦去腻，世固不可无茶，然暗中损人不少。空心饮茶入盐，直入肾经，且冷脾胃，乃引贼入室也。惟饮食后浓茶漱口，既去烦腻，而脾胃不伤。且苦能坚齿消蠹，深得饮茶之妙。古人呼茗为酪奴者，亦贱之也。故备考诸说，以警同好焉。

皋芦即苦橙

气味：苦，平，无毒。止渴明目，消痰利水，通小肠，治淋。噙咽，清上膈，利咽喉。

按　皋芦叶状似茗，而大如手掌。挼碎泡饮，最苦而色浊，风味比茶不及远矣。胃寒人不可用。

甜瓜

释名甘瓜、果瓜。旧在菜部，从《纲目》分出。气味：甘，寒，滑，有小毒。止渴，除烦热，利小便，通三焦间壅塞气，治口鼻疮。并解暑毒气。多食发黄疸，下利，最为难治。

瓜仁　主治：腹内结聚。少[2]食，补中宜人，清肺润肠。多食瓜作胀者，食盐花即化。或入水自渍，亦消。张华《博物志》言：人以冷水渍至膝，可顿啖瓜至数十枚；渍至项，其啖转多，水皆作瓜气。则水浸消瓜，亦物性也。瓜最忌麝与酒，凡食瓜过多，但饮酒及水服麝香，又胜于食盐、渍水也。

西瓜

气味：甘、淡，寒，无毒。主治：消烦止渴，解暑热，宽中下气，利小水，治血痢，解酒毒。含汁，治口疮。多食作吐利，胃弱者不宜食。同油饼食，损脾。北人禀厚，食之颇宜；南人禀薄，多食易致霍乱诸疾。

按　此也甜瓜之类也。南方者味稍不及。时珍曰：西瓜、甜瓜皆属生冷。世俗以

[1] 补阙茶序略：《本草纲目》茗条作“补阙母炅茶饮序”。
[2] 少：《本草纲目》甜瓜条作“炒”。

为醍醐灌顶，甘露洒心，取其一时之快，不知其伤脾助湿之害也。《真西山卫生歌》云：瓜桃生冷宜少餐，免致秋来成疟痢。是矣。又，李廷飞《延寿书》云：防州太守陈逢原，避暑食瓜过多，至秋忽腰腿痛，不能举动。此皆食瓜之患也。《相感志》云：食西瓜后食其子，即不噫瓜气。以瓜划破，曝日中，少顷食，即冷如冰。得酒气，近糯米，即易烂。经猫踏之，即易沙。

葡萄

气味：甘，平，涩，无毒。一作：甘、酸，温。主治：筋骨湿痹，益气倍力，强志。痘疮不出，食之，或研酒饮，甚效。丹溪曰：属土，有水与木火。东南人食之多病热，西北人食之无恙。盖能下走渗道，西北人禀气厚故耳。段成式言：葡萄有黄、白、黑三种。《唐书》言：波斯所出者，大如鸡卵。收得皆可酿酒。又，云南所出者，大如枣，味尤长。蜀中有绿葡萄。西边有琐琐葡萄，大如五味子而无核。《延寿书》又言：葡萄架下不可饮酒，恐虫屎伤人。

又有一种野葡萄，名蘡薁音婴郁，生林野间，亦有插植蔓叶花实，与葡萄无异。气味：甘、酸，平，无毒。主治：止渴，悦色益气。

甘蔗

气味：甘，平，涩，无毒。主治：下气和中，助脾气，利大小肠，消痰止渴，除心胸烦热，解毒，止呕哕反胃，宽胸膈。多食，发虚热，动衄血。

按　蔗乃脾之果也。其浆甘寒，能泻火热，《素问》所谓“甘温除大热”之意。而煎炼成糖，则甘温而助湿热，所谓积温成热也。其浆消渴解酒，自古称之。故《汉书·郊祀歌》云“百末旨酒布兰生，泰尊柘浆析朝酲”是矣。

藕

气味：甘，平，无毒。主治：热渴，消瘀血，解酒毒，乃病后干渴，捣汁饮，止闷，除烦，开胃，治霍乱，破产后血闭。蒸煮食之，大能开胃，补五脏，实下焦。同蜜食，令人腹脏肥。《相感志》云：藕以盐水共食，则不损口；同油炸面米果食，则无渣。煮忌铁器。

藕丝菜〔1〕

气味：甘，平，无毒。生食，主霍乱后虚渴烦闷不能食，解酒食毒，下瘀血。大抵与藕同功。

芡实即鸡头〔2〕

释名鸡头。气味：甘，平，涩，无毒。主治：湿痹，腰脊膝痛，补中，开胃，止渴，益肾。治小便不禁，遗精白浊带下。小儿多食，令不长。生食多，动风冷气。且不益脾胃，兼难消化。

其茎名鸡头菜。气味：咸、甘，平，无毒。主治：止烦渴，除虚热，生熟皆宜。

〔1〕菜：此字原脱，据《本草纲目》莲藕条补。
〔2〕即鸡头：原无，据原书目录补。

芰即菱角[1]

释名菱角。气味：甘，平，无毒。主解丹石毒。多食胀满，姜酒可解。此物大损阳气，且令脏腑冷，不化食。合白蜜食，生虫。

乌芋即荸荠[2]

《释名》：荸荠。气味：甘，微寒，滑，无毒。主治：五种膈气，消宿食，并治误吞铜铁物。止血痢、下血、血崩，辟蛊毒。有冷气人不可食，食之令人腹胀气满。小儿秋月多食，脐下结痛。

慈姑

气味：苦、甘，微寒，无毒。主治：产后血闷攻心，难产，胞衣不出。多食，发热及肠风痔漏、崩中带下。以生姜同煮佳。孕妇不可食。其叶捣烂，涂诸恶疮肿毒，小儿游瘤丹毒。及蛇、虫咬，捣封之亦佳。

黄精

气味：甘，平，无毒。主治：补中益气，除风湿，安五脏，助筋骨，耐寒暑，益脾胃，润心肺，止寒热，填精髓，下三尸虫。九蒸九晒食之，驻颜断谷。《稽神录》言：临川士家一婢，逃入山中，食此能凌空而飞。后以酒饵置往来之路，食讫，遂不能去而擒之，具述其故。指所食之草，即是黄精也。

〔1〕即菱角：原无，据原书目录补。
〔2〕即荸荠：原无，据原书目录补。

食治广要卷之五

严陵　应　麐　石麟　oday辑
睢阳　王三德　尹愚　oday阅
新安　鲍　山　在齐　oday校

禽　部

师旷《禽经》云：羽虫三百六十，毛协四时，色合五方。交感变化，物理万殊，所当致知。《记》曰：天产作阳，羽类则阳中之阳也，故多养阳摄生者。宜谨节焉。

鹅

气味：甘，平，无毒。主治：解五脏热，服丹石人宜之。煮食，止消渴。《日华子》曰：白鹅，辛，凉，无毒。苍鹅，冷，有毒，发疮肿。孟诜曰：鹅肉性冷，多食令人霍乱，发痼疾。李廷飞曰：嫩鹅毒，老鹅良。李时珍曰：鹅气味俱厚，发风发疮，莫此为甚，火熏者尤毒。曾目击其害，而《本草》谓其性凉利五脏，《医通》谓其疏风，岂其然哉？

鹅血　咸，平，微毒。中射工毒者，饮之，并涂其身。又解药毒。

鹅卵　甘，温，无毒。主治：补中益气。多食发痼疾。

雁

肉　气味：甘，平，无毒。主治：诸风麻痹。久食动气，壮筋骨，利脏腑，解丹石毒。孙真人曰：七月勿食雁，伤人神。宗奭曰：人不食雁，谓其知阴阳之升降，少长之行序也。道家谓之天厌，亦一说耳。食之则治诸风。

鹄

即天鹅。

肉　气味：甘，平，无毒。腌炙食之，益人气力、脏腑。

油　涂痈肿，治小儿疳耳。

绒毛　贴刀疮、金疮，立愈。

鹜

即家鸭。《尔雅》作舒凫。

肉 气味：甘，冷，微毒。主补虚，除客热，和脏腑，利[1]水道，解丹毒、热痢、疮肿、烦热。陶弘景曰：黄雌鸭为补最胜。孟诜曰：白鸭肉最良。黑鸭肉有毒，滑中，发冷痢、脚气，不可食。目白者，杀人。肠风下血人不可食。嫩者毒，老者良。

头 主水肿，通利小便。

血 气味：咸，冷，无毒。能解野葛、生金、生银、丹石、砒霜、射工诸毒。又主中恶及溺水死者，灌之即活。蚯蚓咬疮，涂之即愈。

卵 气味：甘、咸，微寒，无毒。主治：心腹胸膈热。多食滞气，令人气短背闷。小儿多食，脚软。经盐藏者良。生疮毒人食之，令肉突出。

凫

即野鸭。《诗疏》作野鹜。气味：甘，凉，无毒。主治：补中益气，平胃消食，治水肿，除十二种虫。身上有诸小热疮，年久不愈者，但多食即瘥。九月以后，立春以前，食之大益病人，全胜家者，虽寒不致动气。但不可合胡桃、木耳、豆豉同食。

䴙䴘

音壁梯。一名刁鸭，一名油鸭，一名鸊鷉。

肉 气味：甘，平，无毒。主补中益气。五味炙食，甚美。

膏 滴耳治聋。涂刀刃不锈。

按 此即野鸭之最小者，有苍白纹，多脂味美。扬雄《方言》所谓“野凫甚小而好没水中”，即是物矣。

鸳鸯

气味：咸，平，有小毒。主诸瘘疥癣。作羹臛食之，令人肥美。夫妇不和者，私与食之，即相爱怜。孙真人云：炙食，能治梦寐思慕者。

鸂鶒

气味：甘，平，无毒。食之去惊邪及短狐毒。

按 陈藏器曰：鸂鶒好食短狐，所居处无复毒气，人家宜畜之。形小如鸭，毛有五彩，首有缨，尾有毛如船舵形者是矣。

鹭鸶

气味：咸，平，无毒。主虚瘦，益脾补气。汪颖曰：似鹭而头无丝，脚黄色者，俗名白鹤子。又有红鹤，相类色红，《禽经》所谓“朱鹭”是也，主治：略同。

鸬鹚

气味：酸、咸，冷，微毒。主治：大腹鼓胀，利水道。《外台》云：凡鱼骨鲠者，但密念“鸬鹚”不已，即下。此乃厌伏之意耳。

鸡

丹雄鸡肉 气味：甘，微温，无毒。主治：女人崩中漏下，补虚止血。

白雄鸡肉 气味：酸，微温，无毒。主疗狂邪，安五脏，调中消渴，利小便，去丹毒。

〔1〕利：原作“及”，据《本草纲目》鹜条改。

乌雄鸡肉 气味：甘，微温，无毒。主补中止痛，除心腹恶气，风湿麻痹，虚羸，安胎，治折伤。李廷飞曰：最宜产妇。

黑雌鸡 气味：甘、酸，温、平，无毒。主治：伤中消渴，节小便，肠澼，泄痢，治劳劣，补髓添精。

乌骨鸡 气味：甘，平，无毒。主治：补虚劳羸弱，治消渴中恶，女人崩中带下，一切虚损诸病舌黑者，入药良。反毛鸡，主反胃，以一只煮烂去骨，入人参、当归、食盐，各半两，再同煮烂，食之至尽。出《乾坤生意》。

泰和老鸡 气味：甘、辛，热，无毒。主治：内托小儿痘疮。此亦陈文中治痘用木香异功之意，取其能助湿热发脓也。风土有宜与不宜，不可轻用。

血 乌鸡、白鸡者良。气味：咸，平，无毒。主痿痹，中恶腹痛，解丹毒。

心 主五邪。

肝 甘、苦，温，无毒。《内则》曰：食鸡去肝为不利人也。主治：例云，起阴补肾，疗风虚目暗，治女人阴蚀疮毒。《延寿书》曰：阉鸡能啼者有毒。陶弘景曰：小儿五岁以下，食鸡生蛔。又不可合胡蒜、芥、李、犬肝肾、兔肉、鲤鱼、生葱、糯米等同食。

鸡子 甘，平，无毒。李时珍曰：卵白象天，其气清，其性微寒；卵黄象地，其气浑，其性温。卵则兼黄白而用之，其性平。精不足者补之以气，故卵白能清气，治伏热、目赤咽痛诸疾。形不足者补之以味，故卵黄能补血，治下痢胎产诸疾。卵则兼理气血，似于有益。《本经》治疗甚繁，不能细述。

按[1] 廖昔好啖溏心鸡子，每日不缺，久之成积。上痰下泻，渐入口下咽即腹痛下泻，泻尽则已，禁绝数年。偶有人传一法，将鸡子煮熟，略敲损外壳，随意入食盐、花椒、茶叶少许，砂罐注煮，愈久愈嫩，香美可口。既不为积，且开脾胃。因俗传溏心鸡子补人，故备述以告来者。

雉即野鸡

气味：酸，微寒，无毒。主治：补中益气力，止泄痢，除蚁瘘。孟诜曰：久食令人瘦。九月至十一月稍有补，他月食之发五痔诸疮疥。忌与胡桃、菌蕈、木耳、荞麦面同食。死后爪甲不伸者，有毒杀人。

鹳雉

音狄亦，山鸡也。气味：甘，平，有小毒。主治：五脏气喘不得息，炙食补中益气。不可同荞麦面、生葱食。

鷩雉

敝、鳖二音，锦鸡也。气味：甘，温，微毒。食之令人聪慧，养之可禳火灾。

鹖鸡

气味：甘，平，无毒。炙食令人勇健肥润。

以上皆雉属，但略有不同耳。

〔1〕按：原脱，据文义加，以区别按语与其他文字。

白鹇

气味：甘，平，无毒。主治：补中解毒。

鹧鸪

气味：甘，温，无毒。主治：利五脏，益心力，聪明。解野葛、菌子毒。不可同竹笋食，令人小腹胀。自死者不食。昔吴廷诏、杨吉老治中此毒者，用甘草汤并生姜解之而愈。

竹鸡

气味：甘，平，无毒。主治：杀虫。

按　唐小说云，崔魏公暴死，太医梁新诊之曰：此中食毒也。其仆曰，好食竹鸡。新曰，竹鸡多食半夏苗。命捣姜汁灌之，遂省。观此，则吴廷诏、杨吉老之治鹧鸪毒，盖祖乎此也。

英鸡

气味：甘，温，无毒。主治：益阳道，补虚损，令人肥健悦泽。此鸡出石英处有之，以常食碎石英得名也。

秧鸡

气味：甘，温，无毒。主治：蚁瘘。

按　秧鸡大如小鸡，白颊长嘴短尾，背有白斑。多居田泽畔。夏至后夜鸣达旦。又一种名鷭鸡，大如鸡而长脚红冠。雄者大而色褐，雌者稍小而色斑。秋月即无。其声甚大。人并食之。

鹑

气味：甘，平，无毒。补五脏，益中续气，实筋骨，而寒暑，消结热。合小豆、生姜煮食，止泄痢。酥煎食，令人下焦肥。掌禹锡曰：四月以前不堪食，又不合猪肝食，食之令人生黑子。合菌子食，令人发痔。李时珍曰：鹑性醇，窜伏浅草，无常居而有常匹，随地而安。今北人畜令斗搏者是矣。又《交州记》云：南海有黄鱼，九月变为鹑。以盐炙食甚肥美。盖鹑始因化成，终因卵生，故四时常有之。鴽则始由鼠化，终复为鼠，故夏有冬无之。为异也。

鷃

《释名》：鹌，又名鴽。气味：甘，平，无毒。主诸疮阴䘌。煮食去热。《春秋运斗枢》云：立春雨水鹑鹌鸣。盖鹑与鹌两物也。形状相似，俱黑色，但无斑者为鹌也。今人统以鹌鹑名之。

又按　《夏小正》云，三月田鼠化为鴽，八月鴽化为田鼠。据数说，则鹑与鹌为两物明矣。因其形状仿佛，世俗混而无别尔，本原既殊，性疗迥别，安可以不辨耶？

鸽

即鹁鸽。气味：咸，平，无毒。主解诸药毒，调精益气，并诸风疮癣疥。虽益人，多食恐药力。

血　解诸药百虫毒。

卵 主解疮毒、痘毒。

雀

《释名》：瓦雀、宝雀。老而斑者曰麻雀；小而黄口者曰黄雀。气味：甘，温，无毒。冬三月食之起阳道，有子，益气壮阳，暖腰膝，缩小便，治血崩带下。食诸肝、服白术人及孕妇忌之。《临海异物志》云：南海有黄雀鱼，常以六月化为黄雀，十月入海为鱼。则所谓雀化蛤者，岂此类耶？家雀则未常变化也。

卵 主男子阴痿不起，女子带下瘕疝。

脑 绵裹塞耳治聋。又涂冻疮。

蒿雀

气味：甘，温，无毒。主治：温肾，益阳道，补精髓。

脑 涂冻疮，手足不皲。陈藏器曰：蒿雀似雀而青黑色，在蒿间，塞外弥多。食之美于诸雀。

斑鸠

气味：甘，平，无毒。主治：明目，治噎。多食益气助阴阳。久病虚损人食之补气。敕山老人谓：斑鸠补肾，故能明目。窃谓：鸠能益气，则能明目矣。不独补肾已尔。古者，仲春罗氏献鸠以养国老。仲秋授年老者以鸠杖，云：鸠性不噎，食之且复助气也。

青鵻

音锥。《释名》：黄褐侯。气味：甘，平，无毒。主治：蚁瘘恶疮，安五脏，助气，补虚损。五味腌炙，食之极美。李时珍曰：鸠有白鸠、绿鸠。今夏月出一种糠鸠，微带红色，小而成群。掌禹锡所谓“黄褐侯秋化斑鸠”，恐即此也。好食桑椹及半夏苗。昔有人食之过多，患喉痈，医以生姜解之愈。

鳲鸠

《释名》：布谷。气味：甘，温，无毒。主治：安神定志，令人少睡。陈藏器云：五月五日，以脚胫骨男左女右各一，收带之，令夫妇相爱。或云，鸣鸠即《月令》“鳲鸠”也。“鳲”乃“鸣”字之讹。

按 布谷名多，皆各因其声似而呼之。如俗呼“阿公阿婆，割麦插禾”之类。又按，《禽经》注云：仲春鹰化为鸠，仲秋鸠复化为鹰，故鸠之目犹如鹰之目。《列子》云“鷂之为鸇，鸇之为布谷，布谷久复为鷂”是矣。

桑鳸

即蜡嘴。气味：甘，温，无毒。主肌肉虚羸，益皮肤。此即《毛诗》所谓“交交桑鳸，有莺其羽”。今俗多畜其雏，教作戏舞者是矣。

鸲鹆

俗名八哥。气味：甘，平，无毒。主五痔，止血，治吃噫，下气通灵。腊月腊日取得，以五味腌炙食，或作羹食，能治老嗽。《周礼》云：鸲鹆不踰济，地气使然也。

百舌

肉 气味缺。陈藏器曰：炙食，治小儿久不语及杀虫。

莺

《释名》：黄鸟。又名，仓庚；又名，黄鹂。气味：甘，温，无毒。主补益阳道，助脾，食之不妒。《月令》云：仲春仓庚鸣，冬月则藏蛰，入田塘中，以泥自裹如卵，至春始出。《山海经》云：黄鸟食之不妒。杨夔《止妒论》云：梁武帝郄后性妒，或言仓庚为膳疗忌，遂令治之。妒果减半。

啄木鸟

气味：甘、酸，平，无毒。主痔瘘及牙齿疳䘌、虫牙，追劳虫，治风痫。

慈乌

《释名》：寒鸦。气味：酸、咸，平，无毒。主治：补劳治瘦，助气，止咳嗽。骨蒸羸弱者，和五味腌炙，食之。

按 乌有四种。小而纯黑，小嘴，反哺者，慈乌也；似慈乌而大，嘴、腹下白，不反哺者，雅乌也；似雅乌而大，白顶者，燕乌也；似雅乌而小，赤嘴，穴居者，山乌也。

鹊

即喜鹊。雄鹊肉，气味：甘，寒，无毒。主石淋，消结热，治消渴，去风及大小肠涩，并四肢烦热，胸膈痰结。妇人不可食。段成式云：鹊有隐巢木如梁，令鸷鸟不见。人若见之，主富贵也。鹊至秋，则毛毨头秃。《淮南子》云：鹊矢中猬，猬即反而受啄。火胜金也。今世俗讹传，七夕牛郎织女相会，喜鹊填河成桥，爪去头毛而秃者是矣。

山鹊

《酉阳杂俎》作赤嘴乌。气味：甘，温，无毒。食之解诸果毒。

按 此鹊状如鹊而乌色，有文采，赤嘴，赤足，尾长，不能远飞者是矣。

附：诸鸟有毒

凡鸟自死目不闭、自死足不伸、白鸟玄首、玄鸟白首、三足、四距、六指、四翼、异形异色，以上并不可食，食之杀人。

食治广要卷之六

严陵　应　麐　石麟　仝辑
睢阳　王三德　尹愚　仝阅
新安　鲍　山　在齐　仝校

兽　部

《素问》云：五畜为益，是以周制庖人以供祭祀宾客。圣人之于养生事死，辨用物理之道，可谓慎且备矣。后世纵嗜无厌，日以为常，病所由生。盖以不能用舍耳。摄生者宜加谨焉。

豕

即猪。

肉[1]　气味：苦，微寒，有小毒。主闭血脉，弱筋骨，生痰动气，多食令人暴肥，盖风虚所致也。韩悉曰：凡肉有补，惟猪肉无补，人习之化也。丹溪云：猪肉补气，世俗以为补，误矣。盖肉性入胃，便作湿热，热生痰，痰生则气不降，而诸证作矣。反忌乌梅、桔梗、川连、胡连、苍耳、生姜、荞麦、葵菜、白[2]花菜、吴茱萸、胡荽、牛肉、羊肝、鸡子、鲫鱼、豆黄、龟鳖肉。

项肉　即槽头，肥脆动风。

脂膏　甘，微寒，无毒。反乌梅、梅子。

脑　甘，寒，有毒。《礼记》云：食豚去脑。《孙真人食忌》云：猪脑损男子阳道，临房不能行事，酒后尤不可食。《延寿书》云：今人以盐酒食猪脑，是自引贼也。

髓　甘，寒，无毒。丹溪补阴丸用此，取补骨髓而益虚劳也。

血　咸，平，无毒。服地黄、何首乌诸补药者忌之。能损阳气。同黄豆食，滞气。

心血、尾血　愈惊痫、癫疾、卒恶死、痘疮倒靥。盖以心归心，以血导血之意。用尾血者，取其动而不息也。

心　甘、咸，平，无毒。多食耗心气，不可合吴茱萸食。

---

〔1〕肉：原为小字，据文义改。

〔2〕白：原作“百”，据文义改。

肝 苦，温，无毒。饵药人不可食。《延寿书》云：猪临杀，惊气入心，绝气归肝，多食必伤人。

脾俗名联贴 涩，平，无毒。孙真人曰：凡六畜脾，人一生莫食之。

肺 甘，微寒，无毒。食之补肺。与白花菜食，令人气滞，发霍乱。

肾俗名腰子 咸，冷，无毒。《日华子》曰：虽补肾，久食令人少子。孟诜亦曰：久食伤肾，冬月食之损人真气。肾气虚寒者，最不宜食。今人不达此意，往往食之以为补，不可不审。

按 《千金方》有猪肾荠苨、肾沥等汤方甚多，俱是引导之意也。

胰[1]音夷 甘，平，微毒。男子多食损阳。

肚 甘，微温，无毒。补中益气。李时珍曰：猪，水畜也。而胃属土，故方药亦用之补虚，以胃治胃也

肠 甘，微寒，无毒。补下焦虚竭，去大小肠风热，润肠治燥，调血痢脏毒，止小便。

脬亦作胞 甘，咸，无毒。食之止梦中遗溺。

舌 健脾，补不足，令人能食。

蹄 甘、咸，小寒，无毒。下乳汁，滑肌肤，去寒热。汁洗伤挞、痈疽、败疮恶肉。

狗

肉黄犬为上，黑、白次之。气味：咸、酸，温，无毒。补胃气，壮阳道，暖腰膝，填精髓。反商陆，畏杏仁。同蒜食损人。孟诜云：食犬去血，则力少不益人。李时珍曰：脾胃属土，喜暖恶寒。犬性温暖，能治脾胃虚寒之疾。脾胃温和，而腰膝受荫矣。若素常气壮多火之人，则宜忌之。

羊

肉 气味：苦、甘，大热，无毒。主治：虚劳寒冷，补中益气，开胃健力。反半夏、菖蒲。同荞麦、豆酱食，发痼疾。同醋食，伤心。铜器煮之，男子损阳，女人暴下。物性之异如此，不可不知。热病天行、疟疾病后，忌之。

又按 东垣云，羊肉，有形之物，能补有形肌肉之气，故曰“补可去弱”。人参，羊肉之属。人参补气，羊肉补形。凡味同羊肉者，皆补血虚，盖阳生则阴长也。

头蹄 甘，平，无毒。丹溪曰：羊头蹄肉性极补水，水肿人食之，百不一愈。

血 咸，平，无毒。解莽草、胡蔓草，一切丹石毒发。

又按 夏子益《奇疾方》云，凡猪羊血久食，则鼻中毛出，昼夜长五寸，渐如绳，痛不可忍，摘去复生。惟用乳石、硇砂等分为丸，临卧服十丸，自落也。服丹石及地黄、何首乌者，忌之。

髓 甘，温，无毒。合酒服，补血，润肺气，泽毛皮。

心 甘，温，无毒。补心，止忧恚膈气。

肺 气味同心。补肺止咳，利小便，行水解毒。

〔1〕胰：原作“脜”，同“胰”。

肾 气味亦同心。补肾气虚弱，益精髓。

肝青羖羊者良 气味：苦，寒，无毒。主肝风虚热，目赤暗痛。凡兽临杀，忿气归肝，肝之血不利于目，宜矣。而羊肝明目，性也不可一例论之。

胃 甘，温，无毒。孙真人曰：羊肚和饭饮，久食，令人多唾清水，成反胃，作噎病。

胰 润肺燥疮疡[1]。

舌 补中益气。

黄羊

肉 气味：甘，温，无毒。主治：补中益气，治劳伤虚寒。

按 出关西西番及桂林诸处，状与羊同，但低小细肋，腹下带黄色者是矣。

黄牛水牛附[2]

肉 气味：甘，温，无毒。主治：安中益气，养脾胃，补益腰脚，止消渴及唾涎。

水牛肉 气味：甘，平，无毒。主治：安中益气，养脾胃，补虚壮健，强筋骨，消水肿，除湿气。

按 韩悉言，牛肉补气，与黄芪同功。观朱丹溪倒仓法论，而引伸触类，则牛之补土可心解矣。今天下日用之物，虽严法不能禁，亦因肉甘而补，皮、角有用也。《内则》云，牛夜鸣，则痼[3]臭不可食。病死者，有大毒，令人生疔暴亡。《食经》云，牛自死折首者，食之杀人。疥牛，食之发痒。凡食牛肉，合猪肉及黍米酒食，生寸白虫；合韭、薤食，令人热病；合生姜食，损齿。入杏仁、芦叶煮之，易烂。

头蹄 气味：凉。主治：下热风。《食经》云：患冷人勿食。蹄中巨筋多，食令人生肉刺。

乳 甘，微寒，无毒。补虚羸，止渴，养心肺，解热毒，润皮肤，补劳损，滋大肠，治气痢。老人煮食更妙。陈藏器曰：黑牛乳胜黄牛乳。凡服乳，必煮一二沸，停冷啜之。热食即壅，不欲顿服。与酸物相反。患冷气人，不宜食。丹溪云：反胃噎膈，大便燥结，宜牛羊乳时时咽之，并服四物汤为上策。不可用人乳。人乳有饮食之毒，七情之火也。

血 咸，平，无毒。解毒利肠，又下水蛭。煮，拌醋食，治血痢便血。

按 《元史》云：布智儿从太祖征回回，身中数矢，血流满体，闷仆几绝。太祖命取一牛，剖其腹，纳之牛腹中，浸热血中，移时遂苏。又李庭炮伤左胁，矢贯于胸，几死。亦以此治愈。非读《元史》不知也。故书之以备缓急。

髓 甘，温，无毒。主补中，填骨髓，久服延年。

脑 甘，温，微毒。《心镜》曰：牛热病死者，勿食脑。食之生肠痈。

膍音毗，一名百叶 除水气，治痢，解酒毒，并丹石毒发热。

---

〔1〕疮疡：此前疑脱一“治”字。

〔2〕水牛附：原脱，据原书目录补。

〔3〕痼：音 yóu，息肉。

心补心。脾补脾。肺补肺。肝补肝，明目，疟痢者，醋煮食之。肾补肾气，益精，治湿痹。

胃　甘，温，无毒。补中益气，解毒，养脾胃。

凡中牛肉毒者，用圣齑调以姜、桂、盐、醋，服之即解。

按　圣齑，即牛肠胃中未化之草也。

马

肉　气味：辛、苦，冷，有毒。主治：伤中，除热下气，长筋骨，强腰脊，壮健，强志，轻身不饥。作脯，治寒热痿痹。凡煮，渍以清水，令血尽，不然则毒不出，患疔肿。或日以冷水煮之，不宜盖釜。自死者，不可食。患痢生疥人，勿食。妊妇、乳母，俱不可食。同姜食，咳嗽。同猪肉食，霍乱。中毒者，萝卜汁、杏仁可解。

乳　甘，冷，无毒。止渴治热。

心　食之喜忘。

肺　治寒热，茎萎。

肝　有大毒。

肾　按　熊太古云：马有墨在肾，牛有黄在胆，皆造物之所钟也。此亦牛黄、狗宝之类，当有功用，惜乎不知。

脑　有毒。

血　有大毒。

秦穆公云：食马肉不饮酒，必杀人。孟诜曰：食马肉毒发心闷者，饮清酒则解，饮浊酒则加。李时珍曰：食马中毒者，饮莱菔汁，食杏仁，可解。

驴

肉　气味：甘，凉，无毒。主治：解心烦，忧愁不乐，能安心气。妊妇食之，难产。饮荆芥茶，杀人。寇宗奭曰：驴肉动风，脂肥尤甚，屡试屡验。《日华子》以为止一切风狂，未可凭也。

头肉　煮汁饮，治多年消渴，无不瘥者。同姜齑煮汁日服，治黄疸百药不效者。

血　咸，凉，无毒。主利大小肠，润燥结，下热气。李时珍曰：热血以麻油一盏和搅，去沫，煮熟，即成白色。此亦可异，昔人无言及此者。

乳　甘，冷利，无毒。解小儿热毒，止消渴，惊邪。蜘蛛咬疮，器盛浸之，愈。蚰蜒入耳，滴之，当化成水。

阴茎　甘，温，无毒。强阴壮筋。

骡

肉　气味：辛、苦，温，有小毒。原曰：骡性顽劣，肉不益人。孕妇食之，难产。

按　古方未有用骡治病者，独《吕氏春秋》云，赵简子有白骡，甚爱之。其臣阳城胥渠有疾，医云，得白骡肝则生，不得则死。简子闻之，曰，杀畜活人，不亦仁乎。乃杀骡取肝，与之胥渠，病愈。此亦剪须以救功臣之意，书此以备医案。

驼

肉 气味：甘，温，无毒。主治：诸风，下气，壮筋骨，润肌肤，主恶疮。宗奭曰：家驼峰蹄最精，人多煮熟糟食。

乳 甘，冷，无毒。主补中益气，壮筋骨，令人不饥。

虎

肉 气味：酸，平，无毒。主治：恶心欲呕，益气力，止多唾，辟精魅，止疟。陶弘景曰：俗方言，热食虎肉，坏人齿。孟诜曰：正月勿食虎，伤神。

肚 主反胃吐食。取生者，勿洗，存滓秽，新瓦上煅存性。入平胃散末一两，和匀，白汤服三钱，神效。出《保寿堂方》。

豹

肉 气味：酸，平，无毒。主治：安五脏，补绝伤，壮筋骨，强志气，耐寒暑，令人猛健。孙真人曰：性温，微毒。正月勿食，伤神损寿。陈藏器曰：豹皮不可藉睡，令人神惊。其毛入人疮中，有毒。

野猪

肉 气味：甘，平，无毒。主治：癫[1]痫，补肌肤，益五脏，不发风虚气。宗奭曰：微动风。

豪猪

肉 气味：甘，大寒，有毒。主治：多膏，利大肠。

肚及屎 气味：寒，无毒。主治：水病、热风、鼓胀。同烧存性，空心温酒服二钱匕。用一具，即消水肿。脚气、奔豚、黄疸，烧，研酒服，亦愈。

按 豪猪状如猪，而项脊有棘鬣，长近尺许，粗如箸，其状似笄及帽刺，白本而黑端，怒则激去如矢射。今处处山中有之，多成群害稼者是矣。

熊

肉 气味：甘，平，无毒。主治：风痹，筋骨不仁，又补虚羸。有痼疾积聚寒热者食之，终身不除。

熊掌 食之可御风寒、益气力。《圣惠方》云：熊掌得酒、醋、水三件同煮熟，即大如皮球也。

山羊

肉 气味：甘，热，无毒。男人食之肥软益人，治冷劳、山岚疟痢，愈妇人赤白带下。颂曰：南方野羊多啖石香薷，故肠脏颇热，不宜多食。

鹿

肉 气味：甘，温，无毒。主治：补中益气，强五脏，调血脉。孟诜曰：九月以后，正月以前堪食，他月不可食。《礼记》云：食鹿去胃。李时珍曰：邵氏言鹿之一身皆益人，或煮，或蒸，或脯，同酒食之，良。大抵鹿乃仙兽，纯阳，多寿之物，能

〔1〕癫：原作“颠”，据文义改。

通督脉。又食良草，故食之有益而无损也。孙真人曰：凡药饵之人，久食鹿肉，服□[1]药必不得力。为其常食解毒之草，能制诸药故也。

头肉 气味：平。主消渴，夜梦。宗奭曰：头可酿酒，须于作浆时宜，稍益葱、椒。

蹄肉 气味：平。主诸风，脚膝骨中痛，不能践地。

脂 主痈肿死肌，温中，通腠理。不可近阴。麋脂气味、功用同。

髓 甘，温，无毒。主丈夫女子伤中，绝脉筋急，壮阳道，填骨髓，补阴生精，润燥泽肌。

脑 入面脂，令人悦泽。《深师方》治刺入肉内不出，以脑涂之，燥即易，半日当出。

精 补虚羸劳损。

血 主阴痿，补虚，止腰痛，肺痿吐血，崩中带下，解痘毒、药毒。并诸气痛欲危者，饮之立愈。

肾 甘，平，无毒。补肾气，安五脏，壮阳气。

筋 主劳损，续绝。尘沙眯目者，嚼烂挼入目中，则粘出。

麋

肉 气味：甘，温，无毒。主益气补中，治腰脚，补五脏不足之气。孟诜曰：多食令人弱。合猪肉、雉肉食，发痼疾。合虾及生菜、梅李食，损精气。

按 麋亦鹿属也，牡者有角。鹿喜山而属阳，故夏至解角；麋喜泽而属阴，故冬至解角。其形似鹿，而色青黑者是也。

麂

肉 气味：甘，平，无毒。主治：五痔病。炸熟，以姜、醋进之，极效。

皮 作靴袜，除湿气脚痹。

獐

肉 气味：甘，温，无毒。主补五脏，益气力，悦泽人面。酿酒，有祛风之功。八月至十一月食之，胜羊。十二月至七月食之，动气。多食，令人消渴。合桃、李、虾[2]食，作病。

髓脑 主益气力，悦泽人面，治虚风。

麝

即香麝。

肉 气味：甘，温，无毒。主腹中癥病。孟诜曰：似獐肉而腥气，云食之不畏蛇毒也。

灵猫

即香狸。

〔1〕□：原书残破，脱一字。核《千金要方·食治》，此句作“服药必不得力”，无此字。
〔2〕虾：原作“鰕”，同“虾”。

肉 气味：甘，温，无毒。主治：缺。

狸

即野猫。

肉 气味：甘，平，无毒。主诸疰、鼠瘘，补中益气，去游风。

狐

肉 气味：甘，温，无毒。孟诜曰：有小毒。《礼记》云：食狐去首，为害人也。煮炙食，补虚损及五脏邪气。患蛊毒寒热者，宜多食之。同肠作臛食，治疥疮久不瘥。

貉

肉 气味：甘，温，无毒。主治：元脏虚劳及女子虚惫。

按 貉状如狸，头锐，鼻尖斑色，其毛深温滑，可为裘服。与獾同穴而异处，其性好睡。人或畜之，以竹叩醒，而已复寐。故今人好睡者，谓之貉睡。俗作渴睡者，非矣。

貒

音湍，即猪獾。

肉 气味：甘、酸，平，无毒。主治：水肿久不瘥，服丹石动热，下痢赤白，上气虚乏咳逆。

獾

即狗獾。

肉 气味：甘、酸，平，无毒。主补中益气，消痔杀虫。

按 貒，猪獾也；獾，狗獾也。二种相似而略殊。狗獾，似小狗而肥，尖喙，矮足，短尾，深毛褐色，皮可为裘领，亦食虫蚁瓜果。猪獾，状似小猪豚，形体肥而行钝，短足，短尾，尖喙，褐毛者是矣。

豺

即豺狗。

肉 气味：酸，热，有毒。孟诜曰：豺[1]肉食之，损人精神，消人脂肉，令瘦。

狼

即毛狗。

肉 气味：咸，热，无毒。主补益五脏，厚肠胃，填骨髓。腹有冷积者，宜食之。

兔

肉 气味：辛，平，无毒。主治：补中益气，止渴健脾，压丹石，凉血解毒，利大肠。孕妇食之，令子缺唇。不可合白鸡肉、猪肝、心及獾肉、姜、橘同食。久食，绝人血脉，损元气，衰阳道，令人痿黄。八月至十月可食。死而眼合者，杀人。刘纯

〔1〕豺：原作“犲”，同“豺”。

《治例》云：反胃结肠甚者，难治，常食兔肉，则便自行。此可证其性之寒利矣。

今俗以饲小儿，云令出痘稀。盖亦因其性寒而解热耳。

脑 涂冻疮，催生活胎。

水獭

肉 气味：甘、咸，寒，无毒。主疗疫气温病，水气胀满，骨蒸劳热，血脉不行，荣卫虚满，女子经络不通，血热，大小肠秘。消男子阳气，不宜多食。

肝 甘，温，有毒。主治：鬼疰蛊毒，止久嗽，除鱼鲠，上气虚劳，咳嗽，传尸客热，祛疟杀虫。颂曰：诸畜肝叶皆有定数，惟獭肝一月一叶，十二月十二叶。期间，又有退叶。用之，须见形乃可验，不尔多伪也。

竹䶉

肉 气味：甘，平，无毒。主治：补中益气，解毒。此食竹根之鼠也，出南方，居土穴中，大如兔，味如鸭肉，极其肥美。

黄鼠

肉 气味：甘，平，无毒。主治：润肺生津。《正要》云：多食发疮。然味极肥美，如豚子而脆。皮可为裘领。辽金元时以羊乳饲之，用供上膳。以为珍馔，千里赠遗。今亦不甚重之矣。

鼠

肉 气味：甘，热，无毒。主小儿哺露，腹大，瘠疾。以五味豉汁作羹，食之。勿食骨，骨能瘦人。

鼠涎 有毒。堕落食中，误食，令人生鼠瘘，或发黄如金。

鼬鼠

音佑，即黄鼠狼。

肉 气味：甘，臭，温，有小毒。煎油，涂疮疥，杀虫。

心肝 气味：臭，微毒。主心腹痛。杀虫。

猬

即猬鼠，头嘴似鼠，刺毛似豪猪。

肉 气味：甘，平，无毒。炙黄食之，主反胃并瘘。肥下焦，理胃气，令人能食。陈藏器曰：食之宜去骨，误食，令人瘦劣，亦令诸节渐小也。

猕猴

即胡孙。

肉 气味：酸，平，无毒。主治：诸风劳。酿酒弥佳。作脯食，治久疟瘴疫。

猩猩

肉 气味：甘、咸，温，无毒。食之不昧不饥，令人善走，穷年无厌，可以辟谷。此说出逸书《山海经·水经》。

诸肉有毒

牛独肝、黑牛白头、牛马生疔死、羊独角、黑羊白头、猪羊心肝有孔、马生角、羊黑头、马鞍下黑肉、马肝、白马黑头、马无夜眼、猘犬肉、犬有悬蹄、六畜自死口不闭、鹿白臆、鹿纹如豹、六畜疫病疮疥死、兽歧尾、诸带龙形、诸畜肉中有米星、禽兽肝青、祭肉自动、诸畜中毒箭死、脯曝不燥、生肉不敛水、六畜肉得咸酸不变色、肉煮不熟、肉煮熟不敛水、六畜肉与犬犬不食。已上并不可食，食之杀人、病人，令人生痈肿疔毒。

诸心损心，诸脑损阳滑精，六畜脾一生不可食，诸肝损肝，诸血损血败阳，鱼馁肉败，经夏臭脯痿人阴成水病，诸脂燃灯损目，春不食肝，夏不食心，秋不食肺，冬不食肾，四季不食脾。

解诸肉毒

中六畜肉毒，六畜干屎末、伏龙肝末、东壁土末、黄柏末、赤小豆烧末、白扁豆末，并水服。

马肉毒，芦根，嚼杏仁，甘草汁，饮美酒。

马肝毒，猪骨灰、牡鼠屎、豆豉、狗屎灰、人头垢，并水服。

牛马生疔，泽兰根擂水，猪牙灰水服，甘草煎汤服，乌菖蒲擂酒，甘菊根擂水。

牛肉毒，猪脂化汤饮，甘草汤、猪牙灰水服。

独肝牛毒，人乳服之。

狗肉毒，杏仁研水服。

羊肉毒，甘草煎水服。

猪肉毒，杏仁研汁，猪屎绞汁，韭菜汁，朴硝煎汁，猪骨灰调水，大黄汤。

药箭肉毒，大豆煎汁，盐汤。

诸肉通伤，本畜骨灰水服，生韭汁，芫荽煎汁。

食肉不消，还饮本汁即消，食本兽脑亦消。

食治广要卷之七

严陵　应　麐　石麟　父辑
睢阳　王三德　尹愚　父阅
新安　鲍　山　在齐　父校

鳞　部

鳞之族类极繁，种虽有别，变化相通。是盖质异而感同也。《本草纲目》云：鳞属皆卵生而蝮蛇胎产；水族皆不瞑而河豚目眨。蓝蛇之尾，解其头毒；鲨鱼之皮，还消脍积。苟非知者，孰能察之？介、虫可供馈食者，得十一[1]种，附焉。

鲤鱼

肉　气味：甘，平，无毒。主咳逆上气，黄疸水肿，怀孕胎气，肿胀不安，去痃癖，利小便。脊上肉筋及黑血有毒。溪涧中者，其毒在脑。天行病后及下痢、宿癥、诸风家，不宜食。服天门冬、朱砂人，不可食。又不可同犬肉、葵菜食。陶弘景曰：鲤为诸鱼之长，形既可爱，又能神变，乃至飞越江湖。所以仙人琴高乘之也。山上水中有此，不可食。

脑髓　主治：诸痫。煮粥食，治暴聋。

血　主小儿火疮，丹肿疮毒，涂之立瘥。

子　合猪肝食，害人。

鲊鱼

音序，即鲢鱼。

肉　甘，温，无毒。主温中益气。多食，令人热中，发渴，又发疮疥。

鳙鱼

音庸。

肉　气味：甘，温，无毒。主暖胃益人，食之已疣。多食动风热，发疮疥。

按　鳙状似鲢而色黑，其头最大，味亚于鲢。鲢之美在腹，鳙之美在头。或鲢、鳙为一物，误矣。

---

〔1〕十一：实际上，本卷所附介虫类食物为十三种。

鳟鱼

肉　气味：甘，温，无毒。主暖胃和中。多食，动风热，发疥癣。

按　鳟鱼处处有之，状似鲩[1]而小，赤脉贯瞳，身圆而长，鳞细于鲩，青质赤章，好食螺、蚌，善于遁网者是矣。

鲩鱼

音患，又音混，草鱼也。

肉　气味：甘，温，无毒。主治：暖胃，和中。李廷飞云：能发诸疮。

青鱼

肉　气味：甘，平，无毒。主治：脚气湿痹，脚弱烦闷，益气力。《日华子》曰：微毒，服术人忌之。

鲊　与服石人相反。古人所谓五侯鲭者，即此也。

竹鱼

肉　气味：甘，平，无毒。主治：和中益气，除湿。出桂林湘、漓诸江中。状如青鱼，大而少骨刺，色如竹色，青翠可爱，鳞下间有朱点。味如鳜鱼，为广南珍品。

鲻鱼

肉　气味：甘，平，无毒。主治：开胃，利五脏，令人肥健。与百药无忌。生东海，状如青鱼，长者尺余。其子满腹，有黄脂，味极美。吴越人腌为鲞腊，以为佳品。

白鱼

肉　气味：甘，平，无毒。主治：开胃，下气，去水气，令人肥健，助脾气，理十二经络，治肝气不足，明目，助血脉。患疮疖人食之，发脓。多食，生痰。与枣同食，患腰痛。《纲目》曰：白鱼比他鱼似可食，亦能热中发疮。所谓补肝明目，调五脏，理十二经络者，恐亦溢美之词，未足多信也。

鲹[2]鱼

《食疗》作鲊。

肉　气味：甘，平，无毒。主治：补五脏，益筋骨，和脾胃。多食宜人，用鲊尤宜。曝干香美，亦不发病。

按　鯮鱼生江湖中，体圆厚而长，似鳡鱼而腹稍起，扁额长喙，口在颔下，细鳞，腹白，背微黄色，亦能啖鱼。大者重二三十斤。

鳡鱼

肉　气味：甘，平，无毒。主治：食之已呕，暖中益胃。

按　鳡似鯮而腹平，头似鲩而口大，颊似鲇而色黄，鳞似鳟而稍细。大者三四十斤。啖鱼最毒，池中有此，则不能畜鱼也。

[1] 鲩：原作“鲜”，同“鲩”。

[2] 鲹：同下文“鯮”字。

石首鱼

肉 气味：甘，平，无毒。主治：开胃益气。

干者 名鲞鱼，主治：消瓜成水，治暴下痢及卒腹胀不消。陆文量《菽园杂记》云：痢疾最忌油腻，惟白鲞宜食。此说与本草下痢相合。盖此鱼饮咸水而性不热，且无脂不腻，故无热中之患，而能消食利肠胃也。

按 石首鱼至秋化为冠凫，即野鸭有冠者也。腹中白鳔可作胶。《临海异物志》云，小者名㖊水，其次名春来、田九、成游。《览志》云，每岁四月来自海洋，绵亘数里，其声如雷。海人以竹筒探水底，闻其声，乃下纲，截流取之。泼以淡水，皆圉圉无力。初水来者，甚佳。二水、三水来者，鱼渐小而味渐减矣。

勒鱼

肉 气味：甘，平，无毒。主开胃暖中，作鲞尤良。

骨 插甜瓜蒂上，一夜便熟。

鳃 治疟疾，以方寸入七宝饮中，酒水各半煎，露一夜，服，即瘥。

鲚鱼

肉 气味：甘，温，无毒。主治：痔瘘。宁原曰：助火，动痰，发疾。孟诜曰：发疥，不可多食。

鲥鱼

肉 气味：甘，平，无毒。主治：补虚劳。多食，发疳痢。

蒸下油 以瓶盛埋土中，取涂汤火伤，甚效。

按 袁达《禽虫述》云：鲥鱼骨纲而不动，护其鳞也。不宜烹煮，惟以笋、苋、芹、荻之属，连鳞蒸食，乃佳。亦可糟藏之。其鳞与他鱼不同，石灰水浸过，晒干，层层起之，以作女人花钿，甚良。

嘉鱼

一名丙穴鱼。

肉 气味：甘，温，无毒。食之令人肥健悦泽。煮食，治肾虚消渴，劳瘦虚损。《纲目》曰：嘉，美也。杜甫诗云：鱼知丙穴由来美。此鱼蜀郡处处有之，状似鲤而鳞细如鳟，肉肥而美，大者五六斤。食乳泉，出丙穴，二三月随水出穴，八九月逆水入穴是矣。

鲳鱼

肉 气味：甘，平，无毒。主治：令人肥健，益气力。

腹中子 气味：有毒。令人痢下。《岭表录异》云：形似鳊鱼，脑上突起连背，身圆肉厚，白如鳜肉，只有一脊骨。治之以葱、姜，缶之以粳米，其骨亦软而可食。

鲫鱼

肉 气味：甘，温，无毒。合五味煮食，主虚羸，温中下气，止下痢肠痔。合莼[1]作羹，主胃弱不下食，调中，益五脏。丹溪曰：诸鱼属火，独鲫属土，有调胃实

〔1〕莼：原作“蓴”，同“莼”。

肠之功。若多食，亦能动火。合蒜食，少带热。同沙糖食，生疳虫。同荆芥食，成肿疾。同猪肝、鸡肉、雉肉、鹿肉、猴肉食，生痈疽。同麦门冬食，害人。

鲂鱼

即鳊鱼。

肉 气味：甘，温，无毒。主调胃气，利五脏。合芥食之，能助肺气，去胃风，消谷。作鲙食之，助脾气，冷人能食。作羹臛食，宜人，功与鲫同。疳痢人勿食。此鱼小头缩项，穹脊阔腹，扁身细鳞，其色青白。腹内有肪，味最腴美。故《诗》云：岂其食鱼，必河之鲂。俚语云：伊洛鲤鲂，美如牛羊者是矣。

鲈鱼

肉 气味：甘，平，有小毒。主治：补五脏，益筋骨，和肠胃，治水气，作鲊尤良。曝干甚香美，益肝肾，安胎补中，作鲙更佳。寇氏曰：虽有小毒，不甚发病。李廷飞曰：肝不可食，食之剥人面皮。杨诚斋诗，颇尽其状之美，云："鲈出鲈乡芦叶前，垂虹亭下不论钱。买来玉尺如何短，铸出银梭直是圆。白质玄章三四点，细鳞巨口一双鲜。春风自有真风味，想待秋风更迥然。"又《南郡记》云：吴人献松江鲈鲙于隋炀帝，帝曰：金齑玉脍，东南佳味也。

鳜鱼

气味：甘，平，无毒。主治：腹内恶血，去腹内小虫，益气力，令人肥健，补虚劳，益脾胃，治肠风泻血。

按 《医说》云：越州邵氏女，年十八，病劳瘵累年，偶食鳜鱼羹，遂愈。又仙人刘凭、隐士张志和之嗜此鱼者，非无谓也。鳜扁形，阔腹大口，细鳞黑斑，厚皮紧肉，肉中无细刺者是也。

鲨鱼

肉 气味：甘，平，无毒。主治：暖中益气。李时珍曰：此非海中沙鱼，乃南方溪涧中小鱼也。居沙沟中，吹沙而游，咂沙而食，俗呼为阿浪鱼是也。

石斑鱼

肉 气味：缺。

子及肠 气味：有毒。令人吐泻。《酉阳杂俎》云：石斑与蛇交，南方有土蜂，土人杀此鱼摽树上，引鸟食之，蜂窠皆尽也。

石鲅鱼

气味：甘，平，有小毒。主治：疮疥癣。陈藏器曰：生南方溪涧中，长一寸，背里腹下赤，南人以作鲊，甚美。

黄鲴鱼

肉 气味：甘，温，无毒。主治：止胃寒泄泻。

按 《本草纲目》云：鱼肠肥曰鲴。此鱼肠腹多脂，为江湖中小鱼。状似白鱼而头尾不昂，扁身，细鳞白色，阔不踰寸，长不近尺。可作鲊菹，煎炙甚美。

鲦鱼

气味：甘，温，无毒。主治：煮食已忧，暖胃，止冷泻。

按　鲦，条也，状其形而名之也。亦为江湖中小鱼，长仅数寸，形狭而扁，状如柳叶，鳞细而整，洁白可爱，性好群游者是矣。

鲙残鱼

气味：甘，平，无毒。主治：作羹食，宽中健胃。此即银鱼也，出苏松、浙江。大者长四五寸，身圆如筯，洁白如银，无鳞，若已鲙之鱼，但目有两黑点尔。

按　《博物志》云：吴王阖闾江行食鱼鲙，弃其残余于水，化为此鱼。或又作越王及僧宝志者，皆出传会，不足致辩。

鱵鱼

音针。气味：甘，平，无毒。主食之无疫。

按　此鱼生江湖中，大小形状并同鲙残，但喙尖有一细黑骨如针为异耳。俗云为姜太公钓针，亦传会也。

金鱼

肉　气味：甘、咸，平，无毒。主治：久痢。

按　金鱼有鲤、鲫、鳅、鳘数种。《相感志》云，金鱼食橄[1]榄渣、肥皂水即死，得白杨皮不生虱。

鳢鱼

即乌鳢，一作蠡鱼。

肉　气味：甘，寒，无毒。主疗五痔，治湿痹，面目浮肿，下大小便壅塞，水气。作鲙，与脚气、风气人食之，良。并主妊娠水气。

按　鳢形长体圆，头尾相等，细鳞玄色，有斑点花纹，颇类蝮蛇，有舌，有齿，有肚，背腹有鬣连尾，尾无歧形，状可憎，气息腥恶，食品所卑。南人有珍之者，北人尤绝之，道家指为水厌，斋箓所忌。

鳗鲡鱼

肉　气味：甘，平，有毒。主五痔疮瘘，杀诸虫恶疮，女人阴疮虫痒，传尸疰气，劳损，暖腰膝，起阳，除腰肾间湿气风痹，诸疮瘰疬，疡风人宜长食之。又能疗小儿疳劳及虫心痛，妇人带下，一切风痒如虫行。又压诸草石药毒，不能为害。汪石山曰：小者可食，重四五斤及水行昂头者，不可食。尝见舟人食之，七口皆死。

又按　《夷坚续志》云，四目者杀人。背有白点无鳃者，不可食。妊娠食之，令胎有疾。考鳗鲡所主诸病，其功专在杀虫去风耳，与蛇同类，故主治近之。《稽神录》云，有人病瘵，相传死者数人。取病者置棺中，弃于江，以绝害。流至金山，渔人引起，开视乃一女子，犹活。取置渔舍，每以鳗鲡饲之，遂愈。因为渔人之妻。张鼎云，烧烟熏蚊，令化为水。熏毡及屋舍，竹木断蛀虫。置骨于衣箱，断蛊蠹。观此，则《别录》所谓能杀诸虫之说，益可证矣。

〔1〕橄：原作“撖”，据文义改。下同。

海鳗鲡

气味、主治，与鳗鲡大同小异。《日华子》云：生东海，能治皮肤恶疮疥，疳䘌，痔瘘。

鳝鱼

音善。

肉 气味：甘，大温，无毒。主治：补中益血，妇人产后恶露淋漓，血气不调，腹中冷气肠鸣，湿痹。孙真人曰：黑者有毒。《延寿书》云：多食发诸疮，亦损人寿。大者有毒。不可同犬肉、犬血食。陶弘景曰：性热，能补。时行病后，食之多复。寇宗奭曰：动风气，多食令人霍乱。曾有一郎官食此，吐利几死。鳝头，治百虫入耳，烧研，绵裹塞之，立出。

鳝鱼

即泥鳅。气味：甘，平，无毒。主治：暖中益气，醒酒，解消渴。鳝有数种。海鳝，生海中，极大。江鳝，生江中，长七八寸。泥鳝，生湖池，最小，长三四寸，沉于泥中，状微似鳝而小，锐首肉身，青黑色，无鳞，以涎自染，滑疾难握者是矣。

鳣鱼

音邅，《释名》：黄鱼，又名玉版鱼。

肉 气味：甘，平，有小毒。主利五脏，肥美人。多食，难克化。

肝 气味：无毒。主治：恶血疥癣。勿以盐炙食。鳣出江淮、黄河、辽海深水处，无鳞，大鱼也。小者近百斤，大者长二三丈，至一二千斤。江淮人以之作鲊，名片酱，亦名玉版鲊。昔人所谓"鳣鲔岫居"，世俗所谓"鲟鳇鱼吃自来食"，盖其居在矶石湍流之间，张口接物故也。

鲟鱼

一名王鲔。

肉 气味：甘，平，无毒。主治：补虚益气，令人肥健。煮汁饮，治血淋。

鼻肉 作脯，名鹿头，状其美也。主补虚下气。

子 状如小豆，食之肥美，杀腹内小虫。《月令》云：季春，天子荐鲔于寝庙。故有"王鲔"之称。服丹石人及小儿忌之。

鮠鱼

即鮰鱼。

肉 气味：甘，平，无毒。主开胃，下膀胱水。

按 鮠鱼无鳞，亦鲟属也。头尾身鳍[1]，俱似鲟状，惟鼻短尔。口亦在颔下，骨不柔脆，腹似鳣鱼，背有肉鳍者是矣。

鮧鱼

音夷，《释名》：鳀鱼，又名鲇鱼。

〔1〕鳍：原作"鬐"，通"鳍"。

肉 气味：甘，温，无毒。主治：百病。作臛补人，疗水肿，利小便，治五痔下血，肚痛，口眼㖞斜等症。此鱼无鳞，大首，偃额，大口，大腹，鮠身鳢尾，有齿，有胃，有须者是矣。不可合牛肝、野猪肉、鹿肉食。反荆芥。颂曰：寒而有毒，非佳品也。赤目、赤须、无鳃[1]者，并杀人。

鳑鱼

音啼，《释名》：人鱼、孩儿鱼。气味：甘，有毒。主疗瘕疾、蛊疾。

按 孩儿鱼有二种。生江湖中，形、色皆如鳣、鮠，腹下翅形似足，其鳃颊轧轧音如儿啼，即鳑鱼也。一种生溪涧中，形、声皆同，但能上树，乃鲵鱼也。

鲵鱼

音倪，亦名人鱼，又名鳎鱼。气味：甘，有毒。主食之已疫疾。

按 郭璞云，鲵鱼似鳣，四脚，前脚似猴，后脚似狗，声如儿啼，大者长八九尺。《蜀志》云"雅州西山溪谷出鳎鱼，似鳣，有足，能缘木，声如婴儿，可食者"，即此物也。

黄颡鱼

《释名》：黄鲿。气味：甘，平，微毒。主治：醒酒祛风，消水肿，利小便。烧灰，治瘰疬及诸恶疮。孟诜曰：无鳞之鱼，不益人，发疮疥。又反荆芥。

按 黄颡，无鳞鱼也，身尾俱似小鳣，腹下黄，背上青，黄鳃，下有二横骨，两须，有胃，群游，作声如轧轧，性最难死。

河豚

气味：甘，温，无毒。寇氏曰：河豚有六毒。而云无毒，何也？主治：补虚，去湿气，理腰脚，去痔疾，杀虫。

肝及子 有大毒。主治：疥癣虫疮。谚云：油麻子胀眼睛沙。又云：舍命吃河豚。世传中其毒者，以至宝丹，或橄榄[2]及龙脑浸水，皆可解。又一方，以槐花微炒，与干胭脂等分，同捣粉，水调灌之。煮，宜荻笋、蒌蒿、秃菜。畏橄榄、甘蔗、芦根、粪汁。忌煤炲落釜中。《艺苑雌黄》云：河豚，水族之奇味，世传其杀人。予守丹阳宣城，见土人户户食之，但用菘菜、蒌蒿、荻芽三物煮之，亦未见死者。南人言鱼之无鳞、无鳃、无胆、有声、目能睡者，皆有毒，河豚备此数者，故人畏之。然有二种。其色淡黑有纹点者，名斑鱼，毒最甚。

又按 《雷公炮炙论》云，鲑鱼插树，立便干枯，狗胆涂之，复当荣盛。《御[3]览》云，河豚鱼虽小，而獭及大鱼不敢啖之，则不惟毒人，而又能毒物也。陶九成云，最忌荆芥。《相感志》言，凡煮河豚，用荆芥同煮五七沸，换水，则无毒。二说相反，得非河豚之毒入于荆芥耶？宁从陶说，庶不致悔也。

海豚鱼

即江猪。

[1] 鳃：原作"腮"，据文义改。下同。
[2] 榄：原作"揽"，据文义改。下同。
[3] 御：原作"陶"，误，据《本草纲目》改。

肉 气味：咸，腥味如水牛肉，无毒。主治：飞尸蛊毒，瘴疟，作脯食之。

肪 主摩恶疮、疥癣、痔瘘、犬马病疥，杀虫。

按 江豚成阵同行，一浮一没，谓之拜风，舟人候之占风。其中有白脂，点灯照樗蒱即明，照读书工作即暗，俗言为懒妇所化也。

比目鱼

气味：甘，平，无毒。主治：补虚，益气力。多食动气。

按[1] 郭璞云，所在水中有之，状如牛脾及女人鞋底，又谓之鞋底鱼。细鳞，紫白色，两片相合乃能行，其合处半边平而无鳞，口近腹下者是矣。

䱨鱼

音稍。气味：甘，平，无毒。主治：五痔下血，瘀血在腹。陈藏器曰：出江湖，形似马鞭，尾有两歧如鞭鞘，故得名焉。

鲛鱼

肉 气味：甘，平，无毒。作鲙，补五脏，功亚于鲫。亦可作鲊，甚益人。

乌贼鱼

《素问》乌鲗。气味：酸，平，无毒。主治：益气强志，通月经。吴瑞曰：味珍美，动风气。

按 乌鲗无鳞有须，黑皮白肉，大者如蒲扇，熏熟，以姜、醋食之脆美。其背骨，名海螵蛸是也。

章鱼

《释名》：章举。气味：甘、咸，寒，无毒。主治：养血益气。其形如乌贼，而有八足。韩退之所谓"章举马甲柱斗，以怪自呈"者，此也。闽粤人多取鲜者，合姜、醋食之，味如水母。

海鷂鱼

《释名》：邵阳鱼。肉 气味：甘、咸，平，无毒。主治：男子白浊膏淋，玉茎涩痛。陶弘景曰：不益人。

按 海鷂鱼，海中颇多，江湖亦时有之。状如盘及荷叶，大者围七八尺，无足，无鳞，背青，腹白，口在腹下，目在额上，尾长有节，螫人甚毒。

海蛇

音宅，南人讹为海折。《释名》：水母。气味：咸，温，无毒。主治：妇人劳损，积血带下，小儿风疾，丹毒，汤火伤，并疗河鱼之疾。

按 水母形浑然凝结，其色红紫，无口眼，腹下有物如悬絮，群虾附之，咂其涎沫，浮沉如飞，为潮所拥，则虾去而蛇不得归，人因割取之，浸以石灰、矾水，去其血汁，其色遂白。其最厚者，谓之蛇头，其味更胜。

[1] 按：原作"案"，通"按"，全书唯此一个"案"字，故统一改为"按"。

鰕[1]

音霞，俗作虾。气味：甘，温，有小毒。作羹，治鳖瘕，托痘疮，下乳汁，壮阳道，吐风痰。孟诜曰：生水田及沟渠者有毒。陶氏曰：无须及腹下通黑，煮之色白不红者，不可食。小儿食，脚屈弱。宁源曰：动风热，发疮疥，有病人不宜食。

海虾[2]　长尺许者。气味：甘，平，有小毒。同猪肉食，令人多唾。

按　段公路《北户录》云，海中大红虾，长二尺余，头可作杯，须可作簪，杖其肉可为脍，甚美。又，刘恂《岭表录异》云，海虾，皮壳嫩红色，前足有钳者，色如朱。最大者，长七八尺至一丈也。闽中有五色虾，亦长尺余，彼人两两干之，谓之对虾，以充上馔。

附：介类

龟

肉　气味：甘、酸，温，无毒。主治：酿酒，治大风缓急，四肢拘挛，痈缓不收；煮食，除湿痹、风痹，身肿，踒折筋骨疼痛，年久寒嗽，止泻血、血痢。孙真人曰：六甲日及十二月不可食。又不可合猪肉、菇、米、瓜、苋食。陶弘景曰：作羹臛大补。然多神灵，不可轻杀。诸家所载甚多，此不具说。

鳖

即团鱼。

肉　气味：甘，平，无毒。主治：伤中。益气，补不足，热气湿痹，妇人带漏，去血热，补阴虚久痢，痃癖，脚气。

按　《生生编》言，鳖性热。考之，鳖性本不热。今食之者，和以椒、姜热物太多，失其成性故耳。其胆味辣，破入汤中，可代椒而辟腥气。李九华云，鳖肉主聚，鳖甲主散。食鳖，剉甲少许入之，庶几稍平。又言，薄荷煮鳖，能害人。此皆人之所不知者也。忌苋之说不验，不必致疑。有三足、赤足、独目者，头足不缩者，目四陷者，腹下有王字、卜字者，并有毒，杀人，不可食之。

蟹

《释名》：螃蟹。气味：咸，寒，有小毒。主治：腹中邪气，热结痛，㖞僻面肿。多食动风。未被霜者有毒。又独螯、独目、六足、四足、腹下有毛、腹中有骨、头背有星点、足斑目赤者，并不可食。中毒者，紫苏汁、蒜汁、豉汁、芦根汁，皆可解之。中漆毒生疮者，以蟹黄涂之，愈。不可同柿及荆芥食，能发霍乱，动风。

按　蟹类甚多，如蟛蜞、蟛蜞诸名，不能具述。大抵性味皆冷，亦无甚毒。合以姜、醋，侑以醇酒，咀黄持螯，略赏风味，何毒之有？饕嗜者，乃顿食十许枚，兼以

〔1〕鰕：同“虾”。因下文有“俗作虾”三字，强调用字，故此处保留原字。
〔2〕虾：原作“鰕”，同“虾”。

荤膻杂进，饮食自倍，肠胃乃伤，腹痛吐利，亦所必致。而归咎于蟹，蟹亦何咎哉?《夷坚志》载，襄阳一盗，被生漆涂两目，发配不能睹物。有村叟令寻石蟹，捣碎，滤汁点之，则漆随汁出而疮愈。用之，果明如初。漆之畏蟹，莫究其义，以俟博识。

蚌

气味：苦、咸，冷，无毒。主治：止渴除热，解酒毒，去眼赤，明目。丹溪曰：马刀、蚌、蛤、蛳、蚬，大同小异。

蛤蜊

气味：咸，冷，无毒。主治：润五脏，止消渴，开胃醒酒。

蛏

丑真切。

肉 气味：甘，温，无毒。主治：补虚，去胸中邪热烦闷，妇人产后虚损。与服丹石人相宜。蛏，即海中小蚌也。其形长短大小不一，与江湖中马刀，蛾、蚬相似，其类甚多。闽粤人以田种之，候潮泥壅沃，谓之蛏田，呼其肉为蛏肠。天行病后不可食。

车螯

《释名》：蜃，俗讹名昌娥。

肉 气味：甘、咸，冷，无毒。主解酒毒，消渴，痈肿。

按 罗愿云，雀入淮为蛤，雉入海为蜃，大蛤也。肉可以食，壳可饰器物，灰可堙[1]塞墙壁，又可为粉饰面，俗呼蛤粉。亦或生珠，其为用多矣。

魁蛤

一名蚶，即瓦垄子。

肉 气味：甘，平，无毒。主治：痿痹，泄痢，便脓血，润五脏，止消渴，健胃消食。

壳 甘、咸，平，无毒。烧过醋淬，丸服，治一切血气、冷气、癥癖、血块、痰积。连肉烧存性，研，敷小儿走马疳，有效。

淡菜

气味：甘，温，无毒。主治：虚劳伤惫，吐血，久痢，疝瘕，崩带。益阳事，理腰脚，治痃癖瘿气。《日华子》曰：虽形状不典而甚益人。多食令人头目闷阍，得微利即止。

蜗蠃

即螺蛳。气味：甘，温，无毒。主治：明目，下水，止渴、醒酒，解热，利大小便，消黄疸水肿，治反胃、痢疾、脱肛、痔漏。

〔1〕堙：原作“闉”，同“堙”。

附：虫类

蜂蜜

气味：甘，平，无毒。主治：心腹邪气，诸惊痫，安五脏诸不足，益气补中，止痛解毒，除众病，和百药，养精气，除心烦，和营卫，润脏腑，通三焦，调脾胃。丹溪曰：蜜喜入脾，西北高燥，故人食之有益，东南卑湿，多食则害生于脾。汪颖曰：闽广蜜极热，以南方少霜雪，诸花多热。川蜜温，西蜜凉。李时珍曰：蜂采无毒之花，酿以大便而成蜜，所谓臭腐生神奇也。其功有五：清热也，补中也，解毒也，润燥也，止痛也。但多食亦生湿热虫䘌，小儿尤当慎与。孙真人曰：七月勿食生蜜，令人暴下霍乱。不可与生葱、莴苣、鱼鲊同食。

虾蟆

气味：辛，寒，有毒。主治：邪气，破癥坚血，痈肿，阴疮，热狂，结肿。丹溪云：《本草》言服之不患热病，此以入药用之而言，非若世人煮羹，入椒、盐而啜其汤也。此物本湿化，大能发湿，久则湿化为热而生火也。

鼃[1]

一作蛙字，即田鸡。

气味：甘，寒，无毒。主治：小儿热疮，利水消肿。馔食，调疳瘦，补虚损，解热毒，杀尸疰、虫病。《延寿书》云：蛙骨热，食之小便苦淋。妊娠食蛙，令子寿夭。小蛙多食，令人尿闭，脐下酸痛，有至死者。擂车前水饮，可解。《证治要诀》云：凡浑身水肿，或单腹胀者，以青蛙一二枚，去皮，炙食之，即消。此亦利水消肿之征也。

---

〔1〕鼃：“蛙”的异体字。因下文有“一作蛙字”四字，强调用字，故此处保留原字。

食治广要卷之八

严陵 应 麐 石麟 殳辑
睢阳 王三德 尹愚 殳阅
新安 鲍 山 在齐 殳校

酿 部

神农氏出，尝草别谷，教民耕艺[1]。轩辕氏出，乃教以烹饪。而后世因为酿造，以极其巧。噫！阴之所生，本在五味；阴之五官，伤在五味。天赋人为之分致疾，养生之道，相去一间耳。有志尊生者，宜于此谨节焉。

沙糖

气味：甘，寒，无毒。主治：心腹热胀，口干渴，润心、肺、大小肠热，解酒毒。孟诜云：性温不冷，多食令人心痛，生长虫，消肌肉，损齿。不可与鲫鱼、葵、笋同食。此以甘蔗汁煎成者，法出西域，唐太宗始遣人传其法入中国。又有凝结作饼块如石者，为石蜜。轻白如霜者，为糖霜。坚白如冰者，为冰糖。皆一物，精粗之异也。以白糖煎化，模印成人物、狮象之形者，为飨糖。《后汉书》注所谓“猊糖”是也。以石蜜，合诸果仁及橙橘皮、缩砂、薄荷之类，作成饼块者，为糖缠。以石蜜合牛乳、酥酪，作成饼块者，为乳糖。皆一物数变也。丹溪曰：糖生胃火，乃湿土生热，故能损齿生虫，与食枣病齲同意，非土制水也。李时珍曰：沙糖性温，殊于蔗浆，故不宜多食。与鱼、笋之类同食，皆不益人。今人每用为调和，徒取其适口，而不知阴受其害也。但其性能和脾缓肝，故治脾胃及泻肝药，用为先导。《本草》言其性寒，苏恭言其冷利，非昧此理哉。

饴糖

气味：甘，大温，无毒。补虚冷，益气力，消痰，润肺止嗽，健脾和胃。

按　饴糖用麦蘖或谷芽同诸米熬煎而成，乃属土，而成于火，大发湿中之热。凡中满，吐逆，秘结，牙䘌，赤目，疳病，切宜忌之，生痰动火最甚。甘属土，肾病毋多食甘，甘伤肾，骨痛而齿落，皆指此类也。

---

〔1〕艺：原作“蓺”，当为“蓺”之形近之误。蓺，同“艺”。

盐

味咸，气寒，无毒。吐胸中痰癖，止心腹卒痛，止齿缝出血，坚齿，能引药入肾经。出产、煎熬固异，气味、功用稍同。

酱

气味：咸、甘，冷，无毒。杀一切鱼肉、菜蔬、蕈毒。颂曰：麦酱合鲤鱼食，生口疮。寇宗奭曰：圣人不得其酱不食。意欲五味和，五脏悦而受之，此亦[1]安乐之一端也。李时珍曰：不得酱不食，亦兼取其杀饮食百药之毒也。此说良是。

米醋

气味：酸、苦，温，无毒。杀一切鱼肉菜毒。孟诜曰：大麦醋微寒，余醋并同。弘景曰：多食损人肌、脏、筋骨及胃，不益男子，损人颜色。又发诸药，服药者不可食。又曰：脾病人毋多食酸，酸伤脾，令肉胎而唇揭也。服茯苓、丹参人，更忌。

酒

气味：苦、甘、辛，大热，有毒。主行药势，杀百邪恶毒气，通血脉，厚肠胃，润皮肤，散湿气，消忧发怒，宜言畅意，养脾扶肝，除风下气。孟诜曰：久饮伤神损寿，软筋骨，动气痢。今东阳酒，即金华酒，古兰陵地也。李太白诗云“兰陵美酒郁金香”即此。常饮、入药，俱良。山西襄陵酒、蓟州薏苡酒，皆清烈。但曲中亦有药物，黄酒有灰。秦蜀有咂嘛酒，用稻、麦、黍、秫、药曲、小罂封酿而成，以筒吸饮。谷气既杂，酒不清美，并不可入药。

汪颖曰：江西麻姑酒，以泉得名而曲有群药。金陵瓶酒，曲米无嫌，而水有碱，且有灰味，亦太甘，多能聚痰。山东秋露白，色纯味烈。苏州小瓶酒，曲有葱及红豆、川乌之类，饮之头痛口渴。淮南绿豆酒，曲有绿豆，虽能解毒，然亦有灰，不美。此又饮者所当知也。丹溪曰：醇酒宜冷饮，有三益焉。过于肺，入于胃，然后微温，肺得温中之寒，可以润肺；次得寒中之温，可以养胃。冷酒行迟，传化以渐，人不得恣饮也。今则不然，惟所快喉舌焉耳。汪颖曰：人惟知戒早饮，而不知夜饮更甚。既醉既饱，睡而就枕，热壅[2]，伤心、伤目，夜气收敛，酒以发之，乱其清明，扰其脾胃，停湿生痰，动火助欲，因而致病者多矣。朱子云：以醉为节可也。又酒后不可食芥及辣物，缓人筋骨。酒后饮茶，伤肾脏，令腰脚重坠，膀胱冷痛，兼患痰饮、水肿、消渴等疾。一切毒药，得酒难治。又酒得咸而解者，水制火也，酒性上而寒润下也。又畏枳椇、葛花、赤豆花、绿豆粉者，寒胜热也。

烧酒

气味：辛、甘，大热，有大毒。消冷积寒气，燥湿痰，开郁结，止水泄，治霍乱疟疾、心腹冷痛、阴毒欲死。又洗赤目肿痛，立消。

按　烧酒非古法。自元时始创，过饮败胃伤胆，丧心损寿。甚则黑肠腐胃而死。与姜、蒜同用，令人生痔，食盐、冷水、绿豆粉能解其毒。《本草会编》云，扁鹊

〔1〕亦：原作“一”，误，据《本草纲目》改。
〔2〕壅：原作“拥”，据文义改。

言，过饮腐肠烂胃，溃髓蒸筋，伤神损寿。昔有客访周顗，出美酒二石，顗饮一石二斗，客饮八斗。次明，顗无所苦，客已胁穿而死矣。岂非犯扁鹊之戒乎？

又按　李时珍曰，酒，天之美禄也。面曲之酒，少饮则和血行气，壮神御寒，消愁遣兴。痛饮则伤神耗血，损胃亡精，生痰动火。邵尧夫诗云“美酒饮教微醉后”，此得饮酒之妙，所谓“醉中趣、壶中天”者也。若夫沉湎无度，醉以为常者，轻则致疾败行，甚则丧邦亡家而殒躯命，其害可胜言哉？此大禹所以疏仪狄，周公所以著酒诰，为世范之戒也。

酒糟

气味：甘、辛，无毒。主治：伤中，消食，除冷气，杀腥，去草菜毒。署仆损瘀血，浸水洗冻疮，捣傅蛇咬蜂叮毒。以腊月、清明、重阳造者，入盐收之，藏物不败。

大豆豉

淡者　气味：苦，寒，无毒。主治：伤寒，头痛寒热，瘴气，时疾热病，发汗。近有用瓜、姜诸料而酿者，香美绝胜，但充食品，不入药用也。

豆腐

气味：甘、咸，寒，有小毒。主宽中益气，和脾胃，消胀满，下大肠浊气，清热散血。宁原曰：性平。颂曰：寒而动气。吴瑞曰：发肾气、疮疥、头风。杏仁可解。

又按　《延寿书》云：有人好食豆腐，中毒，医不能治。作腐家言，莱菔入汤中则腐不成。遂以莱菔汤下药而愈。大抵暑月，恐有人汗，尤宜慎之。

豆芽

气味：甘，平，无毒。主解酒毒、热毒，利三焦。但受湿热抑郁之气，颇能发疮动气，与绿豆之性稍不同耳。

面筋

气味：甘，凉，无毒。主治：宽中益气，解热和中。面筋古人罕知，今为素食要物，煮食甚良。今人多以油炒，则性热矣。

香油豆油、菜油附〔1〕

即芝麻笮出者。气味：甘，微寒，无毒。利大肠，解热毒、食毒、虫毒。张华《博物志》言：积油满百石，则自能生火。《陈霆墨谈》言：衣绢有油，蒸热则出火星，是油与火同性矣。故丹溪云：香油乃炒热芝麻所出，食之美，且不致疾。若煎炼过，则与火无异矣。

豆油　气味：辛、甘，热，微毒。

菜油　辛，温，无毒。食不及麻油，燃灯甚明。

麻枯饼

笮出油麻滓也。可备救荒，或养鱼肥田。

〔1〕豆油、菜油附：原脱，据原书目录补。

芝麻腐

麻擂烂去滓，和绿豆粉合成者。其性平润，最益老人。

糕粽子附[1]

气味：甘，温，无毒。粳米者，养胃厚肠，益气和中。糯米者，名糍糕，最难克化，损脾伤胃，小儿尤宜禁之。又，粽子亦黏滞难化，不可多食，老人、小儿更忌。

寒具

气味：甘、咸，温，无毒。主利大小便，润肠，温中益气。

按　寒具，即今馓子，一名捻头。林洪《清供》云：寒具，捻头也。以糯米粉和面，麻油煎成，可留月余，宜禁烟用。观此，则寒具即今馓子也。刘禹锡《寒具诗》云：纤手搓成玉数寻，碧油煎出嫩黄深。夜来春睡无轻重，压扁[2]佳人缠臂金。

蒸饼

气味：甘，平，无毒。主治：消食，养脾胃，温中化滞，益气和脾，利三焦，通水道。腊月及寒食日，以酵糟发成，单面蒸之，至皮裂，去皮，悬之风，干以水浸胀，擂烂，和脾胃等药，最妙。取其面已过性，不助湿热故也。

红曲

气味：甘，温，无毒。主治：消食，活血，健脾燥胃，除赤白痢下。酿酒，破血，行药势，杀瘴气。治女人血气瘴及产后恶血不尽，擂，酒饮之，良。

按　红曲以白粳米淘浸作成，《本草》不载，法出近世，亦奇术也。

酪

音洛，《释名》：潼，音童。气味：甘、酸，寒，无毒。主治：热毒。解散发利，除胸中虚热，生疮，止烦渴热闷，心膈热痛，润燥利肠，生精，补虚，壮阳。酪，潼北人多造之，其法不论牛、羊、马、驼乳，以半，杓锅内炒过，入余乳熬数十沸，常以杓纵横搅之，乃倾出，罐盛，待冷，掠取浮皮，以为酥，入旧酪少许，纸封收之，即成矣。

酥

即酥油。**沙牛、白羊酥**　气味：甘，微寒，无毒。主补五脏，利大小肠，治口疮，除心、肺、胸中客热，止渴，止嗽，润脏腑，泽肌肤，和血脉，滋毛发。

牦牛酥　气味：甘，平，无毒。主治：诸风湿痹，除热，利大便，去宿食。李时珍曰：酥乃酪之浮面所成。今人多以白羊脂杂之，不可不辨。

按　《臞仙神隐》云，造法，以乳入锅煎二三沸，倾入盆内，冷定，待面结皮，取皮再煎，油出去渣，入在锅内，即成酥油。此物本乳液，润燥调营，与酥同功。凡入药，以微火溶化，滤净用之，良。

〔1〕粽子附：原脱，据原书目录补。
〔2〕扁：原作“褊”，同“扁”。

醍醐

气味：甘，冷，利，无毒。主治：风邪痹气。添精备髓，久服延年。苏恭曰：醍醐出酥中，乃酥之精液也。汪石山曰：酥、酪、醍醐. 大抵性皆润滑，宜于血热枯燥之人，其功亦不甚相远也。

乳腐

气味：甘，微寒，无毒。主治：润五脏，利大小便，益十二经脉，治赤白痢。

按　乳腐，诸乳皆可造，今惟以牛乳者为胜尔。其法以牛乳一斗，绢滤入釜，煎四五沸[1]，水解之。用醋点入，如豆腐法，渐渐结成，漉出以帛裹之。用石压成，入盐瓮底收之。

〔1〕沸：自此后凡三十二字，原脱，据《本草纲目》乳腐条补入。

跋[1]

较夫羽毛令澹薄者日旨草木之滋，饕餮者渐惜羽毛之命，于忍中寓，不忍北广君《野菜博录》之方也。予唯唯曰：谨授教。

天启甲子菊月之吉香雪林主人鲍山书于石城草堂

〔1〕跋：原书残存“跋”之后半部，现照录。

校后记

《食治广要》八卷，明代应麐辑。为一部食治专著。

一、作者与成书

作者应麐，生卒年及生平无考。其《食治广要》自序言："予弱冠善病，因喜方术，推求药性，所疗治疾病，所从来，恒以是书为准的。……潼川张国博尝病脾胃，召余诊视。" 据此看来，应氏当因自幼多病而学医，成年后以此为业，所熟读医药书籍，以《本草纲目》为最。他认为，人之所以自幼多有羸瘦之疾，均是因为不懂食养食治，饮食损伤所致。尤其是脾胃之病，当以食治为主。因此，他将《本草纲目》中"日用饮食之间关系利害者"摘录出来，而成《食治广要》一书。

关于应麐之里籍的考证，在其自序中提到两个重要人物，其一为"潼川张国博"，其二为石城鲍在斋。前者为官，潼川可能只是他的籍贯。后者为当地名士，应麐很可能与鲍在斋为同乡。鲍氏在"跋"末签署为"石城鲍山"。据考，石城位于江西东北部，临近福建，因此，应麐很可能也是江西人。

据《中国中医古籍总目》载《食治广要》成书年为1592年，不知所据。由于应氏《食治广要·序》末尾脱页，无日期签署，未知其成于何年。但"序"末提到："因商之鲍尹在斋，而卒业焉。在斋方有声六馆，尝著《野菜博录》。"据此，则《食治广要》当在《野菜博录》之后。同样，据《中国中医古籍总目》载《野菜博录》成书年为1622年。核此书卷末，有署名鲍山的跋。虽然"跋"之前文多脱，惟剩最末53个字，包括作者签署21字。但所签日期为"天启甲子菊月"。天启甲子为1624年，正好在1622年之后两年，故此为《食治广要》之刊年，似无可疑。当然，据《食治广要》自序称，此书刊行颇为周折，成书年当早于刊刻年。然既未刊行，自无影响，成于何年，又无所凭据，当确认其刊年为妥。

据《中国医籍考》，应麐尚著有《删补医方选要》10卷，已佚。

二、主要内容与特点

此书将日常所需有药用效应的食物分为8类，分类方法基本仿照卢和的《食物本草》之水、谷、菜、果、禽、兽、鱼、味8类，只是将第8类"味"改为"酿"，收入经过酿造的调味品。每一类列为一卷，共8卷。

其中，水部正目记载品类15种，附录2种；谷部正目30种，附录2种；菜部正目64种，附录3种；果部正目65种，附录2种；禽部正目36种，无附录；兽部正目37种，附录1种；鳞部正目52种，附录介类10种、虫类3种；酿部正目23种，附录3种。总之，正目共载322种，连附录共为348种。

本书的内容，悉依《本草纲目》为主。每种食物，均在正名之下，次释名。再依为气味、主治。有的食物收入辨疑、正误、集解、附方等内容，这些内容虽然也多数采自《本草纲目》，但均直接引出原书名，或作者名。目的是为了“不没其实，而是非亦有所归”。其分类归属亦以《本草纲目》为主。因分类少于《本草纲目》之16类，有的食物，如生姜、薯蓣等，自草部移入菜部；龙眼、橡实等自木部移入果部。

除此之外，应氏有时也在“按”之后，提出本人的观点。如在木瓜条下，有按语：“廖按 楙即木瓜也。《诗》云‘投我以木瓜’，取其有益也。”鸡子条下，有按语：“廖昔好啖溏心鸡子，每日不缺，久之成积。上痰下泻，渐入口下咽即腹痛下泻，泻尽则已，禁绝数年。偶有人传一法，将鸡子煮熟，略敲损外壳，随意入食盐、花椒、茶叶少许，砂罐注煮，愈久愈嫩，香美可口。既不为积，且开脾胃。因俗传溏心鸡子补人，故备述以告来者。”

应氏收药的原则是“取其可为饮食者而附以治疗之法”，而对于“不可得而有名者”，如方诸水，“有之而人不堪用者”，如古塚中水，皆不收入。因此，其收药较为简要而实用。

三、本次校点的相关说明

据《中国中医古籍总目》记载，此书现存两个版本，一为明万历刻本，藏于重庆市图书馆（后简称“重庆藏本”）；一为明天启刻本，藏于北京图书馆（后简称“北图藏本”）。笔者调研了这两个藏本，均为残本。重庆藏本前后均有脱失：前面脱“自序”“凡例”“食治引用序略”及前两卷目录，从第三卷目录之第三十五种“芋”开始；后面脱乳腐后半部分、鱼鲙、鱼鲊及“跋”。北图藏本前面部分基本齐全，惟脱目录之最后半页，缺最后四种药。但后面脱页较多，脱从“蒸饼”之后的红曲、酪、酥、醍醐、乳腐、鱼鲙、鱼鲊等7种药。但最后又有“跋”的最后一页。

据前所考，《食治广要》当成书于天启甲子年（1624年），故不可能有万历刻本。重庆藏本无序无跋无扉页，原载版本属推测所定，当不作为据。对照两种藏本，当属一个刻版，均为天启甲子跋刊本。现据此两种藏本互相补充，进行校点。最后鱼鲙、鱼鲊两种，两本均脱，仍缺未补。

张志斌

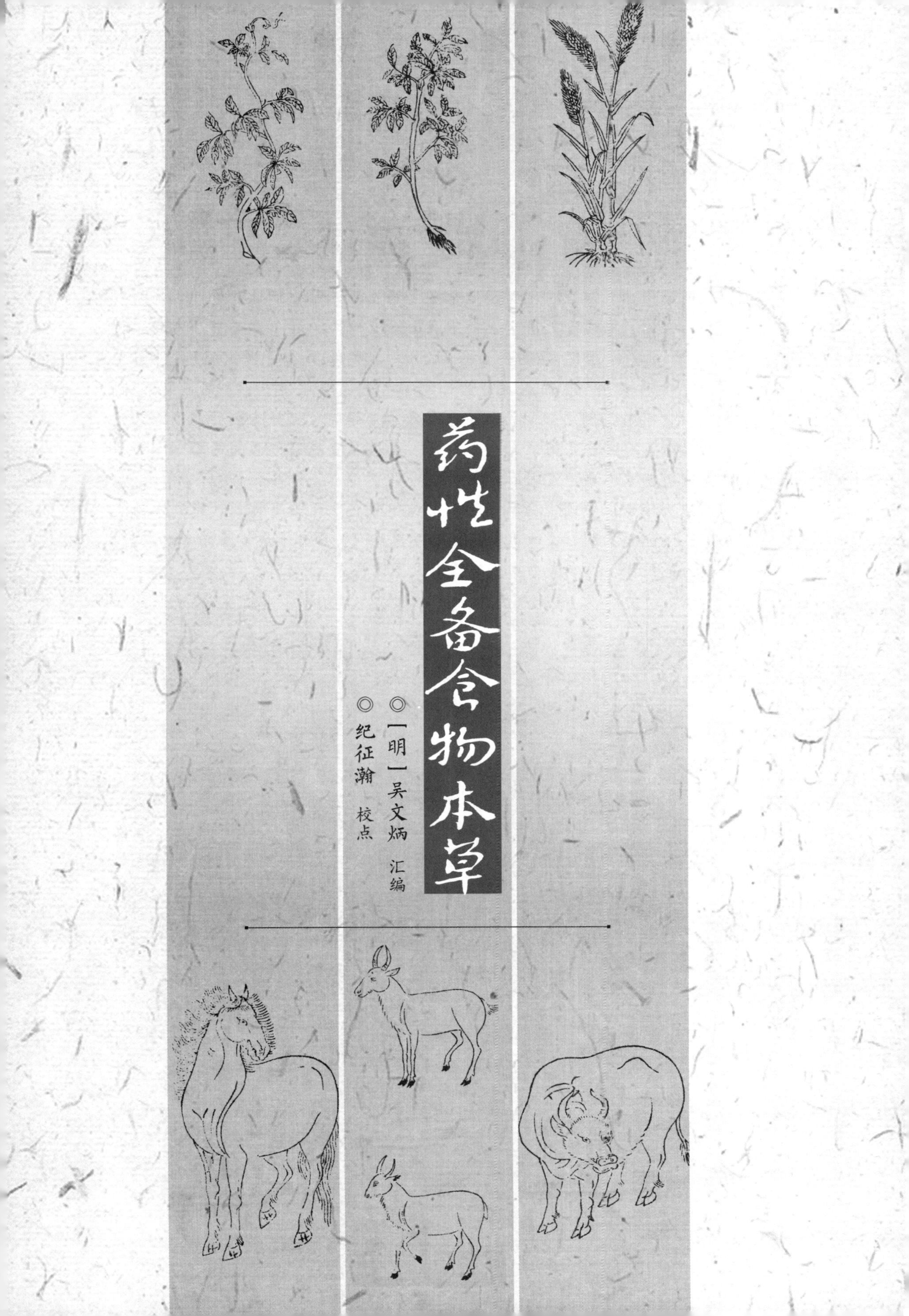

药性全备食物本草

◎[明]吴文炳　汇编

◎纪征瀚　校点

内容提要

明吴文炳（沛泉）之《药性全备食物本草》是一部专门论述食药两用食品的著作。书成于万历至崇祯年间（1573—1644 年）。全书分 4 卷，计 9 类，分别为：水部 47 种、五谷部 53 种、菜部 95 种、果部 53 种、兽部 47 种、禽部 50 种、虫部 42 种、鱼部 46 种、味品类 42 种，共载食物 475 种。末附治食有法条例须知、汤品清味及食治方等内容。每味食品之下，大致包括性味、产地、形态、功效、主治、毒性及宜忌等方面的内容。本书系吴氏摘引诸家本草，汇编而成。

本次校点以中国中医科学院图书馆馆藏之明潭阳书林刘钦恩刻本为底本，以《证类本草》《本草蒙筌》《医学入门》《遵生八笺》《本草纲目》等书为他校本，并参考书中所涉诸书，予以校点。

目　录

新刻吴氏家传养生必要仙制药性全备食物本草卷之一

新刻吴氏家传养生必要仙制药性全备食物本草卷之二

新刻吴氏家传养生必要仙制药性全备食物本草卷之三

〔1〕鹖鸡：从本条目至雀条，凡九条，均有目无文。

新刻吴氏家传养生必要仙制药性全备食物本草卷之四

[1] 生姜：从本条目至荜拨条，凡七条，均有目无文。

新刻吴氏家传养生必要仙制药性全备食物本草卷之一

盱江儒医　沛泉　吴文炳　汇编
潭阳书林　荣吾　刘钦恩　梓行

水　部

诸水总论

夫水者，禀天一气，居五行先。草木资之以发生，黎民藉之以养育。普天之下，惟水最多。大则为海为江为河，小则为潭为溪为涧；乡市有塘有井，崖谷有溜有泉。味甘辛咸淡自殊，惟动静缓急亦异。用烹药饵，各有所宜，苟勿详知，安求效验。

雨水

味甘、淡，性冷，无毒。可煮茶，暴雨不可用。立春日以器迎接。空中气生，春升而生发，中气不足及年壮未嗣人煎服极妙。

立春、清明二节日贮水

曰神水，宜用造风湿、脾胃虚损丸散药酒，久留不坏。

谷雨水

味甘，性寒，无毒。取长江者良，以之造酒，储久色绀味冽。清明水亦然。

梅雨水

味甘，平，无毒。入酱易熟，烹茶尤佳，胜诸雨水。洗疥癣，灭瘢痕。芒种后逢壬为入梅，小暑后逢壬为出梅。又云：三月为迎梅雨，五月为送梅雨。此皆湿热之气郁遏熏蒸，酿为霏雨。人受其气生病，物受其气生霉。忌用造醋、酒。

花水

从花滴下者曰花水。主解渴。以此水和天花粉为丸，预备远行无水处渴时服，即解。

菊花水

味甘，气温，无毒。除风痰，补衰，治眩冒，止痹。痼疾温中立除，阳弱羸瘦肥健。蜀中有长寿源，其源多菊花，而流水四季皆菊花香。居民饮之，寿皆二三百岁。

史载太尉胡广，久患风羸，常汲饮此水，后疾遂瘳。太尉刘宽、太傅袁隗，皆为南阳太守。每到官，常使郦县月送甘谷水四十斛，以为饮食。此诸公多患风痹及眩冒，皆得愈。晋陶靖节好植菊而采英浸水，气甚馨香而最甘，可烹茗芽，望延寿者宜啜。

液雨水

无毒。立冬后十日为入液，至小雪为出液，制杀虫消积等药良，故又谓之药雨。

腊雪水

味甘，性冷，无毒。解丹石毒，洗目退赤，烹茶解酒，于疫病中喝及小儿惊痫热狂者宜用。沫沸即退，腌藏果实不坏。春雪日久则生虫，不堪用。大寒后戌日起腊。

冬霜

味甘，性寒，无毒。主解酒热疾神方，治伤寒鼻塞捷法。酒后诸热堪除，脸面赤者尤效。又治暑月汗渍，腋下赤肿及痱疮，以和蚌粉，傅之立瘥。瓦木上以鸡毛羽扫取，收瓷瓶中，密封阴处，久不坏。

夏冰

味甘，性大寒，无毒。解暑毒阳毒、热狂昏迷，以冰一块置膻中良。解烧酒毒。酷暑时食，暂时爽快，久则致病，以其与时候相反，冷热相激，非所宜也。

雹

主酱味不正，当时取二三升入酱缸中，即如本味也。按：《五雷经》云，味咸，性冷，有毒。人食雹，必患瘟疫风颠之症。

秋露水

味甘，气平，无毒。百草头者，疗百疾即愈，止消渴立清，令人身轻不饥，肌肉悦泽。朝露未晞拂取，能化云母石成粉。柏叶上者主明目，百花上者好颜色。昝殷云：取秋露造酒，名秋露白，味甘洌。

甘露水

味甘美，无毒。缘是感应天所降，非人所致也。食之能调五脏，长年不饥，神仙。

繁露水

是秋露繁浓时也。作盘以收之，煎令稠，可食之，延年不饥。

端午日午时取水

宜造疟痢疮疡金疮等丹丸药有效。又：端午午时有雨，急伐竹竿中，必有神水，沥取为药，能清热化痰，定惊安神。治心脾积聚及虫病，和獭肝为丸，服之良。

小满、芒种、白露三节内水

并有毒。造药，酿酒、醋一切食物，并易坏。人饮，动脾胃。

立秋日五更时取井华水

老幼各饮一杯，却疟疾百病。

寒露、冬至、小寒、大寒四节及腊日之水

宜浸造滋补药，治痰火积聚，杀虫，修合丹丸药酒，与雪水同功。

玉井水

味甘，平，无毒。久服食人肌体润泽，毛发不白，人多寿。《异物志》云：凡有玉处山谷水泉是也。山有玉而草木润，近山人多寿，皆玉石津液之功。

井华水

味甘，气平，无毒。主九窍大惊出血，以水噀面即愈。治口作臭气，含吐厕下，数次即瘥。好颜色，和朱砂服；炼药石，投酒醋中。洗目肤翳立除，酒后热痢神效。汲在早晨，补阴虚，并清头目，盖缘天地真气浮结水面而未开。与诸水有异，其功效极多。此水井中，早第一汲者是也。

泉水

味甘，气平，无毒。主消渴翻胃，治热痢热淋。清小便赤涩神方，散漆疮痈肿妙剂。久服下热气，调中利小便，饮效。

凡井泉新汲者，治心腹冷病，又解合口椒毒。又主鱼骨鲠，令合口向水，张口取水气，鲠当自下。凡饮诸水疗病，皆取新汲清泉，不用停汁浊暖，非惟无力，固亦损人。又：阴地流泉，发疟软脚，最宜详审。凡井水从远地脉来者为上，从近处江湖渗来者次之，城市近沟渠污水杂入者成醎，须煎滚澄清用，否则气味俱恶。

古人作井，用黑铅为底，水清散结，人饮无疾。入丹砂镇之，令人多寿。

半天河水

即竹篱头及高树间天泽水也。微寒，无毒。主鬼疰狂邪气，杀蛊毒，鬼精恍惚妄语，与饮勿令知之。诸风恶疮瘙痒，取水温洗之。

屋漏水

味苦，性大寒，有毒。误饮，生恶疮。洗犬咬疮良。滴脯肉，人误食成瘕。天久晴，檐下雨有毒，勿误食。

山骨水

觅于长夏，退时疫，且却瘟黄。乃因夏至阴生，起从地底而极冷。

山岩泉水

味甘，平，无毒。主霍乱烦闷转筋，宜多服。名洗肠，不令腹空，空则更服；但身冷力弱者防致脏寒，当以意消息之，兼灸脊骨三五七壮，令暖气入内补胃气，不然则危。

海水

性凉。秋冬味咸，助湿；春夏味淡，澄清可烹茶，但不甘。

碧海水

味咸，性微温，有小毒。治宿食胪胀，饮合许，令吐下即宽。煎汤浴，去风瘙癣。东方朔《十洲记》云：夜行海中，拨之有火星，咸水也。其色碧，故名碧海。

盐胆水

即盐卤。味咸、苦，有大毒。治痰厥不省，少少灌之，取吐而止。疗蚀疥癣瘘疾，及牛马虫蚀，毒虫入肉生子。凡六畜，饮一合即死；人亦然。止可点豆腐、煮四黄、焊物。

阿井水

味甘、咸，平，无毒。其性趋下，气清而性重，利膈上吐，能治逆上之痰。

市门溺坑水

无毒。止消渴，去恶血，重者服一小盏，二三度可瘥。

阴地[1]流泉水

性寒，有毒。饮之发瘴疟，令脚软。又云：饮泽中停水，令人成瘕。

乳穴水

味甘，性温，无毒。近乳穴流泉取饮及酿酒，大益人。秤之重于他水，煎之似盐花起，此真乳穴液也。久服肥健强食，润颜不老，与钟乳石同功。

温泉

味辛，性热，有毒。不可饮。下有硫黄，能令水热，可焊猪羊毛，可熟蛋。风湿寒痹，浴之可除。庐山有温泉池，方士令疥癞广疮人饱食，入池浴之，得汗即止，旬日而愈。虚人则不可也。按：《相感志》云，温泉多作硫黄气，浴之袭人肌肤。惟新安黄山是朱砂泉，春时水即微红色，可煮茗。有砒石处温泉，浴之有毒，慎之。

千里水

即远来流水，从西来者谓之东流水。二水味甘，气平，无毒。其性疾速，通肠下关，荡涤邪秽，及疗劳伤虚弱病。

顺流水

性顺下流急。湍上峻急之水，其性尤急。急速下达，能通二便于下焦。膀胱症者宜用，患泄泻下虚者勿用。

逆流水

倒逆回澜之水。性逆倒上，能发吐痰饮。患气逆冲上、霍乱呕吐者勿用。

粮罂中水

味辛，平，有小毒。年远澄清者良。治噎症痫疾，及中恶鬼疰，心腹痛，恶梦神物，杀蛇虫。进合许，效。多服令人心闷。

甘烂水

以木盆盛水，杓扬千百下，泡起作珠[2]子五六十颗，撇取。治霍乱，及入膀胱治奔豚，药用殊胜。《伤寒》第三卷亦有此法。

无根水

一名潦水。土凵[3]音勘积留，不见流动者方是。扶脾胃，果有神功。

水花

一名水沫，俗名浮沤。江海中间久沫成乳石，故如石水沫犹软是也。或溪涧池沼中

[1] 地：原作“也”，据文义改。
[2] 珠：原作“朱”，据文义改。
[3] 凵：原作“门”，据文义改。

有。采无时，气平，无毒。主渴，远行山无水处，和苦瓜蒌为丸，梧子大，每服二十丸，永无渴。杀野兽药：和狼[1]毒、皂荚[2]、白矾为散，揩齿即安。兽食余肉中，当令不渴，渴恐饮水，药解。

地浆

味甘，性寒，无毒。掘地作坎，以新汲水沃，搅令浊，少顷澄清服。解中毒烦闷，及一切鱼、肉、果、菜、菌之毒，治干霍乱、中暑卒死，饮一升，令吐即活。

浆水

炊粟米，热投冷水中，浸五六日成此水。浸于败者，损人。味甘、酸，性微凉，无毒。善走，化滞通关，消宿食，解烦渴。煎令酸，止呕哕，白人肤，利小水。同李食，令霍乱吐利。醉后饮，令失音。

甑气水

味甘、咸，无毒。沐须发，令黑润。取蒸糯米饭汤煎服瘀核瘰疬药，易效，盖取其引药至疮所，即《经》云“知疮所在，口点阴胶”是也。

热汤

味甘，平，无毒。煎百沸者佳，助胃气，行经络。熨霍乱转筋及客忤死者，良。勿用滚汤漱口，损齿。病目人勿用热汤沐浴，助热昏目。冻僵人勿用热汤濯手足，脱指甲。勿用铜器煎汤，人误饮，损声。勿饮半滚汤，令人发胀满，损元气。

生熟汤

冷水滚汤相和者，又名阴阳汤。味甘、咸，平，无毒。调中，治痰疟宿食，膨胀霍乱，投盐饮一二钟，令吐尽即可。凡霍乱呕吐，不能纳药食至危者，先饮一二口即定。凡人大醉，食瓜果过度，以生熟汤浸身，其汤皆作酒气、瓜果味。

缫丝汤

无毒。主杀蛔虫，热取一盏，服之效。煮茧汁，故杀虫。

焖猪汤

无毒。主产后血刺心痛欲死，水一盏温服，效。

按：诸水虽分精详，医者未免忽略，投煎药饵，多失选求，殊不知用药如用兵。兵之赴敌也，贵择地而屯营垒，苟弗得其地利，则兵练固精，不能望克敌之捷报；犹药之治病也，贵择水而煎汤液，苦非合其水性，则药用虽妙，亦难收愈病之全功。此理势自然，不待辩而可明也。水之为病，宁不谨乎？又况人之养生，固云谷食为本。考诸先哲，每亦与水对言，有曰：水去则荣散，谷消则胃亡；有曰：水入于经，其血乃成；谷入于胃，脉道乃行。何独不离其水者？盖水之于人，关系甚大，年岁之夭寿，形体之丰羸，悉由得夫水土之厚薄故尔。观今南北人物，则可验焉。仍有远行不服水土而疾者，亦可概论矣。

---

〔1〕狼：原作“后”，据文义改。
〔2〕荚：原作“英”，据文义改。

诸水有毒条辨[1]

夫水之有毒而不可犯者，亦所当知。

井中水沸溢，不可饮。三十步内取青石一块，投之即止。

古井眢井不可入，有毒，杀人。夏月阴气在下，尤忌用。鸡毛试投下，旋舞不下者，有毒。投热醋数斗，方可入。

古井不可塞，令人盲聋。

泽中停水五六月，有鱼鳖精，误饮成瘕。

沙河中水，饮之令人瘖。

两山夹水，其人多瘦。

流水有声，其人多瘦。

花瓶内水，误饮杀人，腊梅尤甚。

铜器内盛水，过夜不可饮。

炊汤洗面，令人无颜色；洗体，令人生癣；洗足，令疼痛生疮。

铜器上汗，误食生恶疽。

冷水淋头、热泔淋头，并令头风，女人尤忌。

经宿水面有五色者，有毒，勿洗手。

时病后浴冷水，损心胸。

盛暑浴冷水，令伤寒。

汗后入冷水，令骨痹。

产后当风洗浴，发痉病，多死。

酒中饮冷水，令手战。

酒后饮冷茶汤，成酒癖。

饮水便睡，成水癖。

夏月远行，勿以冷水濯足。

冬月远行，勿以热汤濯足。

小儿就瓢瓶饮水，令语讷。

已上所禁忌养生者，切宜谨戒。

五谷部

五谷总论[2]

夫五谷，天生所以养人；但地土不同，气味有异，如南之粳，北之粟。食得其宜，赖以养生；失其宜，反能致病。尊生者节之。

---

〔1〕诸水有毒条辨：原缺，据目录补。

〔2〕五谷总论：原缺，据目录补。

胡麻

味甘，平，无毒。补中益气，养五脏，去风湿，和肠胃，久服耐寒暑，益人。患风病者常食，令语言不謇，步履端正。同黑豆九蒸九曝，去豆为末，频服，令发白返黑。

神仙服胡麻法：服之能除一切痼疾。至一年，面光泽，不饥；三年，水火不能害，行及奔马；久服，长生。上党者尤佳。胡麻三斗，净淘，入甑蒸，令气遍出，日干，以水淘去沫，却蒸。如此九度，以汤脱去皮，簸令净，炒令香，杵为末，蜜丸如弹子大。每温酒化下十丸。忌毒鱼、生菜等物。

巨胜子

即胡麻中七棱，两头尖，色赤，味酸涩者。八谷中最为大胜。主伤中虚羸。补五内，益气力，填髓脑，坚筋益精，补肺气，止心惊。久服轻身，耐饥渴寒暑，有益于男子者也。凡使汤淘去浮者，酒蒸半日，晒干。舂去粗皮，微炒。服食家九蒸九晒，蜜丸服，名静神丸，除一切痼疾。

青蘘

即胡麻苗。味甘，寒，无毒。主五脏邪气，风寒湿痹，益气血，补脑髓，坚筋骨。作汤沐，润毛发，滑皮肤。牛病，煎汤灌之，即苏。

黑芝麻

味甘，平，无毒。炒食，不动风气。中风人久食，语言不謇，步履端正。泄泻者勿食。

白芝麻

味甘，生性寒，熟性热，无毒。和血脉，润肠胃，散风气。多食滑肠，抽人肌肉。霍乱者勿食。乳妇宜食，令儿不生热病。俗用芝麻杵烂，滤去渣，入绿豆粉作麻腐，养胃润肠，老人血少便燥者宜食。泄泻人勿食。

火麻仁

味甘，平，无毒。润五脏，利大肠，去热淋，通乳汁。多食，损血脉，滑精痿阳，女人发赤白带。

麻油

味冷，无毒。又名香油。杀五黄，下三焦热毒，通大小肠，治蛔心痛，敷一切疮疖疥癣。煎膏，生肌止痛，消痈疽，补皮裂。治饮食物，须逐日熬熟。用经宿，即动气。有牙齿并脾胃冷疾、消渴精滑者，切不可吃。况煎炼服之，与火无异。人家积油百石，则生火。

粳米

味甘，平，无毒。北粳凉，南粳温；赤粳热，白粳凉，晚白粳寒；新粳热，陈粳凉；生性寒，熟性热；惟晚米为最。《养生书》云：气精皆从“米”字变化而生，故字皆从米。入手太阴、少阴经。平和五脏，补益胃气，长肌肉，壮筋骨，止烦渴泄痢，强心志，益肾精，益肾气。有病者煮粥食之，不杂一物，其病自愈。造饭过熟则焦。食干饭，止泻。若食干饭，令人热中，唇口干。和苍耳食，令卒心痛，烧陈仓米和蜜浆解之。和马肉同食，发痼疾。新熟者动气，经再年者发病。《液》云：白虎汤用之入肺，以阳明为胃之经，色为西方之白也；少阴症，桃花汤用此，甘以补正气；竹叶汤用此，甘以益不足。崔浩云：米饭落水缸内，久则腐坏，腐则发泡浮水面，误饮发恶疮。

杵头细糠

堪治卒噎，蜜丸弹子大，无时含之，能送食饭过喉，斯亦舂捣之义耳。又：烧末服之，令易产。以糠作枕，损人眼目。

陈仓米

即粳米以廪军人者，陈久者良。调胃暖脾，宽中下气，除烦止渴，消食，涩肠止泄痢。食之易饥。炊作干饭，止痢，补中益气，坚筋骨，通血脉，起阳道。北人炊之于瓮中，水浸令酸，食之暖五脏六腑之气。凡热食即热，冷食即冷，假以火气，性自温平。又蒸作饼，和醋封毒肿恶疮，立瘥。

糯米

味甘，性温，无毒。暖脾胃，止虚汗、虚寒泄痢，缩小便，发痘浆。治妇人胎动，腹痛下黄水，和气血药中服之。若杂肉同进，则不利其子。多食，壅经络之气，令身软筋缓；久食，动心悸，发疮疖痛。同酒食，令醉难醒。然糯米性黏滞难化，小儿、病人最忌。马食，足重；猫犬食，脚屈不能走。《竺暄》云：食鸭肉伤，多饮热糯米泔可消。

按：五谷，稻、黍、麦、稷、菽。早米、晚米、糯米，皆稻也。旧说独以糯为稻，则误也。陶隐居云：《诗》黍、稷、稻、粱、禾、麻、菽、麦，八谷也。俗人莫能证辨，而况芝英乎？然陶以禾即是粟，则是盖言，粱则包粟在中。但诸谷皆以各方风土所宜、人事早晚有异为名，其种类最多，不可不知。

籼米

味甘，气凉，无毒。温中健脉，益卫助荣，仍长肌肤，尤调脏腑。

稷米

味甘，性寒，无毒。脾之谷。压丹石毒，解苦瓠毒，和胃益脾，凉血解暑。多食，发冷气病，同匏子食尤甚，饮黍汁即瘥。

黍米

味甘，性温，无毒。肺之谷。补中益气。久食，昏五脏，令好睡，缓筋骨，绝血脉。同牛肉、白酒食，生寸白虫。同葵菜食，成痼疾。小儿多食，不能行；小猫犬食，脚踽屈。

赤黍　味甘，性微温，无毒。下气退热，止呕吐咳嗽。多食难化。勿同蜂蜜及葵菜食。有用治鳖瘕，以新熟者淘泔水，多服可瘥。

玉蜀黍

一名玉高粱。味甘，平，无毒。开胃调中，亦可作酒。

芦粟

味甘、涩，性温，无毒。温中涩脾胃，止霍乱。黏者与黍米同功。根煮汁，利小水，止喘满。烧灰温酒下，治难产。

粟米

味咸，性微寒，无毒。肾之谷。解小麦毒，益丹田，开肠胃，利小水，止热痢，去中焦热。来年陈者尤良。胃寒人勿多食。同杏仁食，令吐泻。雁食，足重难飞。硬者作饭，黏者可作酒。

秫米

味甘，性微寒，无毒。肺之谷。利大肠，治漆疮，患肺疟寒热、夜不得眠者宜用。久食动风，壅五脏气。小儿勿多食。李当之云：伤鹅鸭成瘕，多饮秫米泔可消。

黄粱米

味甘，平，无毒。和中，止霍乱泄痢，除烦热，利小水，去客风顽痹。

白粱米

味甘，性微寒，无毒。和中益气，止烦渴，去胸膈客热，行五脏气。多食，缓筋骨。

青粱米

味甘，性微寒，无毒。补中益气，治胃痹热中消渴，止泄痢滑精。久食，可辟谷长年。陈士良云：亦粟类。比他谷大益脾胃，黄粱尤胜。

蘖米

即谷芽也。去壳，止取蘖中之米，故曰蘖米。味苦，温，无毒。主寒中下气，开胃消食，除烦热。性温于麦芽。

稻秆

治马坠扑损。用以烧灰，用新熟酒未压者，和糟入盐，和合淋前灰，取汁以淋痛处，立瘥，直至背损亦可淋用。好醋淋灰亦得，不必新压酒也。疗黄疸如金色，煮汁浸之。又：稻谷芒炒令黄，细研为末，酒调服，蛊毒作胀亦效。

泔水

新研米渍水，和滤取汁服，主霍乱转筋，卒热心烦，饮之立瘥。胃冷者不宜多食。

臭泔止烦渴，五痔疳痢，洗皮肤疮疥，下瘕杀虫，洗恶疮。

糗

一名麨，昌少切。味酸，寒。和水服之，解热烦，止泻，实大肠，压石热，止渴。河东人以麦为之，粗者为干糗粮；东南人以粳米为之，炒干磨而成也。

罂粟子

味甘，平，无毒。固肠胃，治反翻胃，胸中痰滞。多食，动膀胱气。有服丹石药毒发，不能下食者，和竹沥煮粥食良。

壳　性涩，无毒，止泄痢。久嗽虽有劫病之功，但不可骤用。

蔄米

一名守田，一名守气。生水田中，其苗子似小麦而小，又似燕麦而可食，亦可作饭。味甘，气寒，无毒。主利肠胃，益气力。久食不饥，去热益人。

狼尾子米

一名孟狼尾。其苗似茅作穗，其实如粳米，可作黍，生泽地中，又云：似麦粒而小，食之令人不饥。

东墙米

生河西，其苗似蓬，子似葵，可为饭。《魏书》曰：东墙生焉，九月十月熟。《广志》曰：贷我东墙，偿尔田粱。味甘，气平，无毒。益气力，坚筋骨。久服不饥，轻身健步。

稗米

味辛、甘、苦，性微寒，无毒。宜脾益气，亦堪作饭。能杀虫，煮汁沃地，蝼蚓皆死。

菰米

味甘，性冷，无毒。白而滑腻，作饭香脆。和肠胃，止烦渴。

蔛草子米

味甘，平，无毒。补虚乏，温肠胃，止呕逆。久食健人。

薏苡米

味甘，性微寒，无毒。健脾养胃，补肺清热，祛风湿，消水肿，除筋骨邪气。《素问》言：因寒筋急。以其性善走下也，治肺痿肺痈，吐脓血，咳嗽涕唾上气，心胸甲错。久服益气，令人能食。性缓不妒。凡用，须倍于他药。咬之黏牙者真。水洗略炒，或和糯米炒熟，去米。

治妒方：薏苡、天门冬、赤黍米等分，蜜丸。男妇服之，皆不妒忌。

大豆

味甘，气平，无毒。即菽也。除胃中热痹，逐水胀伤中淋露，散五脏结积，下瘀血。炒令烟未断，乘热投酒中，治风痹瘫痪，口噤头风，及产后风虚血病。和饭捣，涂一切痈疮肿毒，小儿豌痘疮。炒为屑，主胃热，去肿除痹，消谷土腹胀。煮汁甚凉，可以压丹石毒，解乌头诸药毒，杀牛马瘟毒，兼能调中下气，止痛，通关脉，杀鬼毒，治喉痹。食罢生服半两，去心胸烦热，热风恍惚，明目镇心，温补。又：醋煮服，治子死腹中，胎衣不下。炒食极热，煮食及作豉极冷，作腐则寒而动气。黄卷及酱平，牛食温，马食冷。一体之中，用之数等，大抵宜作药使耳。但有黑白二种，黑者入药，白者不用。其紧小者为雄豆，入药尤佳。恶五参、龙胆。得前胡、乌喙[1]、杏仁、牡蛎，良。

黑豆

味甘，平，无毒。肾之谷。制金石，解蛊、砒、矾、天雄、甘遂、巴豆及瘟、牛

〔1〕乌喙：即草乌。

马毒。调中下气，通关脉。和盐食，补肾气。多食，发五脏结毒，令人体重。同猪肉食，令生内疾；小儿同黑豆、猪肉并食，令壅气，腹痛难止。

北方小黑豆 味甘、苦，性温，无毒。充肠胃。作豆豉，和胃发汗。

黄豆

味甘，性温，无毒。和中下气，宽肠。多食壅热气[1]，生痰动嗽，发疮疥，令人面黄体重。孟诜云：豆之性，生则平，炒则热，煮则寒。不可同猪肉食。

小青豆、赤白豆

性味相同。并不可与鱼同食。

赤豆

味甘、酸，平，无毒。辟瘟，解小麦湿热，清便血，利小水。同蠡鱼、同鲫鱼、同鸡食，利水消肿。同鲤鱼鲊食，令肝黄成消渴。司米煮食久，发口疮。驴食足轻，人食足重，以其逐津[2]液，令肌瘦肤燥也。

赤豆花 同葛花煎浓汤多饮，饮酒不醉。

赤小豆

味甘、辛，平，无毒。小圆色黑，其性下行，通小肠，入阴分，治有形之病，行津液，利小便，消胀肿，止吐，治下痢肠澼，解酒，除寒热痈肿，排脓散血，通乳汁，下胞衣产难。但久服则降令太过，使津血渗泄，令人肌瘦身重。此豆江淮间多种。凡色赤者非，食之大助热，损人。

绿豆

味甘，性凉，无毒。能行十二经络气，解酒。制金石、草木、砒毒。生研水服良，熟食和五脏；去皮食多，反令壅气。同鲤鱼食，成肝黄渴病。昔人饮附子酒，头肿唇裂流血，用绿豆、黑豆各升许，嚼食及煎汤多饮，乃解。

花 性寒，解酒毒。

叶 治消渴，捣绞汁，和少醋，温服。筑枕，能明目，止头痛头风。

扁豆

味甘，性微温，无毒。和中下气，调五脏，解酒消暑，通利三焦，化清降浊，治中宫病。久食，令人头不白。患冷气者、疟疾者勿食。

花 主赤白带下，曝干研末，米饮调服。

叶 和醋捣敷蛇虫咬伤，亦主霍乱吐下。

蚕豆

即豌豆。味甘，平，无毒。解乳石毒，杀鬼疰心痛，益中气，调荣卫，解寒热消渴，吐逆腹胀，止泄痢，利小水，通乳汁。多食，发气[3]病。同羊肉食，补中气。磨粉，可作酱。娄居中云：一人误吞针，以蚕豆、韭菜煮食。良久，针从大

〔1〕气：原作“食”，据文义改。

〔2〕津：原作“精”，据《本草纲目》改。

〔3〕气：原作“氙”。

便出。

刀豆

长有尺许，亦堪入酱用之。

仍有蛾眉豆、筋豆、虎爪豆、羊眼豆，只可供茶，别无他用。

豇豆

味甘、咸，无毒。解鼠莽毒，理中益气，补肾养胃，和五脏，调荣卫，吐逆泄痢。惟水肿者、小便短者忌补肾，勿食之。

云南豆

味甘，性温，有毒。煮食，味颇佳。多食，令人寒热，手足心发麻，急嚼生姜解之。此从云南传种，地土不同，不识制用，食之作病。

胡豆子

味甘，无毒。苗似豆，生田野间，往往有之。主消渴。勿与盐煮食之。

小麦

味甘，性[1]凉，无毒。秋种冬生，春秀夏实，具四时中和之气，故为五谷之贵也。北地霜雪多而毒少，南方霜雪少而毒多。北麦面可以常餐，南麦面只堪[2]暂用。一说北地高燥，麦不受湿，花昼发，故面可常食；南方地卑，麦受湿，花夜发，善发病助湿热，动风气，长宿癖，宜少食。充肠胃，益五脏，勿同粟米食。凡食面伤，用莱菔、汉椒能消。寒食日以纸袋盛面，悬风处，热性皆去，年久不坏，堪入药用。

麸　以小麦皮水搅洗净，为面筋。性寒，无毒。充肠胃。多食难化，小儿、病人勿食。止泄痢，调中，去烦热，健人。蒸热袋盛，熨人马冷失腰脚。和醋蒸，抱罯折伤，散血止疼，汤火烧赤烂亦治。

蒸饼　即熟馒头。去皮渍水，打糊调上焦药为丸，下咽即化。又：头上皮虚肿，薄如蒸饼，状如裹水，以口嚼面傅之。伤折，用寒食蒸饼，不限多少，末酒服之效。

麦苗　即成茎叶者。味辛，寒，无毒。治酒疸目黄，杵绞取汁饮。昼六七[3]、夜三四饮之，三四日便愈。除烦闷，解时疾，退膈热，利小肠。作齑吃，甚益颜色。

麦奴　系苗上黑霉先枯者，名小麦奴。却天行热毒，解烦热、丹石毒。

浮小麦　无毒，益胃气，止虚汗，去骨蒸虚热。入药，微炒。

麦蘖　水浸成芽蘖者。消宿食，除壅热。

麦黄一名女麸，一名黄蒸，一名黄衣，一名麲子　南人以小麦，北人以粳米，皆六七月作之，黄衣尘绿者佳。温中下气，消食除烦，止泄除痢，破血下胎。

面　味甘，气温，无毒。助五脏，增益气力，厚肠胃，滑白肌肤。和山栀子醋捣，裹折伤处效。丹溪云：面热而麸凉，须晒令燥，以水少润之，舂去皮，煮为饭食之，无面热之后患。又云：磨中石末在内，所以有毒。但杵作粉食之，补中气，和五

〔1〕性：原本后又有一“性”字，衍。

〔2〕只堪：原本字迹弥漫，据《本草蒙筌》卷五“小麦米”条补。

〔3〕昼六七：原作“六七昼昼”，据文义改。

脏。凡熟食则益，生则有损。治吹奶，以水调面，煮如糊。欲熟，即投无灰酒一盏，共搅之极热，令如稀糊可饮，即热吃，仍令人徐徐挼之，药行即瘥。

大麦

味咸、甘，气温，无毒。主消渴，除热，调中益气，补虚劣，壮血脉，实五脏，肥肌肤，益颜色，化谷食，疗胀止泄，头不白，不动风气。暴食之，稍似肢弱，为下气及肾腰故也。久甚宜人，熟即益人，带生即冷损人。作面无热燥，胜于小麦。蜜为之使。丹溪云：初熟时，人多炒食之。此等有火，能生热病，人不知之。又：和针砂、没石子，染须甚黑。

穬麦

味甘，性微寒，无毒。补中除热，不动风气。暴食，似脚弱，动冷气，久食，添力健行。作蘖米用，温中消食。

荞麦

味甘，气平、寒，无毒。降气宽肠，去滓滞白浊、淋带泄痢，治气盛湿热病。但脾胃虚寒者食之，大脱元气，落眉发。多食动风气，食人头眩。同猪羊肉食，患热风病。勿同黄鱼食。与诸矾相反，有近服蜡矾丸之类忌用；误食，令腹痛致死。小儿油丹赤肿，用荞麦面醋和，傅之瘥。

神曲

味甘，气平，无毒。助天五真气，走阳明胃经，下气调中，止泻开胃，化水谷，消宿食，破癥结，逐积痰，疗妇人胎动不安，治小儿胸腹坚满。造神曲法：白面一百斤，以象白虎；苍耳草自然汁三升，以象勾陈；野蓼自然汁四升，以象腾蛇；青蒿自然汁三升，以象青龙；杏仁去皮尖四升，以象玄武；赤小豆煮软熟，去皮三升，以象朱雀。一如造曲法，六月六日制造方宜，晒干收贮听用。六月上寅者，制亦可。

酒曲

味辛，气温，无毒。系诸药合成，或黏米粉，或小麦面及草药马蓼、铁扫帚，杵汁调匀，搓成米粿样，杯[1]盘盛贮，上下草荐罯令出汗，揭开掀摊曝干。六月作者良，陈久者入药用之，当炒令香。妊娠卒胎动不安，或腰痛胎转抢心，下血不止，生曲半饼研末，水和绞汁服。产后晕绝，曲末水凋服，即瘥。小肠坚大如盘，胸中满，能食而不能消，曲末服方寸，效。赤白痢下水谷，食不消，以曲熬粟米粥，服方寸即止。

麦论[2]

按：麦者，接绝续乏之谷也。方夏之初，旧谷已绝，新谷未登，民于斯时，正乃乏食，当麦先熟，接续无忧。故《春秋》于他谷不书，至无麦、禾则书之，可见圣人于五谷中亦惟重麦与禾也。非因民命所系，安足以动笔耶？

---

〔1〕杯：原作“苿”，据文义改。

〔2〕麦论：原缺，据目录补。

菜　部

葱白

葱，空也，其叶中空，惟虚乃聪也。一云葱，青白色也。葱白，即茎也。无毒，味辛，叶性温，根须平，气厚味薄，升也阳也，入手太阴、足阳明经。主伤寒伤风，头痛欲破，骨节痛，寒热出汗。东垣云：散伤风阳明头痛之邪，止伤寒阳明下痢之苦。又治中风面目浮肿，喉痹不通，霍乱转筋，及奔豚脚气，心腹痛。此药利关节，通大小肠。又能通肾阳气，俾阴症回阳，除肝邪气，明目安胎，止血和中，利五脏，杀百药毒及一切鱼肉毒。又：茎叶用盐捣，罯射工、溪毒、蜈蚣、狐尿刺、蛇虫伤，并扑损金疮，水入皲肿痛。大抵发散为功，多食昏人神，拔气上冲，虚人。正月食之，发面上游风。若烧葱合蜜食，杀人。

葱实　主明目，温中，补不足，益精。

葱汁　平，主吐衄溺血，解藜芦毒。凡葱有数种，惟经冬不死，分茎栽植而无子者，入药最佳。同枣肉食，令胪胀。同鸡雉食、同犬肉食，并患血病。胡葱同青鱼食，生虫蛆。如龙角葱、汉葱，皆能发散，并与蜜相反。又不可与菘菜同食，杀人。若服常山，亦须戒忌。

胡葱　类食葱，而根茎皆细白。又云：茎叶微短如金灯者是也。生蜀郡山谷，似大蒜而小形，皮赤稍长而锐，五六月采。主消谷能食。久食之，多盲眼，发痼疾，又：患胡臭、䘌齿人不可食，越令转甚。

大蒜

味辛，温，有毒。食之白人头发，若多箅者之须易白也。主痈疽恶疮疼痛，人所不识者。取独头蒜三四枚捣烂，入麻油和研，厚贴肿处，干即易之，一切疥癣、丹毒、䘌疮，蛇虫蜈蚣咬，并捣贴之；或隔蒜用艾灸之，亦好。辟水恶瘴气疫气蛊毒，劳疟，中暑霍乱转筋腹痛，嚼烂，温水送下。性属火，善散化肉食，故人喜食之。破冷气，烂痃癖。昔有患癖及食鸡子过多者，每日食三枚，口吐涎物，下部如火即效。此物气味极荤，煮为羹臛，极俊美，熏气亦微。下气温中消食。伤肉食者吃一餐，最妙。醋浸经年者良，熟食亦可。若生气久食，伤肝损目，伤肺引痰，伤肾竭精，伤心清血，伤脾损气。四、八月食之损神，损胆、肾气。又：合青鱼鲊食，令腹内生虫，或肿，或成疝疾。有目疾者，尤宜忌之。损性伐命，莫此为甚！

小蒜

有毒。气味似大蒜，其形小者是也。归脾、肾，下气温中，止霍乱，腹中不安，消谷和胃，除风邪痹毒，诸蛊毒，傅疗肿、蛇虫、沙虱疮。久服，损心力，损目。合生鱼食，令人夺气。

又一种山蒜，似大蒜而臭。山人以治积块及妇人血瘕，醋摩，服之效。

韭

味辛，带微酸，无毒。温中，除心腹痼冷作痛。又除胃中客热，中风失音，及中恶腹心急痛如刺，俱捣汁饮之。善消胸膈间瘀血凝滞，痃癖冷痛，止尿血泻血，及卒下痢。《衍义》云：春食则香；夏食则臭，令人乏气；冬食动痰，令人吐水；五月及酒后，尤不可食。孔子谓"不时不食"者，正谓此辈。未出土者为韭黄，食之滞气。凡好食韭者，多神昏目暗。入药捣汁，冬月用根，捣时臭于葱薤，养生者忌之。又不可与蜜同食。

子 主阳衰精冷，梦泄白浊，暖腰膝，壮阳道，入药微炒。

花 主动气。

根 主养发。

高邮云：食韭口臭，啖诸糖可解。

薤

味辛、苦，性温、滑，无毒。有赤白二种。赤者苦而无味，轻身耐老，疗金疮，生肌肉，生捣薤白，以火封之，更以火就灸，令热气彻疮中，干则易之。白色者最好，虽有辛气，不荤人五脏。又：发热病，不宜多食。三月勿食生者。又治寒热，去水气，温中散结气，可作羹。又治女人赤白带下。学道人长服之，可通神，安魂魄，益气续筋力。

冬葵子

味甘，气寒，性滑利，无毒。《左传》云：葵，揆也。能卫其足者，知也；惟知，所以能揆。此即常食葵菜。覆养经：冬至春作子，故谓之冬葵子。倡导热壅，利小肠，通癃闭及卒关格，二便不通，支满欲死，妊娠患淋，或卒下血，倒产难产，子死腹中，或乳痈内闭，乳汁不通，并微炒捣碎，煮浓汁服之。一切疮肿疖毒未出脓者，水吞三四粒，即作窍出脓。

根 主恶疮淋闭，利小便，止消渴，解蜀椒、丹石毒。小儿吞钱，煮汁饮之，立出。

叶 为百菜之长，解丹石毒，倡导积壅，除客热下痢，散血利水，治带淋。临产食之，易生。但性冷滑利，胃寒泄泻者勿食。同黍米食、同鲤鱼食，并害人。时病后食之，令目暗。其菜心有毒，忌食。有赤茎叶黄者，勿食之。

蜀葵

味甘，气寒。种出巴蜀，似葵花有五色，如槿花无毒。阴中阳也。久食，钝人性灵。

根茎 主客热，利小便，散脓血恶汁。

叶 主热毒下痢，及丹石发热结，煮食或捣汁服之。又：烧灰敷金疮，捣烂敷火疮。

子 主水肿淋涩，催生落胎，治一切疮疥瘢疵[1]土靥，小儿风疹。

---

〔1〕疵：原作"疙"，据文义改。

花　赤者治血燥，白者治气燥；赤治赤带，白治白带，空心酒下。又：白者治痎疟，并阴干用。

黄蜀葵花

近道处处有之，另是一种，非蜀葵中黄者，叶尖狭，多刻缺。夏末开花，淡黄色，叶心下有紫檀色。六七月采，阴干或日干。治小便淋，难产催生，取子四十九粒，焙为末，温水下。

根　煮浓汁，冷服亦好。《衍义》云：疮家要药，诸恶疮脓水久不瘥者，作末敷之，即愈。

龙葵

味苦，寒，无毒。北人谓之苦葵，叶圆花白，子若牛李子，生青熟黑。食之解劳少睡，去虚热肿。其子疗疔肿。其根为末，入麝少许，敷发背痈疽，甚效。

罗勒菜

北人呼为兰香。术家取羊角、马蹄烧灰，撒于湿地，遍踏之，即生。俗呼为西王母菜。食之益人。此有三种：一种堪作生菜；一种叶大，二十步内闻香；一种似紫苏叶。生食调中益气，消食去恶气。多食，壅关节，涩荣卫，令血脉不行，动风发脚气。患啘，取汁服半合，即定。如冬月用干者，煮之。

子　主目翳入目。以三五粒致目中，少顷当湿胀，与物俱出。又疗风赤翳泪。

根　主小儿黄烂疮，烧灰傅之，愈。

芸薹菜

味辛，性温，无毒。伏硼砂，散血消肿，治脚痹痛，产后血风瘀滞。多食，发齿痛，损阳道，发疮疾，生虫积。春月食之，发膝中痼疾，有腰脚病者、胡臭病者，并勿食。道家忌食，为五荤之一。

白菜

味甘，性凉，无毒。去鱼腥，和中消食，解酒，利肠胃。多食，发肤痒。胃寒人食多，令恶心吐沫作泻，生姜可制。夏至前食多，发风动疾。有足病者，忌食。

白芥菜

味辛辣，有刚介之性。青、紫、白三种。

白芥　甚辛美，气温，无毒。能发汗，散腹中冷气作痛。其子微炒，研碎入药，利胸膈痰，止翻胃吐食，痰嗽上气，中风不语，面目色黄，安五脏，止夜多小便。丹溪云：痰在皮里膜外，非此不除。又治走注风毒疼痛，如游风肿毒诸痈，为末，猪胆汁调傅，日三易之。兼辟邪魔，射工、鬼疰气发无常，扑损瘀血。

紫芥　作齑食之甚美，入药不及白者力大。

青芥　极辣，归鼻，温中，除肾寒邪气，心痛腰痛风痹，利九窍。三芥子叶大同。多食俱动风气，有便血痔疾者忌之。同鲫鱼食，患水肿。同虫肉食，成恶病。又发丹石药毒。凡细叶有毛者，害人。

芥薹　同五味煮，食顺适口。多食，助火生痰，发疮动血。酒后食，多缓人筋骨。

菘菜

味甘，气温，无毒。主通利肠胃，除胸中烦热，消食下气，治瘴止热。多食，发皮肤风瘙痒，能解酒渴，治嗽，去邪热气。张仲景《伤寒论》：凡用甘草，皆禁菘菜。叶如芜菁，绿色差淡，其味微苦。叶嫩稍阔，不益中虚人，食之觉冷。又：小儿赤游，行于上下，至心即死，杵叶傅上，安。又：叶晒令半干，次早取入坛内，以热饭饮浸之，三日后，则酸如醋，谓之齑水。入药，可吐痰涎。和五味作汤食，益脾胃，解面毒、酒毒。

莱菔

味甘、辛，气平。性能制来辫面毒，故名。俗云温菘，又云萝卜。无毒。大者肉坚，蒸食煮食，能消谷，去胸膈痰凝气滞；小者白脆，生啖或捣汁饮之，止消渴，宽中，甚验。又治肺痿吐血，咳嗽劳瘦，和羊肉、鲫鱼煮食之妙。总为调脾润肺之剂。故丹溪云：属土而有金与水。《本草》虽言下气最速，但熟食则辛散味去，而甘缓独存，反滞膈停饮，涩荣卫，令人发白早。

子 吐风痰，治喘嗽膨胀，癥瘕积聚，黄疸，和五脏及大小二便，有推墙倒壁之功，兼治头痛，明目去风。孕妇水道不通，单为末，灯心汤下。诸痈，醋研涂之。入丸散，略炒研用。

芜菁 即萝卜苗也。和油傅蜘蛛咬，恐毒入内，为末酒下。又治犬咬。一方：乳痈，初肿疼痛，作寒热，取根叶入盐少许，捣傅，觉热易之。

花 阴干为末，空心水调服，治虚劳眼暗。久服长生，可夜读书。

蔓菁

亦云芜菁，一名芜根。北土种之尤多，四时仍有。春食苗，夏食心，秋食茎，冬食根。河朔尤多种，亦可以备饥岁。菜中之最有益者惟此耳。常食，通中益气，令人肥健。《嘉话录[1]》云：诸葛亮所止[2]，令军士独种蔓菁者，以其才出甲可生啖，一也；叶舒可煮食，二也；久居则随以滋长，三也；叶不令借，四也；回即易寻而采之，五也；冬有根可斩食，六也。比诸蔬属，其利不亦博乎！刘禹锡曰：讫矣！三蜀江陵之人，今呼为诸葛菜是也。其实，夏秋熟时采之。

子 主黄疸，利水。又治霍乱除膨，去目暗青盲，消癥瘕积聚。九蒸九晒，为粉食之，断谷长生。研细入面脂中，揭皱转润；压油搀面膏内，黑皯回明。蜘蛛咬伤，捣末酒服，故蔓菁园中无蜘蛛，是其相畏也。

根 治热毒风肿，消渴亦可解除。但食之多，令人胀满。按：《衍义》云，蔓菁、莱菔，二菜也。莱菔即萝卜也，蔓青即芜菁。夏则枯，当此之时，蔬圃中复种之，谓之鸡毛菜。食心正在春时。诸菜之中，有益无损，于世有功。采撷之余，收子为油。根，过食动气。河东大原，所出极大，他处不及也。

苋实

味甘，性寒，无毒。《本草》云：苋者，见也，言其茎叶皆高大可见，故字从

〔1〕嘉话录：原作“语录”，据《本草纲目·芜菁》改。

〔2〕止：原作“土”，据改同上。

“见”，指事也。或云其子去翳膜，眼有所见也。苋有六种，惟白苋入药。丹溪云：下血而又入血分，且善走，散寒热，利大小便，性寒滑故也。治肝风客热，青盲赤瞎，白翳黑花，为末，每夜茶下方寸匕。又杀蛔虫，益气益精。

叶 补阴分气虚，除热通九窍。多食动气，令人烦闷，冷中损腹。若与鳖同食，生鳖瘕。又：素难产者，取苋和马齿苋，临月常食，令滑胎易产。

赤苋 茎纯紫。味辛，寒，无毒。主赤痢气痢，射工沙虱虫毒。

马齿苋

味酸，性大寒，无毒。形如马齿，兼治马疥，故名。能凉肝血，治目翳昏暗，退寒热，止消渴，破癥瘕，杀虫，利大小便，治大人血痢，小儿疳痢，产后血痢。又治诸淋脚气，心腹胀满，头面浮肿，反胃。治三十六种风结疮，七十二等痈肿毒。生捣汁服一碗，即下所积恶物细虫，外又煎膏涂之。此药虽寒滑，能行血调气肥肠，亦美剂也。烧灰和陈醋渣，先灸疔肿以封，即根出。马汗毒疮有虫，内服外敷。凡使，勿用大叶者，当用叶小，节间有水银者。每干之十斤，得水银八两者，佳。然至难燥，当捶碎晒，两三日即干。入药，去茎节。

子 主青盲白翳，明目，除邪气，去寒热。为末，每一钱，煮葱、豉、五味粥，和食之。

莴苣

味甘、微苦，性寒，无毒。《衍义》云：苣，大也。茎叶大而味苦，又名苦苣，即野苣也。人家常食者为白苣。江外岭南吴人无白苣，常植野苣以供厨馔，无毒。

根 主骨蒸、赤白痢，并煮服之。更除面目及舌下黄。又：折取茎中白汁，傅疔肿出根，取汁滴痈上立溃碎。茎叶蛇触之则目盲，故傅蛇咬有验。今人种为菜。生食之，开胃强力，利五脏，调十二经脉。多食，轻身少睡。霍乱后胃气逆烦，生捣汁饮之。虽冷甚，益人。惟同蜜食，作痔疾。用傅疔肿，甚效。青苗阴干，以备冬月，水调敷。

白苣

苦，平，补筋骨，利五脏，开胸膈壅气，通经脉，去口气，令人齿白，聪明少睡，可常食之。惟患冷气及产后食之，寒中小肠痛，姜汁可解。

苦荬

性冷，无毒。治面目黄疸，强力止困。汁傅蛇虫咬，根罯疔肿疮。蚕蛾出时切不可取拗，令蛾子青烂。蚕妇亦忌食。野苦荬五六回拗后，味甘滑，于家苦荬甚佳。单苦荬饮治尿血，酒与水煎服之，效。

胡荽

味辛，气温，微毒。胡，狐也；荽，臊也。久食，令人腋气如狐臊也。止头疼，拔四肢热，消谷，通心窍，通大小肠，通小腹气。小儿痘疮不出，用酒煎沸，以物盖定，候冷去渣，微微从项已下，遍身喷之，除面不喷，其痘速出。久食，损人精神，多忘，发胡臭脚气瘑疾。

子 主肠风五痔，蛊毒，及食肉中毒。下血不止，顿瘔黄者，煮，冷汁服之。齿痛，煎汤含之。小儿秃疮，油煎傅之。入药，炒用。

石胡荽

一名鹅不食草，又名碎米草。味辛，气寒，无毒。通鼻气，利九窍，吐风痰。去目翳，熟，挼纳鼻中而自落。

邪蒿

味辛，性温、平，无毒。苗似青蒿而细软。春生苗叶，收采无时。主胸膈中臭烂恶邪气，通血脉，续不足气。但生食微动风气；作羹食利肠胃，良。不宜与胡荽同食，令人汗臭气。

荠

味甘，温，无毒。荠，齐也，好也。《诗》云：其甘如荠。叶作俎羹，味佳。和中，利五脏及肝气。凡患气及服丹石人食之，动痼疾。又：与面同食，令人背闷。

子 亦呼为菥蓂子。味甘，平，主目痛青盲翳膜，解热毒，补五脏不足。四月八日收之良。

根叶 烧灰，治赤白痢，蜜汤下。根汁点暴赤眼痛。

煮荠法：取荠一二升许净洗，入淘了米三合，冷水三升，生姜二指大，生油一蚬壳，不用盐醋，又不须搅动。俟羹熟取食，能引血归肝，明目治疮，与夜读熊胆之意同。此幽人山居之禄，不可忽也。

苦菜

味苦，气寒，无毒。此月令小满节后，所谓苦菜秀者是也。茎似苦苣而细，折之白汁出，常常点瘊子，自落。

花 黄似菊，凌冬不死。主五脏邪气，厌谷胃痹肠澼，渴热中疾，恶疮。久服，安心益气，聪察少卧。三月三日采，阴干。

苦耽苗子

一名皮弁草。生故墟垣堑间，高二三尺。其苗叶似龙葵，但龙子无壳；苦耽苗子作角如撮口袋，中有子如珠，熟则赤色。人有骨蒸，多服之。关中人谓之洛神珠，一名王母珠。又一种小者，名苦识。主传尸伏连鬼气，中恶邪气疰忤，腹内结热，目黄，二便赤涩，咳嗽多唾[1]，呕逆闪癖，瘰疬疮。

莙菜

即甜菜。味甘甜，大寒。叶似紫菊而大，花白。食之宜妇人，开胃通心膈，治天行疫疠，解风热毒、暑毒、痢毒。夏月作粥，最良。南人蒸食，大香美。胃寒人食之，动气发泻。

菠菜

味甘，性冷滑，无毒。制丹石毒，解酒，润肠，通血脉，利脏腑，去肠胃热及五痔，根尤良。多食动冷气，令腰脚软。同鉏食，发霍乱。

〔1〕唾：原作“睡”，据文义改。

莼菜

味甘，寒，无毒。主消渴、热瘅、热疸，厚肠胃，安下焦，补大小肠虚气，逐水，解百药毒、蛊毒。合鲋鱼为羹，食之良，胃气弱不下食者，至效。久食，损齿发。昔张翰思鲈鱼莼羹以下气也。

蕲菜

味甘，平，无毒。杀药石毒，解酒，去伏热，止烦渴，通鼻塞，利大小肠。多食益气血，肥健人。置酒浆食，香美。和醋食，损齿。娄居中云：春秋二时防龙蛇入蕲。误食，令面手发青，胸腹胀痛。服饴[1]糖二三碗，令吐出可瘥。凡取，近水泽地者良，高田生者勿用。一种赤蕲有毒，勿食。

茼蒿

味甘、辛，平，无毒。安心养脾，消痰饮，利肠胃。多食动气，熏人心，令气满。

胡萝卜

味甘、淡，性微温，无毒。安五脏，利胸膈肠胃，令人强食。

茄

一名落苏。味甘，性寒，无毒。茄者，连茎之名。有数种，入药多用黄茄。治大风热痰，取黄茄不计多少，以新瓶盛贮，埋土中，经年尽化为水，取出入苦参末为丸，食后临卧，酒下三十丸效。又治腰脚风血积冷，筋急拘挛疼痛，取茄子五十斤，细切洗净，以水五斗煮浓，去渣，再煎至一升，入粟米粉同煎，令稀稠得所，更入麝香、朱砂末，为丸梧子大，每旦及近暮，酒下三十丸，一月乃瘥，男女通用。此膏又可傅发背乳痈恶疮，冷如冰雪。又治扑损，肌肤青肿，用老黄茄种切片，瓦上焙为末，临卧酒下二钱，恶血散而痛肿止，一夜消尽无痕。《本草》又云：久冷人不可多食，损人动气，发疮发痼疾。不与煎膏傅疮之说相左耶？盖热疮涂之则愈，久冷服之生疮，夏月当时食之犹可。

蒂　烧灰和蜜，调敷口疮牙痛；酒调服，治肠风下血。皆甘以缓火之意也。

根及枯茎叶　煎汤，渍洗冻疮良。

又：苦茄树小有刺。其子主痹，醋磨涂痈肿，效。按：茄性寒，虚寒脾弱者勿食，诸病人莫食。秋后食之，损目。同大蒜食，发痔漏。妇人艰于受孕者，忌食。

蕨菜

味甘，气寒，性滑利，无毒。去暴热，利小便。多食，令目暗鼻塞，落发弱阳。病人食之，令邪气壅经络筋骨。患冷气人食之，令腹胀。小儿食，令脚弱不能行。

根　挖造粉，堪以代粮，荒年充饥，四皓食之而寿，夷齐食之而夭，亦非良物。

花　留年远，能治脱肛，研细敷之，实时收涩。

按：《搜神记》曰，郗鉴镇丹徒二月出猎，折一枚食之，觉心中淡淡成疾，后吐一小蛇，悬屋前渐干成蕨，遂明此物不可生食。今山间多用作茹，或以醋淹食。亦宜少食。

---

〔1〕饴：原作“饧”，据文义改。

薇

较蕨差大。味略苦。有芒，亦润大肠，调中，利水消浮肿。

甜瓜

味苦，气寒，有小毒。多食，令[1]人阴下湿痒生疮，动宿冷病，发虚热，破腹，脚手无力；少食，除烦止渴，利小便，通三焦间壅塞气，兼主口鼻疮。《衍义》云：贫士暑月多食避暑，至深秋作痢难治，为其损阳气故也。

叶 治人无发，捣汁涂之即生。

子 止女子月经太过，去油为末，水调服之。

茎 主鼻痈息肉。

花 主心痛咳逆。

蒂 可为吐剂。《衍义》云：瓜蒂，即此甜瓜蒂也。去瓜皮，用蒂约半寸许，曝极干，不限多少，为细末。量疾每用一二钱，腻粉一钱，以水半合，调匀灌之，治风涎暴作，气塞倒卧。服之良久，涎自出，或觉有涎。用诸药行化不下，但如此服，涎即出。或服药良久，涎末出，含沙糖一块，下咽即涎出。此物甚不损人，全胜石绿、硇砂辈。

王瓜 味苦，性寒，无毒。王，大也。独生于诸瓜之前，月令四月王瓜生，即此也。一名土瓜根，处处有之，生田野及人家垣墙间。藤蔓叶圆无缺，有刺如毛，闽人谓之毛桃。五月开黄花，花下结子如弹丸，如瓜蒌，小如栀子，无棱，色黄。

根 如葛，细而多黏。三月采根，阴干。主诸邪气热结及天行热疾，愈耳聋，益气，止消渴肉痹，瘀血月闭，寒热酸疼，破癥癖，落胎，逐四肢骨节中水，散痈肿留血，鼠瘘，疗马骨刺人疮，妇人带下，及小便遗失不禁。更治黄疸变黑疸，生捣汁，顿服，当有黄水随小便出。汁和酒服，吐蛊毒。为末酒下，下乳汁。

子 润心肺。治黄病，生用。肺痿吐血、肠风下血、赤白痢疾，炒用。

胡瓜

即黄瓜。味甘、淡，性寒，有小毒。清热解渴，利水。多食，损阴血，发疟病，生疮疥，令人虚热逆上，患脚气虚肿。及诸病之后不可食，小儿尤忌，滑中生疳虫。勿多用醋，宜少和生姜，制其水气。《相感》云：用染坊沥过淡灰晒干，包藏瓜茄，至冬可用。

叶 苦，平，小毒。主小儿闪癖，一岁服一叶，生捣汁，得吐下瘥。

根 捣傅狐刺、毒蛇咬。取胡瓜捣傅之，数易良。

菜瓜

一名越瓜，即梢瓜。味甘、淡，性寒，无毒。和中解酒，止烦渴，利小水，宣泄热气。作鲊和饭食，益肠胃。时病后不可食。同牛乳、鱼鲊食，并成疾。生食，冷中动气，令心痛，脐下癥结。多食，令人虚弱，小儿尤甚，发疮疥。陆机[2]云：菜瓜能暗人耳目，观驴马食之眼烂可知。

---

〔1〕令：原缺，据文义补。

〔2〕陆机：《本草纲目·越瓜》作“萧了真”。

白冬瓜

味甘，性寒，无毒。初生青绿，经冬则皮白如涂粉，故名。主解胸中积热烦闷，止消渴，除小腹水胀，疗五淋，利大小便，压丹石毒、鱼毒，并绞汁服之。又：煮食炼五脏，为下气故也。欲瘦健者可常食，欲肥者勿食。丹溪云：性急而走，久病与阴虚者忌之。《衍义》云：发背、一切痈疽，削一大片置疮上，热则易之，分散热毒，亦取其走而急也。九月食霜瓜，令反胃。

叶 杀蜂虿肿毒。

藤 烧灰洗黑䵟，并疮疥湿。

子 甘，平，无毒，醒脾滞，除烦满不乐，令人悦泽好颜色。《别录》云：主腹内结聚，破溃脓血，最为肠胃内壅要药。又云：皮肤风刺黑䵟，润肌肤，可作面脂。多年损伤不瘥，熬末，温酒调服。入药须霜后取，置之经年，破出核洗燥，去壳取仁，微炒用之。凡瓜皆能寒中，惟木瓜则温中也。

丝瓜

味甘，性凉，无毒。凉血，通经络，下乳汁，利肠胃。治痰火痈肿齿䘌。俗云多食痿阳，诸书无考。又治痘疮脚痈，烧灰敷上，效。

南瓜

味甘、淡，性温，无毒。补中气。多食，发脚气及黄疸。同羊肉食，令人气壅。忌与猪肝、赤豆、荞麦面同食。

葫芦

一名瓠。《诗》谓之壶。枯者可为瓢，生者可为茹。有甘有苦。苦如胆者，堪渡水，不堪食与入药。主面目浮肿，下水，令人吐，除烦止渴，治心热，利小肠，润心肺，下石淋，吐蛔虫，疗蛊毒，吐血。又：患脚气及虚胀冷气人不可食，惟服丹石人相宜。

花 日干为末，傅鼠瘘。

西瓜

味甘，平，性寒，无毒。解暑热酒毒，除烦止渴，治喉痹热痢，利小水。多食助湿，动肠胃，发寒疝。同油饼食，损胃气。汪颖云：吃瓜后吃瓜仁，不噫瓜气。瓜着酒、糯米即烂，猫踏即沙。《卫生歌》云：瓜桃生冷宜少飧，免致秋来成疟痢。

刀豆

味甘，平，无毒。温中下气，利肠胃，止呃逆，益肾元。

子 味甘，性温，无毒。同猪肉、鸡肉煮食，佳。多食，令人气闭头胀。烧灰，白汤调下二钱，能止呃逆，取其下气归元也。

茭白

味甘、淡，性冷，无毒。解消渴，除五脏邪气，心胸浮热，肠胃积热。多食，令下焦冷。同生菜、蜂蜜食，发痼疾，损阳道。宜用糟食。

甜笋

味甘、淡，性微寒，无毒。开胃清痰，止渴，利小水。多食难化动脾，小儿食多成瘕。煮弥熟，良。同羊肝食，令人目盲。

苦笋 味苦，性寒，无毒。解酒清热，消痰止汗，明目利九窍。治中风失音，面目舌黄病。

篁笋 味莶[1]难食。止渴下气。多食动气，发风作胀。

淡笋 味甘，性寒，无毒。消痰除热。治热病迷闷，及妊娠头旋，颠仆惊悸，小儿惊痫。

箭笋 味甘，可作笋干。性硬难化，小儿勿食。

青笋 味甘，性寒。治肺痿唾血，鼻衄五痔。

冬笋 即冬月未出黄者。味甘，平，无毒。

杂竹笋 性味不一，不宜多食。世俗用笋汤发痘，岂知痘疮不宜大肠滑利，而笋有刮肠之名，不[2]可轻用也。治痰火宜用者，以其清痰清热，有竹沥之功。

地笋 即泽兰根。味甘，温，无毒。利九窍，通血脉，止吐血衄血。治产后心腹痛，一切血症。食之，肥白人。

蒲笋 即棕笋也。味甘，寒，无毒。去热燥，利小便。

昔小儿食干笋噎喉中，喘急瞋目似慢惊，以巴豆药吐出，乃愈。

《食治》云：煮笋，少入薄荷、食盐，味不莶。或以灰汤煮过，次用五味煮食，良。食笋伤，用香油、生姜治之。

芋

味辛，平，有小毒。主宽肠胃，充肌肤，滑口，令人肥白。产后煮食，破宿血，去死肌。汁，止血、渴。合鱼煮食，下气调中补虚，治烦止渴。多食，动宿冷，滞气困脾，虚劳无力。煮汁浴身上浮风，及洗腻衣白如玉。崔浩云：紫芋破气，煮汁啖，止渴。十月后晒干，收，不发病。

叶 冷，无毒。除烦止泻，疗妊娠心烦迷闷，胎动不安。又：盐捣敷蛇虫咬、箭毒，并痈疮肿毒止痛。

梗 擦蜂螫，甚效。

野芋

生溪涧，非人所种。根叶相似。有大毒，入口杀人，饮地浆、粪汁解之。其根醋磨，傅虫疮疥癣。

山药

味甘，性凉，无毒。充五脏，养心健脾，补肾强阴，去头面游风，目眩。久食，补虚益气，除烦热。合蜜食，良。同鲫鱼食，不益人。同面食，动气。入药用，忌铁。

〔1〕莶：原作“籢”，据文义改，下同。

〔2〕不：原缺，据文义补。

木耳

味甘，平，有小毒。和五脏，宜肠胃，散瘀血。治肠风下血，压丹石。勿与小儿食，不能克化。

桑耳 味甘，有小毒。黑者治妇人癥瘕阴痛，月水不调，赤白带下。白者益气止泻。黄者消癖，痰饮积聚腹痛。

槐耳 味苦、辛，无毒。祛风破血，治五痔下血，女人阴疮。久食强力。

榆耳 八月采食，益气。

柳耳 益脾，止反胃，散瘀血。多食，发风气，发痼疾，令背膊闷，肋下急。王盘云：赤色者、仰生者，不可食。

枫耳 有毒。误食令人笑不休，饮地浆可解。

地耳

味甘，性寒，无毒。明目益气。多食，令人有子。生丘陵，似木耳碧色。春夏雨中生，雨后速采，一见日不堪用。俗名地踏菰。

石耳

味甘，平，无毒。益精明目。久食，令人不饥，大小便少，肌润童颜。多生天台、庐山，远望如烟似地耳。晒干，洗去沙土，作茹胜木耳，佳品也。

香蕈

味甘、辛，无毒。能益气，祛风破血。

松蕈 治小便不禁。

皂荚蕈 有毒。不宜食。有积垢作痛，泡汤饮，令微泻取效，未已再饮。

杉蕈 味辛，性温，无毒。治心脾暴痛。《竺喧》云：蕈乃感阴湿生化者，善发冷气。多和生姜食，良。

羊脂蕈 味甘，性寒，无毒。清肺胃，去内热，患冷积腹痛泄泻者，勿食。

竹蕈 味咸，性寒，无毒。和姜、醋食，良。去肺脏[1]热，治赤白痢。同猪、鸡肉食，益脾。

一种**苦竹蕈**，有大毒，勿食。

天花蕈 味甘，平，无毒。色白味美，益气杀虫。多生五台山，防有蛇毒，煮时以金银器试之，不变黑者可用。

蘑菰

味甘，性寒，无毒。益肠胃，消痰热。多食，动风气，发病。一云有毒。

鸡枞

味甘，平，无毒。味美益人，和脾胃，清神气。治五痔下血。

凡蕈有毛者，下无纹者，煮不熟者，夜有光者，坏烂无虫者，煮讫照人无影者，仰卷者，赤色者，并有毒，误食杀人。煮时少投米，米变黑色者，忌食。

---

〔1〕肺脏：原作“脏肺”，据文义乙转。

解中菰蕈毒[1]

中蕈毒及菰毒，急掘地浆，可解；一用苦茗、明矾末，水调下可解。误中胀满欲死者，急与甘草汤，或黑豆煮汁饮，解之。

莙荙

味甘，平，微毒。补中下气，理脾气，去头风，利五脏冷气。多食动气，先患腹冷，食必破腹。

茎　烧灰淋汁，洗衣白如玉。

苜蓿

味甘、苦，平，无毒。北人甚重，江南不甚食之，以无味故也。去脏腑邪气，脾胃间热气，通小肠，治酒疸。多食，令人吐利，少食则安。

根　名土黄芪。《衍义》云：李白诗云“天马常衔苜蓿花”，是此。陕西甚多，饲牛马，嫩者人兼食之，微甘淡，不可多食。

葛花菜

味苦、甘，性凉，无毒。醒神气，消酒积。诸名山皆有，色赤，味脆，亦蕈类。

鹿角菜

味甘，性大寒，无毒。服丹石人食之，下石积。解面毒，散风气，退小儿骨蒸热。多食，发痼疾，伤经络，不利腰肾，令人脚冷痹。

龙须菜

味甘，性寒，无毒。利小水，去内热，治瘿结气。患冷气人勿食。

石花菜

味甘、咸，性大寒、滑，无毒。去上焦浮热，发下部虚寒。有冷积人食之，令腹痛。多食弱阳。

紫菜

味甘、咸，性寒，无毒。主热气烦满，咽喉不利，瘿瘤脚气痰热。有冷积腹痛者食之，令吐涎沫，饮热醋少许可解。其中防小螺蛳损人，须拣净用，凡海菜皆然。

燕窝菜

味甘，平，无毒。和中益胃，清热消痰。同鲜鸡、猪肉煮食，味尤美。此菜海中小鱼所化者。

石莼

味甘，平，无毒。能下水利小便，去脐下结气，治噎膈便秘，小儿五疳。生南海，似紫菜。

草决明

味甘，性凉，无毒。清心明目，治头风眩运。春采为蔬，花、子皆堪点茶。

〔1〕解中菰蕈毒：原缺，据目录补。菰，即菇。

马兰菜

味辛，性微温，无毒。消痰涎，解热毒，治乳蛾。淹藏作茹，亦良。

黄花菜

味甘，性凉，无毒。明目，安五脏，定心志，利胸膈，除烦热。其性下走阴分，治小便短赤五淋。即萱花。

根 治黄疸。

红花菜

味甘，平，无毒。益人，和中气，散瘀血。妊妇勿食。

白花菜

味苦、辛，性凉，无毒。下气。多食动风气，困脾发闷。擂汁和酒服，止疟。

黄瓜菜

味甘、微苦，性凉，无毒。通结气，利肠胃。其色黄，其气似瓜，其形似蕹。

香椿苗

味甘，平，无毒。和胃消风。多食昏神，熏十二经脉。同猪肉、热面食多，令人中满。

五加芽

味辛、甘，温，无毒。和脾胃，强筋骨，去皮肤风湿痹痛。

枸杞苗

味甘、苦，性寒，无毒。解面毒，壮心气，祛风明目，清热消毒。同猪肉食，益人。制硫黄、丹砂毒。

甘菊苗

味甘、微苦，性凉，无毒。生熟可食。凉血明目，益肝气，去翳膜。

花 味甘，性凉，无毒。安五脏，清头目，去风热，和血脉，散肌痹。

蒌蒿

味甘、辛，平，无毒。解河豚毒，开胃利膈，去风热湿痹，长须发，治心悬少食，发黄暴痢。生用醋淹为菹，颇佳。有疮疥者勿食。

绿豆芽

味甘，性凉，无毒。解酒，清热明目，利三焦。但受郁浥之气所生，多食发疮动气。

蕹菜

味甘，平，无毒。解野葛毒，快气调中，难产妇人宜食。张司空云：曹操啖野葛至一尺，应是先食此菜也。有取汁滴野葛苗，当时菸[1]死，其相杀如此。

鸡肠草

即繁蒌。味酸，气平，无毒。散恶血，下乳汁，利产妇。多食乌须发。同鱼鲊食，

---

〔1〕菸：枯萎。

发消渴病，令人健忘。

秦荻藜

味辛，性温，无毒。和酱、醋食，良。下气消食，治心腹冷胀作痛。常食温中，去恶气。陈藏器云：五辛菜，味辛温，岁朝食之，助发五脏气，常食温中。热病后不可食之，食则损目。

蒲公英

味甘，性温，无毒。伏三黄、砒、硫毒，解食毒，散滞气，消乳疖诸痈肿。一名黄花地丁草。

落葵

即藤著菝。味酸，气寒，无毒。滑中，散热郁。食此菜后被狗咬，即疮不瘥也。

子 悦泽人面。取蒸，日中晒干，挼去皮，取仁细研，和白蜜涂面，鲜华立见。

蕺菜

味辛，气微温，有微毒。治背疮热肿，蠼螋溺疮，恶疮白秃，取汁敷，瘥。江左人好生食之。然不宜多食，令人气喘，发虚弱，损阳气，消精髓。素有脚弱病尤忌之，一啖令人终身不痊。关中谓之菹菜者是也。

东风菜

味甘，气寒，无毒。主风毒壅热，头疼目眩，肝热眼赤。生岭南平泽。茎高二三尺，叶似杏叶而长，极厚大软，上有细毛。先春而生，故名。

乌芋

即茨菰。味苦、甘，气微寒，无毒。主消渴痹热，除实热气烦，益气温中，消风祛烦，下丹石，退黄疸，产后血气攻心欲死，胎衣不下。《衍义》云：乌薪，今人谓之荸脐。皮厚色黄、肉硬白者，谓之猪荸脐；皮薄泽、色淡紫、肉软者，谓之芋荸脐。正二月，人采食之。此二等药罕用，荒岁人多采以充饥。

白蘘荷

味辛，气温，有小毒。叶似甘蕉，根似姜而肥，堪为菹。今荆襄江湖间多有之。主蛊毒疟疾，射工溪毒，吐血，口舌生疮。《搜神记》曰：蒋士先得疾下血。言中蛊，家人密以蘘荷置席下。忽大笑曰："蛊我者，张小也。"乃收小，小走。自此解蛊药多用之。陈藏器云：蘘荷、茜根为主蛊之最，然有赤白二种。白者入药，昔人呼为覆菹；赤者堪啖，及作梅果多用之，古方亦干末水服，主喉痹。

薄荷

味辛、苦，气温。气味俱薄，浮而升，阳也。无毒。入手厥阴包络及手太阴肺经。下气消胀满，发汗通关节，清头目，退风热骨蒸劳乏，中风失音吐痰。善引药入荣卫，乃因性喜上升。小儿风涎尤为要药。新病瘥后忌服，恐致虚汗亡阳，犹误食之，实时昏醉，盖亦物相感尔。蜂螫，挼贴之，瘥。又与鳖相反。

假苏

即荆芥。味辛、苦，气温。气味俱薄，浮而升，阳也。无毒。叶似落藜而细，初生香辛可啖，人取作生菜。古方稀用，近世医家治头风，虚劳，疮疥，妇人血风等，为要药。又利五脏，消食下气，醒酒。

水苏

味辛，气微温，无毒。主下气杀谷，辟口臭，去毒，除饮食毒，辟恶气。久服，通神明，耐老轻身。煮汁，治吐血。《衍义》云：水苏气味与紫苏不同，辛而不和。然一如苏，但面不紫，及周圆槎牙如雁齿，香妙。

紫苏

味辛，气微温，无毒。叶下紫色而气甚香，夏采茎叶，秋采实。其茎并叶通心经，益脾胃，煮饮尤胜。与橘皮相宜，气方中多用之。实主气上逆，研汁煮粥尤佳。长食之，令人肥健。若欲宣通风毒，则单用茎，去节，大良。谨按：《尔雅》谓，苏，谓桂荏，盖以其味辛而形类荏也。吴人用以煮鱼。《名医录》云：一人病瘕，众医不痊。褚澄诊曰：汝病非冷非热，当是食白禽鸡子过多所致，令取苏一斤煮服，吐一物如升，涎裹之，能动，开看是鸡雏羽翅爪距具足，能行。澄曰：此未尽。更服所余药，又吐，得如前者鸡十三头而病瘥。一说乃是用蒜煮服之。

荏菜

味辛，气温，无毒。状如苏，高大，白色不甚。其子研之，杂米作糜，甚肥美。下气补益。东人呼为䓿音鱼，以其似[1]“蘇”字，但除“禾”[2]边故也。榨其子作油，日[3]煎之，即今油帛，及和漆所用者。调元气，润心肺，长肌肉，益颜色，消食下气，治咳嗽，去狐臭，傅蛇咬。男子阳肿，生捣和醋傅之。女人绵裹内，三四易，效。

香薷

味辛，气微温，无毒。主霍乱，中脘绞痛。治伤暑小便涩难，消水肿，有彻上彻下之功，肺得之，清化行，热自下也；去口臭有泼浊回清之妙，脾得之，郁火降，气不上焉。解热除烦，调中温胃。舌上忽出血如簪孔者，煎汁服一升，日二服，瘥。

石香葇

味辛、香，气温，无毒。主调中温胃，止霍乱吐泻。心腹胀满肠鸣，服之大有神效。

解中诸菜毒[4]

凡中菜毒，烧鸡粪为末，水服钱许，未解再服。一用甘草、贝母、胡粉，等分为末，水调服，或以小便溺服之。

上蔬菜者，有疏通之义，食之使肠胃宣畅，而无壅滞之患。但生菜性多冷滑，患疟新瘥后多食，防手足发青。凡病后，皆宜少食也。十月被霜菜，久食发肿痛，目

---

〔1〕似：原缺，据《证类本草》卷二十七“荏子”条补。

〔2〕除“禾”：原作“阴水”，据《证类本草》卷二十七“荏子”条改。

〔3〕日：原作“月”，据《证类本草》卷二十七“荏子”条改。

〔4〕解中诸菜毒：原缺，据目录补。

涩，面色不华。

《食鉴》云：葱多食，昏人神。

葱韭初生芽者，食之伤人心气。

生葱和雄鸡、雉、白犬肉食之，令人经年血流。

生葱合犍狸食，得病。

生葱不可共蜜食之，杀人。

生葱和鸡子食，令人变嗽。

葱味辛，能通利肺壅。

蒜，凡食小蒜不可啖生鱼，令人夺气，阴核疼。

小蒜不可久食，损人心力。

独头蒜不可共蜜食之，杀人。

蒜多食，令人眼暗，昏沉好睡。

韭味酸，补肝，治百病。

韭，春食则香，夏食则臭，多食则昏神。未出粪土为韭黄，最不益人，食之即滞气。

霜韭冻，不可生食，动宿饮，盛必吐水。

韭能充肝气。

韭多食，昏神暗目，酒后尤忌，不可与蜜同食。

薤味苦，补心，心宜食，治百病。

薤、韭不可共牛肉作羹，食之成瘕疾。

薤，白色者最好，虽有辛气，不荤人五脏。学道人长服之，可通神明。不可多食。

夜不宜食姜，损心。

紫芥多食之，动风。

芥大叶者，煮食之，动气；生食，发丹石。其子有辛气，能通利五脏。其叶不可多食。又：细叶有毛者杀人。

茄子不可多食，动气及痼疾。热者少食无畏。

苋菜不可与鳖同食。薄荷与鳖相反。

新刻吴氏家传养生必要仙制药性全备食物本草卷之二

果　部

莲子

味甘，平，涩，性微寒，无毒。鲜者绿房紫蒂〔1〕，相连而成实也。止泄精白浊，安心养神，补中益气，醒脾内滞，止渴止痢，治腰疼，一切五脏不足，伤中内绝，补十二经气血，除百病。生食，微动气；蒸食之良，令人欢心，食与入药俱宜。去心，免成霍乱。但《局方》亦有用水浸裂，生取其心以治心热，乃血疾作渴，产后作渴，暑热霍乱者。盖有是病服是药也。

莲叶　味苦、辛，气凉，无毒。破血止渴，升少阳经清气。

荷鼻　味苦，气平，无毒。安胎产，止血痢，去瘀血，留好血。

莲房　味苦，气平，无毒。主血胀，治腹痛，下胎衣，并酒煎服。解野菌毒，用水煎。

莲花　味苦、甘，气温，无毒。花瓣镇心，轻身驻颜。用一叶书“人”字，吞之立产。忌地黄、蒜。《华山记》云：山顶有池，生千叶莲花，服之羽化。《太清诸草木方》：七月七日采莲花七分，八月八日采根八分，九月九日采实九分，阴干捣筛，服方寸，令人不老。

花心　益肾涩精固髓。

石莲子　即鲜莲经秋就蓬中干而皮黑沉水者。味苦，寒。取其肉于砂盆中，干擦去浮上赤色，留青心为末，少入龙脑，为汤点服，宁心志清神。单用炒为末，止痢，治腰痛，止哕逆。树生一种，皮黑坚而肉多油者不用。方书言：石莲子者，皆老家莲子也。

藕　味甘，性微寒，无毒。伏硫黄，杀疫气，解蟹毒，开胃醒酒，散血，止烦渴。生食，多令冷中；蒸熟食，补五脏。同蜜食，令脏肥，不生虫。《相感志》云：少和盐水食，益口齿。同油、米、面、果食，无渣。产妇忌生冷，惟藕不忌，以其能散血也。入药，忌铁。

〔1〕蒂：原作“的”，据文义改。

节　冷。捣汁饮之，治伤寒时气，烦躁[1]大渴大热。主吐血衄血不止，产后血闷上冲腹痛，合生地，温酒或童便服之。捣烂，罯金疮折伤热伤，散血止痛生肌。节，少同藕捣，亦好。大抵根叶功用，主血多效。

大枣

味甘，温。气厚，属土；有火，阳也，降也。无毒。疗心腹中邪气，补精气少津液，通九窍，略亚菖[2]蒲。和百药，不让甘草，养脾胃，益气，润心肺，生津，助诸经，补五脏，强筋力，除烦闷。治身中不足，大惊；疗心下悬闷，肠澼。久服轻身，长年不饥，神仙。中满及热疾忌食，齿痛并风疾禁尝。忌生葱，杀乌头毒。劈除内核服，免人烦。忌与鳖食。

生枣　助湿热。多食令人气满胀，多寒热注泄。羸瘦者勿食。

苦枣　大寒，系枣中味苦者便是。寒邪外感致热伏脏腑者，通大小二便，去狂荡烦满。

枣核　以口常含，受气自生津液。

核中仁　燔之味苦三岁者良。主腹痛，邪气恶气疰忤。小儿患秋痢，与虫枣食之，良。

枣叶　性覆麻黄，能令出汗。散服，使人瘦。久服，呕吐。捣烂，揩热痱疮。煎汤浴，小儿壮热。

牙枣、波斯枣　略尖长。出广州。

御枣　极甘美。出安邑。

天蒸枣　皮薄而皱。出江南州，蒸熟火烘。

羊矢枣　实小而圆。各处俱出。

鹿轳枣　边大而腰细，似匏。一名边腰枣，出江东。

东海枣　头圆而形大，类盏。此枣五年一实，形甚大者。

并充食用，不入药煎。

仲思枣　味甘，气温，无毒。补虚益气，润五脏，去痰止咳嗽，治冷气。久服，令人肥健，好颜色，神仙不饥。北齐时有仙人仲思得此枣，故名。形如大枣，长一二寸，正紫色，细纹，小核。

《食疗》云：枣和桂心、白瓜仁、松树皮为丸，久服香身，并衣亦香。

胡桃

出羌胡。生时外有青皮，形如桃也。味甘，温，无毒。制铜毒，润肌肤，通血脉，利小水，助肾火，发痘疮。多食，生痰涎，动风气，脱眉发。同酒食，多令咯血。连衣食，敛肺气。取衣法：凡用胡桃一斤，以甘蔗节五六段，和汤煮透，经一宿，次早略煮，取去壳，衣随脱。夏至后不堪食。单方治瘰疬，取肉烧存性，和松脂研傅，立瘥。

---

〔1〕躁：原作“燥”，据文义改。
〔2〕菖：原作“万”，据文义改。

荔枝

结实时，枝柔而蒂牢，不可摘取，以刀利取其枝，故名。又云：其实离本枝，一日而色变，二日而香变，三日而味变，离枝之名本此。味甘，平，无毒。属阳。主散无形质之滞气，故治背膊劳闷，瘿瘤赤肿者亦用之。更止心燥烦渴，头重，健气生津，通神益智，和悦颜色。多食，亦能发虚热热疮，亦以其属阳而近火故也。饮蜜浆一杯，即解。《相感志》云：食鲜荔多，能醉人，以壳浸水饮可解。

核 味甘、涩，性温，无毒。止胃脘痛及小肠气，女人血气刺痛。

食用法：以针刺荔壳数孔，蜜水浸瓷碗内，隔汤蒸透，肉满甘美。

龙眼

味甘，平，无毒。形如龙之眼也。味甘归脾，而能益智宁心，去五脏邪气，厌食，蛊毒，去三虫。久服，聪明通神。用沸汤瀹过食，不动脾。蔡襄云：生用不若荔枝。

核 烧烟熏鼻，治流涕不止。

栗

味甘、咸，性温，无毒。《本草》云：栗，立也。人有脚弱，啖栗数升，遂能行立，此补肾之义也。主益气，厚肠胃，令人耐饥。凡食栗，于灰火中煨令汗出，食之下气补益。热则壅气，生则发气。若袋盛风干食之，补肾气，治腰脚无力，破冷痃癖。又：生嚼，罯恶刺，出箭头，及断筋骨碎，瘀血肿痛，瘰疬肿毒，小儿疳疮，熊虎爪伤，马汗毒疮，皆效。孙真人云：味咸，肾病宜食。惟小儿不可多食。生者难化，熟者滞气，隔食生虫，往往致病。又：患风水气人不宜食者，味咸故也。

壳 煮汁饮之，止反胃，消渴，泻血，疗火丹毒肿。

肉 同橄榄食，有梅花香。

栗楔 凡栗一球三颗，其中心一枚乃楔也。治肾虚腰背无力，筋骨风痛。

钩栗 味甘，平。主不饥，厚肠胃，令人肥健。

苦槠 味苦、涩。止泄痢口渴，破恶血，食之不饥，令健行。造粉亦佳，凉心益胃。其皮叶煮汁，与产妇饮之，止血。

茅栗 味甘，平。生江南，似栗圆细。

葡萄

味甘、酸，性平。属土，有木与水火，无毒。东南人食之，多病烦热眼暗；西北人禀气厚，服之健力耐寒。盖性能下走渗道也，故《经》云通小便，治淋沥，逐肠间水气，主筋骨间湿痹，兼治痘疹不出。研和酒饮之，取汁酿酒，甚佳。除湿调中，利小便。多饮，亦动痰火。魏曹丕云：醉酒宿醒，掩露而食。甘而不饴，酸而不酢，冷而不寒。味长汁多，除烦解渴。他方之果，宁有配乎？合白糖晒食，良。

根 主呕哕，及胎气上冲者，煮浓[1]汁饮之。

苗 俗呼为土木通。逐水利小肠，尤佳。

又一种山葡萄　名蘡薁。酿酒尤极香美，饮之尤甚。

〔1〕浓：原作“脓”，据文义改。

樱桃

味甘、酸，性平，无毒。以其形肖桃，故名。三四月间最先百果而熟，得正阳之气。主和中益气，悦神美志，令人好颜色，止水谷痢泄精，回阳气。丹溪云：属火而有土性，大热而发湿。多食，发虚热吐痰。旧有热病及暗风人忌之。

叶 捣，傅蛇毒。绞汁服，防蛇毒内攻。

东行根 杀寸白虫及蛔虫，捣烂取汁服之。

柿

味甘，性寒，无毒。润心肺，解渴止血，治火嗽，通耳鼻。同酒食，易醉。黄柿和米粉蒸食，散肠澼脏毒。

牛奶柿 性冷。多食，令寒中腹痛。痰火人宜食，良。

红柿 解酒毒，止口渴，除胃热。与蟹同食，令腹痛大泻，蒸与小儿食，患秋痢。

柿蒂 味涩，主呃逆呕哕，单煮服之。一云：凡使，须极小柿蒂，故谓之丁香柿蒂。

柿皮 甘，补脾厚胃涩肠。和米粉蒸糕，与小儿食之，妙。

柿干 性平，润。清心热，化痰止咳，止吐血，润喉声。丹溪云：属金而有土，为阴，有收之义，止血治嗽可为助也。耳聋鼻塞者，干柿三枚，和粳米、豆豉煮粥，食之即通。其气又健脾胃，消瘀涩中，治肠澼不足，止泻止痢，杀腹中虫。多食，去面皯及金疮火疮，生肌止痛。单方：干柿三斤，用蜜半斤，酥一斤，煎之，每日食三五枚，疗男妇脾虚肚薄，食不消化。又：产后咳逆气乱，水煮热，呷之。火干者性缓，功用大同。服药口苦欲吐者，食少许，立止。

一种椑，色青，性冷甚于柿，味甘，无毒。主压丹石药发热，利水，解酒热，去胃热，止渴，润心肺，除腹脏冷热。久食寒中。不入药用，惟油甚作漆。

诸柿勿同鳖同食，难消成积。

柿霜 味甘，性凉。生津清热，消痰止嗽。

凡红柿未熟者，冷盐汤浸之，可留经年不坏。

桃

味甘、酸，性温，无毒。肺之果。辟邪气，美颜色。多食，动脾助热，令膨胀，发疮疖。同鳖、鱼食，患心痛。食桃浴水，令泄泻，成淋病。桃者，逃也，能令鬼邪逃遁，五木之精也。

桃仁 味苦、甘，平。沉而降，阴也，入手足厥阴经。主瘀血血闭血结，血热血癥血瘕，及卒暴击血心痛。骨蒸偏风，半身不遂，润大肠，通月水，兼主上气咳嗽喘急，胸膈痞满，止疝痛腰疼，杀虫及尸疰邪祟。又：小儿癞卵，妇人阴痒，捣泥敷之。一云苦以泻滞血，甘以生新血，血结实者可用，血燥虚者慎之。凡使，汤泡去皮尖，炒赤，研如泥。用双仁者有毒，去之。

桃花 除百病，悦颜色，治水肿石淋，利大小便。三月采，阴干。千叶者不用。

桃枝 戊子日取作枕。治心虚健忘，耳目聪明。煎膏，涂口疮及下部匶疮。煎汤，洗天行疫疠。

桃叶 出疮中虫，治霍乱腹痛，大小肠不通，小儿寒热客忤，多用作汤导药。

桃奴 即干实着树上经冬不落者。微温，治伏梁气在心下，结聚不散。烧灰存性，治肺气吐血，诸药不止，及胎下血不止。正月采，酒拌蒸软，铜刀切取肉，焙干用。

茎白皮 除中恶，去胃中热。

桃胶 主保中不饥，忍风寒，下石淋，破血，愈百病。桑灰汁煮三次，阴干用。

桃寄生 主小儿中蛊毒，令腹内坚痛，面目青黄，淋露骨立，病变无常。

花、叶、枝、茎等，俱能辟不祥，杀邪魅，疗中恶蛊疰。今人用桃作符着门上者，亦取其厌邪也。

杏

味甘、酸、涩，性热，微毒。不益人。多食昏神，令膈热生痰动脾，发疮疖，落须发，伤筋骨。病目者食多，令目盲。小儿勿多食，产妇忌食。

根 主堕胎。

花 治厥逆。

叶 端午日采，阴干，煎汤洗眼，止泪。

杏仁 味甘、苦，气温，有小毒。可升可降，阴中阳也，入手太阴经。润肺燥，热在肌肉间，定喘消痰，利膈解肌。同天门冬用，润心肺。和奶酪作汤服，润喉发音。双仁者有毒，误食令闷乱，急取杏根煎汤服，可解。得火良，解锡毒，杀虫，消犬肉、索粉之类。按：东垣云，杏仁下喘，用治气也；桃仁疗狂，用治血也。俱治大便闭燥，但有气血之分，昼则便难，行阳气也；夜则便难，行阴血也。年高人便闭不可泄者，脉浮在气，宜杏仁、陈皮治之；脉沉在血，宜桃仁、陈皮治之。所以俱用陈皮者，以其手阳明病与手太阴相为表里，故用之以为使也。丹溪云：性热，因寒者可用。

梅

味酸、甘，平，无毒。解酒开胃生津。多食损齿，伤筋，蚀脾胃，令人膈上痰热。服黄精者忌食。吃梅齿齼者，嚼胡桃肉解之。又云：梅子同韶粉食，不酸不软牙。

乌梅 五月采黄色梅子，用早稻秆烧灰，和米饮拌之，火熏干为乌梅。味酸，平，无毒。可升可降，阴也。收肺气者，生津止渴，除烦热烦满，下气止嗽消痰，及痰厥头痛，调胃脾，治瘴疟，久痢便血，久泻涩肠，解烦毒，消酒毒，定霍乱，吐蛔心腹胀痛，短气欲死。东垣云：凡酸味收，补元气，诸虚劳骨蒸羸瘦，久嗽少睡必用之。又疗肢体偏痛，皮肤麻痹等症，古方和细茶、干姜为丸，治休息痢。烧灰，傅一切恶疮胬[1]肉立验。入药，温酒或水洗去核用。

白梅 以盐水浸，曝干，藏密器中，临用去核。性缓无毒，亦入除痰药中。又

〔1〕胬：原作“努”，据文义改。

捣烂，傅刀箭伤，止血及刺入肉中，乳痈肿毒。亦和药点青黑痣，蚀恶肉。凡中风惊痫，喉痹痰厥僵仆，牙关紧者，以梅肉揩[1]牙龈，令涎出即开。

根 疗风痹。出土者杀人。

叶 煮浓汁服，治休息痢并霍乱。洗葛衣，令洁净，经夏不脆。

梅核仁 亦可单用，除烦热。如手指忽[2]肿痛，以乌梅仁和苦酒捣膏[3]，以指渍之，立验。

花 味酸，无毒。明目益气，除烦热。一云：清水揉梅花洗焦葛衣，经夏不脆；煎汤洗霉衣，即去。

杨梅

味甘、酸，性温，无毒。生者酸甚，聚痰发热，损齿及筋。干作屑，临饮酒服方寸匕，止吐酒，消宿食，化痰，和五脏，荡涤肠胃，烦愦恶气。烧灰服，能断下痢。鲁班方：治一切刀斧伤损疼不可忍者，用盐杨梅不拘数，连核杵如泥，捏成饼子，收竹筒中，遇损破即填补之，止血生肌，无瘢痕，绝神。

核仁 治脚气，以柿漆拌核，曝之，仁自裂出。

根皮 煎汤，洗恶疮疥癣。忌生葱。

李

味甘、酸、苦、涩，性微寒，无毒。调中益肝，去骨间劳热。多食，令人膨胀，发痰疟虚热。同蜜、同雀肉食，损五脏。同浆水食，令霍乱。凡李不沉水者、味苦涩者，并有毒。李种甚多，味有甘美多汁者，亦宜少食。

核仁 味苦，平，无毒。主僵仆跻，瘀血骨痛内伤，利小肠，下水气，除肿满及女子小腹胀满。入药，泡去皮尖。

根白皮 大寒。主消渴，止心烦逆气，奔豚脚气，热毒烦躁[4]，女人卒赤白下，男子赤白痢。去粗皮，炙黄色，水煮服之。

花 平。主小儿壮热，痞疾，惊痫。煎汤浴之。

柰

味苦、甘、酸、涩，性寒，微毒。虽有味甘脆可食者，不益人。多食，令肺壅胪胀。凡病人食之，尤甚。

频婆果

味甘，平，无毒。益心和脾，生津止渴。治卒食饱胀，气壅不通，捣汁服之，甚效。

榛子

味甘，平，无毒。榛，盛也。一云从秦，生于秦地也。主益气力，宽肠胃，调中

〔1〕揩：原作“楷”，据文义改。
〔2〕忽：原作“勿”，据文义改。
〔3〕膏：原作“羔”，据文义改。
〔4〕躁：原作“燥”，据文义改。

开胃，令人不饥健行，军行食乏以当粮。

榧实

榧，文木也。《尔雅翼》云：有美实而材光，文彩如柏，斐然成章也。味甘，平，无毒。主消谷，令人能食，行荣卫，助筋骨，明目轻身，五痔人常如果，食之愈。东坡诗云：驱除三彭虫，已我心腹疾。治寸白虫，日食七颗，七日满，其虫皆化为水。兼治蛊毒鬼疰。丹溪云：属土与金而有火。多啖，引火入肺、大肠，受伤作泄。用猪脂炒过，黑皮自脱。又云：榧子皮反绿豆，杀人。

林檎

味酸、甘，性温，无毒。消痰下气，治霍乱腹痛，下痢泄精，小儿闪癖。多食发热，生痰滞气，闭百脉，令人好睡，发疮疖。病消渴者宜熟食之，亦不可多食，令人心中生冷痰。医者治伤寒，谓之林檎散。

枇杷

味甘、酸，性微寒，无毒。润五脏，清肺气，止烦渴。多食动脾，发痰助湿。同面食、同炙肉食，发黄病，壅温热气。

叶　形如琵琶[1]，故名。治肺热咳嗽，气逆消渴及久嗽身热，肌瘦将成痨者。又治肺风疮，胸面上疮，及卒呕啘不止，下气。四月采，每叶重一两者，以粗布拭去毛净，甘草汤洗一遍，拭干酥炙。其毛射人肺，令咳不可疗。

白果

一名银杏。叶如鸭脚。味甘，气温，有小毒。生食戟人喉，炒食味甘苦。少食堪点茶餍酒，多食则动风作痰。食满一千，令人少死；阴毒之果，不可不防。古方取其所能，仅治白浊获效。小儿勿食，极易发惊。同鳗鲡鱼食，患软风。《延寿书》云：银杏能醉人，有食满一千者死。三棱者有毒。炒白果法：临炒时，密取一果手握，炒不发爆。

梨

味甘、微酸，性寒，无毒。丹溪云：梨者，利也，流利下行之谓也。酒病烦渴者宜。多食动脾，令人中寒下利。产妇、金疮并血虚者戒之。消风定燥，逐热除烦，并解酒病，除渴咸，止咳嗽消痰，去客热心经，驱烦热肺脏。

消梨　出山东萧县。捣汁，主中风失音。

鹿梨　出信州。取皮，治疮癣疥癞。

桑梨皮　蜜煮，润干燥咽喉。

紫梨花　生啖，却热结胸膈。

又有青皮梨、香水梨、棠梨、果梨，皆不入药，勿多啖，令人寒中。孕妇临月食之，易产。

叶　主霍乱吐利不止，煮汁饮之。亦治小儿寒疝，腹痛汗出。

树皮　治疮癣疥癞，取一束煎汤浴之，甚效。《延寿书》云：一梨大如斗，送之朝贵，食者皆死，因树下聚毒蛇，热极而生者。凡奇异之物，忌食。

---

〔1〕琵琶：原作“枇杷”，据《本草纲目·枇杷》改。

海棠梨　味酸、甘，平，无毒。止泄痢。花似紫绵色者为正，余皆棠梨。

海松子

味甘，性小温，无毒。生新罗。如小栗，三角，其中仁去皮，食之甚香美。与中土松子不同。但南松子似巴豆，其味不厚。多食，发热毒。海松子主骨节风，头眩，逐风湿痹寒气，去死肌，黑发，润皮肤，调五脏，散水气，补虚羸，温肠胃。久服轻身延年。将油炽者摊竹纸上焙，还好。

棠球

味酸、甘，微温，无毒。消食散血，行结气，化痰涎。生食多，令嘈烦，损齿。凡脾胃弱者勿食。

山楂

即毛[1]楂，又名山里红。味甘、辛，气平，无毒。益小儿，消宿食，扶产妇，除儿枕痛，消滞血，理疮疡，行结气，疗癞疝，健脾胃。煮肉入数颗，同煮即烂。

橄榄

味涩、甘，性温，无毒。消酒，解鱼、鳖、河豚毒，开胃下气，止渴生津，治咽喉痛。多食，令气上壅。时珍曰：橄榄盐过不苦涩，同栗子食甚香。《延寿书》云：食橄榄去两头，因性热也。过白露摘食，不病疟。

木　作楫拨着鱼，鱼悉从水面浮出，物性相畏又如是焉。

核中仁　味甘，平，无毒。益人。唇吻燥痛，研傅立瘥。用锡盒收藏，纸封缝，置净地上，至五六月不坏。

猕猴桃

俗名毛桃梨。生山谷浅山道傍，深山俱有，今永兴军南山甚多。其木藤蔓，枝条柔软，高二三丈，多附木着树而生，叶圆有毛，结实形如鸡卵大，其皮褐色。味甘、酸，性寒；又云：味咸，性温，无毒。止暴渴，解烦热，辟丹石毒，砂石淋，止反胃，主骨节风瘫痪，野鸡毒，痔疮，调中下气。

梧桐子

味甘，平，无毒。生食无益，熟食开胃醒脾。多食生痰涎，动风气。

安石榴

安石，国名。张骞使安石国，得其种。丹溪云：榴者，留也。性滞，恋膈成痰，病人须戒之。多食伤肺损齿，少食亦能润咽止渴。有甘、酸二种。甘者可食，酸者壳可入药。

壳　酸，无毒。主涩肠，止赤白痢，收目泪，治漏精及粪前见血。又治筋骨风，腰脚不遂，行步挛急疼痛。阴干，微炒用之。

花　百叶者，主心热，吐血及衄血等血症[2]，阴干，吹鼻中立止。金疮刀斧伤破流血，取半斤，入石灰一升，为末傅之，少时血断立瘥。

〔1〕毛：原作“山”，据目录改。

〔2〕症：原缺，据文义补。

榴东行根皮　疗蛔虫、寸白虫。治女子血脉不通，赤白带下，炙干，浓煎服之。凡使根壳，先浆水浸一宿，微炒，陈久者良。

橘

瓤　其味甘、酸，性温，无毒。甘者润肺止渴，和中快膈；酸者恋膈，生痰滞气。同蟹食，令人软瘫。

橘皮　味苦、辛，性温，无毒。解鱼腥毒，和脾下气，止吐多用。独用损脾。入药用，陈者良。去白为橘红，理肺气，清痰宽中，治咳嗽。

橘核　味苦，平，无毒。治肾虚腰疼，小肠疝气。

橘筋　最难化，小儿食多成积。

橘叶　味苦，平，无毒，走肝经。治乳疖胁痛，导胸膈逆气。一云用松毛裹橘，留百日不干；绿豆亦可。忌近酒米，柑、橙亦然。

橙

皮　味甘、辛，性温，无毒。下气消痰宽中。多食，反动气。和白糖作片，甘美。饮酒者、疟疾者勿食。和盐贮食，止恶心，解酒病。作酱醋，香美，散肠胃恶气及浮风气。

橙瓤　味酸，性寒，无毒。杀鱼鳖毒。多食伤肝气，发虚热。同猪肉食，发头旋恶心。洗去酸汁，和盐、蜜煎食，止恶心。

柑子

味甘，性寒，无毒。解丹石毒，去肠胃热气，止暴渴，利小水。多食，令脾寒成癖，及肺寒咳嗽，发阴汗泄痢，即用柑皮煎汤饮，或饮盐汤，亦可解。

柑皮　味甘、辛，性寒，无毒。解酒，调中下气。多食，发肺燥。

佛手柑

味甘、辛，平，无毒。和中下气醒脾。和白沙糖作饤，尤佳。

柚

味酸，性寒〔1〕，无毒。解酒消食，去口臭，涤肠胃恶气，妊妇恶食。口淡者宜食。

皮　味苦、辛，性平，无毒。消食化痰，散胸膈愤〔2〕懑之气。

香橼

味辛、酸，性温，无毒。下气消痰止嗽，去心下痰火气痛。

按：橘属，青皮、陈皮一种，枳实、枳壳一种，因其迟早采收，特分老嫩而立名也，嫩者性酷治下，青皮、枳实相同；老者性缓治高，陈皮、枳壳无异。四药主治，并以导滞消痞为专，虽高下各行，其泻气则一。单服久服，俱损真元，故必以甘补之药为君，少加辅佐，使补中兼泻，泻则兼补，庶几不致于偏胜也。

马槟榔

味涩、甘，性微寒，无毒。生津止渴，下气消痰。细嚼，以冷水咽下，甘如蜜。

〔1〕寒：原作“酸”，据《本草纲目》卷三十改。

〔2〕愤：原作“喷”，据文义改。

孕妇临产嚼数枚，熟水下，易产。产后忌食，冷子宫也。

木瓜

味酸，性温，无毒。陶隐居云：山阴兰亭产多，而宣城者为佳。其实大者如瓜，小者如拳，良果也。嫩者佳。枝亦可用，无毒，入手足太阴经，消水肿湿痹，霍乱吐泻，转筋不止，下气消食最良。治奔豚脚气，止渴，降痰唾，疗冷热痢，心腹痛。东垣云：气脱则能收，气滞则能和。《衍义》云：入肝益筋与血，病腰肾脚膝无力不可缺也。《本草》云：益肺而去湿，和胃而滋脾。《雷公》云：调荣卫，助谷气，解酒毒。但单服、多服，损齿及骨。凡用，忌铅铁，以铜刀削去皮、子，用黄牛乳汁拌蒸三时，日干。《食疗》云：以铅霜涂之，则失酸味，受金之制故尔。

枝 益筋健骨，大者可作策杖。

木 干之，作桶。取根叶煎汤，淋足胫，治蹶足，能伸。

又一种榠楂，木叶花实，酷类木瓜。陶云大而黄，可进酒去痰者是也。欲辨之，看蒂间别有重蒂如乳者为木瓜，无此者为榠楂也。道家取榠楂生压汁，合和甘松、玄参末，作湿香，云甚爽神。

甘蔗

味甘，性微寒，无毒。脾之果。和中下气，止渴解酒，解河豚毒，治呕哕反胃，利大小肠。多食，发虚热，动衄血。同酒过食，发痰。同榧子食，则渣软。凡烧蔗渣，烟最昏目，避之。

芡实

一名鸡头实。 味甘，气平，属土有水，无毒。能补人之精欠少，谓之水硫黄。形似鸡头，故又名鸡头实。东垣云：芡实益精，治白浊，兼补真元内虚，脊腰膝痛，外湿痿痹，补中气，开胃进食，除暴泄，强志意，令耳目聪明。久服，轻身耐老。但单服多服，亦难消化。生食，动风冷气；蒸熟去壳舂粉，益人。

根 嫩者可作蔬食，乃名蓧菜。小腹气痛宜尝。

芰实

一名菱角。味甘，气平，无毒。体实者服之，解热清心，安五脏，又压丹石毒。体薄者服之，多则损气，令人阴痿；轻则腹中胀满，脏冷作泄，可暖酒和姜饮，一两盏即消。煮熟食之，虽不冷，亦不益脾。

地栗

味甘，性寒滑，无毒。解丹石、辟蛊毒，止消渴，化痰积宿食，去胸中实热，治浮肿及五疸，利小水。合铜嚼，铜渐消。

香芋

味甘、淡，平，无毒。健脾实胃。多食泥膈滞气。小儿、产妇少食。

桑椹

熟者味甘，生涩，性微凉，无毒。和五脏，养精血，散关节痛。和蜜食，安神定魄，乌须发。小儿食之，令心痛。

枸杞子

味甘，性微寒，无毒。枸，狗也。《尔雅》云：其根久如狗形，服之大有灵异。杞，即杞柳之杞，多刺，又名枸棘。古谚云：去家千里，勿食枸杞。言其滋益精气，强盛阴道也。内伤大劳，嘘吸少气，肝风血虚，眼赤痛痒昏翳，除烦止虚劳寒热，下胸胁气，治五内邪气，热中消渴，利大小肠，散诸疮毒，去皮肤骨节之风，周痹风湿腰脚疼痛，兼治客热头痛齿痛，满口出血。煎膏久服，轻身不老，坚筋骨，耐寒暑。

叶　味甘。春初，可作菜食。

黄精

味甘、微苦，平，无毒。润肺益脾，生气血，去风湿，明目乌须。忌水萝卜。服十年，乃可延年不饥。其花胜其实，但难得耳。二月采正精，阴干，入药生用。若单服之，先用滚水焯去苦汁，九蒸九晒。但此物与钩吻相似，误用杀人。钩吻即野葛，蔓生，叶头尖处有两毛钩子；黄精如竹叶相对，根如嫩姜黄色。又：偏精不用。

百合

味甘，平，无毒。安神益智，润肺止嗽，养五脏，消浮肿，利二便。产后病者亦宜食，和肉尤良。治伤寒坏症、百合病及阴毒，伤寒心下急痛胁满，肺痈肺痿肺热，喉痹烦闷，寒热遍身疼痛，治颠邪涕泣狂叫，及惊悸心胆不宁，兼治乳痈发背诸疮肿，杀蛊毒，补中气，通耳窍，亦渗利中之美药。

花　白者佳。采根日干。

白苏子

味辛、甘，性温，无毒。宽中润肠。有泄泻脾弱者勿食。

锦荔枝

味苦，性寒，无毒。解劳乏，除邪热，清心明目。

子　味甘、苦，性温，无毒。益气壮阳。

山茱萸

即石枣。《本草》名蜀枣，味酸、甘、微涩，性平、微温，无毒。入足厥阴经、少阴经。蓼实为之使，恶桔梗、防风、防己[1]。生汉中山谷。茱，言色红；萸，肥润也。补肾气，兴阳道，坚长阴茎，添精髓，止遗精及小便利，去头风骨节风气去来，鼻塞鼻齆，目黄，耳鸣耳聋，面疱面疮，肠胃风邪亦验。又除疝瘕，逐寒湿痹，治女子月水不足。《本草》云：发汗通九窍，去心下寒热邪气。本涩剂也，何以能通发耶？盖诸病皆系下部虚寒，用以补养肝肾以益其源，则五脏安和，闭者通而利者止，非若他药轻飘疏通之谓也。酒浸去核，每一斤取皮肉四两，慢火焙干。核能滑精，故去之。

榅桲

味酸、甘，性微温，无毒。温中下气，消食散酒气，止渴，除心间酸水，治肠虚

---

〔1〕己：原作“杞”，据文义改。

水泻，并宜生用。多食，涩血脉，聚胸膈痰。治吞酸，辟衣鱼。《衍义》云：凡食，须净去上浮毛。不尔，损人肺。花亦香，白色。诸果中惟此多生虫，少有不蚛者。《图经》言欲卧啖一两枚而寝，如此恐太多，痞塞胃脘。

覆盆子

味甘，气平、微热，无毒。益肾脏，服之小便当覆溺盆，主男子肾虚精竭，阴痿能令坚长。治肝经风虚，明目去翳。治肺气虚寒少力。取汁入蜜作煎，点眼。妇人食之有子。久服轻身，发不白，悦颜色，和脏腑。入药，水洗，去皮蒂，酒蒸日干。

苗　名蓬藟，味酸、咸，平，功力同子。疗中风身热大惊，又烂弦血风冷泪侵淫，青盲目暗，或有虫等症，取苗日干为末，薄棉裹之，以男乳[1]汁浸，如人行七八里久，用注目中，仰卧，不过三四日，视物如少年。忌酒、面。

按：《本草》自有蓬藟条，似蚕莓子，红色。其叶似野蔷薇，有刺，食之酸甘。恐诸家不识，误说是覆盆也。《佛经说》云：苏蜜那花点灯。正言此花也。榨取汁，合成膏，涂发不白。食其子，令人好颜色。叶挼绞取汁，汁滴目中，去肤赤，有虫出如丝线。其类有三种。四月熟，甘美如覆盆子者是也，余不堪入药。今人取茅莓当覆盆，误矣。

蛇莓

味酸、甘，性大寒，有毒。主胸胃热气。有蛇气，不得食。主孩子口噤，以汁灌口中，死亦再活。又通月经，傅疮肿、蛇咬、射工毒。生田野道傍，处处有之，附地生下湿处。苗茎仅长寸余，茎端三叶，如覆盆子，但光洁而小，微有皱纹。花黄，比蕨梨花差大。春末夏初，结红子如荔枝色。根似败酱，二月八月采根，三月四月啖子。下有蛇藏，切勿采食。

庵罗果

西洛甚多。树生，状若林檎而极大，亦梨之属也。其形亦梨，先诸梨熟，七夕前后已堪啖。色黄如鹅梨，才熟便松软。主妇人经脉不通，疗丈夫血脉不行，止喝疾，动风气，天行病、饮食后，俱不可服。同大蒜、五辛物食，令人患黄。

收藏果法[2]

凡收藏青梅、枇杷、橄榄、橙、李、菱、瓜之类，用腊水入些铜青末，密封于净坛内，久留色不变。又用腊水入薄荷、明矾少许，浸诸果瓮内，味佳不变色。

诸果宜忌[3]

解诸果之毒，烧猪骨灰为末，水服。又治伤瓜果生冷，用五苓散，多加桂，为末，滚汤调服。

凡果不时者、停久有损者、未成核者，误食，发寒热，生疮疖。有落地恶虫食者，误食，患九漏。偶有怪异形状者，并有毒杀人。

---

〔1〕男乳：指生了男孩妇女的乳汁。
〔2〕收藏果法：原缺，据目录补。
〔3〕诸果宜忌：原缺，据目录补。

兽部

猪

即豕。豕食不洁，故名豕。坎为豕，水畜，性趋下，喜秽。牡曰豭，豭肉味酸，性冷，无毒；牝曰彘，彘肉味微苦，性寒，有小毒。豕之子曰豚，豚肉味辛，平，有小毒。牡而去势曰豮。生江南者谓之江猪。《食医心鉴》云：豭猪肉治病，食之益人。凡猪病闭血脉、弱筋骨、疫病者、金疮者，勿食。思邈云：久食令人少子，发宿疾。豚肉久食，令人遍体筋肉碎痛，令乏气。江猪肉，多食令人体重。作脯少有腥气。久食解药力，发风动痰。患伤风、疟疾、湿痰、漏病者，食之难愈。同牛肉食，生寸白虫。同兔肉食，损人。同羊肝、同鸡子、同鲫鱼及黄豆食，令人滞气。同葵菜食，令人少气。同荞麦面食，患热风，脱须眉毛发。同生姜食，生面皯发风。同胡荽食，烂人脐。同苍耳食，动风气。同白花菜、同茱萸食，发痔漏。

头肉　有毒。压丹石毒，补虚乏。多食，动风发疾。去惊痫。

项肉　肥脆。消酒积。多食动风。

脂　润肺，利血脉，散风热。入膏药，杀虫去风，润燥解毒，治痈疽恶疮，五疸，下胞衣。蒸食或浸酒服之，漏疮瘰疬及头发不生，并外敷，或煎膏药贴之。吹奶，恶寒壮热，冷水浸，贴，热则又易。蜈蚣蚁子入耳，炙令香，安耳孔，自出。腊月亥日收之，不坏。忌乌梅，解斑蝥、芫菁毒。

脑髓　有毒。多食损阳道，酒后尤忌。主风眩，脑鸣宜用。勿同盐、酒食。可涂冻疮，手足皲裂。

脊骨髓　益虚劳，通肾命门。入补阴丸中，可助真阴生髓。

血　压丹石，解诸毒。清油炒食，去嘈杂虫症。同黄豆食，滞气。

心　去惊邪忧恚气乏。多食，耗心气。勿同茱萸食。

肝　微毒。主肝虚浮肿。服药人勿食。同鱼鲙食，生痈疽。同鲤鱼食，伤神。同鹌鹑食，生面皯。《延寿书》云：猪临杀，惊气入心，绝气归肝，不宜食。

肺　补肺气。有肺虚咳血，同薏苡食，良。同白菜食，气滞发霍乱。同饴糖食，发疽毒。

肾　即腰子。补肾气，通膀胱，暖腰膝，治耳聋，产后劳乏虚汗，下痢崩漏。有虚寒人食多，令少子。冬月食之，损真气。

胰　一名肾脂。生两肾中间，似脂似肉，乃人物之命门，三焦发原之处。能润五脏，滋肺气，治干胀喘急，通乳汁。

肚　补虚羸，骨蒸劳热，血滞气弱，大补中气，止渴止痢，并小儿疳疮，杀劳虫。孕妇九个月，宜食之。

肠　润肠，止血痢脏毒，去大小肠风热，止小便数，口渴。

洞肠　治脱肛失血。

脾 去脾胃虚热，和陈皮、人参、姜、葱、陈米煮羹，去陈皮等，食之。

豚卵 却小儿惊悸颠痫，大人鬼疰蛊毒，五癃挛缩，寒热奔豚。

猪四蹄 主挞伤溃疡，更下乳汁。

悬蹄 去悬痈内蚀，仍理痔疮。

胰子 治肺胀喘急，痃癖羸瘦，和枣肉浸酒服之。

心内血 初剖猪腹，取出时勿沾水，切开得之。凡诸药养血，禁邪梦纷纭。

猪尾头血 主蛇入口，并入七孔中效。

舌 益元阳，健脾进食。

猪乳汁 润肌肤，生精血，除天吊脐风撮口，禁猪痫。

骨 烧灰为末，水下方寸匕，解诸果毒。

耳中垢 主蛇伤。

猪肤 即皮上垢腻。治伤寒少阴客热，下痢咽痛，胸满。仲景制猪肤汤深义，盖本诸此。加白蜜，润燥除烦。和白粉，益气断痢。

齿 主小儿惊痫，烧灰服，兼治蛇咬。

胆汁 治伤寒热病，大便不通，纳谷道即通。初生小儿取一枚，以水同煎，浴儿，令永无疮疥。

屎 主天行热病寒热，黄疸湿痹，蛊毒。取东行牝猪者，水浸一宿，去渣服之。又烧灰，傅诸疮，并小儿白秃疮。

燖猪汤 产后血刺心痛，服之立止。

野猪

形如家猪，但腰脚长，毛褐。雄者肉甘美，无毒。青蹄者勿食。肉色赤者，补五脏，长肌肤。久痔肠风下血，炙食不过十顿。颠痫病，水煮服之。所以胜家猪也。

黄 在胆中，味辛、甘，平，无毒。主金疮止血，鬼疰颠痫，及小儿疳气，客忤天吊。阴干，研水服之。

膏 除风肿毒疮疥，浸酒服之。令妇人多乳，连进十日，可供三四孩儿；本来无乳者，亦有。

外肾 和灰，烧灰存性，米饮下，治崩中带下，肠风下血。

豪猪

味甘。肉多膏。不可多食，发风气，利大肠，令人虚羸。

肚并屎 烧，焙为末，每早空心酒下二钱。有患水病鼓胀者，服此肚一个便愈。但此猪多食苦参，只治[1]热风水胀，不治冷胀。

江猪

味酸，性平、温，无毒。补气。食多，令人体重。

肚 和五味煮浓取汁，顿饮，亦健脾胃；进食，仍补虚羸。

〔1〕治：原作“汁”，据文义改。

《图经》云：产于江内，其形头似猪头，尾如鱼尾，长三四尺余，身褐色，前有两脚如豕。每遇天有暴雨，作队迎风拜浪。舟人梢子观之，以定风势。如上拜则有下风，往下拜则有上风。

猪饲说[1]

按：猪饲养甚多，盖图生息繁，食物寡，容易长大。人啖食弗厌，乃嗜脂膏盛、筋膜少，不胜滑肥。《本经》款中勿多食，是又有所据也。丹溪云：猪肉惟补气，补气即补阳。人身中阳常有余，阴常不足。凡患虚损症者，俱属阴虚。谓食多肉能补，是犹以火济火，反助有余，愈损不足，安能保长寿哉！何者？肉性本热，入胃则热便作，热作则痰生，痰生则气不升降，诸症之至，岂有已耶！予每见患外感者食之，症愈增剧；患疟者食之，寒热复来；患金疮食之，血益衰涸。肥人多食，动风发痰；瘦人多食，助火作热。是皆助其有余之邪，而犯不戒之尟也。孔子曰：肉虽多，不使胜食气。圣人亦以[2]此戒人，卫生者当知节乎？

《食治通说》云：北猪味薄，煮之汁清；南猪味厚，煮之汁浓，毒尤甚。入药用纯黑豭猪，其花猪、牝猪、病猪、白蹄猪，煮汁黄者曰黄膘猪，肉中有米星者曰米猪，俱不可食。烧肉，忌桑柴。凡煮肉，同皂荚子、桑皮，不发风气。得旧篾，易熟。煮猪肉，封锅入楮实子二三十粒，易烂易香。夏天用醋煮，肉可留数日。煮腊肉将熟，以红炭投锅内，不油蔹。洗肚用面，洗肠脏用沙糖，不秽气。中病猪毒，烧猪为末，水服钱许，三次可瘥。有过食猪肉伤，烧猪骨为末，水服，或服芫荽汁、生韭汁，或加草果，可消。

牛[3]

孟诜云：牛者，稼穑之资，不多屠杀。自死者血脉已绝，骨髓已竭，不堪服。食黄牛，发药毒，动病，不如水牛。盖黄牛温而水牛冷故也。常食，黄牛为妙。疟疾后，亦忌之。养生家忌与黍米、韭、薤同食。十二月食之，伤神。

肉　无毒。安中益脾胃，消水肿，除湿气，止消渴并吐泄，补虚弱，强筋骨，壮腰脚。

牛黄　味苦，气平，有小毒。人参为之使，得牡丹、菖蒲，良。疗小儿诸惊，客忤天吊，颠痫口噤，治大人颠狂发痓，中风痰壅不语，除邪逐鬼，定魄安魂，聪明耳目。孕妇忌服。

牛角鰓　即黄牛角尖。烧存性用。味苦，温，性涩，无毒。主益下[4]，鼻衄血疼痛，止妇人血崩，赤白带下，及肠风下血，冷痢泻血，鼠乳，疟疾，效。

牛脑髓　味甘，气温，无毒。安五脏，平三焦，滑骨髓，补中，止消渴泄痢。久

〔1〕猪饲说：原缺，据目录补。
〔2〕以：原缺，据文义补。
〔3〕牛：原作“牛肉”，据体例改。
〔4〕益下：原作“下益”，据文义乙转。

服益气，续[1]绝阳。又：和地黄汁、白蜜等分作煎服，治痨瘦。

胆汁 治疳湿，除心腹热渴，益肝明目，滋口唇焦燥。

牛鼻 炙，理口眼㖞斜，左斜贴右，右斜贴左。乳汁不通，取作羹，空心食，不过两三日，汁下无限。

牛鼻拳[2] 木拳，疗小儿风痫；草拳烧灰，傅小儿鼻疮。

牛心 专主虚忘。

牛肺 大止咳逆。

牛肝 助肝血而明目，治痢。

牛肾 补肾气而益精。

牛齿 主小儿牛痫。固牙齿，法取牛齿三十枚，固济瓶中，火烟通赤，取细研为末，水一盏，末二钱，煎令热，含浸牙齿，冷即吐却，永坚牢，或有损动者，末揩之。

肠 并浓[3]各肠 除肠风痔漏。

百叶肚 主热气水气丹毒，解酒劳并痢。

草肚 主消渴风眩，补五脏。以醋煮食之，甚佳。

脾 补脾。和朴硝作脯食，消痞。

阴茎 无毒。治妇人漏下，赤白带淋及无子者。

牛悬蹄 去一切热风，止赤白漏下。

耳中垢 封痈肿，鼻疳疮。

屎 主霍乱消渴，黄疸水肿，鼓胀癥瘕，脚气，小便不通，微火煎如饴，服之。汤火灼，头疮白秃，五色丹毒，及鼠瘘恶疮，已有脓血者，以热屎傅之，或烧灰，鸡子白调傅。又涂门户，辟恶气。置席下，止小儿夜啼。

尿 主水肿，腹胀脚肿，利小便。渐渐以铜器取新者，服二三升，愈。

败鼓皮 治五种蛊毒。取烧灰为末，酒调方寸服。须臾当呼蛊姓名，令本主呼取蛊名，即瘥。

按：丹溪曰，牛，坤土也，黄土之色也，以顺为性而效法乎乾。以为功者，牡之用也。故凡暴发邪盛之病，诸肉皆忌，惟牛肉独不忌者，因其能补脾胃为胜尔。盖人身以脾胃为本，脾胃属土，此能补之，亦各从其类也。又：独肝者，食之杀人，不可不识。

《食医心鉴》云：牝牛不及牡牛，黑牛不及黄牛，惟水牛肉良。牛有毒者误食，急饮人乳可解。癞牛误食，发痒。牛病自死者误食，发痼疾，生毒疔，急服甘菊根汁，或生菖蒲汁、甘草汤，少解。有黑牛白头者，大毒，忌食。凡煮牛肉，和杏仁、芦叶易烂。煮病牛，入黄豆，豆变黑色者，杀人。中牛肉毒，烧猪牙灰为末，水调服，钱许可消。过食牛肉所伤，以稻草和草果煎浓汤，多服可消。

---

〔1〕续：原作“缆”，据文义改。

〔2〕拳：音 quàn，穿在牛鼻上的环。原作“卷”，据文义改，下同。

〔3〕浓：原作“厚”，据《本草蒙筌》卷九“牛黄”条改。

羊

肉　味甘,性大热。羊有三四种，以北地青色者入药。有一种无角白羊亦堪食。北地驱至南方，筋力劳损，亦不益人。南方羊受湿，吃毒草，故不及羖羊肉无毒。治五劳七伤，脏气虚寒，形体羸劣，补中益气，安心止汗止惊，益肾气，壮阳道，坚筋骨，健腰膝，妇人产后虚羸，脾胃冷气，及头脑风眩，小儿惊痫。惟素有痰火食之，骨蒸杀人。时疾、疟疾、疮疡皆忌，孕妇亦不可多食，皆以其热也。若虚痈疽溃后则宜，古人以之比黄耆。同荞麦、豆、酱食，发痼疾。同醋食，伤人心。同鲙酪食，害人。六月食之，伤神。

头蹄　补肾虚精竭，安心养胃，止惊敛汗，治风眩瘦乏。但性善补水，水肿人忌食。

脂　杀虫，去贼风痿痹，治产后腹中绞痛。入膏药，透肌肉经络，去风热毒气。

血　解一切丹石药毒发者。女人血虚中风，产后血闷欲绝者，热饮一升即活。

乳　解蜘蛛毒。润心肺，补肾气，益精髓，利大肠，治虚寒干呕，反胃心疼。

脑　有毒。食之发风病。和酒服，迷人心。男食之，损精气，少子。白羊黑头脑大毒，误食，发肠痈。

髓　无毒。润肺气，利血脉，去妇人血虚风闷。

心　性无毒。补心，解忧恚，利膈气。心有孔者，杀人。

肺　无毒。补肺气，利小水，解毒，止咳嗽，去风邪。三四五月间，防生虫似马尾二三寸者。误食，令人下痢。

肾　无毒。补肾虚耳聋，壮阳止汗。同蒜、薤食，消癥癖。

外肾　止滑精。

肝　无毒。补肝明目。同生椒食，损人脏。同猪肉、同梅子、同小豆食，并伤人心。同椒食，伤五脏，最损小儿。同苦笋食，令目盲。

胃　一名羊膍胵。无毒。止反胃，虚汗，小便数。同饭久食，令人唾清水，成噎病。

舌　无毒。补中益气。

眼睛　主赤目生翳，视物不见。

胫骨　炙酥，加青盐末之，固齿极效。

脊骨　治腰脊不能转侧。

羊齿　治羊痫，发寒热。

皮　作臛，治大人虚风，脚膝酸痛。

胆　解蛊毒，开青盲目。

毛　治脚踝痛转筋，醋炒，裹。

屎　曝干烧烟，却痔瘘诸疮热毒。熏鼻，去中恶心腹刺疼，主小儿泄痢肠鸣，惊痫，兼理聤耳，生发毛。及箭旋木刺入肉，猪脂和涂，自出。煮汤服，治大小便不通。

角　止血，定惊痫，辟邪解蛊毒，禁冷泻，杀疥虫，小儿发热，产后余痛，取百节中结气，逐两眼内青盲，山岚瘴气溪毒，辟虎狼蛇虺伤。

凡煮羊肉，用杏仁、瓦片，易烂。同胡桃煮、同莱菔煮，不臊。同竹鼦煮，助胃。用铜器[1]煮食，男损阳，女暴下。羊独角者有毒，误食发痈。

凡中羊毒，多饮甘草汤。有过食羊肉所伤，多食枣子、草果，可消。

羚羊

肉 味甘，平，无毒。肥软益人，兼主冷劳，山岚疟痢，妇人赤白带下。但此羊多啖石香茹，故肠脏热人不宜多食。北方常食，南方食之免蛇虫伤。和五味子同炒，投酒频饮，治中风筋骨急强。

角 味咸，寒，无毒。辟恶解毒，平肝舒筋，定风安魂，散血下气，明目起阴，治子痫痉疾，散产后恶血冲心烦闷，又治食噎不通，益气轻身，强阴健筋坚骨。

陶隐居云：以角多节，蹙蹙圆绕者为羚羊；而角极长，惟一边有节亦疏大，大者为山羊，即《尔雅》所谓羱羊也。亦往往摩成痕迹，欺人媒利，不可不察也。其种生川蜀山林，夜宿角每挂树上，猎人追捕获之，入药拯病，锯角取尖，认弯蹙处有挂痕深入者才真，听人耳边似响声微出者尤妙。《太乙》曰：凡所用，亦有神羊角，长有二十四节，内有天生木胎。此角有神力，可抵千牛之力也。凡修事之时，勿令单用，不复有验，须要不拆元对，以绳缚之，将铁锉子锉之，旋旋取用，勿令犯风。锉末尽处，须三重纸裹，恐力散也。锉得了即单捣，捣尽背风头，重筛过。然入药中用之，须更研万匝了惟妙，免刮人肠也。

按：《十剂》云，补可以去弱，人参、羊肉之类是也。夫人参补气在中，羊肉补形在表；补之名虽同，补之实则殊。凡虚羸之人，当分用之，不可拘泥一等也。

麝

肉 无毒。形似鹿而小，走疾如箭。肉似獐肉，微腥。食之不畏蛇毒。惟忌胡蒜。

麝香 其香在阴前，皮内别有膜裹。春分取之，生者良，能蚀一切痈疽疮脓，吐风痰，制蛇蚕咬，沙虱[2]溪瘴毒，杀疮虫及脏腑诸虫，辟恶气鬼物，瘟疟蛊疰，中恶心腹暴痛胀急。妇人有孕，闻其气亦堕胎，催生，下死胎最速。小儿客忤惊痫亦用之。其通关透窍，上达肌肤内，入骨髓，与龙脑相同，而香窜又过之。伤寒阴毒，内伤积聚，及妇人子宫冷带疾，亦用以为使，俾关节通而冷气散，阳气自回也。开麝并宜子日，另研筛用。真者带过园中，瓜果不实。

鹿

肉 味甘，性温，无毒。补中益气，调血脉，益腰膝，助阳道，疗耳聋目暗，虚痢。生肉贴中风口偏，左患贴右，右患贴左，正即除之。九月至腊月宜食，他月食之，发冷气。肉同雉、虾、鮠鱼食，发恶疮。豹纹者杀人。

头 避恶梦，止消渴。煎汁、作胶皆宜，亦可酿酒，酒浆足，加葱、椒尤佳。

〔1〕器：原作“气”，据文义改。

〔2〕虱：原作“风”，据文义改。

蹄肉　去风湿脚膝骨节痛。同豉汁、五味煮食，良。

脂　温中，通腠理，散痈肿。

髓　同酒食，通绝脉，治筋骨。同蜜煮食，壮阳生子。同地黄煎膏服，补阴强阳，填骨髓，壮筋骨。

血　治肺痈吐血，解药毒痘毒，益血起阴，带下崩中，折伤腰痛宜食。狂犬伤者食之可解。

肾　温中，安五脏，补精壮阳，作酒、煮粥皆可。

筋　补痨伤，续绝骨。下骨鲠：取鹿筋渍之，索紧，令大如弹丸，持筋端吞之，候至鲠处，徐徐引之，鲠着筋出。

骨　安胎，下膈气，杀鬼精尸疰。浸酒服之。

鹿茸　味甘，性温，无毒。补气血，壮阳道，强耳目，安五脏，固精髓，疗女人崩漏，安胎，小儿惊痫。先以酥薄涂匀，于烈焰中急灼之。若不先以酥涂，恐火焰伤茸。候毛净，微炙入药。

胶、霜　另有制法，见药性部中。

麋

肉味甘、辛，微温，无毒。补五脏不足，和气血，治腰脚痛。多食，令人弱房。同雉、猪肉食，发痼疾，同虾菜、同梅李食，损精气。孟诜云：鹿以阳为体，其肉食之暖；麋以阴为体，其肉食之寒。鹿之角属阳，夏至解，故其角茸补阳于右肾，精气不足宜之；麋之角属阴，冬至解，故其茸角补阴于左肾，血液不足宜之。麋色青黑，大似小牛，肉蹄下有窍，为夜眼。《淮南子》云：孕妇见麋，生子四目。麋角大于鹿角，功用亦胜，能壮阳。

獐

肉　味甘，性温，无毒。补五脏。八月至十一月食之，胜羊肉；十二月至七月食之，动气。道家以獐鹿肉羞为白脯，言其禁忌也。多食动气消渴，发痼疾，瘦恶者勿食。同雉食，成瘕，同梅、李、虾食，并能病人。凡心胆粗者食之，减性；胆小者食之，愈怯。

骨　补虚损，止泄精。

髓脑　益气力。同山药食，去暗风，同天门冬煎服，补虚损。

脐下有香，治一切虚损，辟恶气，杀虫，通窍，开经络，透肌骨，解酒毒，消瓜果食积，治中风中气，痰厥积聚惊痫，蚀诸疮痈肿，堕胎甚速。

麂

肉　无毒。主五痔，以姜、醋食之，大效。多食发痼疾，堕胎，生疮疥。

头骨　烧灰饮下，治鬼疰飞尸。

皮　可作履。

麖

似鹿而大，肉粗，气味颇同。

豺

肉 酸，食之无益，瘦人脂肉，损人精神。

皮 性热，有毒。主冷痹脚气，炙热，缠病上即瘥。疳痢、腹中诸疮，烧灰酒下。

狼

肉 辛，可食。老狼颔下有悬肉，行善顾，疾则不能，鸣则诸孔皆涕。其喉结日干为末，入半钱于饭内，食之治噎病，甚效。

屎 烧烟直上，故烽火用之。烧灰傅瘰疬，效。其屎中骨，烧灰服黍许，止小儿夜啼。

肶下筋 如织络小囊，大如鸭卵。人有犯盗，熏之脚挛，因之获贼也。

狈

肉亦可食。前足短，先知食所在以示狼，狼负以行，匪狼不能动。

狗

叩也。叩，声吠以守也。肉咸、酸，有毒。壮阳道，补下元，益气血，暖脾胃，厚肠脏。食近腰连肾者佳。黄色牡狗为上，黑白次之。宜和五味，空心腹食。凡用，勿去血，去血则不益人。勿炙食，令消渴。同海鲉食，发恶疾。同蒜食，损人。同荞麦面食，发颠痫。患疫病后食之，害人。服丹石人忌食。狂犬及自死者不可食。阴虚人食之，发热难治。孕妇食之，令儿无声。九月食之，伤神。古云：山药凉而能补，犬肉暖而不补。又有猘犬、瘦犬、悬蹄者、赤股干燥者、气臊目赤者，俱不可食。田犬长喙善猎，吠犬短喙善守。白犬虎纹，黑犬白耳，畜之家富贵。纯白者主凶，斑青者识盗而咬。凡食犬肉伤，用杏仁二三两，带皮研细，热汤二三盏拌匀，三次服，能使肉尽消出而愈。

阴茎 咸，平，无毒。六月上伏日取，阴干百日用。治劳伤阴痿不起，令强大有子，除女人带下十二病。

白狗血 咸，温，无毒。主临产横生，血上抢心。若孕时服之，令生子不出。又治颠疾发作，及鬼击腹痛失血，取热血饮之，并涂身上。卒得病疮，常对在两脚涂之，立愈。

乳汁 主十年青盲。取白犬生子目未开时，乳汁注目中，狗仔眼开即光。

头骨 平。补虚壮阳，治头风眩。主崩中带下血痢，烧灰酒下。金疮止血生肌，诸疮瘘妒乳痈肿，烧灰傅之。附骨疽及鱼眼疮，烧烟熏之。余骨主补虚，止小儿客忤惊痫，令妇人有子。黄色者佳，火炟研用。

脑髓 主头风痹，下部䘌疮，鼻中息肉。

胆 苦，平，小毒，主明目，鼻齆，鼻中息肉，去肠中脓水，又治扑损刀箭疮，热酒调服，瘀血尽下。涂诸恶疮痂疡，有效。

狗宝 生在胆中。治肺经风毒痰火，痈疽恶疮。犬夜吠月发狂者多有之，然必自采乃得其真。入药，用干豆腐挖一窍，入黄于中间，合定，水煮半日，细研用。

心 主忧恚。

肝 主脚气冲心。

肾 去产后虚乏似疟。

齿 主颠痫痘疹。

四脚蹄 煮饮之，下乳汁。

山狗 形如家狗，脚微短，好食鲜果。肉味甘美，皮可为裘。在处有之。蜀中出者，名天狗。

狸

理也，脊间有黑理一道。其类甚多，有九节狸、玉面狸、风狸、香狸。肉甘，无毒，食品佳者也，或作羹食，或炙末酒下，治与骨同。

骨 主痔疮鼠瘘，炙为末，和麝香、雄黄为丸，服甚效。又治风疰尸疰鬼疰毒气在皮中，淫跃如针刺者，心腹痛，走无常处，及恶疮游风，食野鸟中毒，俱烧灰服，头骨尤效。单炒为末，治噎府不通饮食。烧灰酒下，治一切风。又：头蹄骨等分，酥炙为末，空心粥饮下一钱，治瘰疬肿硬疼痛，久不愈者效。

阴茎 主女人月水不通，男子阴㿗，烧灰，东流水送下。

屎 主寒热鬼疟，发无期度者，烧灰用之，极效。

家狸

即猫也。肉微寒。主劳瘵骨蒸痰多。又治鼠瘘[1]肿核疼痛，已有疮出脓血者，煮作羹，空心食之。蝎螫人，痛不止，以屎涂之。

狐

《尔雅》云：狐性疑，疑则不可以合，故从孤。肉甘，温，有毒。主补虚劳，精神恍惚健忘，语言无度，兼消五脏积冷，治恶疮疥蛊毒，作羹食之。

心 生服，治狐魅。

肝 烧灰酒调服，治风。

五脏及肠 主小儿惊痫，疗蛊毒，祛牛疫。

阴茎 主女子绝产阴痒，小儿阴㿗卵肿。

胆 主卒暴亡，温水微研，灌入喉中，即活。腊月收，雄者佳。

屎 烧之，辟恶去瘟病，治一切恶瘘、中冷、息肉，为末，新汲水下一钱。正月取在木石上，尖头硬者佳。

獭

肉味甘，寒，无毒。《尔雅》云：獭，濑也，好生滩濑。又：獭祭鱼，知报本，非无赖者。肉及五脏，主时疫瘟病及牛马疫，皆煮汁，停冷灌之。消水肿胀满，利大小肠，女人经络不通，血脉不行，亦治男子。多食损阳。

肝 甘，温，有毒。主虚劳骨蒸，上气咳嗽，传尸痨极，肠风下血，并鬼疰蛊毒，鱼鲠，并烧灰服之。诸畜肝皆叶数定，惟此肝一月一叶，十二月十二叶，其间又有退叶，用之须见形乃可，不然多伪。

〔1〕瘘：原作“漏”，据文义改。

肾　主益男子。

胆　主眼翳黑花不明。

骨　治呕哕不止。

爪　主鱼骨鲠，取爬项下，或煮汁饮之，即下。

皮毛　作服领，不着尘垢。孕妇带之，易产。作褥及袜，三水痫病，亦可煮汁服之。

屎　主鱼脐疮，研烂傅之。

髓　为膏，灭瘢痕。

兔

肉味辛、甘，性平，无毒。《本草》云：兔，吐也，言生子从口中吐出。主压丹石毒，补中气，治消渴湿热，及噎膈便燥。多食损元气，弱阳事，令人痿黄。同白鸡肉食，令面黄。同獭肉食，成遁尸病。同姜、橘食，令心痛，或霍乱。忌同芥菜食。八月至十月宜食，他月食伤神气。《衍义》云：兔有白毛者，全得金气也，入药尤效；余兔至秋深时则可食，金气全也。才至春夏，其肉味变。

血　凉血，解胎热，催生。

脑髓　滑产。涂冻疮手足皲裂。

头骨　平，无毒。主头眩痛，颠疾。和皮毛烧灰，为丸酒下，主难产催生，并产后胎衣不下，瘀血冲心，胀痛欲死者，极效。产后阴下脱，单烧头末傅之。痈疽恶疮，取头细剉，甑内蒸熟，涂帛上贴之。

骨　主热中消渴，小便不禁。

肝　主明目退翳。和决明子末为丸，每晚白汤送下。

屎　主痔疮疼痛，下血不止。慢火炒黄，为末，每三钱入乳香末五分，酒下。小儿月蚀烂疮，取屎纳虾蟆腹中，烧灰傅之。小儿痘翳用之，良。

猕猴

肉味酸，平，无毒。主诸风劳，酿酒弥佳。为脯，主久疟。

头骨　烧灰酒下，主瘴疟鬼疟不定。作汤，辟惊邪鬼魅寒热。

手　主小儿惊痫口噤。

屎　主蜘蛛咬。

皮　主马疫气。人家养者并不主病，为其食息杂，违其本真也。

《抱朴子》云：猕猴寿八百岁，即变为猿；猿寿五百岁，变为玃；玃寿一千岁，变为蟾蜍。

腽肭脐

味咸，气大热，无毒。出东海，状若鹿，长尾两足，头似狗，故名海狗。遇日出浮于水面，弓矢采之，取其外肾，上有红紫斑点，两重薄膜裹其肉核，收密器中，常润湿如新。取置睡犬傍，犬忽惊跳若狂者真。又：严冬置盂水浸之，不冻者真。凡连火燎去毛，酒浸一日，微微火上炙令香，细剉，另研用。

腽，温也；肭，内也；脐，剂也；温内之剂。又：水物多以脐交，言其性也。

东垣云：疗痨瘵，更壮元阳，脾胃虚损，极有功也。主鬼气尸疰，梦与鬼交，鬼魅狐魅，及中恶邪气，心腹作痛，肾衰精冷，阴痿面黑，腰膝酸疼，脾衰脐腹积冷，少气羸瘦，痞块痃癖。此药补中益气，又兼消导，能破宿血，治惊狂痫疾。无真者，以黄狗肾三枚，可代一枚。

马

肉味辛、苦，性冷，有毒。《易》曰：乾为马。言行健也。入药用白者为胜，得金之正色也。主消热下气，壮筋骨，强腰脊，强志轻身。又：马痫动发无时，筋脉不收，周痹肌肉不仁，用肉煮粥，或五味和食之。凡食，须清水搦洗三五次以去毒，煮得烂熟方可食，食后以清酒杀之。忌与苍耳、生姜同食。有疮疥人勿食。马病疥及马自死者，不可食。五月食之，伤神。

胫骨　甘，寒。可代黄芩、黄连，以治痰火之疾。中气不足者用之，火煅过，细研用。

阴茎　味咸、甘，平，无毒。主男子阴痿不起，益精气，有子。凡使，须当春游牝时力势正强者，生取得，阴干百日，剉用。

心　主喜忘。患痢人忌食。

肝　有毒。食之杀人。

肺　主寒热茎痿。

悬蹄　白者主白崩，赤者主赤崩。

眼　主惊痫疟疾。

夜眼　主尸厥中恶者。

齿　主小儿惊痫，水摩服。

头骨　主多睡，作枕枕之。

尾　主小儿马毒客忤，取尾于儿面前烧之，令儿吸烟气而愈。

屎　微温。主吐下血鼻衄，及妇人崩中，金疮止血，男子易病，产后百病，绞汁和酒服。又：杖疮打损，患疔肿，中风疼痛者，炒熨五十遍，极效。多年恶疮痛，及剥马被骨刺中毒欲死者傅之，或烧灰傅之，效。马咬、马汗毒，亦效。

尿　微寒。主消渴，破癥瘕积聚，男子伏梁积疝，妇人瘕疾，铜器盛饮之。头疮白秃、恶刺疮、乳肿，取尿热渍洗之。

乳汁　止渴疗热。

脂　柔五金。

膏　涂发立出。

毛　疗惊痫。

血　入人肉中，多则一两日，腹肿连心则死。有人剥马被骨伤手指，血入腹中，二夜致死。

凡煮马肉，必以清水洗，令血尽方好，不尽则毒存，误食发疔，或用酒洗，和酒煮良，不必釜盖。有生角者、无夜眼者、白马青蹄、白马黑头、形色异常者、自死者，勿食，并有毒，食之发颠杀人。凡食马肉中毒，食杏仁、莱菔汁可解。

驴

肉味甘，性凉，无毒。安心气，去风狂，补血益气。黑者最良。同凫茈食，令人筋急。多食动风。脂与荆芥、茶相反，同食杀人。野驴肉功同。

头肉 煮汁服，止消渴。同姜、齑煮汁服，治黄疸。

脂 生和生椒捣，绵裹塞耳治聋。同乌梅肉丸服，截久疟。拌盐，傅疮疥。搀酒服，治颠狂。

血 无毒。下热气，利大小肠。将热血和麻油一盏，搅去沫，煮热成白色，亦一异也。

乳 无毒。解热，止消渴、赤痢、惊邪。

阴茎 无毒。强阴壮筋。

蹄 治小儿解颅不合，烧灰研，以生油和傅头骨缝上，以瘥为度。又：饮酒过度，欲至穿肠，驴蹄硬处削下者，以水浓煮汁，冷服之。

尾下轴垢 治疟疾发无期。水洗汁一盏，面和作两饼，如烧饼样熟者。未发前先食其一，至发再食凑完。物虽甚微，功亦屡奏。

皮 煎胶和酒服，去风毒骨节痛，治吐衄崩痢。用阿井水煎成，名阿胶，味甘，平，无毒。补血液，清肺宁嗽。定喘下膈，疏痰止吐，以其用济水趋下之性，能治逆上之痰，及利大小肠。用无病乌驴皮，煎成胶良。凡腹中物，食之皆令筋急。

骡

肉辛，温，小毒。性顽劣。食之不益人。孕妇忌食。

貉

肉味甘，性温，无毒。益人，补虚乏无力，治筋寒骨痛。

驼

肉 味甘，性温，无毒。壮筋骨，润肌肤，去风下气，驼峰蹄最佳。

脂 透肌肉，散顽痹，恶疮风毒，及筋骨拘挛痛，痔瘘，用之良。

毛 治痔，取骆驼颔下毛烧灰，取半鸡子大，以酒合服之。

蹄甲 烧灰，治妇人赤白带下。

粪 治鼻衄，焙干为末，嗃鼻中，立止。

虎

武也，爪牙雄武也。肉味酸，作土气，性热，无毒。盐食良。益气力，止多唾恶心，治疟疾，辟精魅，食之入山，虎见益畏。药箭射处有毒。热食损齿，小儿齿未生，不宜食。正月食之，伤神。但虎、鹿、兔寿俱千岁，五百岁毛俱变白。熊五百岁，能化为狐狸。猕猴八百岁，化为猿；猿五百岁，变为玃；玃一千岁，变为蟾蜍。狼寿八百岁，三百岁善变人形。

血 壮神强志。

头角 治筋急毒风挛急，疗温疟温风伤寒，治风痹，杀鬼疰毒，除邪恶气，止惊悸，恶疮鼠瘘，止腹痛。

胫骨 治白虎历节痛风，脚步难行，及手臂痛。

睛　主小儿惊风，疳气客忤，疟疾痫疸发热，镇心定魄，止夜啼。

牙　主男子阴疮。磨乳汁，治犬咬。

膏　涂秃头疮，搽犬咬。

爪　辟恶鬼。

胆　主小儿疳痢，惊痫客忤，研水服。

屎　主恶疮。

须　主齿痛，烧灰用。

鼻　悬户上，生男。仍治颠疾。

皮　用之憩卧，却邪绝疫疟尤灵。

貔

似虎，功用相同。

豹

肉　味酸，性微温，无毒。主安五脏，补绝伤，轻身益气，壮筋骨，强志气。久服耐寒暑，令人猛健。正月食之，伤神。寝其皮，可以祛瘟疫，辟鬼魅神邪。

脂　合生发药，朝搽暮生。

头骨　烧灰淋汁浴头，去风屑。

齿骨　极坚，刀不能砍，火不能烧。有诈为佛骨以诳俗。

熊

雄也，猛啖多力，能拔大木，故《书》曰：以有熊罴之士。以力言也。熊掌是八珍之数，须用酒、醋、水同煮，乃可熟。此物能举木，引气不食，饥则自舐其掌，故美在其掌。久食之，可御风寒诸疾。

膏与肉　味甘，微寒，无毒。主风痹筋骨不仁，补虚损，杀痨虫，去头疡白秃，面上皯疱。久食，强志轻身。凡腹中有积聚痼疾者，食之终身不愈。十月食之，伤神。《雷公》云：每脂一斤，入生椒十四粒，同炼，去革膜，收瓶中任用。若与猪脂燃灯，烟入目中即失明。但熊恶盐，食之即死。

胆　苦，寒。点眼去翳开盲，涂恶疮痔瘘最良。治小儿风热惊痫，杀疳虫，疗黄疸，止久痢。古人教子夜读，粉苦参、熊胆为丸与之，吞一二枚，以资勤苦者。盖夜读久则血不归肝，而火冲头目，朝旦面黄，用此降火和肝，则血脉流通，津液畅润。痰火疮疥之类，从何而生？服齑之意，与此相同。又云：其胆春在首，夏在腹，秋在左足，冬在右足。然亦多伪，欲试之，取粟颗许滴水中，一道若线不散者真。入药另研。

罴

大于熊，功用相同。

象

肉　味淡，不堪啖。多食，令人体重。《经》云：象一身具十二种肉，以配十二辰属，皆有分假，惟鼻是其本肉。象孕，五岁始产，六十岁骨方完足。耳后有象穴，薄如鼓皮，一刺便毙，不可不识。

皮 煎膏药，去腐生新，易于敛口。

牙 治小便不通，生煎服之；小便多，烧灰服之。骨蒸劳风痫热，炙令略黄，剉末用之。生为屑，主诸疮痔瘘，生肌填口最速。又：诸铁及杂物刺入肉，刮屑和白梅水研，傅之立出。若刺及诸骨鲠在喉中者，水调服之。凡使，旧牙梳尤佳。

胸前小横骨 烧灰酒下，令人能浮水出没。

胆 不附肝，随四时在四腿诸肉中，春前左，夏前右，秋后左，冬后右。主明目治疳。以清水和涂疮肿上，瘥。含口中，治口臭。

眼睛 主目疾，和乳汁点之。

蹄底 类犀纹，堪作带。

犀

明也。阴物，受月之精，积于角尖，晦明之夕，光正赫然如炬。肉味甘，温，功劣于角。食多，腹易烦胀，木香少许，和水吞之即解。入山林路不失迷，疗蛇伤血痢痔瘘，辟瘴气蛊疰精邪。

角 主伤寒温疫，头痛烦闷，大热发狂，吐血衄血，及上焦蓄血发黄。又治中风失音，小儿风热惊痫，杀百毒蛊疰，邪鬼魇寐，解山溪瘴毒，钩吻、鸩鸟、蛇毒。又治发背痈疽疮肿，化脓为水，散痘疹余毒。丹溪曰：犀性走散，痘无余毒而血虚发燥热者禁用。兼明目消痰，止痢，乃清心镇肝之剂也。

出武陵、交州、宁州近海山中，牛首猪腹，脚有三蹄似象，力敌千斤，有杀而得者，有自退者，无水陆二种，惟牸犀角长，文理斑白，有重七八斤者，可作器皿耳。入药，用牯犀，乌黑色，肌粗皱，裂光润，辟尘者为上，露之不濡者真。通天犀照百物，骇鸡惊鸟破水，尤为难得。凡修治，取生角尖未经药水煮者，剉末，以纸裹怀中一宿，令受人气，易研，故曰人气粉。寻常汤药，磨水刺服。多用令人烦，以麝香一字水调解之。松脂为使，恶雚菌、雷丸。凡治一切角，忌盐。

按：丹溪云，犀角属阳，其性走散，比诸角尤甚。习俗痘疮后多用以散余毒，若无余毒，或血虚，或有燥热发者，用之祸不旋踵。又云：鹿取茸，犀取尖，以力之精锐在是。匪此为然，诸角取尖，俱相同也。

《太乙》曰：凡使，勿用奴犀、牸犀、病水犀、挛子犀、下角犀、浩水犀、无润犀，要使乌黑肌粗皱、坼[1]裂光润者上。凡修合之时，错其屑，入臼中捣令细，再入钵中研万匝，方入药中用之。妇人有妊勿服，能消胎气。

灵猫

阴 生南海山谷，如狸，自为牝牡。亦云蛉[2]狸。《异物志》云：灵狸，一体自为阴阳，刳其水道连囊，以酒[3]洒，阴干，其气如麝，若杂真香，罕有别者，用之亦如麝焉。味辛，气温，无毒。主中恶鬼气，祛飞尸蛊毒，心腹卒痛，除狂邪见鬼。

---

〔1〕坼：原作“拆”，据文义改。

〔2〕蛉：《本草纲目》卷五十一以“蛉”字为非。

〔3〕酒：原缺，据《本草纲目》卷五十一补。

鼹音偃**鼠**

味咸，气寒，无毒。一名隐鼠。郭璞云：在土中行者，今处处田垄间多有之。其毛色如鼠，多脚绝短，但能行，尾长寸许，目极小，项尤短而肥，多膏，色黑，二鼻实大。常穿地行，旱岁则为田害。人掘取，或安竹弓射之，用以饲鹰。五月收，令干燔之。主风热久积，血脉不行，结成疮疽，食之可消去。小儿食之，亦杀蛔虫。

牡鼠

味甘，气微温，又云凉，无毒。主骨蒸劳极，四肢羸瘦，杀虫。亦主小儿惊痫，疳积哺露，贪食劳复。和五味作羹食，良。

骨 勿误食，令人瘦。

脂 主汤火疮及诸疮。

脑 涂，针折入肉及竹木刺，立出。

目 治人目涩喜睡。取一枚烧屑，鱼膏和，注目眦，则不眠。兼取两目，缝囊盛带之。

肝 箭镝及刀针刃在咽喉胸膈诸隐处不出，杵肝及脑，傅之。

胆 明目，又治卒聋久聋。鼠才死，胆便消，不可得也。

皮 烧灰，治痈疮中冷，疮口不合。

屎 主劳复伤寒，小儿痫疾，解食马肝毒，治从高坠下，伤损筋骨疼痛，叫唤不得，瘀血攻心。小儿齿不生，取雄鼠屎三七枚，一日一枚，揩齿令生。

鼺鼠

味咸，气微温。难产，取皮毛与产妇临盆持之，令儿易生。《良方》：取一枚槐子，故弩箭羽各十四枚，共捣丸桐子大，以酒服二丸，令易产。

猩猩

肉 味咸，性温，无毒。古人以为珍味。食之不寐不饥，令人善走。

血 染细绢，鲜红夺目。

猬

肉 味甘，平，无毒。止反胃，炙食，令人能食，肥下焦，消瘘疾。误食骨，令人瘦劣，诸节渐小。

胆 治鹰食病。

猯

肉 一名獾㹠。极肥矮，毛微灰色，头连脊毛一道黑，嘴尖黑，尾短阔，蒸食之极美。貉形如小狐，毛黄褐色。野兽中猯肉最甘美，仍益瘦人，服丹劳热，患赤白痢多时不差者，可煮肉经宿露中，明日空腹和酱食之，一顿即差。又：瘦人可和五味煮，令人长脂肉肥白。曾服丹石，可时时服之，丹石恶发热，服之妙也。猯与獾、貉，三种大抵相类，头足小为别尔。

胞 收取阴干，摩和鸡卵，善主诸蛊毒，空心服，效。

脂膏 主传尸鬼气疰忤，疗马病漏脊虫疮，用涂之良。

果然

肉味咸，无毒。形似猴，人面，毛如苍鸭，肋边堪作褥。《南州异物志》云：交州有果然兽，其名自呼，如猿，白质黑文，尾长过其头，鼻孔向天。雨，以尾塞鼻孔。毛温而细。治瘴疟寒热，煮食之效。

狨兽

无毒。主野鸡五痔，取其脂傅疮。亦食其血肉，亦坐其皮，积久野鸡痔病皆痊。似猴而大，尾长黄赤色。生山南山谷中，人将其皮作鞍褥。

震肉

此乃畜之被雷所霹雳者。性无毒。主小儿夜惊，大人因惊失心。亦作脯与食之，良。

底野迦

味苦、辛，无毒。出西戎。用诸胆汁作之，状如久坏丸药，赤黑色，胡人持将至此，甚珍贵，试用有效。主百病，中恶客忤邪气，心腹积聚。

六畜毛蹄甲

味咸，气平，有毒。主鬼疰蛊毒，寒热惊痫，颠疾狂走，并煮汁饮之。亦各从其治可也。

诸兽[1]血

味甘，平。主补人身血不足，或因患血枯，皮上肤起，面无颜色者，皆不足也，并生饮之。又解诸药毒、菌毒，止渴除丹毒，去烦热。食筋，令人多力。

诸兽宜忌辨[2]

《食鉴》云：家兽自死，共鲙汁食之，作疽疮。

野兽自死，北首伏地，不可食。

兽赤足者，不可食。有鼓混，不可食。

申子日勿食一切兽肉，大吉。

凡六畜五脏着草自动摇，及得咸酢不变色，又堕地不汗，又与犬，犬不食者，皆有毒，杀人。

兽自死无伤处，不可食。

羊有一角，食之杀人，当顶上，龙也，杀之震死。

羊肉同鲙、酪食之，害人。

羊肝得生椒，破人脏。

羊肉共鲊食之，伤人。

羊心共生鱼酪食之，害人。

一切羊蹄甲中有珠子白者，名羊悬筋。食之令人癫。

白羊黑头，食其脑，作肠痈。

〔1〕兽：原缺，据目录补。

〔2〕诸兽宜忌辨：原缺，据目录补。

羊肚共饭饮常食，久久成反胃，作噎病。

青羊肝和小豆食之，令人目少明。

羊脑，男子食之损精气，少子。

杂忌之中，柳木及白杨木，不得用铜器中者。羖羊肉食之，丈夫损阳，女子损阴。

青羊肝食之，明目。

羊心有孔者，食之杀人。

羊肝不可合猪肉及梅子、小豆，食之伤心。

凡羊肉不可久食，病人。

羊肉以桑柏木炙之，令人肚生虫。

白羊肉不可杂鸡肉食之。

山羊肉不可合鸡子食。

羊肝不可合乌梅、盐梅食之。

羊肝有窍者，食之害人。

羊不酱吃之，久而闭气，发痼疾，一云病癞。

牛肉和黍米、白酒食之，生白虫。

牛自死者，血脉已绝，骨髓已竭，不堪食。

独肝牛肉，食之杀人，牛食蛇者独肝。

患病食牛肉，令人身体痒。

牛肉共猪肉食之，必作寸白虫。

疫死牛，或目赤或黄，食之大忌。

牛肺从三月至五月，其中有虫如马尾，割去之，勿食，损人。

食牛肉，不可食栗子。

食牛肉损齿，用姜尤甚。

花牛最毒。患眼人吃之，双盲。

食牛肉过多，必肚胀大，忌合犬肉食之。

白马玄头，食之杀人。

白马自死，食之害人。

白马青黑蹄，不可食。

患疥马肉食之，令人身体痒。

白马鞍下乌色彻肉裹者，食之杀人。

一切马汗气及毛，不可入食中，害人。

马脚无夜眼者，不可食。

马肉不可热吃，伤人心。

马肝有毒，食之杀人。

马肉不可与仓米同食，必卒得痫疾。

食骏马肉，不饮酒，杀人。

马肉不可与仓米同食，伤人。
驴肉，食之动风。
驴病死者，不可食。
驴肉合猪肉食，成霍乱。
獐肉不可合虾及生菜、梅李果实食之，病人。
獐肉不可炙食，令人消渴。又不可饴食，令人成瘕症。自八月至十二月食之，胜羊肉；自十二月至七月食之，动疾，须宜戒之。
豚肉不可久食，令人遍体筋肉碎疼，乏气。
豚脑损男子阳道，临房不能行事，及少子。
猪肝、肺共鱼鲙食，作痈疽。
猪肝共鲤鱼肠、鱼子食之，伏人神。
猪心肝不可多食，无益。
猪肝合羊肝食之，令人心闷。
猪肉不可合龟、鳖肉食之，害人。
白豕白蹄青爪，不可食。
猪肉合葵菜食之，令人气少。
猪肉不可合乌梅食之。
猪肉不可同姜食，吃之中年气血衰，面生黑点。
野猪青蹄，不可食之。
江猪多食，令人体重。
豪猪不可多食，发风气，令人虚羸。
白犬虎纹南斗，畜之可致万石也。
黑犬白耳，大王犬也，畜之令富贵。
黑犬白前两足，宜子孙。
白犬黄头，家大吉。
黄犬白尾，代有衣冠。
黄犬白前两足，利人。
人家养犬，纯白者凶。
犬黑色者养之，既能伏尸。舌青斑者，识贼盗则吠之。
白犬合海鲉食之，必得恶疾。
犬肉炙食，令人患消渴疾。
犬肉与蒜同食，损人。
犬悬蹄肉有毒，杀人。
犬肉不熟，食之成癥瘕。
食犬肉，人减寿。
虎肉不可热食，坏人齿。
兔至秋深时则可食，金气全也。

兔肉和獭肝食之，三日必成遁尸。

兔肉共白鸡心肝食之，令人面失色，一年成黄疸。

兔肉共姜食，成霍乱。

兔肉与姜、橘同食，令人卒犯心疼，不可治。

兔死而眼合者，食之杀人。

兔肉不可与鹅肉同食，令人血气不行。

凡饮食所以养生，不可恣意烹宰，妄谓滋养，不知受其害已多矣，举世而不觉其非也。至于牛犬，切宜终身戒之，获福无量，庆及子孙。若能斋戒，必名登天府，往生西方极乐世界，现世增延福寿，六根清净，合室平安。今述戒食牛肉良言，并《卫生歌》，以与慈善好生君子，一以传十，以十传百，以及千万人，皆慈悲不杀，岂不现成东土一极乐世界乎？

戒食牛肉良言

我劝世人，勿食牛肉。服耕效劳，反遭杀戮。尔食何来？忍为烹鬻。吁嗟此牛，莫云是畜。六道轮回，互相报伏。焉知夙生，非尔眷属！岂其无知，临死觳觫。口不能言，泪流若哭。皮解体分，犹张两目。目睚徒张，看尔反复。能保他年，不变为犊。念我滋味，贪馋恣欲。只爱口甜，不思中毒。有饭充饥，得蔬已足。适口物多，何食牛肉？鉴哉甚明，勿食是福！

地藏王曰

一切诸众生，贪生悉惧死，我命即他命，慎勿轻于彼。

卫生歌

天地之间人为贵，头象天兮足象地，父母之体宜保之，箕畴五福寿为最。卫生切要知三戒，大怒大欲并大醉，三者若还有一焉，须防损失真元气。欲求长生先戒性，火不出号神自定，木还去火不成灰，人能戒性还延命。贪欲无穷忘却精，用心不已走元神，劳神尽散中和气，更复何能保此身？心若太费费则竭，形若太劳劳则歇，神若太伤伤则虚，气若太损损则绝。世人若识卫生道，喜乐有常嗔怒少，悲哀若无思虑除，因事莫惊去烦恼。春嘘明目夏呵心，秋呬冬吹肺肾宁，四季长呼脾化食，三焦嘻却热难停。发宜多梳气宜炼，齿宜频叩津宜咽，子欲不死修昆仑，双手揩摩常在面。春月少酸宜在甘，冬月宜苦不宜咸，夏要增辛[1]宜减苦，秋辛可省但加咸。季月少咸甘略戒，自然五脏保平安，若能全减身康健，滋味过多无病难。春寒莫放绵衣薄，夏月汗多须换着，秋冬衣冷渐加添，莫待病生才服药。惟有夏月难调理，内有伏阴忌冰水，瓜桃生冷宜少餐，免致秋来成疟痢。心旺神衰宜切忌，君子之人守斋戒，常令充实勿空虚，日食须当去油腻。太饱伤神饥伤胃，太渴伤血多伤气，饥餐渴饮莫太过，免致膨脝损心肺。醉后强饮饱强食，未有此身不生疾，人资饮食以养生，去其甚者将安逸。食后徐行百步多，手摩脐腹食消磨，夜半灵根濯清水，丹田浊气切须呵。饮酒可以陶情性，太饮过多防有病，肺为华盖倘受伤，咳嗽劳神能损命。慎勿将盐去点

〔1〕辛：原作“新”，据文义改。

茶，分明引贼入其家，下焦虚冷令人瘦，伤肾伤脾防病加。坐卧切防风入脑，脑内入风人不寿，更兼醉饱卧风中，风才一入成灾咎。雁有序兮犬有义，黑鲤朝北知臣礼，人无礼义食牛牺，天地水官俱不喜。养体须当节五辛，五辛不节养伤身，莫教引动虚阳发，精竭荣枯疾病难。不问在家并在外，若遇迅雷风雨至，急须端肃敬天威，净几焚香宜少避。恩爱牵缠不自由，利名萦绊几时休，放宽些子自家福，免致中年蚤白头。顶天立地非容易，饱食暖衣宁不愧，思量无以报洪恩，早晚焚香谢天地。长生不老是如何？胸次平夷积善多，惜气惜身并惜命，请君细玩卫生歌。

养生约言

善养生者，先渴而饮，饮不过多；先饥而食，食不过饱。夏之一季，是人悦精神之时，心旺肾衰，液化为水，至秋而凝，冬始坚，不问老少，皆宜食暖物。谓宿养阳，尤胜服药。冬月天寒，阳气在内，已自郁热，若更加灸，衣重裘，近火醉酒，则阳气太盛，春夏之交恐发时行热病。凡冬不欲极温，夏不欲极凉、慎起居，忍嗜欲，薄滋味，可以却病延年益寿。春夏宜起早，秋冬宜晏眠，晏忌日出后，早忌鸡鸣前。凡饮食不宜速，须缓善。脾胃喜温，不以冷热犯之。心如眼也，纤毫入眼则不安；小事关心，心必乱动。

新刻吴氏家传养生必要仙制药性全备食物本草卷之三

禽部

鹅

自鸣声也。有苍白二种。近水乡村多养，可辟溪毒。依山屋舍，即禁蛇虫，盖以威相制耳。夜能提更，犹堪镇宅。

白鹅

肉 解五脏热，止渴，煮汁饮之。多食，令人霍乱，发痼疾，惟丹石人相宜。

膏 微寒。润肌肤，疗手足皲裂。卒耳聋，以膏涂之。

毛 烧灰，主噎及小儿惊痫。

血 解溪毒，涂之良。

涎 消稻芒。

粪 治蛇虫啮伤。

卵 补五脏，和中益气。多食发痼疾，难痊。

胆 解热毒，抹痔亦效。

苍鹅

肉 冷，发疮脓。

毛 主水毒尤良。

陈藏器云：白鹅不食虫，主渴为胜；苍鹅食虫，主射工为胜。

鸭

鸭，自呼名也；或曰可押，故谓之鸭。有家野二种，味甘，性寒，无毒。压丹石毒，解河豚毒，补虚乏，去客热，和脏腑，利小水，止热痢，小儿惊痫。黄雌鸭补虚，乌骨白鸭尤良，去虚劳蒸热。黑鸭有毒，滑中发痢，患脚气人忌食之。食新鸭有毒，以其多食蚯蚓也。目白者杀人。昔有多食鸭成瘕，用秫米治之而痊。

血 解诸药毒，有中药而死者，入喉即活。一人卒中恶腹痛而死，急杀，热血灌入口，一人以竹筒频吹下窍，使气通即活。治蚯蚓咬疮，涂之顿痊。

卵 去心腹胸膈热。多食，令人气短背闷。患毒疮人忌食。同鳖、李食，害人。

小儿多食，令脚软。

涎 解蚯蚓咬阴肿。有过食鸭肉所伤。以糯米泔温服一二盏，渐消。

屎 主散蓄热、热毒、瘀痢，解结热。杀金、银、铁、石药毒，为末，水调服之。热毒疮肿并蚯蚓咬，和鸡卵白傅之。

野鸭 名鹜。性凉，无毒。

肉 主补中益气，补虚助力，和胃气，大益病人。消食利水，导热气，去风气及恶疮疖肿，杀脏腹一切虫。又：身上诸小热疮多年不可者，多食即瘥。九月后、立春前，食之绝胜。

家鸭 虽寒，不动气。但不可与木耳、胡桃、豆豉同食。

肪 甘，温。主风虚寒热水肿。

鸭头 取青色者，治如食法：细切，和米并五味煮令极熟，作粥，空腹食之。治十种水病不瘥垂死者，效。

一种小者名刀鸭，味最重，食之更补虚。又一种名油鸭，其味更佳。

雁

阳鸟也。从住在野，下宿于水涯也。从人何也？取执挚奠雁为意也。冬则南翔，夏则北徂；时当春夏，则孳育于北。岂谓北人不食之乎？然雁与燕相反，燕来则雁往，燕往则雁来。故《礼》云：秋候雁来，春去鸟至。按：《尔雅》云，小曰雁，大曰鸿，长幼行序不紊。寒投南，热投北，阴阳升降预知，常得气之中和。人故用为礼币，一取其信，二则尚其和也。世人因之不忍杀食。或谓天厌，道家谬言耳。

肪脂 主风挛拘急，偏枯麻痹，血气不通利。取四两炼烊[1]，滤过，每日空心暖酒调服一匙。久服益气力，壮筋骨，长须发，聪耳，轻身耐老，杀诸药石毒。又：和黄豆作丸，补劳瘦，肥白人。六七月食之，伤神。其毛自落者，小儿带之，疗惊痫。

屎 治灸疮肿痛，研和猪脂，傅之。

鸡

属巽。巽主风木，善发风，助肝火。同胡椒、芥，同李、兔，同犬肝、肾食，并令人泄泻。同鱼汁食，成心瘕。同鲤鱼食，生疽毒。同獭肉食，成遁尸病。同糯米食，生蛔虫。同葱食，多生虫发痔。小儿喜食鸡肉，多生虫。四月勿食抱鸡肉，发疮疖成漏。凡鸡具五色者，食之旺神气。嫩黄者宜老人。

线鸡 能啼者，忌食。

丹雄鸡 丹，言色也，雄壮也，阳气壮也。鸡，稽也，稽候日将至巽位，感动其气而鸣，故巽为鸡，为风。

肉 主女人崩中漏下、赤白沃，止血补虚温中，久伤乏疮。

冠血 主自缢死心下温者，刺血滴口中，男雌女雄，即活。百虫入耳，滴之即出。小儿卒惊，似有痛处而不知疾状，临儿口中滴少许，瘥。兼疗乳难。白癜风、诸

〔1〕烊：原作“洋”，据文义改。

疮浸淫疮、马咬人疮、毒肿疼痛、蜈蚣咬，并取涂之。

乌雄鸡 甘，温。补中气不足，取一只，治如食法：以五味炆烂食之，生即反损。又止心腹痛，除风湿麻痹，安胎，治折伤，攻痈疽。

肝及左翅毛 主强阴。

胆 疗目不明，月蚀疮。

肠 主遗溺，小便不禁。

肶胵里黄皮 微寒，无毒。主泄利，小便遗溺，除热止烦，止泄精尿血，肠风泄痢，妇人崩中带下，小儿疟疾，鹅口不乳，并宜烧灰用之。

头 主杀鬼。

心 主五邪。

肪 主耳聋。

翮羽 主下闭血。

血 主中恶腹痛，踒折骨痛，乳难，痿痹，及马咬疮，剥马被刺，热血浸之。

屎白 微寒。主消渴，破石淋，消鼓胀风痹。又：齿痛，烧末绵裹，安痛处咬之。蜈蚣咬，醋和傅之。子死腹中，浓煎煮粥食之。产后小便不禁及妒乳痈肿，烧灰酒下。

抑论诸鸡，补虚羸之最要，故食治方中多用之。有风疾人及患骨热人不宜食。小儿未断乳，食之生蛔虫。又不可合犬肝肾、芥菜同食。合兔肉食，生泄痢。合水鸡食，作遁尸。六指、玄鸡白头，及自死足爪不伸者、抱鸡肉及蜈蚣伤者，食人杀人发疽。凡用鸡胆、心、肝、肠、肪、肶胵、粪等，以乌雄鸡为良，卵以黄雌，头以丹雄，翮以乌雄鸡为良。大抵丹者入心，白者入肺，黑者入肾，黄者入脾，总是归于肝也。丹溪云：属土而有金与木火。性补，故助湿中之火，病邪得之则剧。然非但鸡而已，鱼肉之类皆助病者也。

乌雌鸡 骨毛俱黑者为上。治乳难乳痈，风寒湿痹，攻痈疽排脓，安心定志，除邪辟恶气，益胃气，壮颜色，破腹中宿血，生新血，补产后虚羸。

白雄鸡 甘、酸，微温。调中下气，疗狂言，止渴，利便，消丹毒，白毛乌骨者佳。

白雌鸡 补五脏劳伤，润肺益肾，止消渴，治湿痹，肠澼泄痢及小便不禁，妇人崩中下血，赤白漏下，产后虚损等症。

黄雌鸡 甘、酸，性平，无毒。补精助阳气，补益五脏绝伤，止肠澼泄痢，止泄精，小便不禁。又：和赤豆同煮烂并汁食之，主腹中水癖水肿。

其肋骨主小儿羸瘦，食不生肌。

卵 生绞汁入药，除烦热，及孕妇天行热疾狂走。豁开淡煮，大能却痰润声，养胃益心。

血 止惊。和蜡炒，止久泄[illegible]痢。和黑豆入酒服，治痫痉贼风麻痹。

黄 熬油和粉，傅头疮。

卵白 微寒。疗目赤火烧疮，除心下伏热，止烦满咳逆，小儿下泄，妇人产难，胞衣不出。醋渍一宿，疗黄疸。多食，动心气。和葱食，气短。和鳖食，损人。又不可合獭肉、蒜、李同食。

卵壳 细研磨，障[1]翳。又：伤寒劳复，炒黄为末，热汤下，汗出即愈。

卵中白皮名凤凰衣。主久咳结气，得麻黄、紫菀和服之，立已。小儿头身诸疮，烧灰，猪脂调傅。

《内则》云：食鸡去肝，为不利人。老鸡头有毒，勿食。鸡卵，小儿有痘者不惟忌食禁嗅，其煎食之气，恐生翳膜。治过食蛋伤，用紫苏子能消解。蛋毒，用醋。

雉

俗名野鸡。味甘、酸，性微寒，无毒。益滋味，补中气，解消渴。多食发痼疾，令人瘦。同盐豉作羹食，疗气虚不食及下痢，除蚁瘘。同荞麦面食，生肥虫。同菌蕈、木耳食，发痔下血。同胡桃食，发头风眩运及心痛。

卵 同葱食，生虫。同家鸡食，成遁尸病。

孙真人云：九月至十一月食，益人。春夏勿食雉，防蛇交毒。丙午日不可食雉肉。

竹鸡

味甘，平，无毒。主野鸡病，能杀虫。此鸡常食半夏苗叶，多用生姜同煮食[2]。

鹖鸡（缺）

𪄠鸡（缺）

锦鸡（缺）

山鸡（缺）

鹧鸪（缺）

斑鸠（缺）

青鸠（缺）

白鸽（缺）

雀（缺）

乌鸦[3]

□[4]固济，火煅，为末，米饮下。兼治小儿惊痫鬼魅。

目睛 汁注目中，治目暗。

头骨 烧灰，傅土蜂瘘。

慈鸦 似乌而小，多群飞，作鸦鸦声者是，北土极多，不作膻臭，即今之寒鸦。主补虚劳羸瘦乏弱，止上气咳嗽及骨蒸发热。和五味炙食之，良。其大鸦肉涩，只能

〔1〕障：原作"瘴"，据文义改。

〔2〕同煮食：此后脱页至"乌鸦"条后，字数不详。

〔3〕乌鸦：原脱目录载"喜鹊"之前，为"乌鸦"据补。

〔4〕□：底本脱文，无法计算字数。

治病，不宜常食。

又广东一种白鸦，补阳气，令人有子，治痨瘵尤佳。

喜鹊

以翼左覆右是雄，右覆左是雌。又：烧毛作屑，内水中，沉者是雄，浮者是雌。入药只取雄者。

肉 甘，无毒。主消渴，下石淋，消结热。烧灰淋汁饮之，石即下。又主风秘，四肢烦热，胸膈痰结。妇人不可食。

巢 多年者，主颠狂鬼魅及蛊毒等症，用烧之，仍呼祟物名号。亦可傅瘘疮。

鸲鹆

《格物论》云：鸲鹆，慧鸟也。端午日取子去舌端，能效人言句，若谷声有应也。主老嗽吃噫下气，取一个蒸食，或煮作羹食，或炙为末，蜜丸服之。痔瘘下血，五味炙食之。俱以腊月腊日得者有效。

目睛 和乳汁研，点眼，能见云外之物。

孔雀

陶隐居云：孔雀尾初春生，四月后子花俱荣衰，自惜其尾，欲栖，必择置尾处。取其尾者，持刀于丛篁间，急断其尾，若回首一顾人，翠无复光彩矣。

肉 味咸，性凉，有微毒。解药毒蛊毒。

血 治毒药，生饮良。

屎 主女子带下，小便不利，傅恶疮。

尾 入眼，令昏翳。

鸂鶒

五色，有毛如船拖，小于鸭。《临水异物志》曰：鸂鶒，水鸟，食短狐，在山泽中无复毒气也。又杜台卿赋云：鸂鶒寻邪而逐害是也。

肉 味甘，性平，无毒。食之治惊邪，养之辟短狐。

鸳鸯

即雎鸠，文禽也。其色文具五彩，甚足美观。又名匹鸟，乃合欢之禽也。雌雄匹配而不相狎，游则比翼，睡则交颈。荆楚词云：邓木鸟，主齿痛[1]。即此鸟也。

肉 味咸，性平，有小毒。主诸瘘疥癣，酒浸炙食，或炙热傅疮上，冷则易。多食，令人患大风。又：夫妇不和，作羹私与食之，令相爱也。煮食，治梦寐思慕者效。

白鹇

肉可食。色白而背有细黑文，亦堪蓄养。或疑即白雉也。患疮疖者勿食。

白鹤

有玄有黄，有白有苍。取其白者为良，佗者次之。《穆天子传》云：天子至臣蒐

〔1〕荆楚词……主齿痛：《本草纲目·啄木鸟》载，《荆楚岁时记》云啄木鸟主齿痛。

二氏，献鹤之血，以饮天子。注云：血，益人气力。

肉 味咸，性平，无毒。益气力而去风，补劳乏而益肺。

肫中砂石子 取以磨，酒服，治蛊毒，祛邪魔，用之奇效。

卵 味咸，平，无毒。食之预解痘毒，多者令少，少者免出。

天鹅

肉 味甘，平，无毒，性冷。腌食佳。

绒毛 疗刀杖疮，立愈。

鹳

似鹤，但头无丹，项无乌耳。《博物志》云：鹳伏卵时，取矾石周围绕卵，以取暖气。方术家取鹳巢者，真也。

肉 味酸，平，无毒。有风疾者、湿病者，宜食。多食，发疮疥。

骨 主鬼疰蛊毒五尸，治心腹疼痛，炙黄为末，空心酒下。

脚骨及嘴 主喉痹飞尸，及小儿闪癖，大腹痞满，并煮汁服之，或烧为黑灰饮。有小毒，杀树木花，人毛发。沐汤中不少许，发尽脱落，亦更不生。

卵 预解痘毒，煮食之良。

鹭鸶

味酸，平，无毒。益脾胃，补气血。

一种白鹤子，头无毵毛，袅耳黄脚，功用颇同。

水老鸦

味酸、咸，性冷，有微毒。利水道，宽臌[1]胀。

嗉 消骨鲠。凡骨鲠者，密念鸬鹚不已，即下。

屎 疗面瘢黑皯黡痣，治疔疮、汤火疮痕。

鸬鹚嘴 治噎，欲发时衔之，遂下。

凡鸟皆卵生，此鸟胎生，从口中吐雏，如兔子类。故杜台卿赋云“鸬鹚吐雏于八九，䴔䴖御翼而低昂”是也。产妇临蓐，令执之，易生。一种头细背长，项有白者，名鱼鲛，不堪药用。

鹰

肉 味咸，气平。主邪魅狐魅。

嘴爪头 烧灰服，主五痔。

屎白 平，小毒。主中恶，小儿乳癖。和姜、蚕、衣鱼之属为膏，灭伤挞瘢痕。

眼睛 和乳汁研，点眼三日，见碧霄中物。忌烟。

鸥

肉 甘，无毒。主躁渴狂邪，五味腌炙食之。

〔1〕臌：原作“膨”，据文义改。

翠鸟

味咸，平，无毒。主鲠及鱼骨入肉痛甚者。烧令黑，末顿服；或煮汁饮之，亦佳。羽青翠可爱，雄者名翡，其色多赤。

鸡鹜

味咸，性微寒，无毒。解中鱼虫毒，补中益气。

血 壮筋骨。

髓 补精髓。

淘鹅

味咸，性温，无毒。主风湿肌肉不仁。

脂 通耳聋，散痈肿痹[1]症，引药透入病所。

舌 治疔毒。

鸤鸠

即布谷，江东人呼为郭公，北人云拨谷，一名获谷。似鹞长尾，牡牝飞鸣，以翼相拂。《礼记》云：鸣鸠拂其羽。

肉 味甘，性温，无毒。安神定志，令人少睡。

脚胫骨 令夫妇相爱，五月五日各带一骨，男左女右。有取雌雄骨置水中，果自相随也。

鹌鹑

有雌雄，从卵生。何言化也？其说甚异。尝于田野屡得其卵，初生谓之罗鹑，至初秋谓之早秋，中秋已后谓之白唐，然一物四名也。《月令》云：田鼠化为鴽。《素问》云：鴽，鹑也。四月已前未堪食，是虾蟆化为也。主补五脏，实筋骨，消结热，耐寒暑，止泄痢，益中气。与猪肉食，必发黑子，同菌子食，发痔疾。又：小儿疳痢，同小豆、生姜煮食，良。

鹘嘲

味咸，气平，无毒。助气益脾胃，去头风目眩，煮炙食之。

啄木

此鸟有大有小。有褐者是雌，斑者是雄。又有黑者，头上有红毛，大如鹊，觜如锥，长数寸，常穿木食蠹，故名。性平，无毒。主痔瘘有头，脓水不止，取一只烧灰，酒下二钱。牙齿疳䘌，蚛牙疼痛，烧为末，内牙孔中，不过三次；或取舌尖绵裹，于痛处咬之。俱以端午日得者佳。杀痨虫，治风痫心痛。庚日取血，向西热服，令人面发光彩。

鸱鸮

一名鸢，即俗呼为掘窟鸟是也。其首似猫头，其色麻褐色，与鹏鹗相似而大。取其头烧灰，主头风目眩。又取飞鸱头二枚，铅丹一斤，上二件末之蜜丸，先食后服丸，治颠痫瘈疭。

---

〔1〕痹：原作“脾”，据《本草纲目》卷四十七“鹈鹕”条改。

伏翼

即蝙蝠也。夜值庚申，乃伏翼。善服气，能寿。味甘、咸，平，无毒。主小儿魃病。取血滴目，令人夜视有精光。止久嗽上气，治五淋，利水道。久服，令人喜乐媚好，无忧延寿。兼治金疮出血，内瘘。立夏后采山谷及古屋间者，阴干。重一斤，色白倒悬者，先拭去肉上毛，及头肚觜脚，然后用酒浸一宿，取出，以黄精自然汁涂之，炙令焦干，苋实、云母石为使。

夜明砂 又名天鼠屎。无毒。小儿无辜疳，熬捣为末，拌饭吃。治瘰疬，略炒为末，茶调服。子死腹中，烧灰酒下，兼治面黑面痈，皮肤洗洗时痛，腹中血气被寒热积聚，除惊悸。五疟，冷茶调下，立瘥。

黄鹂

味甘，性温，无毒。助脾胃，益阳道，妇人食之，不妒。此鸟立春即鸣。

鹂

味甘，性温，无毒。补虚乏，温五脏，暖人。此鸟天将雨即鸣。

百舌

味甘，平，无毒。杀诸虫，益智慧。小儿久不能语者宜食。

鴩鶨

味甘，平，性温，无毒。和中气，益脾胃。多食令人聪明。长尾青灰斑色。

鸡鹊

味甘、咸，平，无毒。解虾鱼毒。炙食，益人。养之，厌火灾。

练鹊

味甘，气温、平，无毒。治风疾，益气力。冬春间取，细剉炒香，袋盛浸酒。每朝取酒温服之，效，食槐子者尤佳。

杜鹃

按：《本草》云，初鸣先闻者主离别。学其声，令人吐血。鸣至口中出血始止，故有呕血事也。

百劳

《郑礼》注云：鵙，博劳也。

羽毛 主小儿继病。母有娠乳儿，儿有病如疟痢，他日亦相继腹大，或瘥或发，他人相近，亦能相继，北人未识此病。怀妊者取毛带之。

蹋枝 治小儿语迟，取以鞭之，令速语。

巧妇鸟

主妇人巧蚕。其卵小于雀。在林薮间为窠，窠如小囊袋。亦取其窠烧，女人多以熏手，令巧。

凤凰台

《神物志》云：凤凰脚下物，如白石也。凤虽灵鸟，时或来仪，候其栖止处，掘土三尺取之，状如圆石，白似卵。然凤鸟非梧桐不栖，非竹实不食，不知栖息，那复近地，得台入土，正是物有自然之理。不可识者。今有凤处未必有竹，有竹处未必有凤，恐是诸国麟凤洲有之。如汉时所贡续弦胶，即煎凤髓所造，亦有曷足怪乎？今鸡亦有白台如卵硬，中有白无黄，云是牡鸡所生，名为父公臺。《本经》鸡白橐，“橐”字似“臺”，后人写之误耳。《书记》云：诸天国食凤卵，如此土人食鸡卵也。味辛，气平，无毒。主痨损积血，通血脉，祛惊邪，治癫狂鸡痫。

燕

捣傅痔虫。须自死可用。杀则招祸。

窠中土　主卒得浸淫疮有汁，水和涂之。又：与屎等分，以作汤浴小儿，治惊痫。

屎　治久疟，临发日搅酒一升，两手捧取其气，渐熏鼻中，疟即禁止。驱蛊毒，取三合炒香，以独蒜捣烂丸之，用汤送下，泄尽蛊虫。又杀鬼疰，逐不祥，破五癃，利小水。

卵　治水肿。取胡燕卵中黄，顿吞十枚，立消。

诸禽食治论[1]

《食治心鉴[2]》云：凡鸟自死目不闭，自死足不伸者，白鸟玄首，玄鸟白首，三足、四距、六指、四翼，异形异色，及野禽生卵有“八”字形者，肝色青者，并有毒，误食杀人。

诸雀之卵，并能补肾气，助阳道。

凡鸟飞投人，其口中必有物，拔毛放之吉。

凡鸟自死，口不开翅不合者，不可食。

鸟自死者，食之杀人。

凡鸟投人，不可捉食。

鸳鸯肉，人食患大风。夫妇不相爱，私煮鸳鸯肉食之，当相爱也。

鹧鸪与笋同食，令人腹胀。

雁肉食之，损人神气。

雁脂可和豆黄末服，令人肥白。

雀肉不可合酱食及李子食。

雀不可合杂生肝食。

雀肉和干姜末蜜丸服，令人肥白。

鹑和生姜煮食，止泄痢。酥煎，偏令下焦肥。与猪肉食，令人生黑子。

鹑，四月至八月不可食。

斑鸠多食，益气助阳。

鸦，劳瘦病嗽骨蒸者，可和五味炙食。

鸦眼睛研，注人目中，夜见鬼神。

---

〔1〕诸禽食治论：原缺，据目录补。

〔2〕食治心鉴：古有《食医心鉴》，然书中无此段文字。据《本草纲目·诸鸟有毒》载，此下文字大致来自于《本草拾遗》。

雉不可同胡桃同食，令人发头风，兼发心痛。

雉不与木耳、菌子同食，发五痔，立下血。

雉不与豉同食，杀人。

雉肉不可与荞麦面食之，生肥虫。

雉蛋不可与鸡蛋同食，生寸白虫。

雉肉久食，令人嗽。

丙午日食雉肉，丈夫烧死目盲，女人血死妄见。

锦鸡，一名山鸡，养之禳火灾。

竹鸡，有毒，不宜多食。

鸡玄色白头，食病人。

鸡有六指，食之杀人。

鸡有五色，杀人。

鸡有四距重翼者，龙也，杀之震死。

鸡并子，不可合李子食。

鸡肉或煮，不可合胡荽、蒜食之，令人喘气。

雉鸡肉不可合生葱、芥菜食之。鸡子不可合鲤鱼食。

鸡死不伸足爪，此种食之害人。

鸡子白共蒜食之，令人短气。

鸡子共鳖肉蒸食之，害人。

鸡肉、犬[1]肝肾心，食之害人。

生葱共鸡犬肉食之，害人，谷道终身流血。

乌鸡肉合鲤鱼肉食之，生痈疽。

鸡、兔、犬肉和食，必泄痢。

野鸡肉共家鸡肉合食之，成遁尸，四肢百节疼痛。

鸡子多食，动风气。

乌鸡最暖，可补血，产妇可食。

阉鸡善啼，有毒忌食。

鹅肉生冷，不可多食，令人易霍乱。

老鹅善漱，有毒。

虫　部

蜂子

味甘,平，性微寒，无毒。治头风，除蛊毒，补虚羸，疗伤中，理心腹疼痛，主

〔1〕犬：原作“大”，据文义改，下同。

风疹游丹，祛腹中留热，利大小便，调妇人赤白带下，通乳汁，去浮血，疗小儿腹中五虫口中出者，面黄羸瘦。久服，光泽好颜色，益气不老延年。凡用蜂子，并取头足未成者佳。歙人取蜂子法：大蜂结房于山林间，大如巨钟，其如数百层。土人采时，须以草衣蔽体，以捍其毒螫，复以烟火熏散其蜂母，乃敢扳缘崖木，断其蒂。取黄蜂子，以盐炒，曝干，寄入京洛，以为方物。然房中蜂子三分之一翅足已成，则不堪用。食之者，须以冬瓜、苦荬、姜苏，以制其毒。

大黄蜂　即人家屋上及大木间作房者。专主干呕心腹胀，利大小便。

土蜂　即土穴居者。主痈肿嗌痛。又：烧灰，油调傅蜘蛛咬。此物能食蜘蛛，亦取其相制也。

露蜂房　味苦、咸，性平，无毒。主颠疾，蛊毒鬼精，惊痫瘈疭寒热，解蜂毒乳毒，止赤白痢，治牙疼瘰疬痈肿。

大抵蜂类，性效皆不相远。畏黄芩、芍药、牡蛎。

蠮螉　处处有之，黑色而细腰。虽名土蜂，而不在土中作穴，但挞[1]土于人家壁间或器物傍，作房如竹管。取他虫于房中，化为己子。《诗》云“螟蛉有子，蜾蠃负之”是也。味辛，有毒。主久聋，咳逆呕逆，毒气出汗，疗鼻窒。生捣，罯竹木刺。入药，炒用。

牡蛎

肉　味甘，性温，无毒。海味之上品。美颜色，细肌肤，补虚劳，调血气，解丹毒。和姜、醋生食，止酒后烦渴。炙食亦佳。

壳　味咸，气平微寒，无毒。贝母为之使。恶麻黄、吴萸、辛荑，得甘草、牛膝、远志、蛇床子，良。《本草》云：牡，雄也，咸水结成。又云：百岁鹏化成。入足少阴经。主伤寒寒热，温疟洒洒，除留热在关节，及荣卫虚热，去来不定。止烦渴，疗咳嗽，除心痛气结，胁下痞热，定惊恚怒气，止盗汗，泻水气，除老血，涩大小肠，男子虚劳乏损，遗精梦泄。补肾正气，病人虚而多热者，加而用之。女子崩中，赤白带下，疗一切痈肿，鼠瘘瘰疬喉痹，甲疽脓血疼痛，小儿惊痫。久服，强骨节，除拘挛，杀鬼，延年。又：咸为软坚之剂。以柴胡引之，故能去胁下硬；以茶引之，能消结核；以大黄引之，能除股间肿。以麻黄根、蛇床子、干姜为佐，能去阴汗；以地黄为使，能益精收涩，止小便。本肾经药也。取壳以头向北、腹向南视之，口斜向东者为左顾，尖头大者胜。先用盐水煮一时，后入火煅红，研粉用。

文蛤

味苦、咸，性平、寒，无毒。出东海表，相合而生。《说文》云：千岁燕化为海蛤，伏翼化为魁蛤。雁食海蛤，从粪中出，大如巨胜，有紫文彩未烂者为文蛤，无文彩已烂者为海蛤。二蛤同类，主治大同，惟分新久。无毒。主咳逆胸痹，腰痛胁急，坠痰软坚，止渴燥湿，收涩固济之剂也。止大孔出血，崩中漏下，恶疮鼠瘘，五痔等

〔1〕挞：原作“槤”，据文义改。

症。又治疝痛，能降能消，能软能燥，同香附末、姜汁调服。疗急疳蚀口鼻尽欲死，烧灰，腊猪脂和涂之。凡修事，一两用浆水煮一时后，以地骨皮、柏叶各二两，又煮一时，取出，东流水淘三遍，拭干，火煅，研粉用，不入汤药。蜀漆为使。恶狗胆、甘遂、芫花。

海蛤　无毒。主咳逆上气，喘息烦满，胸痛寒热，疗阴痿，利大小肠。《液》云：蛤粉咸能走肾，可以胜水。共治十二水气浮肿。治项下瘿瘤，余同文蛤。

魁蛤　形圆长，似槟榔，两头有孔，外有纵横纹理。味甘，平，无毒。主痿痹，泄痢便脓血。《食疗》云：润五脏，止消渴，开关节。服丹石人食之，免有热毒疮肿。

蛤蜊

肉　性冷，无毒。似蚌略小，壳圆而薄，白腹紫唇。《月令》云“雉入大水为蜃，雀入大水为蛤”是也。润五脏，止消渴，解酒毒、开肠胃。

壳　主老癖，化顽痰，消血块，去寒热，疗汤火伤。与丹石药相反，服丹石人误食，令腹结痛不止，切宜戒之。

李达云：用枇杷叶同煮，脱疗。

车螯

名蜃[1]，系蛤之至大者。春夏吐气，俨若楼台，变态顷刻多端，土人称为海市。有肉可荐，有珠可穿，壳可嵌饰屏风。

肉　性冷，无毒。解酒毒，止消渴，治壅肿。

壳　治疖毒恶疮，火煅醋淬，研细末，醋调敷，效。

蚬

小于蛤，黑色，生水泥中，候风雨，能以壳为翅飞者。

肉　冷，无毒。去暴热，明目，利小便，下热气脚气湿毒，开胃，解酒毒，目黄。多食发嗽，并冷气消肾。又：煮汁饮，治时气，压丹石药，下乳汁。生浸，取汁服，止消渴，洗疔疮。

陈烂壳　温。烧灰饮下，主反胃吐食，除心胸痰水，咳嗽不止，止痢及失精，治下痢。

马刀

在处有之。长三四寸，阔五六分，头小锐，形如斩马刀。多在沙泥中，即蚌之类也。味辛，微寒，有毒。破石淋，主漏下赤白寒热，杀禽兽鼠莽毒，除五脏间热，肌中鼠鼷，止烦满，补中，去厥痹，利机关。用之当炼，得水烂人肠。

肉　可为鲊。然发风痰。

丹溪云：马刀与蚌、蛤、蚶、蚬、螺蛳大同小异，属金而有水木土。《衍义》言其冷而不言湿。多食发疾，以其湿中有火，久则气上升而不降，因生疾多热则生风矣，何冷之有？今蛤粉皆此类为之。

---

〔1〕名蜃：原作“蜃名”，据文义乙转。

蚌蛤

味甘、咸，性冷，无毒。止消渴，除烦解热，补妇女虚损，劳伤不足，止血崩带下，压丹石药毒，疗痔瘘，明眼目。

壳 用陈烂者研细末，米饮下，治翻胃痰饮，累效。

蝛蜼

似蛤而长扁，有毛。

肉 味淡，性冷。人食之，无功用。

壳 烧灰作末，米饮下，治痔疾神效。

蚶

即瓦垄子。

肉 味甘，性温，无毒。主心腹冷气，腰脊冷风，利五脏而健胃，消宿食而温中，益血气神方，驻容颜，益阳事。凡啖，须饭压下，不尔令人口干。

壳 味咸，性同。消妇人癥瘕血块，逐男子痰癖积聚。烧过醋淬，细研为末，米饮下，或酒送下。

蛏

生海中及闽广。其形亦似蚌，长二三寸，大如指，两头开。但天行病后不宜食，切忌之。

肉 味甘，性温，无毒。主冷痢，补虚劳，疗胸中邪热烦闷，治妇人产后虚损。服丹石人最宜。

淡菜

一名壳菜。生闽广及南海。似水母，一头尖，中衔少毛。海人亦名淡菜，北人多不识。虽形状不典，而甚益人，南人好食，亦可烧令汁沸出食之。多食令头闷目暗，可微利即止。常时频烧食即苦，不宜人。与少米先煮热后，除肉内两边锁及毛了，再入萝卜、或紫苏、或冬瓜皮同煮，更妙。味甘美，性温，无毒。主虚羸劳损，益阳事，补五脏虚损，吐血，理腰脚气，润毛发，消食，除腹中冷，破痃癖癥瘕，治产后血结冷痛，崩中带下漏下，男子久痢，并宜以五味煮食之。

蚌

生珠。

老蚌 名真珠母[1]。真，珍重也；珠，圆明也。生南海，采老蚌剖珠充贡。无毒。主手足皮肤逆胪，镇心坠痰，止泄。为粉点目中，主肤翳障膜。用绵裹塞耳，主聋。傅面，令润泽好颜色。合知母疗烦热消渴，合左缠根治小儿麸疮入眼。为末酒下，治难产，下胞衣及子死腹中。小儿惊热药中多用之。取新净未经钻缀者，研极细方可饵服，不尔伤人脏腑。

肉 味甘。能醒酒，去热驱烦。作脯食之，佳。

〔1〕母：原作“牡”。

石决明

亦名九孔螺。生南海，今岭南诸郡及莱州皆有，亦出海内。单片，不生对合，光耀不忝[1]真珠。

肉 味甘，可久食，明目。

决明 味咸，性平，无毒。主青盲内障目翳，肝肺风热，骨蒸劳极。生七孔、九孔者良。凡用，先磨去粗皮，用盐水入瓦罐中，煮一伏时，取出为细末，研如粉，水飞，点之。五淋，水调服。服后永不得吃山桃，犯之令人丧明。

龟甲

龟，收藏义也，甲，函也。气平，无毒。主内伤阴虚，骨蒸寒热，及劳倦骨痿，伤寒劳复，肌体寒热欲死。力猛，能去瘀血，破癥瘕，痎疟五痔，血分湿痹，四肢重弱，不能久立，妇人漏下赤白，阴疮难产，及产前后痢，又治惊恚气，心腹痛，腰背疼，兼治小儿囟不合。头疮不燥，烧灰傅之。久服益气资智，且能食。丹溪云：龟乃阴中至阴之物，禀北方之气而生，故能补阴血不足，阴足而血气调和，则瘀血自去，癥瘕崩痔疟痢痹疾自消，筋骨自健，故曰大有补阴之功。以其灵于物，故用以补心甚验，令人有灵。入汤作丸，取江湖中水龟，生脱未中湿者良。其次卜师钻过，名败龟板，大者亦佳，酥炙或猪脂、酒皆可。恶沙参、蜚蠊。畏狗胆。

肉 除风痹身肿，瘴气及踒折，风痛拘挛，缓急瘫痪，补虚羸。

血 涂脱肛缩肠。

尿 止久嗽断疟，治小儿龟胸。滴耳中，治聋。然尿最难得，采时置雄龟于瓷盘中，以镜照之，龟见影往往淫发而失溺，急以物收。又法：以纸炷火上胁热，以点其尻，亦致失尿，然不及镜照取快也。

头骨 宜带入水，身骨宜带入山，令人不迷路。

千岁灵龟 五色全具，雄者额上两骨起似角，以羊血浴之，乃剔取其甲，酥炙捣为末。服方寸匕，日三服，最延年。

秦龟 秦地所产山龟，极大而寿，今四方亦有之。味苦，无毒。主除湿痹身重，四肢关节不可动摇。

绿毛龟 蕲州出产。浮水面，绿色鲜明。包缚额端，能禁邪疟；收藏书笥，堪辟蠹虫。

瑇瑁

一名玳瑁。生广南，似龟首，如鹦鹉，惟腹中背甲皆有红点斑文，其大者有如盘。入药，须用生者乃灵。佩带，辟蛊毒，凡遇饮食有毒，则必自摇动，死者则不能神矣。

肉 味甘，性平，无毒。主风毒，行气血，去胸膈中之风痰，镇心脾，逐邪热，利大小肠之赤涩，治心内风邪，通女人经脉，解烦热而止惊痫，消肿毒而破癥结。

血 解百药毒，刺血饮之，良。

〔1〕忝：原作“黍”，据文义改。

鳖甲

其听以眼，故称守神。甲介虫之甲，亟也。无毒。主尸疰劳瘦骨热，疗温疟劳疟老疟，心腹癥瘕，坚积寒热，止上气急满，消恶血并扑损瘀血，去鼻中瘜肉、阴蚀痔、恶肉，消疮肿肠痈，妇人漏下五色羸瘦，催生堕胎，女子经闭，小儿惊痫。又治卒腰痛及石淋，杵末酒下。多忘善误，丙午日取甲，着衣带上。丈夫阴头痈肿，医不能治，取鳖头烧灰，鸡子白调傅之。历年脱肛及产后阴脱，取灰干糁托上。用九肋多裙重七两者，生剔去肉，取甲，酽醋炙黄色，去劳热，用小便煮一日夜。恶矾石。

肉 主补中益气，峻补阴，去血热及湿痹。但不可久食则损人，以其性冷耳。有独目者，厌下有如“王”字者，头足不缩者，三足、独足者，目四陷者，皆不可食。胸前有软骨谓之丑，食之令人水肿。若误中其毒，令人昏塞，以黄耆、吴蓝煎汤服之，立解。又：合苋菜食之，生鳖瘕。合鸡子食之，杀人。

卵 盐腌煮食，补阴虚。

膏 脱人毛发，拔去涂孔中，即不生；若欲重生者，以白犬乳汁涂拔处，当出黑毛。

鼋

亦系鳖之最大者。形似守宫、鲮鲤辈，而长一二丈，背尾俱有鳞甲，善攻碕[1]岸，夜则鸣吼，舟人甚畏之。南人亦捕而食，煮之白不凝。又云其肉有五色而白似鸡。但发冷疾。多卵，大如鸡鸭子，一产一二百枚，人亦掘取以盐腌，可食。

甲 功用与鳖甲同，医方亦鲜有用者。

皮、骨 烧灰，米饮调，主肠风痔疾。

膏 涂摩铁，能令白。

鼍

性嗜睡[2]，恒闭目。形如龙，长一二丈，能吐气致雨，力猛能攻江岸。有毒。主心腹癥瘕，伏坚积聚寒热，女子崩中下血五色，小腹阴中相引痛，疮疥死肌五邪。涕泣时惊，腰中重痛，小儿便闭气癃皆溃，用之当炙。蜀漆为使。畏狗胆、芫花、甘遂。

肉 至补益，主小气吸吸，足不立地。能发痼疾。

皮 可贯鼓。

膏 摩恶疮。

皮、骨 烧灰，入红鸡冠花、白矾末共为末，米饮调服，治肠风痔疾甚效。

朱鳖

生南山下中。大如钱，腹下血[3]赤如血。又云：着水马脚，皆令仆倒。耳带之，主刀刃不伤。佩之，亦令人有媚。

---

〔1〕碕：原作“琦”，据文义改。

〔2〕睡：原作“睦”，据文义改。

〔3〕血：疑衍。

白花蛇

一名褰鼻蛇。白花者，生南地，惟取蕲州。头长小角锋，尾生佛指甲，项绕真珠白点，背缠方胜花纹，因名。但蛇鼻皆向下，此蛇鼻向上。又：诸蛇死，眼闭；是蛇则眼开如活。味甘、咸，性温，有毒。宜去头尾各一尺，取中段，酒浸三日，去酒炙干，去皮骨。主大风癞瘙痒，中风口眼歪斜，半身不遂，湿痹拘挛，骨节疼痛，脚弱不能久立，兼治肺风鼻塞。雷公云：蛇性窜，能引药至有风处耳。

乌蛇

性善而不啮物。黑色如漆，背有三棱浑如剑脊者为良；尾细尖长，能穿百钱眼不陷者为真。多在芦丛中嗅其花气，亦乘南风而吸，最难采捕，多于芦枝上得之。味甘，气平，无毒，又云有小毒。治诸风皮肤不仁，散瘾疹身体瘙痒。治热毒风眉髭脱落，理耳聋及面上肌体生疮。制同白花蛇。江东有黑梢蛇，能缠物至死，亦如其类，生商洛山。

青竹蛇

味甘，有小毒。此物有二种。其腹大尾小名青皮瓜，不入药；惟腹小渐小至尾者佳，治诸般肿毒痈毒。

金蛇、银蛇

出宾澄州。大如中指，长尺许。常登木饮露，体作金色，照日有光，及能解金毒，亦有银蛇解银毒。味咸，性平，无毒。今信州上饶县灵山乡出一种蛇酷似此，彼人呼为金星地鳝，冬月收捕之，亦能解众毒，止泄泻及邪热。人中金毒，取蛇四寸，炙令黄，煮汁饮，频服之，以瘥为度。候之法：至暝取银口中，含至晓，银变为金色是也。令人肉作鸡脚裂。

蛇蜕

蛇退皮也。味甘、咸，性平，无毒。去翳膜，止呕逆。主蛇痫摇头弄舌，颠疾瘈疭寒热。诸䘌恶疮似癞，癜风白驳，煎汁涂之。疮有脓者，烧敷之。肠痔蛊毒，妇人难产，小儿百二十种惊风，取石上白如银色完全者，埋土中一宿，醋浸炙干。恶磁石及酒。疟疾正发日以蛇皮塞病人两耳，临发又以手持少许，并服一合盐、醋，引吐即止。

蚺蛇

蚺，髯也，颔有须也；蛇，迤也，形迤长也。似鳢鱼，头若鼍头，尾圆无鳞。或言鳞鱼变为之也。大者二三围，在地行住，不举头者是真，举头者非真。形多相似，彼土人以此别之。出交、广二州，岭南诸州，今桂、广、高贺等州皆有。

肉膏　味甘，平，有小毒。可作脍食，酿酒治大风，及诸疮瘰疬肤顽，妇人产后腹痛。

胆　味苦、甘，性寒，有小毒。主心腹䘌痛，下部䘌疮，目痛齿痛，小儿五疳，热丹口疮，久痢。其胆以刀切开，内细如粟米，着水中浮走者真，沉散者非也。《纪异录》云：雷州有养蛇户，每岁五月五日即担舁南蛇入官以取胆。每一蛇皆两人担舁，致大篮笼中，藉以敷草屈盘其中。将取之，则出置地上，用杈拐十数翻转蛇腹，旋复按之，使不得转侧，约分寸于腹间剖出肝胆，胆状若鸭子大，切取之，复纳肝腹中，以线缝合创口，蛇亦复活，舁归，放于川泽。其胆曝干，以充土贡。或云蛇被取胆，他日见捕者，则远远侧身露腹疮，明已无胆，以此自脱。或云此蛇至难死，剖胆复能活三年。未知的否。

蝮蛇

一名蚖[1]蛇。其蛇黑色，黄颔尖口，毒最烈。似虺，形短而扁。人被伤不即疗，多死。

蛇类甚众，惟此二种及青蝰[2]为猛，疗之并别有方。多在人家屋间，吞鼠子及雀雏，见其腹大，破取鼠，干之，疗鼠瘘。陈藏器云：蛇中此蛇独胎产，形短鼻反，锦文，其毒最猛，着手手断，着足足断，不尔合身糜溃矣。至七八月毒盛时，常自啮木，以泄其毒，其木即死。又吐口中沫于草木上，着人身成疮，名曰蛇漠，卒难疗治。

肉 味苦，气微寒，有毒。疗癞风恶疮鼠瘘，下结气，止心腹痛，除蛊毒。

胆 主下部诸䘌虫疮。

蜕皮 主身瘙痒，疥癞疮癣。

皮 烧灰，敷疗肿恶疮痈毒，附骨疽。

蓝头蛇

有大毒。尾良。当中有约，从约断之，头合毒药，药人至死，岭南人名为蓝药。解之法：以尾作脯，与食之即愈。

螃蟹

生陂泽中，穴于沮洳。遇八九月，出食稻芒，稻熟时尽出田内，各持一穗，以朝其魁，随小从其所之，昼夜觱沸，望长江而去，自江转海，其形益大。或谓持稻以输海神也。行旁横，有八跪、二螯、八足，壳黄褐，现十二星点微红，如鲤之三十六鳞，大小相类，腹虚实应月盛衰，雌者脐丸而大，雄者脐尖而小。渔人采捕，霜后益佳，未经霜取者有毒，不可食。酒糠醉死，藏留馔品，亦为珍味。凡取食，忌见灯火，犯则发烧易坏。十二月勿食蟹，伤神。味甘、咸，性寒，微毒，生姜能制。愈漆疮，化漆成水。续筋骨，取足中髓、壳中黄并脑碎之，微熬，就筋断处即连。散恶血，去胸中结热。多食动风，发霍乱，服木香汁可解。同柿食，成冷痢。有独目、四足、六足，两目相向，腹下有毛，有骨头，背有星点，足斑、目赤，并有毒。误食，以豉、蒜、冬瓜、黑豆煎汁，并可解。

爪 堕胎破血。酒煮汁服，止产后血闷。

傅肱云：凡中蟹毒，用紫苏汁、蒜汁、芦汁，多服可解。

一云：糟蟹，坛[3]上放皂荚半锭，可留久不坏；坛底入炭一块，不沙。

〔1〕蚖：原为墨丁，据《证类本草》卷二十二“蝮蛇胆”条补。

〔2〕蝰：原作“蛙”，据文义改。

〔3〕坛：原作“镡”，据文义改。

蝤蛑

一名蝤。其壳扁而最大，后足甚阔，岭南人谓之拨棹子，以后脚形如棹也。随潮退壳，一退一长。其大者如升，小者如盏楪。两螯舞拜，所以异于蟹。其力至强，能与虎斗，往往虎不能胜。性冷，无毒。解热，散小儿痞气。

蟛蜞蟹

略小。多食，发吐痢。又：蟛蜞蟹至微，膏涂湿癣杀毒，食则令人吐。

拥剑蟹

大小两螯，大螯待斗常伸，小螯供食常缩。亦有毒，畜不宜食之。又名桀，一名执火，以其螯赤故也。

《集验》云：其足骨焙干，和白蔹等分为末，乳汁调涂小儿头缝不合。其螯和犬血烧烟，可以禁鼠于庭。大抵蟹类甚多，壳阔多黄者名蠘，其螯最锐，食之行风气。

虾

味甘，性平，有小毒。食之不益人。主五痔，引风动瘘，发疥疮。小儿食之，令脚屈不能行。有风疾嗽病者忌食。小儿赤白游肿，生捣汁涂之。生水田沟渠中。海虾长一尺，作鲊毒人至死。有无须及煮白色者，不可食。吃虾鲊[1]，乃热饭拌造。同食，忌鸡肉。

海马

性温，平，无毒。生西海、马海中。种亦虾属。一二寸长，细小，形如守宫，雌雄相对不离。色则黄褐，首类马，仍系虾身，背有纹，仿佛竹节。布网水面，每每得之。主妇人难产，带之于身，神验。亦可以手持之；或烧为末，每服一钱，酒调服，效。

海蛇

一名水母，俗名海蜇。生东海，如血蛤，白沫蒙蒙，大者如床，小者如斗。无腹而头目藏闭，倚虾为目，游水如飞。虾见人忽惊，蛇则沉没，故巨虾动蛇沉，又曰水母目虾是也。味咸，温，无毒。得姜、醋，生熟皆可食。治妇人劳损，积血带下，小儿风疾，丹毒汤火伤。

田螺

味甘，性冷，无毒。利大小便，消浮肿，去脏腑热，压丹石毒，解酒去湿热。治目病黄疸脚气。有冷积人勿食。

大海螺

出海中。治目痛累年，或三四十年者。取海螺一枚，洗之内燥，抹螺口开，以黄连一枚内螺口中，令其螺饮黄连汁，以绵注取汁点眼，令目明。合菜食，治心痛。

海月

一名镜鱼。味甘、辛，平，无毒。消食下气，利五脏，解消渴，止小便。宜用姜、

〔1〕鲊：原作“蚱”，据文义改。

醋同食。即南海水沫所化，煮时月化为水。海蛤类也。

贝子

一名贝齿。生东海池泽，亦产海涯。大贝如酒杯，小贝即贝齿也。背紫黑，腹洁白。婴儿带之压惊，俗又呼为压惊螺。上古珍之以为宝货，故贿赂贡赋赏赐凡属于货者，字皆从贝，意有在矣。至今云南犹作钱用。又名海巴。味咸，性平，有毒。解肌散结热，利水消浮肿，去目中赤翳，消孩子疳蚀吐乳，安鬼疰，驱蛊毒。以醋、蜜等分同蒸，清酒淘净，研末用之。

虾蟆

即田鸡，一名鼃，一名青蛙，种类有数种。但背青，腹细，觜尖，后脚长，善鸣，即今人所食者。味甘，寒，无毒。去劳劣，解热毒劳热，杀尸疰劳虫，治小儿赤毒热疮，脐伤[1]腹痛，胃气虚乏，取以五味腌炙，酒食之，良。

风蛤 似蛙而色黑，味至美。补虚损，宜产妇。

《延寿书》云：蛙骨热，食之令小便淋。一云：多食小蛙，令尿闭，脐下酸痛。有至死者，急擂车前，水饮可解。

鲮鲤甲

一名穿山甲。似鼍而短小，色黑，又似鲤鱼而有四足，能陆能水。日中出岸，开鳞甲如死，令蚁入中，蚁满皆浮出，因接而食之，故主蚁瘘为最。

肉 味甘，无毒。去风，益脾胃。

甲 治五邪惊悸，疗小儿惊邪，妇人鬼魅悲啼。用烧存性，酒调服，效。祛蚁瘘，山岚瘴疟。傅痔漏，疥癣恶疮，烧末搽之。

甲香

一名流螺。生南海，今岭外、闽中近海州郡及明州皆有之。《异物志》曰：甲香大者如瓯，面前一边直搀，长数寸，闱壳岨峿有刺。其掩杂众香，烧之使益芳，独烧则臭，诸螺之中最厚味是也。其螺大如小拳，青黄色，长四五寸，人亦啖其肉。凡螺之类极多，绝有大者。珠螺莹洁如珠，鹦鹉螺形如鹦鹉头，并堪酒杯者，梭尾螺如梭状。释辈所甲香，善能管香烟，与吹者皆不入药。沉、檀、龙、麝用之，甚佳。今医家稀用，但合香家所用，先以酒煮去腥及涎，云可聚香，使不散也。味咸，气平，无毒。主心腹满痛气急，痔漏，肠风下血，治淋止痢，及疥癣疮癞，蛇蝎蜂螫。

诸虫有毒

不可食者：鳖目白，杀人。腹下有“上”字及“五”字，不可食。颔下有骨如鳖，不利人。

鳖三足，食之害人。

鳖肉共苋、蕨菜食之，成鳖瘕。

鳖肚下成“王”字，不可食。

鳖肉与鸡肉共食，成瘕疾。

〔1〕伤：原作“肠”，据《医学入门》内集卷二“善鸣”条改。

食鳖须看肚下，有蛇盘纹者是蛇，不可食。

蟹目赤者，杀人。

蟹肚下有毛有骨，不利人。

蟹目相向、足斑者，食之害人。

食蟹，食红花及荆芥，令人动风。缘黄者，一[1]有一风虫，去虫食之，不妨。

蟹未被霜，食有毒。

秋蟹毒者，无药可疗。

蟹极动风，体有风疾人勿食。

蟛蜞不可食，蔡谟渡江误啖之，几死。

牡蛎火上炙，令勿去壳，食之美极，令人肌肤细，美颜色。

蛤蜊性冷甚，与丹石相反，服丹石人食之，令肚内结痛。

螺大寒，疗热醒酒，压丹石，不可常食。

螺不可共菜食，令人心痛。

蚌冷，无毒。明目除烦，压丹石药毒。

蛏与服丹石人相宜，天行病后不可食，切忌之。又云：主胸中烦闷邪热，止消渴，须在饭后食之佳。

蚬多食，发嗽。

虾无须，及肚中通黑，煮之反白者，不可食。

虾动风，发疮疥。

不可食生虾鲙。

虾不可合鸡肉食，损人。

已上禁忌，卫生者切宜戒之。

鱼　部

鲤鱼

鲤，理也，三十六鳞，文理明也。古云：五尺之鲤与一寸之鲤，大小虽殊，而鳞之数同也。崔豹云：择鲤鱼有数种，兖州人谓赤鲤为玄驹，白鲤为白骥，黄鲤为黄雉。盖诸鱼中此为最佳，又能神变，故多贵之，今人食品中以为上味。

肉　甘，平，无毒。止渴消水肿，黄疸脚气，主咳嗽上气喘促，安胎，治怀孕身肿，煮为汤食之。破冷气痃癖气块，横关伏梁，作鲙和蒜齑食之。腹有宿瘕及天行病后，俱不可食之。如食，再发即死。久服天门冬人不可食。凡溪涧沙石中者，有毒多在脑内，不得食头。凡修理，可去脊上两筋黑血，有毒。及目傍有骨如“乙”字，食之令人鲠。肉忌葵菜，卵忌猪肝，鲊忌豆叶，同食害人。《衍义》云：鲤鱼至阴之

〔1〕一：疑衍，下同。

物，阴极则阳复。所以《素问》曰：鱼热中，食多发风热。《日华子》云：风家食鱼，贻祸无穷。

骨 主女子赤白带下，阴蚀。

齿 主瘙闭石淋。

皮 疗[1]瘾疹恶疮。

目 治刺入肉中，及中风水肿。

脑髓 取煮粥食之，治暴聋。

肠 主小儿肌疮，疗瘰疬，取虫。

鱼鳞 烧存性，酒研服，破产妇滞血。

脂 主诸痫，及小儿痫疾惊忤，食之良。

血 主小儿丹毒及疮，涂之瘥。

胆 苦。久服强悍，益志气。点眼，治目热赤痛，青盲白翳。滴耳中，疗聋。涂小儿热肿。咽喉痹肿，和灶心土涂之，立瘥。蜀漆为使。

《食疗》云：炙鲤，勿使烟入目，大损目光。

鲫鱼

味甘，性温，无毒。诸鱼属火，惟此属土，能调胃实肠补虚。同五味煮食，温中下气止痢。同莼菜作羹食，开胃进食。同豆煮汁饮，消水肿。同蒜食，助热。同砂糖食，生疳虫。同芥菜食，发浮肿。同鸡、雉、鹿、猪肝食，生恶疽。

头 主小儿头疮口疮，疗咳嗽目翳重舌。

胆 治小儿脑疳鼻痒，毛发作穗羸瘦。

骨 烧灰，傅䘌疮。

鳊鱼

味甘，性温，无毒。利五脏。作鲙食，扶脾胃，进饮食。同酱、芥菜子汁食，消食下气。患疳痢者忌食。

鲥鱼

似鲢而鳞粗些，其尾小而短促。生江湖中。味甘，性平，无毒。开胃补虚。多食，发痼疾及疮疥疳疾。

鲈鱼

味甘，性平，有小毒。补五脏而和肠胃，益肝肾而健筋骨，治水气。多食宜人，虽小毒不至发病。调中为最，亦且安胎。作鲊作鲙尤佳，曝干味甚香美。多食，发痃癖疮肿。但不可与乳酪同食。

肝 不可食，剥人面皮。

中鲈鱼毒，多饮芦根汁，可解。

鳜鱼

一名鳜豚。其鱼似白鱼，背有黑点，尾圆而味犹重。昔仙人刘凭常食石桂鱼，今

〔1〕疗：原书下有“疗”字，衍。

此鱼犹有鳜名，恐即此也。味甘，平，无毒。和脾胃，补虚劳，益气力。多食，令肥健。破恶血，止肠风下血，杀虫。小者味美，重三四斤者不佳。《延寿书》云：鳜鬐刺凡十二，应十二月。误哽，害人。

鲨鱼

味甘，平，无毒。暖胃益气。多食，发疮疥。此鱼大者四五寸，小时即有子。

鲦鱼

味甘，性温，无毒。温中益脾，止冷泻。多食，发疮疥丹毒。

鲙残鱼

味甘，性温，无毒。养胃宽中。多食，令人发疮疥。

鲢鱼

味甘，性温，无毒。温中益气。多食动火，令人热中，发渴发疮痍。

白鱼

其鱼似鲢尤小，而鳞细极长，色白头昂，大者六七寸长。和豉作羹，一两顿而已。新鲜者好食；若经宿者，不堪食，令人腹冷生诸疾。或腌，或糟藏，犹可食。又可炙了于葱、醋中重煮，食之调五脏，助脾气，能消食，理十二经络舒展，不相及气。时人好作饼，炙食之。犹少动气，久亦不损人也。患疮疖人不可食，发脓。灸疮不发，作鲙食之，良。味甘，性平，无毒。主胃气，开胃下食，去水气，令人肥健，润五脏，理血脉，补肝虚，明眼目。同枣肉食，令腹痛。

鳙鱼

头大而鳞细。味甘，性温，无毒。暖胃健脾。多食动风气，发疮疥。有重四五十[1]斤者。

鳟鱼

味甘，性温，无毒。和中温胃。多食动风气，助湿热，发疮痍及痼疾。

鲩鱼

味甘，性温，无毒。暖胃助脾，益气力，和中。不宜多食，发疮疥，及温毒流气痰核病。

青鱼

一名乌鰡，又名鲭鱼。其鱼似鲤鲩，而背色正青，南人多以作鲊，所谓五侯鲭是也。味甘，性平，无毒。主脚气湿痹脚软，益心力，烦惫躁闷，疗水气，止腹痛。宜同韭白煮食。勿与胡荽、麦、酱、小豆、葵、蒜同食。服冰人亦勿啖也。

眼睛　汁点眼，最能夜视，令人目光明。

头枕　磨服，主心腹痛，治水气。南方人取枕，蒸令气通，曝干，状如琥珀，以为酒器、梳篦也。

〔1〕十：原作“一”，据《本草纲目》卷四十四改。

大麦青鱼

味甘，无毒。肥美，开胃益人。患疫病及患泄泻者不可食。多食，令人发痍疮癣。

鲟鱼

生江中。背如龙，长一二丈。味甘，性平，无毒。主益气补虚，令人肥健。煮汁饮之，止血淋。鼻上肉作脯，补虚下气。然味虽甘美，而发诸药毒及一切疮疥，动风气。与干笋同食，发瘫痪风。服丹石人食之，令少食。小儿食之，结癥瘕及嗽。大人久食，令卒患心痛腰痛。

子　如小豆。性寒，无毒。食之肥美，杀腹内小虫。

此鱼有二种：紫白味佳，剖之，脂汁滴下[1]若珠者；水白无味，有毒，脂汁滴下若水者。人不知也。

鳇鱼

味甘，平，无毒。味极肥美，楚人尤重之。多食，生热疾。

鲊　肥味美奇绝，亦不益人。

蠡鱼

一名鲖鱼，一名鳢鱼。《尔雅》云鳢鲩，今京东人呼鱵鱼，俗云黑鲤鱼，其实一类也。生九江池泽，今处处有之。陶隐居云是公蛎蛇所变，至难死，犹有蛇性。据上所说，则黑鲤鱼者亦至难死，形近蛇类。浙中人多食之。然《本经》著鳢鱼主湿痹，下水，而黑鲤鱼主妇人妊娠。《千金方》有安胎单用黑鳢鱼汤方，而《本经》不言有此功用，恐是漏落耳。肝肠亦入药。诸鱼胆苦，惟此胆甘可食为异也。今道家以谓头有七星为厌，世有知之者往往不敢食。又发痼疾，亦须忌尔。今用之疗病，亦止取其一端耳。

肉　主湿痹浮肿，下大小二便壅塞，疗五痔，下一切恶气。十二月作酱食，佳。

肝　冷，败疮中虫。

肠　贴痔瘘蚀骭者，良。

胆　救喉痹欲死者，效。

鳑鱼

一名鳀鱼、鲇鱼，又名鳂鱼。其鱼大首方口，背青黑，无鳞。其类有三种：腹俱大者，名鳠鱼。口小背黄腹白[2]者，名鲍鱼；鲍，即河豚也。又云鲇，亦名鳂。《诗·小雅》云：鱼丽于罶，鳂鳢。传云：鳂，鲇也。《尔雅·释鱼》：鳂，鲇。郭璞云：今鳂，额白鱼，鲇别名鳀，江东通呼鲇为鳑是也。不可与牛肝合食，令人患风多噎。鲇鱼、鳠大约相似，主诸补益。无鳞有毒，勿多食。赤目、赤须者，并杀人也。鳠，四季不可食，又不可与野鸡肉合食，令人吐泻。鲍，秦人呼为鳙鱼，能动痼疾。不可与野鸡、野猪肉合食，令人患癞。此三鱼大抵寒而有毒，非食品之佳味也。

---

〔1〕脂汁滴下：原作“脂下滴水”，据下文改。

〔2〕白：原脱，据《本草纲目》卷四十四补。

肉 消浮肿，利小便。

血 主百病。

涎 主三消。

目灰 治刺伤而出毒。

河豚鱼

味甘，气温，有大毒。《衍义》云：河豚《经》言无毒，此鱼实有大毒。味虽珍[1]，然修治不如法，食之杀人，不可不慎也。厚生者不食亦可。其煮法：去肝及子，水洗血净，移釜洁净处，盖密煮之。忌沾灰尘，杀人尤验。宜焚橄榄[2]木、荻草煮，佳。勿用炲煤。陈藏器云：河豚一名鹕鱼，一名规鱼，一名吹肚鱼，又名鯸鱼。上文名鯸鱼，俗称西施乳，味犹珍美。江淮河海俱生，率以冬至后出，中孚卦象，此鱼应之，故解《易》信及豚鱼是也。状类蝌蚪，体短尾尖，背黑而上有黄纹，腹白而目能开闭，内无胆，外无鳃。触物辄䐜胀，腹毬大，翻浮水面，又名䐜鱼。肉味虽珍，肝、子极毒。大鱼及獭，并无敢吞，人中此鱼毒，俗用橄榄、芦汁解，少效；须用鸭血灌下，立止。有示目者、有极肥大者，杀人，诸物不能以解。

江豚鱼

如豚形，常出没，鼻中为声，舟人候之，知大风雨。渔人获之，取脂燃灯。用照樗蒲、博奕、饮酒即明，用照读书、纺绩即暗，俗言乃懒妇所化，是亦未必为然也。

海豚鱼

味咸，无毒。生大海中，候风潮出。形如豚，鼻中声，脑上有孔，喷水直上。百数为群，人先取得其子，系着水中，母自来，就而取之。其子如蠡鱼，子数万为群，常随母而行。主飞尸蛊毒，时行疟疾。

肪 摩恶疮疥癣痔瘘，搽犬马瘑疥，杀蝨。

鳝鱼

腹下黄，俗呼为黄鳝，亦蛇头也，似鳗鲡鱼而细长，亦似蛇而无鳞，有青、黄二色。生水岸泥窟中，所在皆有之。《记》[3]云鳝鱼夏出冬蛰，亦以气养，和实时节也。作臛当重煮之，亦不可以桑薪煮之。性热，作臛食之，亦补。而时行病起，食之多复，又令人霍乱。主补中益血，疗湿痹，治产后淋沥，血气不调，除肚腹冷气肠鸣，补损羸瘦能肥，止血大效。

血 治癣疮及瘘。断，取血涂之。

头 主消渴，食不消，去冷气，除痞满。

孙真人曰：鳝勿与犬肉同食。黑而大者有毒，食之杀人。一种蛇变者，以数百入水缸内，夜则以灯照之，通身浮水面，项下有白点者，急弃之。

〔1〕珍：原作“冷”，据《本草衍义·河豚鱼》改。

〔2〕橄榄：原作“榄橳”，据改同上。

〔3〕《记》：即《风土记》。

鳅鱼

味甘，性凉，无毒。暖中益气，醒酒，解消渴。同米粉作羹食，调中收痔。勿同白犬血食。和灯心煮鳅，味佳。

鲍鱼

俗呼为鲍鱼，字相似鲍，又言盐鲍之以成故也。今此鲍鱼，乃是谓鱼长尺许，合完淡干之，而都无臭气。要自疗漏血，不知何者为良？今以汉、沔间所作淡干，味辛而臭者。苏又引《李当之本草》亦云：胸中湿者良，其以曝鱼不以盐，外虽干而鱼肥，故中湿也，中湿则弥臭矣。一说鲍鱼自是一种，形似小鲚鱼，生海中，气最臭，秦始皇取置车中是也。此说虽辨，亦无所据。《素问》治血枯雀卵丸，饮鲍鱼汁以利肠中。《蜀本图经》注云：十月后取鱼，夫长绳穿淡干之。凡鱼皆堪食，不的取一色也。据陶注，作药当用少盐，不知正何种鱼尔。又据《本经》云：勿令中湿，是知入药当少以盐鲍成之。有盐则中咸而不臭，盐少则味辛而臭矣。古人云“与不善人居，如入鲍鱼之肆”，谓恶人之行，如鲍鱼之臭也。考其实，则今荆楚鲍鱼颇臭而微辛，方家亦少用。旧云沔州、复州作之，余皆不出。味辛、臭，气温，无毒。主坠堕腿蹶，踠折瘀血，四肢痹，治妊娠中风寒热，腹中绞痛，不可针灸，并止血崩，干鱼一枚烧为末，酒调服方寸，取汗。

鲛鱼

味甘、咸，气平，无毒。主心气，止吐血，祛鬼疰，解蛊毒。

胆 治喉咙肿闭。

皮 主蛊疰百毒，疗食鱼中毒，又妆饰剑鞘，即沙鱼也。

石首鱼

头中有石如棋子，故名。味甘，无毒。

肉 和莼菜作羹，能开胃气，益力气。

干鲞 火炙食啖，消瓜成水，而主中恶，疗卒腹胀，饮食不消。

脑石 治石淋癃闭，烧末及水磨服。

鲻鱼

似鲤而身圆，头扁骨软。生江海浅水中。此鱼食泥，百药无忌。味甘，气平，无毒。主开胃而通利五脏。久食，令人肥健强力。

鳑鳀鱼

一名鳔鱼。生南海。治月蚀疮、阴疮、瘘疮，并烧灰用，立愈。主竹木刺入肉不出，取肉捣傅，即出。呕血，鳔胶长八寸，广二寸，炙黄，甘蔗汁调下二钱，立止。

鯮鱼

味甘，性平，无毒。补五脏，益筋骨，大效。和脾胃，消谷食。作鲊尤佳，曝干香美。多食宜人，亦不发病。

乌贼鱼

即墨鱼。出东海池泽，今近海州郡有之。云是鸔乌所化，今其口脚犹存，颇相似。北海人云：昔秦王东游，弃筭袋于海，化为此鱼。其形一如筭袋，两带极长，墨犹在腹也。又云：性嗜乌，常自浮于水上，乌见以为死，往啄之，乃卷取入水，故谓乌贼。能度波噀墨，以溷水自卫。口在腹下，八足聚生口傍。只一骨，厚三四分，似小舟轻虚而白。又有两须如带，可以自缆，别名缆鱼。《南越志》云：乌贼有碇，遇风便虬前一须，下碇而住。腹中血及胆，正如墨中以书也。世谓乌贼怀墨而知礼。

其肉食之益人。味酸，气平，无毒。主女子血枯，能益气强志。

墨 主血刺心痛。醋摩，服之良。

骨 名海螵蛸。味咸，气微温，无毒，一云有小毒。治女子崩漏，赤白带下，并月经血闭，阴蚀肿痛，除目翳止泪，理金疮止血，治惊气入腹，腹痛绕脐，疗阴茎寒肿，疮多脓汁，寒热癥瘕。不宜久服，令人无子。恶白蔹、白及、附子。

又一种无骨者，名柔鱼。味更珍好，食品所贵，然不入药。

鳗鲡鱼

似鳝而腹大，青黄色。云是蛟蜃之类，善攻埼岸，使辄颓阤。近江河居人酷畏之。此虽鱼有毒，而能补五脏虚损，久病痨瘵人可和五味，以米煮食之。患诸疮痔漏，其有风者长食之。歙州一种，背有五色文，其功最胜。出海中者，名海鳗，功用亦同。海人又名慈鳗，又名猧狗鱼、䲛鱼，短小，常在泥中。主狗及牛瘦，取一二枚，以竹筒从口及鼻生灌之，立肥也。味甘，性微温，有小毒。补虚劳不足，暖腰膝起阳，杀传尸疰气并蛊毒，疗妇人产户疮虫痒，治皮肤恶疮，祛疳䘌痔瘘，理腰背间湿风痹常如水洗，熏下部虫，压诸般草石药毒，驱寒湿脚气及疬疡风，医妇人带下及百般病。傅颈项及面上白驳浸淫渐长，熏毡中并竹木断，辟虫全无。取干者烧室内，蚊化为水；置其骨于箱，永断蠹鱼。同白菜食，患软风。有重三四斤者，昂头三寸游者，四目者，无鳃者，背有白点者，腹有黑斑者，尖头剑脊黑色者无味，并有毒，忌食。一种肉粗无油者，勿食。

《稽神录》云：有人多得劳疾，相因传死者数人。后一女子病，生置之棺中，钉之，沉于江，冀绝传染之患。流之金山，有渔人异之，引至岸，见一女子犹然活，因取置渔舍，多得鳗鲡鱼食之，病愈，遂为渔人之妻。又：越州镜湖邵长者女，十八染瘵疾，累年刺灸，无不求治，医亦不效。有渔人赵十，煮鳗羹与食，食竟，内热之病皆无矣。

嘉鱼

按：《图经》丙日出穴。丙者，向阳穴也，阳穴多生此鱼。鱼复何能择丙日耶？《抱朴子》云：鹤知夜，燕知戊己，岂鱼不知丙日？即此鱼。常于崖石下孔中吃乳石，甚补益而味[1]甚珍美也。味甘，性温，无毒。主人肥健，悦泽颜色。久食益人，强筋力。治肾虚消渴，补羸瘦劳伤。

海鹞鱼

一名邵阳鱼。生南海，形似鹞，有肉翅，能飞上石头，一名石蛎。尾长二尺，刺在

〔1〕甚补益而味：原作“味甚补益而”，据文义乙转。

尾中，逢物以尾拨之。食其肉而去其刺，尾刺人者有大毒，三刺之者死，二刺者困，一刺者可以救。候人溺处钉之，令人阴肿痛，拔去即愈。海人被其刺毒，煮鱼簄竹及海獭皮解之，愈。

肉鲊 味甘，平，无毒。主癣，和柳叶捣碎，热灸傅之。又主马瘑疮，取酸臭者和糁，及屋上尘傅之。瘑似疥而大，凡鲊皆发疮疥，可合杀虫疮药用之。

脂 主牛疥、狗瘑疮，涂之立愈。脂是和灰泥船者，腥臭为佳。又主症，取铜器盛二升，作大火炷，脂上燃之令暖，于癥上熨之，以纸藉腹上，昼夜勿息火，良。

齿 治瘴疟。烧黑末之，每二钱酒调服，神效。

比目鱼

味甘，平，无毒。补虚乏，益气力。多食，动风气。有风湿病者勿食。

黄颊鱼

味甘，平，无毒。醒酒去风，消肿利小水。多食，发疮疥。

胆 春夏近上，秋冬近下。病人忌食。和荞麦同食，失音。

竹鱼

味甘，平，无毒。珍美。开胃和中益气，除湿痹疼痛。多食，发疮疾。

金鱼

味甘、咸，性平，无毒。味短，不堪啖食，只宜养玩。得白杨树皮不生虱[1]。可治久痢。

章鱼

味甘、咸，性寒，无毒。性虽冷，不伤胃，益气血。闽地以鲜者和姜、醋食，味如水母，颇佳。

石距鱼[2] 亦此类，身小足长。入盐烧食，最佳。

文鳐鱼

味甘、酸，平，无毒。亦可食。治颠狂者、痔痛者。妊妇临月带此骨，易产。烧灰，酒调服一钱，催生。一名飞鱼。

鱵鱼

味甘，平，无毒。益人，食之不染疫症。多食，发疮疥。

龟脚

味甘，咸，性平，无毒。可食。利小水。小儿勿食。又名仙人掌。

海参

味甘、咸、滑，性微寒，无毒。润五脏，补益人。患泄泻痢下者勿食。

鱼胶

味甘、咸，平，无毒。养筋脉，定手战，补肝肾。烧灰酒服，能催生。治产后虚风痉症，止呕吐，消瘀血，散肿毒。凡脾虚者勿多食。

---

〔1〕生虱：原作“止虫”，据《本草纲目》卷四十四改。

〔2〕鱼：原缺，据目录补。

银条鱼

甘，平，无毒。宽中健胃。合生姜作羹食，佳。

诸鱼有毒〔1〕

凡中鱼毒，服黑豆汁、马鞭、芦汁、橘皮、大黄、朴硝汤，皆可解。

凡中鳝、鳖、虾、鳅、虾蟆毒，令脐下痛，小便秘，用豆豉一合煎浓汁，频服可解〔2〕。

凡藏银鱼、鲚鱼、白鲞干，稻草一处包，不变色味。

诸鱼有毒：凡鱼目有睫，目能开合，二目不同，逆鳃无鳃，脑白连珠，白鬐，腹下“丹”字形，形状异常者，并有大毒，不可食。

凡鱼头有白色如连珠至脊上，腹中无胆者，杀人。

鱼汁不可合鸬鹚肉食之。

鲫鱼不可合猴、雉肉食。

鳝、鳝不可合白犬血食之。

鲤鱼子不可合猪肝食之，鲫鱼亦尔。

青鱼鲊不可合生胡荽及生葵并麦酱食之。

虾无须，及腹下通黑及煮之反白者，皆不可食。

生虾鲙不可合鸡肉食之，亦损人矣。

鱼赤鳞者，不可食。

鱼凡无鳞者，有毒。

鱼有鱼，食之发心惊。

鱼无肠胆，食之三年，丈夫阴痿不起，妇人绝孕。

食黄颡鱼之后食荆芥汤，即变生他鱼，亦宜禁之。

鱼身有黑点者，不可食。

鱼不熟，食之成瘕。

鱼投地尘上不污，不可食之。

炙鲤鱼切忌烟，不得令熏着眼，损人眼光，三两日内必见验乜。

食桂竟，食鲤鱼，害人。

鲤鱼不可合犬肉食。

鲫鱼不可合雉肉食之。

食鲫鱼不可食沙糖，令人成疳虫。

鲫鱼不可合乌鸡食之，令人发疽。

鲫鱼不可与麦门冬同食，杀人。

鲈鱼肝有毒，人食之发毒，面皮剥落。

鲈鱼食之，令人不堪发病。又不可与奶酪同食。

白鱼新鲜者好食。若经宿者，不可食之，即发冷，生诸疾。

〔1〕诸鱼有毒：原缺，据目录补。

〔2〕解：原作“羊”，据文义改。

青鱼，服术人勿食。青鱼不可同葵、蒜食，害人。

黄鱼发诸病，亦发疮疥动风。

黄鱼不宜和荞麦面食，令人失阴。

鲟鱼小儿食，结癥瘕及嗽。大人久食，令人卒心痛及患腰痛。

鱼不可与干笋同食，发瘫痪风也。

鲎鱼多食，发疥。

比目鱼多食，动气。

鳜鱼益气力，令人肥健。

黄颡鱼醒酒，无鳞，不益人。

石首鱼和莼菜作羹，开胃下气。

河豚鱼眼红独肝者，不可食。

鮀鱼即鼍也，老者多能变化为邪魅，能吐气成雾露雨，不可食。

鳅鱼不可合白犬食之。

鳝鱼腹下黄者，世谓之黄鳝，此尤动风气，多食霍乱。

鳝鱼不可合白犬血食之。

食鳝折人寿禄，作事不利。

鳗鲡鱼煮羹食之，能治瘵疾。干者烧之，能治蚊虫，即化为水。

鳗鱼烧水熏毡中，断蛀。置其骨于衣箱中，断虫蚁诸虫咬衣服。烧之熏竹木，不生蛀虫。

鲇鱼赤目、赤须、无鳃者，食之并杀人。

鲇鱼不可与牛肝合食，令人患风多噎。

鲇鱼不可与野猪肉同食，令人吐泻。

《延寿书》云：不可杀龟打蛇，恣意烹调，折福损寿。

巳年不宜杀蛇。

若被蛇咬，不得用口呵，恐毒气入口，能害人。

凡见蛇交，则有喜。

新刻吴氏家传养生必要仙制药性全备食物本草卷之四

盱江世医　沛泉　吴文炳　汇编

味品类

酒

《吕氏春秋》曰：仪狄造酒，进之于禹。《本草》中已著酒名，信非仪狄明矣！又读《素问》，首言以妄为常，以酒为浆。如此则酒自黄帝始，非仪狄也。陶隐居云：大寒凝海，惟酒不冰，其性热独冠群物，药家多有以行其势。人饮之，使体弊神昏，是其有毒故也。昔三人晨行触雾，一人健，一人病，一人死。健者饮酒，病者食粥，空心者死。此酒势辟恶，胜于作食。古方用酒，有醇酒、春酒、社坛余胙酒、糟下酒、白酒、清酒、好酒、美酒、葡萄酒、秫黍酒、粳酒、蜜酒、有灰酒、新熟无灰酒、地黄酒，今有糯酒、小豆曲酒、香药曲酒、鹿头酒，羔儿等酒。今江浙、湖南北又以糯米粉入众药，和合为曲，曰饼子酒。至于官务[1]中用四夷酒，更别中国，不可取以为法。今医家所用酒，正宜斟酌。但饮家惟取其味，不顾入药如何尔，然久之未见不作疾者。盖此物损益兼行，可不慎欤！惟糯米面曲者为良，能引经，行药势最捷，因走诸经不止，称与附子同功。味辛甘苦相殊。治上中下分用。辛者能散，通行一身之表，直至极高顶头；甘者能缓居中；苦者能下；淡则竟利小便而速下也。昔汉赐丞相上樽酒，糯为上，稷为中，粟为下者。今入药佐使，专以糯米，用清水、白面曲所造为正。古人造曲，未见入诸药中和者如此，则功力和厚，皆胜余酒。今人又以麦蘖造者，盖止是醴尔，非酒也。《书》曰：若作酒醴，尔为曲蘖。酒则须用曲，醴故蘖。盖酒与醴，其气味甚相远，治疗岂不殊也！酒类甚多，味有甘、苦、酸、淡、辛、涩不一，其性皆热，微毒。行药势，杀百邪恶毒，御风寒雾露，通血脉，扶肝壮胆。多饮，助火生痰，昏神软体，伤脾胃，夭人寿。凡饮酒，宜温不宜热，宜少不宜多。有火症目疾，失血痰嗽者，并忌饮之。饮冷酒，同牛肉食，生虫。同乳饮，令气结。酒后多食芥辣辛味等物，缓人筋骨。酒后多饮茶，伤肾，聚痰成水肿，及挛痛腰

[1] 务：原作“雾”，据文义改。

脚重，膀胱疝症。醉卧当风，生癜风。醉后浴冷水，成痛痹。凡用酒服丹砂、雄黄等药，能引药毒入四肢，滞血化为痈疽。中一切蛊、砒等毒，从酒得者不治。大凡饮酒者喜咸恶甘。咸性润下，能制其热，令人多饮；甘性缓中，能滞其热，令人少饮。酒畏枳椇、葛花、绿豆，寒胜热也。酒浆照人无影者，祭酒自耗者，并忌饮。

红酒

少和红曲，煮熟。味甘，性温，无毒。温中散血去伤。有痰嗽失血，脚气五痔者，勿饮。

烧酒

味甘、辛，性大热，有毒。辟瘴疟，豁寒痰冷积。患阴毒寒症者暂用则可，有火热症者忌饮。有房事者，忌冷饮。同姜、蒜、犬肉食，发五痔，发痼疾。多饮伤胃腐肠，溃髓蒸筋，伤神损寿。有中其毒，急服盐冷水、绿豆粉，少解。又：用大黑豆一升，煮汁一二升，多服立吐，即瘥。曾一人醉死，用樟树子擂井水，服二三碗即醒。无子，叶亦可。

豆淋酒

一名紫酒。乌豆五升，选拣令净，清酒一升半，炒豆令烟自绝，投于酒中，看酒紫赤色，乃去豆。量性服之。治角弓反张，偏风瘈疭，能破血去风，除气防热，产后两日尤宜服之。如中风口噤，即加鸡屎白二升和熬，投酒中，去渣，服之神效。

葡萄酒

消痰癖。取肉浸酒中，时尝服之。

社坛余胙酒

亦有小能。指纳婴儿口中，可令速语。口含喷屋四壁，堪逐蚊虫苍蝇。

糟笋中酒

笋节中水。味咸，气平，无毒。主呕逆哕气，同人乳汁或牛乳服之，亦可单服。瘰疬疮疡，搽之亦效。

糟下酒

味咸，气暖，多食微毒。主开胃下食，暖脏温中，消宿食，御风寒，杀一切蔬菜毒。

酒糟

味咸，性温，无毒。治跌打损伤，行瘀止血，温中祛冷，消食杀腥，去蔬菜毒，藏物不败，润泽皮肤，揉物能软，调脏腑，止呕哕，驱蛇毒，盦冻疮。有火症者勿用。

治酒酸，用赤小豆一升炒焦，入罐内[1]，可变好。

醋

陶隐居云：醋，措也，能措五味，以适中也。亦谓之醯，以有苦味，俗呼为苦

---

〔1〕入罐内：原缺，据《饮食须知》卷五“酒类”补。

酒。人家又加余物，谓为华池佐味。不可[1]多食之，损人肌脏。《唐》[2]云：醋有数种，此言米醋。若蜜醋、曲醋、麦醋、桃醋、葡萄、大枣、蘡薁等诸杂果醋，及糟糠等醋，会意者亦极酸烈，止可啖之，不可入药也。米醋最酽，入药多用，谷气全也，故胜糟醋。产妇房中常得醋气则为佳，酸益血也。磨雄黄涂蜂虿，亦取其收而不散也。今人食醋则齿软，谓其水生木，水气弱，木气盛，故如是。味酸、甘，性温，无毒。散水气，杀邪毒，消痈肿，敛咽疮，驱胃脘气疼，并坚积癥块气疼，产后血晕，及伤损金疮。渍黄柏含，治口疮。煮香附，凡治郁痛。煎大黄，劫痃癖。磨南星，敷瘤肿。切忌与蛤肉合[3]食，茯苓亦忌。

按：丹溪曰，醋味酸，调和鱼肉、蔬菜，尽可适口，但致疾以渐，人所不知，盖酸收也，甘滞也。苟远而不用，亦郤疾一端。然食多齿软者，因水生木，水气弱，木气盛，故如是尔。齿属肾水，酸助肝木，安得不然！但南方炒米醋甚酽，入药须以一分醋、二分水和之方可。江北造醋：用晚米一斗为饭，青蒿罯三日出黄，每饭一碗，冷水二碗，烧酒曲四两，入瓮封固。一七后，用柳木棍每早搅之，四十九日后去渣，煮熟。其味不甚酽，初甚苦，故曰苦酒。

酱

将也。将和五味，以安五脏，故圣人不得不食。以豆作，陈久者良。味咸、酸，无毒。杀鱼、肉、菜、蕈、百药毒，除热止烦满，及汤火灼伤，一切蛇虫蜂虿螫，并用涂之，甚奇。发小儿无辜。同鲤鱼食，发喉疮。患肿胀、五疸、咳嗽者，勿食。小麦酱不如豆酱。又：榆仁酱辛美，杀诸虫，利大小便，心腹恶气。不宜多食。又：芜荑酱，功力强于榆仁酱。多食落发。肉酱、鱼酱，皆呼为醢，不入药用。孕妇合雀肉食，令儿面黑。

豆豉

味苦、甘，性寒，无毒。取黑豆水渍，蒸烂，香熟为度。取出摊置笨篮内，乘温热，以架子每一层盛一笨篮，不见风处，四围上下用青草穰盖护之，如是数日。取开，见豆生黄衣遍满，然后取出，晒一日。次日温汤漉洗，以紫苏叶剉碎拌之，烈日曝至干。然后用瓷罐收贮，听用。好者出自江西、钱塘，香美而浓，取中心者弥善。江南人作豆豉，自有一种刀豆，甚佳。古今方书用豉治病最多，葛洪《肘后方》云：疗伤寒有数种，庸人不能分别，今取一药兼疗。若初觉头痛内热，脉洪起一二日，便作如此加减。葱豉汤：葱白一虎口，豉一升，绵裹，以水三升，煮取一升，顿服取汗。若不汗，更作，加葛根三两，水五升，煮取二升，分两服，必得汗即瘥。不汗，更作，加麻黄三两，去节。诸名医方皆用，服之往往便瘥。又：陕府豉汁甚胜于常豉。以大豆为黄，蒸，每一斗加盐四升、椒四两，春三日、夏二日、冬五日即成半熟，加生姜五两，既洁且精。按：《药性论》云，豆豉得醯，良。杀六畜毒。主下血

---

〔1〕不可：原作“可不”，据文义乙转。

〔2〕《唐》：即《唐本草》。

〔3〕合：原作“开”，据文义改。

痢如刺者，豉一升，水渍[1]才令相淹，煎一二沸，绞汁，顿服。不瘥，可再服。又：伤寒暴痢腹痛者，豉一升，薤白一握切，以水三升，先煮薤，内豉再煮，汤色黑，去豉，分为二服。不瘥，再服。熬末，能止汗。以一升炒令香，清酒三升，渍满三日，取汁，令暖服之。又除烦躁，治时疾热疾发汗。又治阴茎上疮烂，豉一分，蚯蚓、湿泥二分，水研和，涂上；干，易。禁热食、酒、菜、蒜。又：寒热风胸中疮生者，可捣为丸服，良。

豆面 以豆炒，和大枣肉同捣，可代米粮。

豆屑 炒为末，汤调下，消食免膨，驱除热痹。

炒熟豆 婴儿勿贪，多食恐壅气，咽喉窒塞。

豆黄 制黄，末，合炼猪膏为丸，主温痹膝痛，治五脏虚气，胃气结积，精气虚劣，令人肥健，润泽肌肤。

豆腐

味甘、淡，性寒，无毒。清热散血宽中，下大肠浊气。多食，动气作泻，发肾邪及头风病。凡伤豆腐，食萝卜、杏仁消之。

绿豆粉

味甘、淡，性凉，无毒。敷痈疽，压丹石毒，益气力，润皮肤，厚肠胃，养精神五脏，解饮食热毒。

粉皮、索粉 多食难化，令腹痛泄泻。食杏仁，能消。

饴糖

稠黏如粥，故名饴糖。系糯米或粟秫水浸炊饭，用麦蘖、谷蘖煎水，浸前饭，待饭烂，滤汁入锅，煎煮而成。入脾能补虚乏。如琥珀紫色，软者谓之胶饴，建中汤多用之。其牵白凝强者谓之饧，不入汤药。诸米皆可作饴，惟糯米者佳。无毒，入足太阴经，补虚乏，润肺止渴，消痰止嗽敛汗。又补中气，健脾胃，进饮食，去留血，止吐血。又：打损瘀血，熬焦，和酒服之，能下恶血。骨鲠喉中及误吞钱镮，服之便出。惟中满及呕吐忌之。丹溪云：属土而成于火，大发湿中之热。《衍义》谓动脾风，是言其末也。有患目赤、牙䘌、疳疾者，并忌食之。

紫沙糖

味甘，性寒，无毒。解酒和中，助脾缓肝气，润心肺大小肠，治心腹热，口渴痰嗽。多食令人心痛，生长虫，消肌肉，损齿发疳。同鲫鱼食，生疳虫。同葵菜食，成流癖。同笋食，成瘕，令身重不能行。

白沙糖

味甘，性寒，无毒。比紫沙糖稍胜，不冷利。多食助热，损齿生虫。有轻白如霜者为糖霜，坚白如冰者为冰糖，性味相同。

蜂蜜

味甘，性平，无毒。有木中作者，有土中作者，有石上作者，有人家养者，其

---

〔1〕渍：原作“溃”，据文义改。

蜜一也。但土蜜味咸；家养者取之数，而气味不足；山蜜多石中、古木中经一二年得者，气味纯厚。《衍义》云“蜡取新，蜜取陈”也。新收者稀黄，经久则白而砂。甘喜入脾，故能养脾气，补中虚不足，止腹痛，治肠澼赤白痢，诸惊痫痉，除心烦闷不能饮食，润肺燥消渴便难，及肛门肿塞。又治目生珠管，肤翳赤肿，口舌生疮，牙齿疳䘌，火烧汤泡，热油烧，丹毒，阴头生疮。诸恶疮癞，俱外傅之。兼和百药，解诸毒，安五脏。久服，强志不老。惟中寒有湿者禁用。孙真人云：七月勿食生蜜，令暴下发霍乱。多食，亦生诸风。

凡炼蜜，必须用火熬开，以纸覆经宿，纸上去蜡尽，再熬变色，大约一斤只得十二两为佳，不可过度。

蜜与葱相反，忌同食。

茶

味苦、甘，性寒，无毒。早采为茶，晚采为茗。江淮闽浙俱有，蒙山中顶独佳。《茶谱》云：雅州蒙山有五顶，顶上各有茶园，其四顶茶园采摘不废，惟中顶草木繁密，云雾遮蔽，鸷兽时出，人迹罕到，春分前后多构人力，俟雷发动，并步采摘，三日而止。若获一两，以本处水煎饮，即驱宿疾；二两轻身，三两换骨，四两成地仙。予闻此言，初未全信，近见土人带有真者欲售，其价极贵，其状与石藓颇类似，非原摘嫩芽，疑必制造殊异故尔。少取煎饮，气味果奇，始知前语不诬，无怪显名而传远也。又有芽茶，清头目，发汗，消痰热，解酒毒，治血痢，如虎丘、天池、松罗之类是也。粗茶解酒消食，清热除烦，利小水，涤油腻，解炙煿之毒，如宜兴岕茶、六安茶之类是也。凡饮茶，宜热不宜冷，宜少不宜多，过饮去人脂。饥时勿饮，空心尤忌。入手足厥阴经。主去痰热烦渴，清头目，悦神醒神，令人少睡，下气消食，止泻及赤白痢，利大小便。兼治气壅腰疼，转动不得，心痛不可忍，并浓煎热服，冷则聚痰。《液》云：阴症汤内用此，去格拒之寒，与治伏阳大意相似。诸烂疮及汤火疮，细嚼敷之；或为末，香油调搽。瘰疬已破者，用细茶、蜈蚣等分，炙令香熟，为末，先煎甘草汤洗，后以此末傅之。目热赤涩痛，嚼烂贴目两角，其痛即止。久食损人。《茶序》云：释滞消壅，一日之利暂佳；瘠气侵精，终身之累斯大。又解煎炙炒毒热，妙。

盐

味咸，性寒，无毒。杀蛊邪疰毒，善走肾，和五味，凉血润燥，吐胸中痰癖，止心腹卒痛，去皮肤风热。多食，伤肺发咳，令失色，损筋力。患水肿咳嗽者忌食。小儿中蚯蚓毒，盐汤沃洗可解。凡饮食过多作胀，以盐擦牙，温水漱咽，二三次可消。

麻油

味甘、辛，性冷，无毒。杀五黄诸虫，下三焦热毒，止心腹痛，通大小肠。多食，滑肠胃，发冷疾。久食损人肌肉。生性冷，熟性热，可随时经火用。凡经宿者，食之动风。若过于煎熬者，性极热，勿用。

李元淳尚书在河阳，蜒蚰入耳，无计可为。半月后脑中洪洪有声，脑闷不可彻，至以头目击门柱，奏疾状危急。一人进方，经麻油作煎饼，枕卧。须臾，蜒蚰自出而差，李得无恙，喜而厚谢。

按：《衍义》云，油麻与胡麻一等，但以其色言之，此差淡，亦不全白。今人谓之脂麻。炒熟，乘热压出油，而谓之生油，但可点照；须再煎炼，方谓之熟油，始可食服，不中点，亦一异也。如铁自火中出，而谓之生铁，亦此义。凡齿痛及脾病人，切忌沾唇。

豆油

味辛、甘，性冷，微毒。润燥杀虫，利五脏血脉。多食困脾，发冷疾，滑骨髓。生者解发脏疮疥。菜油功用同。

薄荷

味甘、辛，性凉，无毒。清头目，利咽喉口齿，散风热，通关格，宽胸消食。引食入荣卫而发汗，可作齑食。虚弱人久食，成消渴。病疫症初愈，食之令虚汗不止。与鳖相反。

白豆蔻

味甘，平，性温，无毒。益脾胃，解酒消谷，止反胃，散肺中滞气，去目内白膜。治疟疾，能行三焦荣卫，一转而愈。

食茱萸

味辛、苦，性热，无毒。杀腥物，暖胃燥湿，治心腹疼痛，咳逆泻痢。多食动脾火，发浮肿虚恚，发疮痔。有目疾火症者忌食。

生（缺）姜（缺）

缩砂仁（缺）

椰子（缺）

川椒（缺）

榄子（缺）

胡椒（缺）

荜拨（缺）

庵摩勒

一名余甘子。生岭南交、广、爱等州，今二广都郡及西川蛮界皆有之。木高一二丈，枝条甚软，叶青细密，朝开暮敛如夜合，而叶微小，春生冬凋，三月有花，着条而生如粟粒，微黄，随即结实作莛[1]，每条三两子，至冬而熟，如李子状，青白色，连核作五六瓣，干即并核皆裂。食之初觉味苦，良久更甘，故以名也。

大茴香

味辛、甘，性热，无毒。暖下元，助阳道，治膀胱寒疝。多食，昏目发疮。有实火人忌食。

〔1〕莛：原作“筵”，据文义改。

小茴香

味辛、甘，性微温，无毒。开胃调中，去秽气，暖丹田，治肾劳㿗疝及脚气。得酒良。有实火人勿食。

莳萝

味辛，性温，无毒。滋食味，杀鱼肉毒，开胃健胃，消食利膈，补水脏，治霍乱痞满腹痛，两肋气胀。有实热者勿食。

根 有大毒，误食杀人。

乳饼

味甘，性微寒，无毒。润五脏，利二便，滋养十二经络。多食动气，滑肠生痰。患泄泻者勿食。

乳酪

味甘、酸，性寒，无毒。润燥止渴生血，除胸中虚热。患冷泄痢者勿食。羊乳酪同鱼鲊食，成瘕。忌醋。

酥

味甘，性微寒，无毒。补五脏，润心肺，解消渴，利大小肠，治咳嗽失血。患脾气虚寒者勿食。《生生编》云：酥涤腹内垢腻，能追毒气，发出于毛孔之间。

醍醐

此酥之精液也。好酥一石，有三四升醍醐，趁热炼，贮器中待凝定，底上一重为酪，面上其色如油者为醍醐。熬之既出，不可多得。极甘美。虽如此取之，其性滑，以物盛之皆透，唯鸡子壳、葫芦盛之不出。味甘，气平，无毒。主惊悸，心热头疼，治风邪气痹，润骨髓。可为摩药，明眼目，傅脑顶心。

鱼鲙

乃诸鱼所作之鲙。味甘温补，去冷气湿痹，除喉中气结，心下酸水，腹中伏梁，冷痃结癖疝气，补腰脚，起阳道。以菰菜为根，谓之金羹玉鲙，开胃口，利大小肠。以蔓菁煮，去腥。凡物脑，能消毒，所以食鲙必鱼头美也。近夜食不消，马鞭草汁能消之。次水令成虫。病起食之，令胃弱。同奶酪食，令霍乱。又云：不可同蒜食。昔一妇患吞酸，食鱼鲙遂愈，盖以辛辣有劫病之功也。凡鲙，若鱼本佳者，鲙亦佳。

鱼鲊

乃诸鱼所作之鲊。不益脾胃，皆发疮疥。鲤鱼鲊忌青豆、赤豆。青鱼鲊忌胡荽、羊肉。鲊中有虾者，不可食。

食疗本草饮食宜忌[1] 凡九种

《食疗本草》云：

〔1〕食疗本草饮食宜忌：原缺，据目录补。

酒三十四条[1]

味甘、苦、辛，大热，有毒。行药势，杀百邪恶气。久饮酒者，腐肠烂胃，溃髓蒸筋，伤人损寿。饮酒过多，血脾之疾。唯酒无量不及乱。食生菜饮酒，令人肠结。饱食讫，多饮水及酒，成癖痞。勿饮浊酒食面，使塞气孔。酒浆临上看之，不见人影，勿食。饮酒不欲使[2]多，多则逆，吐之为佳。酒不可合乳饮，令人气结。饮酒食红柿，令人心痛至死，亦令人易醉。饮酒食苍术，令人心痛。饮白酒食生韭，令人病增。饮白酒，以桑枝煮牛肉，多食，生寸白虫。凡饮酒，忌诸甜物。酒后不可食芥辣，缓人筋骨。又不可胡桃，令人呕血。饮酒不可食羊、豕脑，大害人。饮酒之法，自温至热，若于会散时饮极热酒一杯，则无中酒之患。面后如饮酒，须以酒咽去目汉椒三两粒，即不为疾。铜瓶器不可久贮酒，能杀人，暂则无害。饮酒热未解，以冷水洗面，令人面发疮，轻者皻疱。饮酒人饮水，成酒癖呕吐疾。沉湎于酒色者，将以萌虚惫、黄疸、肠澼、痔漏之疾。醉当风卧，以扇自煽，成恶风。醉以冷水洗浴，成冷痹。大醉汗出，当以粉傅之，令其自干，发成风痹。醉不可当风向阳，令人发强。醉不可当风，发痈疽，或生疮。醉后不可走马及跳踯。饮酒大醉，湿地而卧，或令当风冲，厨下露坐，成癞病。酒癞者，饮酒大醉，不觉卧黍[3]穰中，经夜方起，遂成风疾，眉毛堕落。醉不可露卧，令人面发皻疱。酒之毒在齿，每饮酒一杯，即吸水漱涤，则不醉。欲醒酒，食橄榄。宿醒[4]未解，用蜜浸乌梅，多啖，清醒乃已。

苦茶九条

除寒去腻，不可缺茶，然暗中损人不少。苦茶久食，羽化。与韭同食，令人身重。茶吃多，则滞在腰背，故令人自腰而下多黑。但茶，吃但须投少盐，缘盐通利，自然无滞。饮真茶，令少眠睡。苦茶久食，益意思。茶以汤浇覆之，用葱、姜芼之，其饮酒令人不眠。败荷片为末于茶饮中吃，不日羸瘦，却不损人。如要伏，吃醋则伏肌肉也。苦茗久服，令人有力悦志。茶空心不宜食。

汤水十条

冬日则饮汤，夏日则饮水。热物饮冷水。凡水照见人影动者，不可饮之。凡诸饮酒疗疾，皆取新汲清泉，不用停污浊者，损人。饮水勿急咽，久成气疾，或成水癖。盛夏冒暑难以全，数饮冷，但刻意少饮，勿与生硬、果菜、油腻、甜食相犯，亦不至生病也。铜锡瓶汤饮之，损声。伏热者不得饮水，冲寒者不得饮汤。凡山水甚强，若饮之，皆令人病。饮不过多，谓未厌先止也。或欲酸甘而浆务爽口，而非为渴，则不免为痰饮之疾。

盐五条

咸走血，故东方食鱼盐之人多黑色，走血之验。病嗽及水者，宜全禁之。齿缝中

---

〔1〕三十四条：原缺，据原书目录补，下同。
〔2〕使：原作“寡”，据《备急千金要方》卷二十七《道林养性第二》改。
〔3〕黍：原作“粪”，据《千金翼方》卷第二十一《耆婆治恶病第三》改。
〔4〕醒：原作“醒”，据文义改，下同。

多出血，常以盐汤漱口，齿血[1]立止，益见走血之验也。盐多食，伤肺，令人失色肤黑，损筋力。食甜粥已，食盐即吐。食甜瓜已食盐[2]，成霍乱。漱口以盐揩齿，少时含浆水便洗眼，朝朝洗之可夜见字。

醋八条

米醋最酽，谷气全也。产妇房中常得醋气则为佳，醋益血也。醋多食，损人骨。能理诸药，消毒热。醋合酪食之，令人血瘕。米醋多食，损颜色。不益男子，只利女人。服诸药，不可多食醋。醋多食，损人胃。饮热醋，尤能辟寒，胜如酒。

酱豉六条

雷不作酱，俗说令人肚内雷鸣。小豆酱合鱼鲊食之，成口疮。麦酱和鲤鱼食之，成口疮。酱无毒，杀一切鱼、肉、菜蔬、蕈毒。豉，食中之常用。春夏天气不和，蒸炒，以酒渍服之，至佳。熬豉，和白术浸酒，常食之，辟瘟疫。豉汤：豉本性太冷，只辟面毒，伤脏腑，倾元气，特宜忌。

糖蜜九条

不可与虾同食，令人暴下，食多尤为害。鲊瓶不可盛蜜，及蜜煎食之，损气。沙糖多食，生长虫，消肌肉，损齿发疳。沙糖不可与笋同食，食之不消成癥，身重不能行履。沙糖不可与鲫鱼同食，食之令人成疳虫。白蜜不可合菰首食之。白黍米不可与饴糖食之。食饴多，饮酒大忌。又：多食，动脾风。

脯腊四条

茅屋漏水，堕诸脯肉上，食成瘕结。暴肉不干，火炙不动，见水自动者，不可食。脯藏米瓮中有毒，及经夏，食之不消，化为虫。凡生熟肉脯，以器盖密，使气不泄者，食之害人。

鲊鲞七条

头在鱼鲊内，杀人。贮蜜瓶不可贮鲊食，必害人。青鱼鲊不可合胡荽食之，又不可合生葵及麦酱同食之。鱼目赤作鲊，食之害人。凡鱼酱及肉酱，多食落发，为陈久也。鲈鱼作鲊，食尤佳。

治食有法条例须知

洗猪肚，用面。

洗猪脏，用砂糖，不秽气。

煮笋，入薄荷，少加盐，或以灰，则不蔹。

糟蟹，坛上加皂角半锭，可留久。

〔1〕血：原缺，据文义补。

〔2〕盐：原缺，据文义补。

洗鱼，滴生油一二点，则无涎。

煮鱼，下木香，不腥。

煮鹅，下樱桃叶数片，易软。

煮陈腊肉将熟，取烧红炭投数块入锅内，则不油蔹气。

煮诸般肉，封锅口，用楮实子一二粒同煮，易烂又香。

夏月肉单用醋煮，可留十日。

面不宜生水过，用滚汤停冷过之。

烧肉忌桑柴火。

酱蟹、糟蟹忌灯，照则沙。

酒酸，用赤小豆一升炒焦，袋盛，入酒坛中则好。

染坊沥过淡灰晒干，用以包藏生黄瓜、茄子，至冬月可食。

用松毛包藏橘子，三四月不干。绿豆藏橘亦可。

五日以麦面煮成粥糊，入盐少许，候冷，倾入瓮中。收新鲜红色未熟桃纳满瓮中，封口，至冬月如生。

蜜煎黄梅，时换蜜，用细辛放顶上，不生小虫。

用蜡水同薄荷一握，明矾少许，入瓮中，投浸枇杷、林檎、杨梅于中，颜色不变，味凉可食。

汤品清味

暗香汤

梅花将开时，清旦摘取半开花头连蒂，置瓷瓶内。每一两重，用炒盐一两洒之，不可用手漉坏。以厚纸数重，密封置阴处。次年春夏取开，先置蜜少许于盏内，然后用花二三朵置于中，滚汤一泡，花头自开，如生可爱，充茶香甚。

凤髓汤

润肺疗咳嗽。

松子仁　胡桃肉汤泡去皮，各一两　蜜半两

上松、桃研如泥，入蜜和匀，每用沸汤点服。

须问汤

东坡居士歌括云：

三钱生姜干用，一升枣干用，去核，二两白盐炒黄一两草甘草大者，炙。丁香木香各半钱，约量陈皮一两，去白一处捣。煎也好，点也好，红白容颜直到老。

醍醐汤

止渴生津液。

乌梅一斤，捶碎，用水两大碗同熬作一碗，不犯铁器，去渣，梅水听用　砂仁二两，另研为

用　麝香一字，另研　白檀香为末，三钱　蜜三斤

上将梅水、砂仁、蜜三件一处于砂石器内熬之，候赤色为度，冷定，入白檀、麝香。每用一二匙，点汤服。

水芝汤

通心气，益精髓。

干莲实一斤，带皮炒极燥，捣罢，为细末　粉草一两，微炒

上为细末。每二钱入盐少许，沸汤点服。莲实捣罗，至黑皮如铁不可捣，则去之。世人用莲实去黑皮，多不知也。此汤夜坐过饥，气乏不欲取食，则饮一盏，大能补虚助气。昔仙人务光子，服此得道。

茉莉汤

将蜜调涂在碗内中心抹匀，不令烊流。每于凌晨采摘茉莉花二三十朵，将蜜碗盖花，取其香气熏之，午间去花。点汤甚香。

香橙汤

宽中快气消酒。

大橙子二斤，去核，切作片，子连皮用　檀香末半两　生姜一两，切作片，子焙干

上二件，用净砂盆内碾烂如泥，次入白檀末、甘草末，并和作饼子，焙干，碾为细末。每用一钱，沸汤点服。

橄榄汤

止渴生津。

百药煎一两　白芷一钱　檀香五钱　甘草炙，五钱

上件捣为细末，沸汤点服。

豆蔻汤

治一切冷气，心腹胀满，胸膈痞滞，哕逆呕吐，泄泻虚滑，水谷不消，困倦少力，不思饮食。出局方。

肉豆蔻一斤，面裹，煨　甘草炒，四两　白面炒，二斤　丁香只用枝，五钱　盐炒，二两

上为末。每服二钱，沸汤点服，食前服妙。

解醒汤

中酒后服。

白茯苓一钱半　白豆蔻仁五钱　木香三钱　莲花青皮一分　橘皮一钱半　泽泻一钱　缩砂三钱　葛花半两　猪苓去黑皮，一钱半　白术二钱　干姜一钱

上为细末，和匀。每服二钱，白汤调下。但得微汗，酒疾去矣，不可多食。

无尘汤

清神化痰。

木晶糖霜二两　梅花冰片二分

上将糖霜乳细罗过，入冰片再研匀。每用一钱，沸汤点服，不可多食。

绿云汤

食鱼不可饮此汤。

荆芥穗四两　白术二两　粉草二两

末之，入盐点用。

柏叶汤

采嫩柏叶，线系，垂挂一大瓮中，纸糊其口，经月取用。如未甚干，更闭之。至干，取为末，如嫩草色。不用瓮，只密室中亦可，但不及瓮中者青翠。若见风，则黄矣。此汤可以伐茶，夜话尤醒睡。茶饮多则伤人，耗精气，害脾胃。柏叶甚有益，又不如新采洗净，点更为上。

三妙汤

实气养血，久服益人。

采生地黄　枸杞子各取汁，一升　蜜半斤

上银器中同煎如稀饧。每服一大匙，汤调、酒皆可。

清韵汤

缩砂仁三两　石菖蒲一两　甘草五钱

上为末，入盐少许，白汤点用。

桂花汤

桂花焙干，为末，四两　干姜　甘草各少许

上为末，和匀，量入盐少许，贮瓷罐中，莫令出气。时常用白汤点服，妙。

洞庭汤

陈皮去皮，四两　生姜切片，四两

二味同腌一宿，晒干，入甘草末六钱、白梅肉三十个、炒盐五钱，和匀，沸汤点用。

天香汤

白木樨盛开时，清晨带露用杖打下花，以布被盛之，拣去蒂、萼，顿在净器内，新盆捣烂如泥，榨干甚，收起。每一斤加甘草一两、盐梅十个，捣为饼，入瓷罐封固，用沸汤点服。

绿豆汤

将绿豆淘净，下锅加水，大火一滚，取汤停冷，色碧，食之解暑。如多滚，则色浊，不堪食矣。

稻叶熟水

采禾苗晒干。每用滚汤入壶中，烧稻叶，带焰投入，盖密。少顷泻服，香甚。

橘叶　桂花

采取晒干，如上法泡用。

紫苏熟水

取叶，火上隔纸烘焙，不可翻动，候香收起。每用，以滚汤洗泡一次，倾去，将泡过紫苏入壶，倾入滚水服之。能宽胸导滞。

沉香熟水

用上好沉香一二小块，炉烧烟，以壶口覆炉，不令烟气傍出。烟尽，急以滚水投入壶内，盖密泻服。檀香同法。

丁香熟水

用丁香一二粒，捶碎入壶，倾上滚水。其香郁然，但少热耳。

砂仁熟水

用砂仁三五颗、甘草一二钱，碾碎入壶中，加滚汤泡上。其香可食，甚消壅膈，去胸膈郁滞。

花香熟水

采茉莉、玫瑰，摘半开蕊头。用滚水一碗停冷，将花蕊浸水中，盖碗密封。次早用时去花，先装滚汤一壶，入浸花水一二小盏，则壶汤皆香蔼可服。

桂浆

官桂一两，为末　白蜜二碗

先将水二斗煮作一斗多，入瓷坛中候冷，入桂、蜜，搅二百遍。初用油纸一层，外加棉纸数层，密封坛口，五七日其水可服。或以木楔坛口密封，置井中三五日。冰凉可口。每服一二杯，祛暑解烦，去热生凉，百病不作。

附食治方

详《安老书》《遵生八笺》及《食医心鉴》《食疗本草》《养生新[1]纂》等书。

风

苍耳子粥

治目暗不明，及诸风鼻流清涕，兼治下血痔疮等症。

苍耳子五钱

取汁，和早米三合煮粥食。又可作羹，及煎之代茶。

葱粥

治伤风，及妊娠动胎，产后血晕等症。

用糯米煮粥，临熟入葱数茎，再略煮，食之。

---

〔1〕新：《医学入门》内集卷二作“杂”。

乌头粥

治风寒湿痹，麻木不仁，手足四肢不遂，重痛不举等症。预服防之。

生川乌末四钱　白米半碗

慢火熬作稀粥，入生姜汁一匙、白蜜三匙，搅匀，空心温服。如中湿，更入薏苡末二钱。盖风客肝则淫脾，故疾在四末，宜谷气引风温之药，径入脾经。

牛蒡馎饦方

治中风口目瞤动，烦闷不安。

用牛蒡根一升，去皮为末，和白米四合煮熟，入葱、豉、椒、盐，和匀。空心常食之，大有神效。

乌鸡臛

治中风烦热，言语涩闷，或手足发热。

用乌鸡肉半斤、葱白一握，同煮作臛。入麻油、盐、椒、姜、豉，再煮令熟。空心渐食，善能补益。

黄牛脑子酒

治远年近日偏正头风。

用黄牛脑髓一个，薄切，白芷、川芎末各三钱，同入瓷器内，相和煮熟，乘热服之。尽量一醉，睡后酒醒，其疾如失。

鹅酒

治头风痛。

用飞鹅一只，去毛翼、肠杂，以防风半斤装入腹内，缝合，以黄泥固济，炭火炟，去烟存性，取出为末。每二三钱，热酒下，汗出即愈。

菖蒲酒

治风痹骨立痿黄，治不痊者宜服。经百日，颜色丰足，耳目聪明，延年益寿。久服通神。

用菖蒲绞汁五斗、糯米五斗、炊熟细面五斤，拌匀，入瓮密盖，三七日后取，酒温服。

菊花酒

壮筋骨补髓，延年益寿。

菊花　生地　枸杞根各五升

以水一石，煮取汁五斗。糯米五斗炊熟，入细曲末拌匀，入瓮内密封。候熟，澄清，温服之。

大豆酒

治卒中风口噤，身体反张不语。

用大豆二升，炒声净，即投下酒煮一二沸，去渣热服，覆卧，汗瘥。口噤者，抉[1]开灌之。

---

〔1〕抉：原作“抭”，据《医学入门》内集卷二改。

槐花酒

治百种疮毒。初觉头脑面背及身上下有疮，虽有大势，服此即退。

槐花四两炒香，入酒二碗，煎一二沸，去渣尽，服即消。未效，再进一服[1]。

薜荔酒

取大木上薜荔二百叶细研，入酒一升许，拌和搅汁，煎一二沸，随宜饮进。未解，再服。三服不止，虽气虚人，且去疮毒为先。

史国公浸酒方

防风　秦艽　油松节　鳖甲　白术　羌活　荜拨　当归　虎胫骨　牛膝　杜仲　晚蚕沙[2]各三两　苍耳子四两　干茄根八两　枸杞子五两

上剉，入绢袋内。入南酒，或无灰好酒，重汤煮，一炷香为度。早晚随量饮之。不忌诸物，以瘥为度。

寒

干姜粥

治一切寒冷气郁心痛，腹胁胀满，坐卧不得。

干姜　良姜各二两　白米四合

同煮熟食之。

茱萸粥

治冷气心痛不止，腹胁胀满，坐卧不得。

吴茱萸末二分，和米煮粥食之。

川椒茶

细茶入川椒少许，或生姜、吴茱萸，随便入些，亦可辟寒。

肉桂酒

治感寒身体疼痛。

用辣桂末二钱，温酒调服。腹痛泄泻，俗以生姜、茱萸，擂酒俱好。如打扑伤坠，瘀血疼痛，用桂枝。

暑

绿豆粥

豆熟，入米同煮食之。最解暑渴。

---

〔1〕服：此后原有“一二”，衍。
〔2〕沙：原作“砂”。

炒[1]面粥

治痢色白，不渴者，为寒。

用面炒过，煮米粥调下方寸匕。兼止泻百行，医所不救者。

蒜酒

大蒜捣烂，擂酒，解暑毒。此粗人好用。如清高贵客，宜黄连、绿豆，浸酒饮之。养生者夏不宜饮。

湿

薏苡仁粥

和米煮粥食之，去湿极效，功胜诸药。

麻子粥

治水气肿满，身体疼痛，不能饮食。

麻子一升取汁，下米四合、鲤鱼肉七两，煮粥，入盐、豉、葱、椒，和匀，空心食之。或用鲤鱼脑髓二两、粳米三合，和盐、豉煮粥食。兼治耳聋。

郁李仁粥

治水肿腹胀喘急，二便不通，体重疼痛，转动不安。

郁李仁二两研汁，合薏苡仁五合，煮粥食之。脚气亦宜。

苍术酒

除万病，润皮肤，久服延年益寿。

用苍术三十斤洗净捣碎，以东流水三石渍二十日，去渣，以汁浸曲，如家醒酒法。酒熟，任意饮之。忌桃李。

桑白皮饮

治水肿腹胀喘急。

桑白皮四两捣汁，和青粱米四合，研烂煮饮，空心渐食。

赤小豆方

治水气胀闷，手足浮肿，气急烦满。

赤小豆三升、樟柳枝一升，同煮烂，空心取豆食之，渴即饮汁，勿食别物，效。宜淡不宜咸。

鲤鱼臛

治水肿[2]满闷气急，不能食，皮肤欲裂，四肢常疼，不可屈伸。

鲤鱼十两、葱白一握、麻子一升，取汁煮作羹臛，入盐、豉、椒、姜调和，空心

〔1〕炒：原缺，据目录补。

〔2〕肿：原缺，据《医学入门》内集卷二补。

渐渐食之，效。

鲤鱼汤

治妊娠五六月胎水，腹大异常，高过心胸。

当归　白芍各一钱半　茯苓　白术各二钱

用鲤鱼一个水煮，清汁盏半，入生姜七片、陈皮少许，同煎至一盏，空心服。未愈，再服。

又方　治心腹胀满，四肢烦疼无力。用鲤鱼二斤、陈皮二两，煮令烂，入青盐少许拌和，空心食之。

水牛肉方

治水气，四肢肿闷沉重，喘息不安。

用牛肉蒸烂，以盐、豉、姜、醋拌匀，空心任意食之。

又方　治虚肿虚胀。

用水牛皮二斤，去毛，橘皮一两同煮烂，以姜、醋、五味拌食之。

燥

生地黄粥

治妊娠下血漏胎。

用糯米二合煮粥，临熟，入生地汁一合调匀，空心食之。

苏麻粥

治产后血晕，汗多便闭。

用苏子、麻子仁二味捣烂，水滤取汁，煮粥食之。

膂肉粥

用粳米煮粥，以膂肉切碎，入盐少许，及香油、川椒、茴香，调和食之。以此养肾，则水有所司。

天门冬酒

取天门冬浸汁拌曲，如常酿酒；或为末，合曲；或用生地、枸杞、火麻子，俱可，或酿或浸，饮之。

四汁膏

清痰降火，下气止血。

用雪梨　甘蔗　生藕　萝卜　薄荷各等分

捣碎滤汁，入铜锅内，慢火熬膏，饮之。

青豆饮

治消渴热中，饮水无度，常若不足。

用青豆煮烂，饥则食豆，渴即饮汁，或煮粥食。

消渴方

用出子萝卜薄切，晒，为末，每二钱，猪肉汤澄清调下，食后日三服而瘥。

火与热门参用

地黄粥

生地不拘多少，捣自然汁，浸粳米，渗透晒极干，再浸再晒三次。每用瓷器煎汤一升令沸，入前米一合，熬成稀粥，食远食之。日久心火自降，肝血清凉。专治睡觉目赤肿，良久则无。盖人卧则血归于肝，因血热到肝，故睡起而目赤；良久无事者，血复散于四肢也。宜食此粥，以凉肝血。

薄荷茶

治火动咳嗽便闭，及妇人经水不调。

细茶　薄荷各四两

用水七碗，煎至二碗，去渣，入蜂蜜四两，候冷，入童便二茶钟，露一宿，空心温服一钟。如童子痨，加姜汁少许。

黄连酒

有火症及发热症，绝不宜饮酒。盖酒性大热，因而发热，多致不治。或因喜庆欲饮酒者，须以黄连、枸杞子各五钱，绿豆一钱，浸酒饮之；或以酿酒，尤妙。

黄柏酒

有相火而好饮者宜。

黄柏浸酒饮之。如生疮，用黄柏、猪胰各四两，生浸饮之，润脏滑肌。

绿豆酒

治阴虚痰火诸疾。

用绿豆、山药各二两，黄柏、牛膝、玄参、沙参、白芍药、黄芩、栀子、天门冬、天花粉、蜜各一两，当归一两二钱，甘草三钱，麦门冬一两半。

上剉片，以好酒浸服。

内伤脾胃

人参粥

治翻胃吐酸。

用人参末、姜汁各五钱，粟米一合煮粥，空心食之。

麦门冬粥

治翻胃。

用麦门冬浸汁，和米煮粥食之，妊娠亦宜。

粟米粥

治脾胃虚弱，呕吐不食，渐加羸瘦。

用粟米、白曲等分，煮粥空心食之，极和养胃气。

理脾糕

健脾养胃，久服极妙。

百合、莲肉、山药、薏苡仁、芡实、白蒺藜各末，一升　粳米粉一斗二升　糯米粉三升

用砂糖一斤调匀，蒸糕晒干，收入瓷器中。每日常食，最能益人。

参苓造化糕

人参　白茯苓各四两　白术　莲肉　山药　芡实各三两

为末，粳米粉一斗，用砂糖调匀，如法蒸糕食之。

苏蜜煎

治噎病吐逆，饮食不通。

用紫苏二两，白蜜、姜汁各五合，和匀，微火煎沸。每半匙，空心细细服之。

姜橘汤

治胸满塞闷，饮食不下。

生姜二两　陈皮一两

空心水煎服。

脾泻饭匙丸

盦饭锅焦三两　莲肉　山药各炒香，二两

为末，用前锅焦末煮糊，为丸梧子大，每服百丸。湿热甚，青皮汤下。脾虚，白术汤下。空心食远服。

太和羹

最补脾胃。久服益精神，悦颜色。

山药　芡实　莲肉　茯苓各二两　早米　糯米各半斤

俱炒为末，茶、汤、酒任调服；或入砂糖蒸糕食，尤妙。

莲肉膏

治病后胃弱，不能饮食。

莲肉　粳米各炒，四两　白茯苓二两

为末，砂糖调膏。每五六匙，白滚汤下。

豆麦粉

治饮食不住口，仍易饥饿。

用绿豆　糯米　小麦各一升，炒熟

上为末。每服一大杯，白滚汤调下，有效。

糯米糊

治泄痢，少进饮食。大有滋补。精冷者服之，有孕。

用糯米一升，水浸一宿，慢火炒干，入山药一两，为末，每半钟加砂糖二匙、胡椒末少许，侵晨，极滚汤调服。

雌[1]鸡馄饨

治脾胃虚弱，少食痿黄。益脏腑，悦颜色。

用黄雌鸡肉五两、白面七两、葱白二合，如法切作馄饨，入酱、盐、椒、豉调和，煮熟空心食之。

赤石馎饦

治脾胃冷气，痢下不止。

用赤石脂五两、白面七两，煮作羹，临熟，加葱、酱、盐、豉调匀，空心食之。

白米饮

治咽食入口即气壅，塞涩不下。

用白米研杵头糠尘一两，煮热饮调匀，空心食之。

醉乡宝屑

健脾进食，饮酒不醉。

干葛　砂仁　丁香各五钱　甘草　百药煎各一分　木瓜四两　盐炒，一两

为末。不能饮酒者，温酒调服，即能饮酒。每用一钱。

助元散

大补脾胃元气，令人能食。年老之人最宜常服。

白术三两　白茯苓　陈皮各一两　莲肉一两半　麦芽五钱

为末，入白糖二钱，瓷器收贮，常安火边。空心或食远，滚白汤调服三钱。

助胃膏

治小儿吐泻。大和脾胃，进饮食。

人参　白术　茯苓　甘草各二钱半　白豆蔻七个　肉豆蔻二个　木香一钱　山药五钱　砂仁廿个

为末，蜜丸皂子大。每一丸，空心米饮下。

米汤

治泄泻。

粱米　糯米　黍米各二两　黄蜡一钱

上用水一升半，煎至一升如稀粥，空心食之。

一方只用早米半升，以东壁土一两、吴萸三钱同炒香熟，去土、萸，取米煎汤服之。

---

〔1〕雌：原缺，据目录补。

气郁同

杏仁粥

治上气喘嗽。

杏仁去皮尖，二两，研烂　粳米三合

或加猪肺，煮粥食之。

萝卜子粥

治气喘。

萝卜子三合

和糯米，煮粥食之。

紫苏子粥

治脚气肿痛，身体不任，行履不便。下一切痰气，及冷心气痛，明目利小便。

用苏子捣汁，和粳米煮粥食之。

麻子仁粥

治脚气痹弱，烦闷吐逆，不下食。

用麻子一升取汁，合粳米四合煮粥，空心食之。

荜拨粥

治冷气。

荜拨末二分、胡椒一分，合米四合煮粥，空心食之。

猪肪汤

治上气喘嗽，身体壮热，口干燥渴。

猪肪膏一斤切碎，入沸汤中煮，临熟，入盐、豉，调和食之。

猪胰酒

治上焦喘急，坐卧不安。

猪胰三具、青州枣三十枚，以好酒三升浸，春夏一二日，秋冬三五日，密封，以布绞汁，空心温酒，任性渐服。

玄胰散

治膜外气及气块。

猪胰切片，炙熟，蘸玄胡索末食之。

平鲫丸

治膈气不食。

用大鲫鱼一个，去肠留鳞，以大蒜去皮切片，填鱼腹内，湿纸包黄泥固济，慢火煨熟，去鳞骨，入平胃散末，杵丸梧子大。每三十丸，空心米饮送下。

翻鸡汤

治反胃转食。

翻翅鸡一只煮熟，去骨，入人参、当归、盐末各五钱，再煮取食，或为丸服之亦好。

血

阿胶粥

止血补虚厚肠胃，兼治胎动不安。

糯米煮粥，临熟入阿胶末一两，和匀食之。

桑耳粥

治五痔下血，常烦热羸瘦。

桑耳二两取汁，和粳米三合煮粥，空心食之。

萝卜菜

治酒疾下血，旬日不止。

萝卜廿枚，留叶寸余及根，入罐[1]内，水炆极烂，以姜、盐、醋腌，空心食之，立止。

槐茶

治肠风下血，明目益气，除邪止齿痛，利脏腑顺气。

采嫩槐叶，蒸熟晒干，每日煎如茶食。

柏茶

止血滋阴。

采侧柏叶，晒干，煎汤代茶。

醍醐酒

治鼻衄不止。

萝卜自然汁，入好酒一半和匀，温过热服。

猪胰片

治肺损嗽血咯血。

用煮熟猪胰切片，蘸薏苡末，半空心服之。盖薏苡能补肺，猪胰引入经络耳。如肺痈，用米饮调服，或水煎服。

猪肝脯

治气虚下痢，瘦乏无力。常服明目，安中除冷气。

用猪肝一具切片，入醋一升，煮至醋干，空心食之，甚妙。

---

〔1〕罐：原作“灌”，据文义改。

韭汁

治赤痢，又治心痛，散气行血故也。

马齿苋方

治下痢赤白，水谷不分，腹痛。

用马齿苋菜煮熟，入盐、豉，或姜、醋，拌匀食之。

鸡子煎

治久泻久痢，及小儿疳泻不止。

用黄蜡一钱熔化，入鸡子一枚打破，于内拌和，炒熟，空心常食。

鸭子煎

治胎前产后痢下赤白。

用生姜汁一碗，虚者二碗，入鸭子一枚，打破于内，煎至八分，又入蒲黄三钱，空心调服。

痰

茯苓粥

补肺清痰，止泄痢。

粳米煮粥半熟，入茯苓末和匀，煮熟，空心食之。

茯苓面

茯苓、麻子各去皮，和匀，九蒸九晒，入蜜少许食之。能断酒肉及盐、酪、酱菜，可治久痔。

清痰降火丸[1]

细茶一两　薄荷五钱　儿茶二钱半

为末，蜜丸，饭后含化。或加百药煎，尤妙。善能消痰降火。

桂花饼

清痰降火，止嗽生津。

桂花一两　儿茶五钱　诃子七个　甘草五分

为末，桂花水煮糊，调为丸饼。每嚼一丸，滚水下。

蒸梨法

治咳嗽，胸膈痞结。

用雪梨去核，纳蜜，蒸熟或煨熟，停温食之，热食反令咳甚。肺寒者，去梨核，纳椒五七粒，以面裹，煨熟，停冷，去椒食之。又捣汁，和地黄蜜煎膏含咽。皆治嗽喘。伤梨者，作羊肉汤饼饱食之，即安。

〔1〕清痰降火丸：《医学入门》内集卷二作“谢傅饭后丸”。

煨梨法

润膈下气，止嗽化痰。

用雪梨一枚去核，入白蜡末一钱，以湿绵纸九重包裹，火内煨熟食之。

苏子酒

消痰下气，调中补虚，益五脏，肥肌肤，润心肺。

用紫苏子微炒，捣碎，以绢袋盛纳，清酒中浸三日，少少饮之。

麻仁汤

治颠风。

用麻仁四盏，以水六盏猛火煮至一盏，去滓，空心温服。或发或不发，或多言语，勿怪之，但以人为摩手足须定。凡进二三剂即愈。

河车肉方

治失心颠狂。

用紫河车洗净煮烂，同熟牛脉切碎，和一处，随便食之，最妙。

热忌酒

栀子粥

治热眼赤痛。

用米三合煮粥，临熟，入栀子仁末一钱，调匀食之。

甘蔗粥

主虚热，口燥咽干，鼻涕稠黏。止咳嗽，润心肺。

用甘蔗捣汁一升，和米三合煮粥，空心服之。

麻子粥

治小儿二便涩痛，内热烦燥。方见湿类。

冬瓜羹

治消渴热烦，心神狂乱，燥闷不安。

冬瓜半斤、豆豉二合、葱白半握，和米粉煮羹，入盐和，空心食之。

栀子茶、黄连茶、瓜蒌瓤茶

俱清热，可作茶服之。

小麦汤

治五淋不止，身体壮热，小便满闷。

用小麦一升、通草一两，水煎，渐渐饮，须臾当瘥。

甘豆汤

治诸热大小便涩，及风热入肾腰痛。

用黑豆二合、甘草二钱、生姜七片，水煎服。

藕蜜膏

治小便长涩痛，闷闷之极。

用藕汁、白蜜各五合，生地黄汁一升，和匀，微火煎成膏。每半匙，空心渐渐含化，食后又服。忌煎炙。

阴　虚忌多饮酒

枸杞粥

大补阴虚。

采叶，同粳米如常煮食，量用盐味，空心食之。枸杞子更佳。

芡实粥

《液》云：鸡头实和米作粥，空心食之，可以益精强志，聪明耳目。

用粳米一合，入芡实二合，或莲肉、山药，可以煮粥。盖晨起食粥，推陈致新，利膈养胃，生精液，令人一日清爽，所补不小。

猪肝羹

治肝脏虚弱，远视无力。

用猪肝一具细切，葱白一握，以豉汁煮羹，临熟，打破鸡子，投入食之。

鳗鲡臛

能补虚劳，杀虫。治肛门肿痛，痔久不愈。

用鳗鲡鱼细切，煮作臛，入盐、豉、姜、椒，空心渐食。多食令人作泄。

菟丝子酒

专治气血未定，时失调护，以致诸虚。服此大进饮食，且耐劳，能令肥健。如觉气壅，少服麻仁丸润之。

菟丝子不拘多少淘净，酒浸，九蒸九晒，为末。紧急只用酒炒，为末。贮瓷器中，每日空心温酒调服。

阳　虚

羊肉羹

治下焦虚冷，小便频数。

羊肉四斤、羊肺一具，细切，入盐、豉，煮作羹，空心食之。

戊戌酒

大补阳虚，专扶羸弱。

冬至后用黄犬一头，煮至极烂，去滓，取汁，和曲造酒，随病入药，浸酒服之，大有补益。

胡桃粥

治阳虚腰痛，及石淋五痔。

取胡桃肉，和米煮粥食之。

诸　虚通用

参归腰子

治心气虚损，自汗。

用猪腰子一枚细切，入人参五钱、当归四两，同煮食之，以汁送下。或用山药捣丸如梧子[1]大，每服三十丸，空心温酒下，多服尤佳。

莲子粥

益精气，强智力，聪耳目[2]。

用[3]莲肉一两去皮，煮烂，细捣，入糯米三合，煮粥食之。

牛乳粥[4]

用真生牛乳一钟，先用粳米作粥，煮半熟，去少汤，入牛乳，待煮熟，盛碗，再加酥一匙食之。

山药粥

治虚劳骨蒸。

用羊肉四两烂捣，入山药末一合，加盐少许、粳米三合，煮粥食之。

一方以山药同粳米煮粥食之，甚补下元。

梅花粥

收落梅花瓣净，用雪水煮粥，候粥熟，下梅瓣，一滚即起食之。

荼蘼粥

采荼蘼花片，用甘草汤焯过，候粥熟同煮，又采木香花嫩叶，就甘草汤焯过，以油、盐、姜、醋为菜。二味清芬，真仙供也。

---

〔1〕梧子：原本字迹漶漫，据《医学入门》内集卷二补。

〔2〕强智力，聪耳目：原本字迹漶漫，据《遵生八笺》“饮馔服食笺上”补。

〔3〕用：原缺，据《遵生八笺》“饮馔服食笺上”补。

〔4〕牛乳粥：原缺，据目录补。

羊肾粥[1]

大治腰脚疼[2]痛。

枸杞叶半斤、米三合、羊肾两个碎切，葱头五个，干者亦可，同煮粥，加些盐[3]味食之。

麋角粥

治老人、虚弱人下元虚冷。

用煮[4]过胶的麋角霜做细末，每粥一盏，入末一钱、盐少许食之。

鹿肾粥[5]

治气虚耳聋。

用鹿肾[6]二个，去脂膜，切碎，入少盐煮烂，入米三合煮粥。一方：加苁蓉一两，酒洗去[7]皮，同肾入粥煮，亦妙。

猪肾粥

能治耳聋，气虚劳乏。

用人参二分[8]，葱白些少，防风一分，俱捣作末，同粳米三合，入锅煮半熟。将猪肾一对去膜，预切薄片，淡盐腌顷刻，放粥锅中，投入再莫搅动，慢火更煮良久[9]食之。

羊肉粥

治羸[10]弱，壮阳道。

用烂羊[11]肉四两，细切，加人参末一钱，白茯苓末一钱，大枣二个，切细黄耆[12]五分，入粳米三合，入好盐三二分，煮粥食之。

扁豆粥

益精力，又治小儿霍乱。

白扁豆半斤，人参二钱，作细片，用水煎汁，下米作粥食之。

〔1〕羊肾粥：原缺，据目录补。

〔2〕大治腰脚疼：原缺，据《遵生八笺》“饮馔服食笺上”补。

〔3〕煮粥，加些盐：原缺，据《遵生八笺》“饮馔服食笺上”补。

〔4〕煮：原缺，据《遵生八笺》“饮馔服食笺上”补。

〔5〕鹿肾粥：从本条起，原食治方方名均缺，悉据目录补。

〔6〕用鹿肾：原缺，据《遵生八笺》“饮馔服食笺上”补。

〔7〕两，酒洗去：原缺，据《遵生八笺》“饮馔服食笺上”补。

〔8〕用人参二分：原缺，据《遵生八笺》“饮馔服食笺上”补。

〔9〕煮良久：原缺，据《遵生八笺》“饮馔服食笺上”补。

〔10〕治羸：原缺，据《遵生八笺》“饮馔服食笺上”补。《遵生八笺》在“食之”后。

〔11〕用烂羊：原缺，据《遵生八笺》“饮馔服食笺上”补。

〔12〕耆：从此字起，底本文字严重缺损，为方便计，注明底本文字，其他文字均据他书补入。并据底本体例，将描述用途之相关文字前提至食治方名后。从本条至“乳粥”条文字，悉据《遵生八笺》“饮馔服食笺上”补。

仙人粥

何首乌赤者为雄，白者为雌，大者为佳。采大者，不可犯铁，竹刀刮去皮，切成片收起。每用五钱，砂罐煮烂，下白米三合煮粥。

山茱萸粥

作面亦可。采去皮，捣研为泥粉。每用一盏，入蜜二匙，同炒令凝揉，同粥搅食。

乳粥

甘美，大补元气[1]。

用黄牛乳，候煮粥半熟，去汤，下牛乳汁代汤，煮熟，置碗中，加酥油一二钱旋搅。无酥亦可。

煨肾丸[2]

治肾虚腰痛。

用猪腰子一枚，薄批五七片，以椒、盐腌，去腥水，掺杜仲末三钱在内，包以薄[3]荷，外加湿纸，置火内煨熟，酒下。如脾虚，加白术；精虚，加枸杞子[4]。

猪肾酒

治肾虚腰痛。

用童便二盏，好酒一盏，以新瓷瓶贮之。取全猪腰子一对在内，黄泥密封，晚[5]时以慢火养熟[6]，至中夜止，待五更初，以火温之，发瓶饮酒食腰子。病笃者只[7]一月效。平日[8]瘦怯者亦可服此。盖以血养血，绝胜金石草木之药[9]也。

猪肾羹

治阴痿羸瘦。

用猪肾和枸杞叶、五味，煮羹食之。

腰子汤

治产后蓐劳，虚羸喘促，寒热如疟，肢痛面黄。

用猪腰子一枚，香蕈、葱白、芍药各一两，水煎温服。

猪肚方

治虚羸乏气。

用人参五钱，干姜、胡椒各二钱，葱白七茎，糯米三合，为末，入猪肚内紧扎，

---

〔1〕甘美，大补元气：《遵生八笺》在“旋搅”后。
〔2〕煨肾丸：从本条至“服椒法”条文字，据《医学入门》内集卷二补。
〔3〕内，包以薄：原存。
〔4〕枸杞子：原存。
〔5〕晚：底本文字漶漫，据《医学入门》补，《医学入门》作“日晚”。
〔6〕养熟：底本文字漶漫，据《医学入门》补。
〔7〕笃者只：底本文字漶漫，据《医学入门》补。
〔8〕平日：底本文字漶漫，据《医学入门》补。
〔9〕新瓷瓶贮之……绝胜金石草木之药：原存。

勿令泄气，以水煮令烂熟，空心食之，次暖好酒一二[1]盏，饮之效。

益气牛乳方

老人最宜。补血脉，安心神，长肌肉，令人身体康强，面目光悦，志意不衰。故为人子者，常须供之以为常食。

或为乳饼，或作乳腐等，恒使恣意充足为度。此物胜肉远矣。

山药酒

补虚损，益颜色。又治下焦虚冷，小便频数，瘦损无力。

用酥一匙于铫中熔化，入山药末熬令香，方入酒一盏搅匀，空心服之。

生栗方

治脚气及肾虚气损，脚膝无力。

用生栗蒸熟风干，每日空心常多食十枚，极治脚气不测。

水芝丸

能补五脏诸虚。

用莲肉一斤去皮心，入猪肚内紧扎，煮至极烂，捣丸梧子大，每三四十丸，空[2]心酒下。

糯米糕

治小便数，不得安寝[3]。

用纯糯米糕一掌大，临卧炙令软熟啖之，温酒或热汤下，待食消化即睡。

服硫鸡

温中壮阳。

男用雌，女用雄。鸡饿一日，以溶化硫黄拌饭喂七日，宰之，以米粉掺蒸。每鸡一只，分作五早晨吃。

胡桃酒

善治虚损腰疼。

用胡桃肉、杜仲、小茴，如法浸酒服之。

服椒法

择净蜀椒二斤，去闭目者不用。以盐掺椒上，将滚汤泡过椒五寸许，以瓷器慢火煮干，止留椒汁半盏，将椒倾在地下纸上，覆以新盆，封以黄土。经宿，置盆内，将干，入甘菊花末六两拌匀，更以前汁洒之，然后晒干服之。初服之月早晚各十五粒，次月早晚各廿粒，第三月又增十粒，至一百粒乃止。每用盐酒、盐汤，任下。服至半年后，觉胸膈间如有物碍，即每月退十粒，退至十五粒止。俟其无碍，一如前服。终始行之，令椒气早晚蒸熏。如一日不服，则前功俱废矣。饮食蔬果并无所忌。凡四十

---

〔1〕酒一二：原存。

〔2〕子大，每三四十丸，空：原存。

〔3〕不得安寝：《医学入门》无，据底本补。

岁过方可服，至老颜容不衰，此其验也。又法：用川椒一斤、玄参半斤，为末，蜜丸梧子大。每三十丸，食后临卧盐汤下。

长松酒方〔1〕

滋补一切风虚，乃庐山休休子所传。

长松一两五钱状似独活而香，乃酒中圣药也，熟地黄八钱，生地黄、黄耆蜜炙、陈皮各七钱，当归、厚朴、黄柏各五钱，白芍药煨、人参、枳壳各四钱，苍术米泔制、半夏制、天门冬、麦门冬、砂仁、黄连各三钱，木香、蜀椒、胡桃仁各二钱，小红枣肉八个，老米一撮，灯心五寸长一百二十根。一料分十剂，绢袋盛之。凡米五升，造酒一樽〔2〕，煮一袋，窨久乃饮。

八仙茶〔3〕

粳米、黄粟米、赤小豆、绿豆、黄豆五味，炒香熟各一斤，细茶一斤，芝麻五合，小茴二合，花椒、干姜、白盐炒各一两，共为末，外用麦面炒黄熟，与前药等分拌匀，随意加入胡桃肉、枣、松子、瓜仁、白糖之类，瓷罐收贮。每用二三匙，白汤点服。此方乃韩飞霞所著，甚有意味。盖茶冷不益人，然高贤雅士，文人酒客，未有不喜其爽神去垢腻而乐饮之者。今兼炒米以养胃气，椒、姜不致中寒。用者不必全方，但摘二三味可也。惟盐须斟酌入茶。古云：慎勿将盐去点茶，分明引贼入人家。

服黄精〔4〕

黄精细切一石，以水二石五升，一云六石，微火煮旦至夕，熟出使冷，手擂碎，布囊榨汁，煎之。滓曝燥，捣末，合向釜中煎熬，可为丸如鸡子。服一丸，日三服，绝谷，除百病，身轻体健，不老。少服而令有常，不须多而中绝。渴则饮水。云此方最佳，出五符中。又法：取黄精捣捩，取汁三升；若不出，以水浇榨取之。生地黄汁三升，天门冬汁三升，合微火煎减半。纳白蜜五斤，复煎，令可丸，服如弹丸。日三服，不饥，美色。亦可止榨取汁三升，汤上煎可丸。日食如鸡子大一枚，再服三十日，不饥，行如奔马。天门冬去皮心〔5〕。

二精丸〔6〕

常服助气固精，补镇丹田，活血驻颜，长生不老〔7〕。

用黄精去皮　枸杞子各二斤〔8〕

---

〔1〕长松酒方：本条文字系据《本草纲目》卷十二“长松”条补。《本草纲目》作“长松酒”。

〔2〕樽：原作“尊”，据文义改。

〔3〕八仙茶：本条文字系据《医学入门》内集卷二补。

〔4〕服黄精：本条起至书末“枸杞煎”条文字，系据《遵生八笺》“饮馔服食笺下”补。《遵生八笺》本条作“服食黄精法”。

〔5〕门冬去皮心：原存，《遵生八笺》作“门冬去心皮”。

〔6〕二精丸：《遵生八笺》作“保镇丹田二精丸方”。

〔7〕常服……不老：《遵生八笺》在“温酒下”后，底本“常服助”缺。

〔8〕杞子各二斤：原存。

上二味，各八九月间采取。先用清水洗黄精一味，令净，控干，细剉，与枸[1]杞子相和，杵碎，拌令匀，阴干，再捣罗为细末，炼蜜为丸，如梧桐子大。每服三[2]五十丸，空心食前温酒下。

黄精丸[3]

延年益气，治疗万病，久服可希仙位[4]。

用黄精十斤净洗，蒸令烂熟　白蜜三斤　天门冬三斤，去心，蒸令烂熟

上三味，拌和令匀，置于石臼内捣一万杵。再分为四剂，每一剂再捣一万杵，过烂取出，丸如梧桐子大。每三十丸，温酒服下，日三，不拘时服。

李八伯杏金丹[5]

久服保气延年，发白变黑，能除万病[6]。

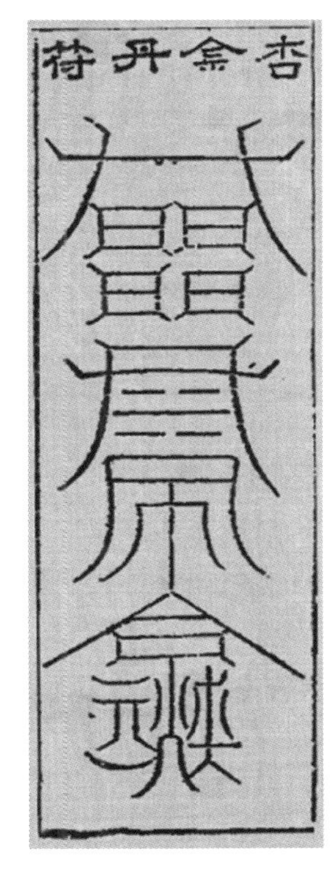

取肥实杏仁五斗，以布袋盛，用井花水浸三日。次入甑中，以帛覆之，上铺黄泥五寸，炊一日，去泥取出，又于粟中炊一日，又于小麦中炊一日。压取油五升，澄清，用银瓶一只，打如水瓶样，如无银者，用好砂罐为之。入油在内，不得满。又以银圆叶可瓶口大小盖定，销银汁，灌固口缝，入于大釜中，煮七复时，常拨动，看油结，打开取药入器中，火消成汁，倾出放冷，其色如金。后入臼中捣之，堪丸，即丸如黄米大。空心旦暮酒下，或用津液下二十丸。

合药时朱书此符三道，衣领中带之[7]。

仙术丸

□□[8]轻身延年，能除百病[9]。

苍术米泔浸，夏秋三日，春七日[10]，去皮洗净，蒸半日，作片焙干，石臼捣为末，炼蜜为丸，如梧桐子大。每日早晨、日午，酒下五十丸。

枸杞煎[11]

明目驻颜，壮元气，润肌肤，久服大有益[12]。

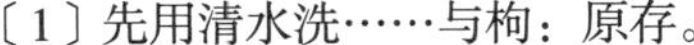

〔1〕先用清水洗……与枸：原存。

〔2〕捣罗为细末……每服三：原存。

〔3〕黄精丸：《遵生八笺》作“万病黄精丸方”。

〔4〕延年益气……久服可希仙位：《遵生八笺》在“不拘时服”后。

〔5〕丹：《遵生八笺》后有一“方”字。

〔6〕久服保气延年……能除万病：《遵生八笺》在“或用津液下二十丸”后。

〔7〕三道，衣领中带之：原存。

〔8〕□□：原书缺字，疑为“久服”。

〔9〕轻身延年，能除百病：原存，《遵生八笺》无。

〔10〕夏秋三日，春七日：原存。

〔11〕煎：《遵生八笺》后有一“方”字。

〔12〕明目驻颜……久服大有益：《遵生八笺》在“温酒调下”后。

采枸杞子，不拘多少，去蒂，清水净洗，淘出控干。用夹布袋一枚，入枸杞子在内，于净砧上椎压，取自然汁，澄一宿，去清，石器内慢火熬成煎，取出，瓷器内收。每服半匙头，温酒调下。如合时天色稍暖，其压下汁，更不用经宿。其煎熬下三两年并不损坏；如久远服，多煎下亦无妨也。

校后记

《药性全备食物本草》为明代吴文炳所汇编之食物本草著作。全书共分四卷。

一、作者与成书

吴文炳，字沛泉，一字绍轩、光甫，盱江（今江西南城）人。关于吴氏籍贯，另有四川、湖北两说。但除本书卷首有明确记载外，吴氏之书，多为闽刻，单从地域远近来看，仍以盱江说为是。

吴文炳家世生平尚不可考。吴氏在本书卷四之首署名"世医"，而本书全名作《新刻吴氏家传养生必要仙制药性全备食物本草》，吴氏另编有《（家传心法）保赤全书》，因此他应出身于医学世家。

吴文炳本人的术业专攻也令人迷惑。一说其为针灸医家。但从吴氏著述看来，除上述两书外，吴氏曾编撰《医家赤帜益辨全书》十二卷、《神医秘诀遵经奥旨针灸大成》四卷、《军门秘传》四卷、《考注珍珠囊药性赋》二卷、《急救仙方》《明医校正参补难经脉诀合编》《脉学释语》，并增补宋代李知先（元象）编、元代吴恕（蒙斋）辑之《图注指南伤寒活人指掌》四卷。可以说其著作涉及脉诊、本草、伤寒、针灸、临床（内、儿、外、伤）诸领域。而唯一一部针灸专著《神医秘诀遵经奥旨针灸大成》，据考证多抄录自杨继洲之书[1]。因此，针灸医家之说亦难成立。而本书卷首的自称"儒医"倒很好地解释了吴氏著述繁多的原因。

除《明医校正参补难经脉诀合编》有万历四十五年丁巳（1617年）自序[2]外，吴氏诸书多缺序跋，这就给确定成书年代造成了困难。《中国中医古籍总目》将《药性全备食物本草》成书年代定为万历二十一年（1593年），与《本草纲目》金陵版同年，不知所本。有研究者认为本书多有鸡枞、马槟榔等《本草纲目》新增之品，"似成书于17世纪初"[3]，此说为妥。而《图注指南伤寒活人指掌》为万历三十三年（1605年）闽建书林熊成治（冲宇）刻本，《军门秘传》《急救仙方》两书同出其手，《医家赤帜益辨全书》《神医秘诀遵经奥旨针灸大成》两书亦为万历年间（1573—1620年）

〔1〕黄龙祥.《针灸大成》的版本、构成及其作者［J］. 杨继洲《针灸大成》学术思想研讨会论文汇编. 2005：19-20.

〔2〕杨梅香.《军门秘传》——中国第一部军阵外科专著［J］. 北京针灸骨伤学院学报. 2000：7（2）：65.

〔3〕尚志钧、林乾良、郑金生. 历代中药文献精华［M］. 北京：科学技术文献出版社，1989：88，434.

熊氏种德堂所刻。鉴于《药性全备食物本草》为天启崇祯间潭阳书林刘钦恩所刻，吴氏之医学活动应在万历至明末（1573—1628 年），以万历年间为主。

二、主要内容与特点

《药性全备食物本草》全书分四卷，计 9 类，载食物 475 种，分别为：水部 47 种，五谷部 53 种、菜部 95 种、果部 53 种、兽部 47 种、禽部 50 种、虫部 42 种、鱼部 46 种、味品类 42 种。

每味食品之下，大致包括性味、毒性、产地、形态、功效、主治及宜忌等方面的内容。这与明代诸家食物本草并无不同。由于本书系吴氏摘引诸家本草，汇编而成，因此若想在同类作品中脱颖而出，剪裁得当是第一要义。与同时代穆世锡所辑之《食物辑要》相较，本书记载药味与《食物辑要》数量相仿，但篇幅几为《食物辑要》的两倍。虽是因之保存了部分文献，但却失之繁杂，而且文献著录并不清晰完整。

书末附治食有法条例须知、汤品清味及食治方等内容。前两者多引自明代高濂之《遵生八笺》。而近 150 首食治方则大多出自明代李梴之《医学入门》，少数出自《遵生八笺》。该食治方分为外感（本书及《医学入门》该部并无“外感”两字，据其内容归纳）和内伤脾胃两个部分。外感又分风、寒、暑、湿、燥、火六淫所伤，内伤则分气、血、痰、热、阴虚、阳虚、诸虚。该分类方法亦来自《医学入门》。

三、本次校点的相关说明

《药性全备食物本草》现存版本两种。

本次校点以中国中医科学院图书馆馆藏之明潭阳书林刘钦恩刻本为底本，以《证类本草》《本草蒙筌》《医学入门》《遵生八笺》《本草纲目》等书为他校本，并参考书中所涉诸书，予以校点。然而，此版本刊刻欠佳，最后食治方“诸虚”部分更存在严重文本缺损。本欲使用中国国家图书馆所藏之明刻本作为对校本，但由于库房搬迁，该本由古籍馆提至善本库，至今未向公众开放，殊为遗憾。现权将《医学入门》《遵生八笺》等书相关部分，结合底本断章残句补入，并根据底本体例调整语序。由于本书系汇编之作，故补入文字难以避免与原本有所出入，但想来相去不远。希望本书再版时，可以得睹该本，飨读者以原帙，验笔者之臆想。

至于本次校点中出现的缺点错误，欢迎批评指正。

纪征瀚

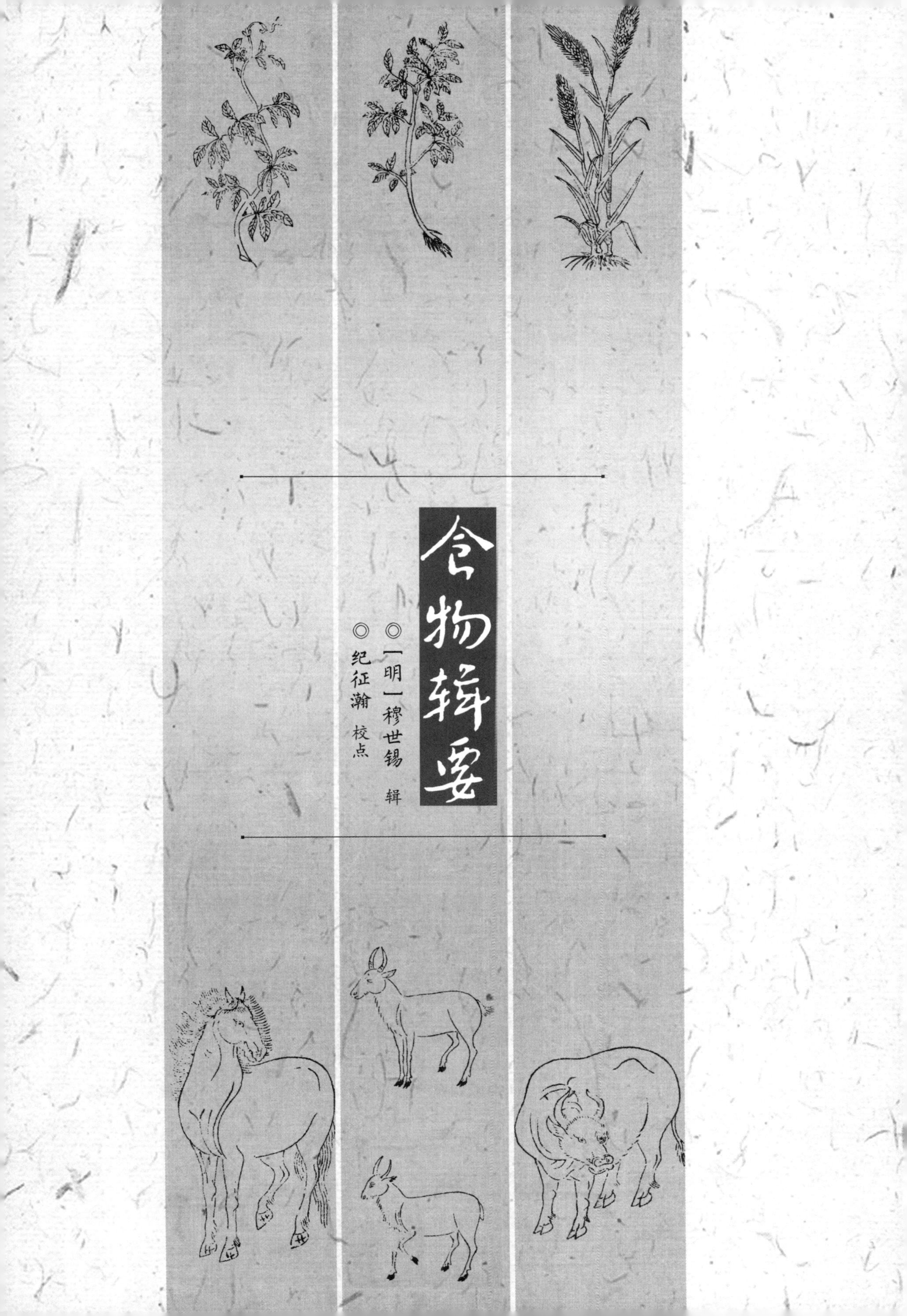

食物辑要

◎〔明〕穆世锡 辑
◎纪征瀚 校点

内容提要

明穆世锡（予叔）所辑之《食物辑要》是一部食物本草著作。该书始著于万历三十五年（1607 年），终成于万历四十二年（1614 年），中间数易其稿。作者认为饮食于人体健康关系重大，脉诊只能诊断伤食，却不能确定具体伤于何物和同食的什么食物有关，从而导致病情反复，迁延日久。因此作者编了本书，有助于祛病养生、延年益寿。全书分 8 卷，每卷大致为一类，分别为水类 42 条、谷类 42 条、菜类 71 条、兽类 51 条、禽类 65 条、果类 58 条、鱼类 78 条、味类 42 条，共载食物 449 条。末附饮食须知、同食相忌、孕妇忌食、服药忌食与月令摄养等内容。每味食品之下，大致包括性味、功效、主治及宜忌等方面的内容。有的还附有子品，但一般不附方药。其书分类方法仿照卢和的《食物本草》，而主体内容，主要来自于李时珍的《本草纲目》，但也参考部分其他著作。该书内容虽简明扼要，但亦引用了许多文献。

本次校点以日本国立国会图书馆所藏明万历刻本为底本，参考中国国家图书馆所藏之缩微胶卷，及书中所涉诸书，予以校点。

食物辑要叙

天地生人亦甚巧矣！目、耳、鼻共六窍，皆耦类坤卦之象；口以降共三窍，皆奇类乾卦之象。乾宜上而反居下，坤宜下而反居上，此泰卦也。坤惟居上，故浊者变而为清，通天之气者惟鼻；乾惟居下，故清者变而为浊，食地之形者惟口。口上鼻下，是为人中，而三才之理备矣！《易·颐卦》曰：慎言语，节饮食。《中庸》又云：人莫不饮食也，鲜能知味也。世人病气、病情、病腑、病脏，有脉可按，有证可揣。若饮食之病，或以骤而不觉，或以杂而不辨，或以日月而不著不察。若孕妇小儿，益贸贸矣。娄东名医云谷穆君著《食物辑要》，最为简明，又与诸名家订正，然后行之人间，其用心苦，其综览博，其考辨精，使贤者可以尊生卫生，即不肖老饕，且将扪舌而惧染指而退矣。夫医司命也，以命听医，孰若以命听我？况日用饮食，我为政者也。若知味，则自然知节；知节，则自然身心俱泰。虽谓《食物辑要》，即颐卦、节卦、泰卦之注脚可也。读此书，而云谷之精于医道，并可知矣。是故眉道人叙而传之。

华亭眉公陈继儒撰

自 叙

余少业儒，中以病废，始业医。医得之仅谷先君，先君得之东谷唐先生，皆精轩岐之学，吴中所推重者。迨余年二十，体孱弱善病。先君命曰：语云不为良相，当为良医。医可以自活活人，此而世家物也，汝其毋坠医业！遂时时习《素》《难》诸经，及三代以下有裨卫生者，罔不遍阅，遇名家辄相质难，乃知人之病不外乎三因：有感风、寒、暑、湿、燥、火所得，外因病者；有触喜、怒、忧、思、悲、恐、惊所得，内因病者；有从劳役、酒色所得，不内外因病者。皆脉可以详辨。至于饮食之致病，脉能诊其所以然，不能诊其所以然之故。如脉见右关紧盛，或滑疾，或沉伏，但知其伤食，焉能知其伤何物与同食何物所伤？若近日所伤之物，病者自晓，医者易治。凡伤饭，以麦芽为主；伤面，以萝卜子为主；伤果，以山楂为主；伤禽兽肉，以草果为主；伤犬肉，加杏仁；伤鸡卵，加苏子，投之必效。同食几物所伤，兼用易效。久则不觉，彼此茫然。假如伤食之重者，亦头疼寒热，或用柴胡、黄芩之类，岂知食遇苦寒则愈不消。又如饮食不化而生痰，痰多咳嗽，或用桑皮、杏仁，与食何与？展转反覆，因循日久，至于不起者有之。惜哉！余从事有年，深知饮食之系重，故广求古今食物诸书，以其中之切要者采摭之，重杂者删削之，近有实据者增补之，约五百余种，名曰《食物辑要》，少为却病延年之一助。是书也，易稿数次，始于万历丁未，成于甲寅，复请正于眉公陈先生，而敢付之剞劂，以公四方，俾人人咸登寿域云。

娄东穆世锡予叔甫谨识

目　录

食物辑要卷之一

食物辑要卷之二

食物辑要卷之三

食物辑要卷之四

食物辑要卷之五

食物辑要卷之六

食物辑要卷之七

食物辑要卷之八

食物辑要卷之一

太仓　云谷穆世锡　辑
华亭　眉公陈继儒　正
男　天谷穆士清　编

水　类

雨水

味甘、淡，性冷，无毒。可煮茶。暴雨不可用。《养老书》云：立春节雨水，性有春升始生之气，于脾胃清气下陷者宜用。妇人不生育者，是日夫妇宜各饮一杯，还房，易得孕。又：淫雨及降注雨，谓之潦水。味薄。不助湿气，且利热，亦取其急流而有声，通达之义也。

梅雨水

味甘，平，无毒。入酱易熟。烹茶尤佳，胜诸雨水。洗癣疥，灭瘢痕。芒种后逢壬为入梅，小暑后逢壬为出梅。又云：三月为迎梅雨，五月为送梅雨。此皆湿热之气，郁遏熏蒸，酿为霏雨。人受其气生病，物受其气生霉。忌用造酒、醋。

花水[1]

从花滴下者曰花水。主解渴。以此水和栝蒌根为丸，预备于远行无水处渴时服，即解。

液雨水

无毒。立冬后十日为入液，至小雪为出液。制杀虫、消积等药良，故又谓之药雨。

腊雪水

味甘，性冷，无毒。解丹石毒。洗目退赤，烹茶解酒。于疫病中暍，及小儿惊痫热狂者宜用。沫沸即退，腌[2]藏果不坏。春雪日久则生虫，不堪用。大寒后戍日起腊。

冰

味甘，性大寒，无毒。解暑毒。阳毒热狂昏迷，以冰一块置膻中，良。解烧酒

〔1〕花水：原脱，据目录补。
〔2〕腌：原作“淹”，据文义改。下同。

毒。酷暑时食，暂时爽快，久则致病，以其与时候相反，冷热相激，非所宜也。

露水

味甘，性凉，无毒，堪用。柏叶露明目。百草露愈百病，解消渴，泽肌肤，令人身轻。百花露益颜色。昝殷云：取秋露造酒，名秋露白，味甘冽。

屋漏水

味苦，性大寒，有毒。误饮生恶疮。洗犬咬疮良。滴脯肉，人误食，成瘕。又：檐下雨入菜，有毒，勿误食。

半天河水

即竹篱头水，及空树穴中水。治心痛鬼疰，狂邪恶毒。久者，防有蛇虫毒。

冬霜

味甘，性寒，无毒。解酒热及诸热面赤，伤寒鼻塞。承曰：凡收霜，鸡羽扫瓶中，密封阴处，久不坏。

雹水

味咸，性冷，有毒。按，《五雷经》云：人食雹，必患瘟疫风颠之症。《竺喧》云：酱味不正，取一二升纳瓮中，即还本味。

方诸水

一名明水。味甘，性寒，无毒。明目，定心神，退小儿热，止烦渴。《异物志》云：方诸，铜锡相半所造，谓之鉴燧之剂，非蚌非金石，摩热，向月取之，得水二三合，似朝露。

千里水

即远来流水。从西来者，谓之东流水。二水并甘平，无毒。其性疾速，通肠下关，荡涤邪秽。思邈曰：江水流泉，远涉顺势归海，不逆上流，用以治火归下，及疗劳伤虚弱病。如无江水，以千里东流水代之。

劳水

即扬泛水，仲景谓之甘烂水。用流水二斗，置大盆中，以杓高扬千万遍，有沸珠相聚，乃取煎药。盖水咸而体重，劳之则甘而轻，专益脾胃，不助肾邪。东垣云：甘烂水，甘温性柔，于伤寒阴症者宜用。

顺流水

性顺下流急。湍上峻急之水，其性尤急。急速下达，能通二便，于下焦膀胱症者宜用。患泄泻下虚者勿用。

逆顺水　倒逆洄澜之水。性逆倒上，能发吐痰饮。患气逆冲上、霍乱呕吐者，勿用。

井水

性凉，无毒。味有甘、淡、咸之异。新汲水能疗病，益人。平旦第一汲，为井华水。二水功大于诸水。取天一真气浮于水，煎补阴剂及炼丹药，良。

凡井水，从远地脉来者为上，从近处江湖渗来者次之，城市近沟渠污水杂入者，成咸，须煎滚澄清用，否则气味俱恶。古人作井，用黑铅为底，水清散结，人饮无疾，入丹砂镇之，令人多寿。夫井泉，地脉也，人之经血象之。须取其土厚水深，源远而质洁者良。不观《淮南子》云：土地各以类生人．是故山气多男，泽气多女，水气多瘖，风气多聋，林气多癃，木气多伛，下气多尰[1]，石气多力，阴气多瘿，暑气多夭，寒气多寿，谷气多痹，丘气多狂，广气多仁．陵气多贪；坚土人刚，弱土人脆，垆土[2]人大，沙土人细，息土人美，耗土人丑，轻土多利，重土多迟；清水音小，浊泉音大，湍水人轻，迟水人重。皆应其类。

节气水

一年二十四节气，一节主半月。水之气味，随之变迁。天地气候相感，非疆域之限。《月令通纂》云：正月初一至十二日，以一日主一月，每旦取初汲水，瓶盛，秤轻重。重则主此月雨多，轻则主此月雨少。

立春、清明二节贮水

曰神水。宜用造风湿、脾胃虚损丸散药酒，久留不坏。

谷雨水

味甘，性寒，无毒。取长江者良，以之造酒，储久色绀[3]味冽。清明水亦然。

端阳水[4]

端午日午时取水，宜造疟痢、疮疡、金疮等丹丸药，有效。

神水

味甘，性寒，无毒。清热化痰，定惊安神。治心脾积聚及虫病，和獭肝为丸服良。《金门记》云：五月五日午时有雨，急伐竹竿，中必有神水，沥取为药。

小满、芒种、白露三节内水

并有毒。造药，酿酒、醋一切食物，皆易坏。人饮，动脾胃。

立秋日水[5]

立秋日五更时取井华水，老幼各饮一杯，却疟疾百病。

寒露、冬至、小寒、大寒四节及腊日之水

宜浸造滋补药。治痰火积聚，杀虫，修合丹丸药酒，与雪水同功。

玉井水

味甘，平，无毒。久饮，令人肌体润泽，毛发不白且多寿。《异物志》云：凡有玉处山谷水泉是也。山有玉而草木润，近山人多寿，皆玉石津液之功。

乳穴水

味甘，性温，无毒。近乳穴流泉，取饮及酿酒，大益人。秤之重于他水，煎之似

〔1〕尰：指足部水肿。
〔2〕垆土：黑色坚硬而质粗不黏的土壤。
〔3〕绀：天青色，深青透红之色。
〔4〕端阳水：原脱，据目录补。
〔5〕立秋日水：原脱，据目录补。

盐花起，此真乳穴液也。久服肥健强食，润颜不老，与钟乳石同功。

温泉

味辛，性热，无毒。不可饮，下有硫黄，能令水热。可焊[1]猪羊毛，可熟蛋。风湿寒痹，浴之可除。庐山有温泉池，方士令疥癞广疮人饱食，入池浴之，得汗即止，旬日而愈。虚人则不可也。按，《相感志》云：汤泉多作硫黄气，浴之袭人肌肤，惟新安黄山是朱砂泉，春时水即微红色，可煮茗。长安骊山是珉石[2]泉，不甚作气。朱砂泉虽微红，似雄黄而不热。有砒石处汤泉，浴之有毒，慎之！

海水

性凉。秋冬味咸，助湿；春夏味淡，澄清可烹茶，但不甘。

碧海水

味咸，性微温，有小毒。治宿食胪胀，饮合许，令吐下即宽。煎汤浴，去风瘙癣。东方朔《十洲记》云：夜行海中，拨之有火星者，咸水也。其色碧，故名碧海。

盐胆水

即盐卤。味咸、苦，有大毒。治痰厥不省，少少灌之，取吐而止。疗蚀虫疥癣瘘疾，及牛马虫蚀，毒虫入肉生子。凡六畜，饮一合即死，人亦然。止可点豆腐，煮四黄焊物。

阿井泉

味甘、咸，平，无毒。其性趋下，气清而性重。利膈止吐，能治逆上之痰。出东阿井。又：青州范公泉，亦济水所注。造白丸子，快膈化痰。

山岩泉水

味甘，平，无毒。主霍乱，烦闷转筋，宜多服，名洗肠，勿令空腹，空则更服，尝试有效。但身冷力弱者防致脏寒，当以意消息之。彭祖云：此山岩土石间所出泉，流为溪涧者也。凡山有玉石美草木者，良；有黑土毒石恶草者，勿用。凡瀑涌激湍之水，饮之令人颈疾。颖[3]曰：昔浔阳忽一日城中马死数百，询之，昔日泻出山谷蛇虫毒水，马饮而死。

市门溺坑水

无毒。止消渴，去恶血，重者服一小盏，二三度可瘥。

古冢中水

性寒，有毒。误饮，杀人。洗诸疮可愈。

粮罂中水

味辛，平，有小毒。年远澄清者，良。治噎症、痫疾，及中恶鬼疰，心腹痛，恶梦神物，杀蛇虫，进合许效。多服，令人心闷。

---

〔1〕焊：用热水烫后去毛。

〔2〕珉石：似玉的美石。

〔3〕颖：疑即汪颖。见卷六“西瓜”条。

地浆

味甘，性寒，无毒。掘地作坎，以新汲水沃，搅令浊，少顷，澄清服。解中毒烦闷，及一切鱼肉果菜菌之毒；治干霍乱、中暑卒死，饮一升，令吐即活。

阴地流泉水

性寒，有毒。饮之发瘴疟，令脚软。又云：饮泽中停水，令人成瘕。

齑水

味酸、咸，性凉，无毒。能吐痰饮宿食，以咸苦涌泄为阴也。

浆水

炊粟米，热投冷水中，浸五六日，成此水。浸至败者，损人。味甘、酸，性微凉，无毒。善走，化滞通关，消宿食，解烦渴。煎令酸，止呕哕，白人肤，利小水。同李食，令霍乱吐利。醉后饮，令失音。

甑气水

味甘、咸，无毒。沐须发，令黑润。取蒸糯米饭汤，煎服痰核瘰疬药，易效。盖取其引药至疮所，即《经》云知疮所在，口点阴胶是也。

熟汤

味甘，平，无毒。煎百沸者，佳。助胃气，行经络。熨霍乱转筋及客忤死者，良。勿用滚热汤漱口，损齿；病目人勿用热汤沐浴，助热昏目；冻僵人勿用热汤濯手足，脱指甲；勿用铜器煎汤，人误饮，损声；勿饮半滚汤，令人发胀，损元气。

生熟汤

冷水滚汤相合者。味甘、咸，平，无毒。调中。治痰疟宿食，膨胀霍乱，投盐饮一二钟，令吐尽即可。凡霍乱呕吐，不能纳药食至危者，先饮一二口，即定。宁原曰：凡人大醉，食瓜果过度，以生熟汤浸身，其汤皆作酒气瓜果味。

上水日用不可缺。然人之形体有厚薄，年寿有短长，由水土资养之不同，验诸南北人物可见。夫水之有毒而不可犯者，亦所当知。

水中有赤脉不可断。

井中沸溢不可饮三十步内取青石一块，投之即止。

古井眢井[1]不可入，有毒，杀人。夏月阴气在下，尤忌。用鸡毛试投，旋舞不下者，有毒，投热醋数斗，可入。

古井不可塞，令人盲聋。

泽中停水，五六月有鱼鳖精，误饮成瘕。

沙河中水，饮之令人喑。

两山夹水，其人多瘿。

流水有声，其人多瘦。

花瓶水误饮，杀人。蜡梅尤甚。

〔1〕眢井：废井，无水的井。

铜器内盛水，过夜不可饮。

炊汤洗面，令人无颜色；洗体，令人生癣；洗足，令疼痛生疮。

铜器上汗，误食，生恶疽。

冷水沐头，热泔沐头，并令头风，女人尤忌。

经宿水面有五色者，有毒，勿洗手。

时病后浴冷水，损心胞；盛暑浴冷水，令伤寒。

汗后入冷水，令骨痹。

产后当风洗浴，发痓病，多死。

酒中饮冷水，令手战；酒后饮冷茶汤，成酒癖；饮水便睡，成水癖。

夏月远行，勿以冷水濯足；冬月远行，勿以热汤濯足。

小儿就瓢、瓶饮水，令语讷。

食物辑要卷之二[1]

太仓　云谷穆世锡　辑
华亭　眉公陈继儒　正
男　天谷穆士清　编

谷　类

粳米

味甘。北粳凉，南粳温；赤粳热，白粳凉，晚白粳寒；新粳热，陈粳凉；生性寒，熟性热；并无毒。和五脏，通血脉，长肌肉，壮筋骨。但新米乍食，动风气；陈米下气易消，病人尤宜。同马肉食，发痼疾；同苍耳食，令心疼。烧仓米灰，和蜜调服，可解小儿嗜生米；成米瘕，治之以鸡屎白，可愈。有早、中、晚三收。白晚米第一，各处所产种数虽多，功用不甚相远。崔浩云：米饭落水缸内，久则腐，腐则发泡浮水面。误饮，发恶疮。

糯米

味甘，性温，无毒。暖脾胃，止虚寒泄痢，敛自汗，缩小便，发痘浆。多食壅经络之气，令身软筋缓；久食动心悸，发疮疖痛；同酒食，令醉难醒。然糯米性黏滞难化，小儿、病人最忌。马食，足重；猫犬食，脚屈不能走。《竺暄》云：食鸭肉伤，多饮热糯米泔可消。

陈廪米

味甘、咸，性微凉，无毒。调胃，止泻，下气，解烦渴。同马肉食，发痼疾。

籼米

似粳，粒小。味甘，性温，无毒。温中益气，养胃和脾，除湿止泻。

稷米

味甘，性寒，无毒。脾之谷。压丹石毒，解苦瓠毒，和胃益脾，凉血解暑。多食，发冷气病；同瓠子食，尤甚，饮黍汁即瘥。

黍米

味甘，性温，无毒。肺之谷。补中益气。久食，昏五脏，令好睡，缓筋骨，绝血

[1] 卷之二：此后原无辑正者署名，原书唯卷之一与卷之五有署名，今均按卷之一补出。

脉。同牛肉白酒食，生寸白虫；同葵菜食，成痼疾。小儿多食，不能行；小猫犬食，脚局屈。

赤黍

味甘，性微温，无毒。下气退热，止呕吐咳嗽。多食难化。勿同蜂蜜及葵菜食。有用治鳖瘕，以新熟者淘泔水，多服可瘥。

玉蜀黍

一名玉高粱。味甘，平，无毒。开胃调中，亦可作酒。

芦粟

味甘、涩，性温，无毒。温中涩肠胃，止霍乱。黏者与黍米同功。根煮汁，利小水，止喘满。烧灰酒下，治难产。

粟米

味咸，性微寒，无毒。肾之谷。解小麦毒，益丹田，开肠胃，利小水。止热痢，去中焦热，来年陈者尤良。胃寒人勿多食。同杏仁食，令吐泻。雁食，足重难飞。硬者作饭，黏者可作酒。

秫米

味甘，性微寒，无毒。肺之谷。利大肠，治漆疮。患肺疟寒热，夜不得眠者宜用。久食动风，壅五脏气。小儿勿多食。李当之云：伤鹅鸭成瘕，多饮秫米泔，可消。

黄粱米

味甘，平，无毒。和中，止霍乱泄痢，除烦热，利小水，去客风顽痹。

白粱米

味甘，性微寒，无毒。和中益气，止烦渴，去胸膈客热，行五脏气。多食，缓筋骨。

青粱米

味甘，性微寒，无毒。补中益气，治胃痹热中消渴，止泄痢滑精。久食，可辟谷长年。陈士良云：亦粟类，比他谷大益脾胃，黄粱尤胜。

稗米

味辛、甘、苦，性微寒，无毒。宜脾益气，亦堪作饭。能杀虫，煮汁沃地，蝼蚓皆死。

狼尾草米

味甘，平，无毒。亦堪作饭，能充肠胃。

菰米

味甘，性冷，无毒。白而滑腻，作饭香脆，和肠胃，止烦渴。

蓬草子米

味酸、涩，平，无毒。亦堪作饭，能益饥。

岗草米

味甘，性寒，无毒。亦堪作饭。解热，利肠胃，益气力。

菵草子米

味甘，平，无毒。补虚乏，温肠胃，止呕逆。久食健人。

薏苡仁

味甘，性微寒，无毒。健脾养胃，补肺清热，去风湿，消水肿，除筋骨邪气。《素问》言：因寒筋急。不可便用，以其性善走下也。

大麦

味咸，性凉，无毒。五谷之长。调中益气，宽胸膈腹胀，止泄痢，不动风气，可久食。暴食，似脚弱，为下气也。熟则有益；带生则冷，损人；炒食则动脾火。

小麦

味甘，性凉，无毒。心之谷，亦养肝气。敛汗止血，除烦渴，令女人易孕。然麦性凉，面性热，麸性冷，曲性温。北方霜雪多，面无毒；南方霜雪少，面有微毒。况北麦花昼发，宜人；南麦花夜发，善发病，助湿热，动风气，长宿癖，宜少食。充肠胃，益五脏。勿同粟米食。凡食面伤，用莱菔、汉椒能消。寒食日以纸袋盛面，悬风处，热性皆去，年久不坏，堪入药用。

麸　以小麦皮水搅洗净，为面筋。性寒，无毒。充肠胃。多食难化。小儿、病人勿食。

浮小麦　无毒。益胃气，止虚汗，去骨蒸虚热。

荞麦

味甘，性寒，无毒。降气宽肠，去滓滞白浊淋带泄痢，治气盛湿热病。但脾胃虚寒者食之，大脱元气，落眉发。多食，动风气，令人头眩。同猪羊肉食，患热风病。勿同黄鱼食。与诸矾相反。有近服蜡矾丸之类，忌用。误食，令腹痛致死。

穬麦

味甘，性微寒，无毒。补中除热，不动风气。暴食，似脚弱，动冷气。久食，添力健行。作蘖用，温中消食。

雀麦

味甘，平，无毒。亦可救荒，充饥滑肠。

罂粟子

味甘，平，无毒。固肠胃。治反胃，胸中痰滞。多食，动膀胱气。有服丹石药，毒发不能下食者，和竹沥煮粥食良。

壳　性涩，无毒。止泄痢久嗽。虽有劫病之功，但不可骤用。

胡麻

味甘，平，无毒。补中益气，养五脏，去风湿，和肠胃。久食，耐寒暑，益人。患风病者常食，令语言不謇[1]，步履端正。同黑豆九蒸九曝，去豆为末，频服，令白

〔1〕謇：原作“蹇”，据文义改。下同。

返黑。

黑芝麻

味甘，平，无毒。炒食，不动风气。中风人久食，语言不謇，步履端正。泄泻者勿食。

白芝麻

味甘，生性寒，熟性热，无毒。和血脉，润肠胃，散风气。多食，滑肠，抽人肌肉。霍乱者勿食。乳妇宜食，令儿不生热病。俗用芝麻杵，烂，滤去滓，入绿豆粉作麻腐，养胃润肠。老人血少便燥者宜食，泄泻人勿食。

火麻仁

味甘，平，无毒。润五脏，利大肠，去热淋，通乳汁。多食，损血脉，滑精痿阳，女人发赤白带。

黑豆

味甘，平，无毒。肾之谷。制金石，解蛊、砒、矾、天雄、甘遂、巴豆及温、牛马毒。调中下气，通关脉。和盐食，补肾气。多食，发五脏结气，令人体重。同猪肉食，令生内疾；小儿同黑豆、猪肉并食，令壅气，腹痛难止。

北方小黑豆　味甘、苦，性温，无毒。充肠胃。作豆豉，和胃发汗。

黄豆

味甘，性温，无毒。和中下气宽肠。多食，壅热气，生痰动嗽，发疮疥，令人面黄体重。孟诜云：豆之性，生则平，炒熟则热，煮熟则寒，作豉亦寒，造酱则温，作黄卷则平。皆不可同猪肉食。

小青豆、赤白豆

性味相同。并不可与鱼同食。

赤豆

味甘、酸，平，无毒。辟瘟，解小麦湿热，清便血，利小水。同蠡鱼、同鲫鱼、同鸡食，利水消肿；同鲤鱼鲊食，令肝黄，成消渴；同米煮，食久发口疮。驴食，足轻；人食，足重，以其逐精液，令肌瘦肤燥也。

赤豆花　同葛花煎浓汤，多饮，饮酒不醉。

赤小豆

味甘、辛，平，无毒。小圆色黑，其性下行。通小肠，入阴分，治有形之病。行津液，利小便，消胀肿。止吐，治下痢肠癖；解酒，除寒热痈肿。排脓散血，通乳汁，下胞衣，产难。但久服则降令太过，使津血渗泄，令人肌瘦身重。此豆江淮间多种。凡色赤者非，食之大助热，损人。

绿豆

味甘，性凉，无毒。能行十二经络气。解酒，制金石、草木、砒毒。生研，水服良；熟食，和五脏。去皮食多，反令壅气。同鲤鱼食，成肝黄渴病。昔人饮附子酒，头肿唇裂流血，用绿豆、黑豆各升许，嚼食及煎汤多饮，乃解。

花 性寒，解酒毒。

扁豆

味甘，性微温，无毒。和中下气，调五脏，解酒消暑，通利三焦，化清降浊，治中宫病。久服，令人头不白。患冷气者、疟疾者勿食。

蚕豆

味甘、辛，平，无毒。平胃气，和脏腑。多食，滞气成积作痛。娄居中云：一人误吞针，以蚕豆、韭菜煮食。良久，针从大便出。

豇豆

味甘、咸，平，无毒。解鼠莽毒，理中益气，补肾养胃，和五脏，调营卫，止消渴吐逆泄痢。惟水肿者、小便短者忌补肾，勿食之。

豌豆

味甘，平，无毒。解乳石毒，杀鬼疰心痛，益中气，调营卫，解寒热消渴，吐逆腹胀，止泄痢，利小水，通乳汁。多食，发气病。同羊肉食，补中气。磨粉，可作酱。

云南豆

味甘，性温，有毒。煮食，味颇佳。多食，令人寒热，手足心发麻，急嚼生姜解之。此从云南传种，地土不同，不识制用，食之作病。

凡伤五谷，用芽茶、谷芽、麦芽、山楂煎浓汤，多饮。

上五谷，天生所以养人，但地土不同，气味有异，如南之粳，北之粟。食得其宜，赖以养生；失其宜，反能致病。尊生者节之！

食物辑要卷之三

太仓　云谷穆世锡　辑
华亭　眉公陈继儒　正
男　天谷穆士清　编

菜[1]　类

韭菜

味辛、微酸，性温，无毒。解肉脯毒。归心，和脏腑，下气散血，利水，除胸腹冷痛痃癖。多食，昏神损目，酒后尤忌。同蜜食、同牛肉食，成瘕。经霜韭不可食，动宿饮，令人吐。一过清明后，宜食。有心腹痼冷病，食之加剧。韭汁和童便服，散胃脘瘀血。陈氏《养老书》云：春食香，宜人；夏食臭，冬食动宿饮。韭花不宜多食，动风。冬天未出土者，名韭黄，食之滞气。高邮云：食韭口臭，啖诸糖可解。

薤

味辛、苦，性温，滑，无毒。有赤白二种。赤者苦而无味，祛风，助阳道，疗金疮，生肌肉。白者生食气辛，引涕唾；熟食气香，宜心归骨，温中，肥健人，续筋骨，去水气，泄大肠滞气，安胎，利产妇。治久痢赤白带，消骨鲠。但发热者勿食。同牛肉食，成瘕。学道人常食通神。

葱

味辛，叶性温，根须平，无毒。解百药毒，杀一切鱼鳖毒。归目和中，利五脏，达表和里，通关节，利二便。治伤寒头疼，面目浮肿，心腹痛，散风湿麻痹脚气，安胎，通乳。多食，令虚气上冲，损须发。同枣肉食，令胪胀；同鸡雉食、同犬肉食多，并患血病。胡葱同青鱼食，生虫蛆。如龙角葱、汉葱，皆能发散，并与蜜相反。

大蒜

味辛，性温，有小毒。解蛊毒，辟邪下气，归脾肾，温[2]胃，止霍乱，消肉积。多食，生痰助火，昏目。同生鱼食，令人夺气发黄，及阴核痛。疫病后勿食。风疾者、脚气者忌食。中暑毒者，急嚼下可愈，禁冷水。勿吃蒜行房，恐损肝气。

〔1〕菜：此后原有“品”字，因正文标题或有“品”字，或无“品”字，今均统一据目录删。
〔2〕温：原作“湿”，据文义改。

芸薹菜

味辛，性温，无毒。伏硼砂。散血消肿，治脚痹痛，产后血风瘀滞。多食，发口齿痛，损阳道，发疮疾，生虫积。春月食之，发膝中痼疾。有腰脚病者、胡臭病者，并勿食。道家忌食，为五荤之一。

白菜

味甘，性凉，无毒。去鱼腥，和中消食，解酒，利肠胃。多食，发肤痒。胃寒人食多，令恶心吐沫，作泻，生姜可制；夏至前食多，发风动疾。有足病者，忌食。

芥菜

味辛，性温，无毒。归鼻，利九窍，通肺开胃，利膈豁痰，除冷气，去肾邪。多食，昏目，动风发气。同鲫鱼食，患水肿；同兔肉食，成恶病。有疮痔失血者，忌食。生食，发丹砂药毒。凡细叶有毛者，害人。

芥薹　同五味煮食，颇适口。多食，助火生痰，发疮动血；酒后食多，缓人筋骨。

子　性温，以醋浸，研烂绞汁食，解冷气，开胃豁痰。不宜多用。

甜菜

味甘、苦，性寒，滑，无毒。通心开胃，快膈利水。有热病赤痢者，宜食。胃寒人食之，动气发泻。

苋菜

味甘，性冷，无毒。青者入气分，除热，通九窍。赤者入血分，治赤痢；临产食，易产。紫苋杀蛊毒，治气痢。诸苋并利大小肠，滑胎。多食，发风冷中。凡脾弱泄泻者，勿食。同蕨粉食，生瘕。忌鳖。

马齿苋

味酸，性寒，滑，无毒。肥肠胃，消肿毒，散瘀血，破癥瘕，利二便，治赤白带。和姜、蒜食，良。一种叶大者，忌食。

子　性寒，明目延年，通大小肠。

菠菜

味甘，性冷，滑，无毒。制丹石毒，解酒，润肠，通血脉，利脏腑，去肠胃热及五痔，根尤良。多食，动冷气，令腰脚软。同鳝[1]食，发霍乱。

莴苣菜

味甘、微苦，性冷，微毒。杀蛇虫，利五脏，通经脉，坚筋骨，散逆气，通乳汁，利小水。多食，昏目痿阳。王盘云：苣有毒，百虫不敢近，蛇虺触之则目瞑。人中其毒，姜汁可解。

白苣菜

味苦，性寒，无毒。与莴苣同功。同酪食，生虫䘌。多食，令小肠痛。患冷气者

---

〔1〕鳝：原作“鲌”，据《本草纲目》菠薐条改。

勿食。产后食之，令腹冷作痛。

苦苣

味苦，性寒，无毒。安心益气，治胃虚烦逆热渴，及肠癖血淋疔肿。久食强力。同蜜食，发内痔。

子 性寒，治黄疸。

葵菜

味甘，性寒，无毒。为百菜之长。解丹石毒，倡导积壅，除客热下痢，散血利水，治带淋。临产食之，易生。但性冷滑利，胃寒泄泻者勿食。同黍米食、同鲤鱼食，并害人。时病后食之，令目暗。其菜心有毒，忌食。有赤茎叶黄者，勿食之。白葵子主气燥，治白带；赤葵子主血燥，治赤带及疟疾；冬葵子利产，通乳汁，利小水。陈士良云：食生葵，发宿疾。与百药相忌。蜀葵勿食，钝人志性。犬伤者误食之，难瘥。

莼〔1〕菜

味甘，性寒滑，无毒。解百药毒，解渴止呕，下气利水。多食，损胃伤齿，落发发痔。同鲫鱼食，佳。七月间多着蜡〔2〕虫，误食令霍乱。

芹菜

味甘，平，无毒。杀药石毒，解酒，去伏热，止烦渴，通鼻塞，利大小肠。多食，益气血，肥健人。置酒浆食，香美。和醋食，损齿。娄居中云：春秋二时，防龙蛇入芹。误食，令面手发青，胸腹胀痛。服饧糖〔3〕二三碗，令吐出，可瘥。凡取近水泽地者，良；高田生者，勿用。一种赤芹有毒，忌食。

茼蒿

味甘、辛，平，无毒。安心养脾，消痰饮，利肠胃。多食，动风，熏人心，令气满。

芜菁

味苦，性温，无毒。利五脏，消食下气，去热毒。多食，动风。北方多用。春食苗，夏食心，秋食茎，冬食根。

莱菔

味辛、甘，性温，无毒。解豆腐、面毒，杀鱼腥。生食散血宽膈，熟食解酒，消谷化痰，利五脏。同猪肉食，益脾；同羊肉食，养胃；同鲫鱼食，治嗽。多食动风，生姜可解。茎叶性温，利膈下气。

子 消面积，宽膨胀。

胡萝卜

味甘、淡，性微温，无毒。安五脏，利胸膈肠胃，令人强食。

---

〔1〕莼：原作“蓴”，同“莼”。下同。

〔2〕蜡：音 qù，生蛆。

〔3〕饧糖：《本草纲目》水芹条作“硬饧”。

胡荽

味辛，性温，微毒。辟一切不正之气，解鱼肉之毒。内通心脾，外达四肢，和五脏，消谷食，通心窍。多食伤神，健忘出汗。同诸菜食，令口爽。有胡臭、口气、齿痛、脚气、金疮者，并不可食。同斜蒿食，令人汗臭。常服补药人勿食根，尤发痼疾。

凡天气阴寒，小儿出痘疹难发者，喷胡荽酒良。

茄

味甘、淡，性寒，无毒。气善降，宽肠散血。多食，动风气，发痼疾，发疮疥。虚寒脾弱者勿食，诸病人莫食。秋后食之，损目。同大蒜食，发痔漏。妇人艰于受孕者，忌食。

茭白

味甘、淡，性冷，无毒。解消渴，除五脏邪气，心胸浮热，肠胃积热。多食，令下焦冷。同生菜、蜂蜜食，发痼疾，损阳道。宜用糟食。

笋[1]

甜笋　味甘、淡，性微寒，无毒。开胃，清痰，止渴，利小水。多食难化，动脾。小儿食多，成瘕，煮弥熟，良。同羊肝食，令人目盲。

苦笋　味苦，性寒，无毒。解酒清热，消痰止汗，明目，利九窍。治中风失音，面目舌黄病。

簟笋　味莶[2]难食，止渴下气。多食发风，动气作胀。

淡笋　味甘，性寒，无毒。消痰除热，治疫病迷闷，及妊妇头旋，颠仆惊悸，小儿惊痫。

箭笋　味甘。可作笋干，性硬难化，小儿勿食。青笋味甘，性寒。治肺痿唾血，鼻衄五痔。

冬月未出黄者，曰冬笋。味甘，平，无毒。堪食。

《杂竹》云：杂竹笋性味不一，不宜多食。世俗用笋汤发痘，岂知痘疮不宜大肠滑利，而笋有刮肠之名，不[3]可轻用也。治痰火宜用者，以其消痰清热，有竹沥之功。《食治》云：煮笋，少入薄荷、食盐，味不莶；或以灰汤煮过，次用五味煮食，良。食笋伤，用香油、生姜治之。

黄瓜

味甘、淡，性寒，有小毒。清热解渴，利水。多食，损阴血，发疟病，生疮疥，令人虚热逆上。患脚气虚肿及诸病之后，不可食。小儿尤忌，滑中，生疳虫。勿多用醋，宜少和生姜，制其水气。《相感志》云：用染坊沥过淡灰，晒干，包藏瓜茄，至冬可用。

---

〔1〕笋：原脱，据目录补。

〔2〕莶：一种又涩又刺激的味道。原作“簽”，据文义改，下同。

〔3〕不：原脱，据文义补。

菜瓜

味甘、淡，性寒，无毒。和中解酒，止烦渴，利小水，宣泄热气，作鲊和饭食，益肠胃。时病后不可食。同牛乳、鱼鲊食，并成疾。生食，冷中动气，令心痛，脐下癥结。多食，令人虚弱。小儿尤甚，发疮疥。陆机[1]云：菜瓜能暗人耳目，观驴马食之眼烂可知。

冬瓜

味甘、淡，性冷利，无毒。压丹石。须经霜后食，良。去头面热，除烦渴，其性善走，下气消水胀，利大小肠。阳脏人食之肥，阴脏人食之瘦。有阴虚者、久病者、反胃者，并忌食。

仁　味甘，平，无毒。除烦满，治肠痈。作面脂，去皮肤风、黑点。

丝瓜

味甘，性凉，无毒。解热凉血，通经络，下乳汁，利肠胃，治痰火痈肿，齿䘌，胎毒。俗云：多食痿阳。诸书无考。

南瓜

味甘、淡，性温，无毒。补中气。多食，发脚气及黄疸。同羊肉食，令人气壅。忌与猪肝、赤豆、荞麦面同食。

壶芦

味甘，性冷，无毒。解丹石毒，解热除烦，润心肺，通石淋。多食，令人吐利，发疮疥。患脚气、虚胀、冷气者食之，并难愈。

刀豆

味甘，平，无毒。温中下气，利肠胃，止呃逆，益肾元。

子　味甘，性温，无毒。同猪肉、鸡肉煮食，良。多食，令人气闭头胀。烧灰，白汤调下二钱，能止呃逆，取其下气归元也。

芋艿

味辛、甘，平滑，有小毒。宽肠胃，通便秘。产妇食之，破宿血，止血、渴。多食困脾，动宿冷滞气。和鲫鱼、鳢鱼食，调中补虚。崔浩云：紫芋破气。煮汁啖，止渴。十月后，晒干收，冬月食，不发病。

山药

味甘，性凉，无毒。充五脏，养心健脾，补肾强阴，去头面游风，目眩。久食，补虚益气，除烦热。和蜜食，良；同鲫鱼食，不益人；同面食，动气。入药用，忌铁。

蕨粉

味甘，性寒，无毒。其气善降，利水道，去暴热。多食，令目暗鼻塞，落发弱阳。病人食之，令邪气壅经络筋骨。患冷气人食之，令腹胀。小儿食，令脚弱不能行。思邈曰：食生蕨粉，成蛇瘕。

---

〔1〕陆机：《本草纲目·越瓜》作“萧了真”。

木耳

味甘，平，有小毒。压丹石，利五脏，宣肠胃，散瘀血，治肠风便血。

桑耳 味甘，有小毒。黑者，治女人癥瘕阴痛，月水不调，赤白带下；白者，益气止泻；黄者，消癖痰饮，积聚腹痛。

槐耳 味苦、辛，无毒。祛风破血。治五痔下血，女人阴疮。久食强力。

榆耳 八月采食，益气。

柳耳 益脾，止反胃，散瘀血。多食，发风气，发痼疾，令背膊闷，肋下急。王盘云：赤色者、仰生者，不可食。

枫耳 有毒。误食，令人笑不休，饮地浆可解。

香蕈

味甘、辛，无毒。和胃益气，祛风破血。

松蕈 治小便不禁。

皂荚蕈 有毒。不宜食。有积垢作痛，泡汤饮，令微泻取效，未已再饮。

杉蕈 味辛，性温，无毒。治心脾暴痛。《竺喧》云：蕈乃感阴湿生化者，善发冷气。多和生姜食，良。

天花蕈

味甘，平，无毒。色白味美，益气杀虫。多生五台山。防有蛇毒，煮时以金银器试之，不变黑者可用。

蘑菇〔1〕

味甘，性寒，无毒。益肠胃，消痰热。多食，动风气发病。一云有毒。

鸡枞

味甘，平，无毒。味美益人，和脾胃，清神气。治五痔下血。

羊脂蕈

味甘，性寒，无毒。清肺胃，去内热。患冷积腹痛泄泻者，勿食。

竹蕈

味咸，性寒，无毒。和姜醋食，良。去肺脏〔2〕热，治赤白痢。同猪、鸡肉食，益脾。一种苦竹，肉有大毒，勿食。

地耳

味甘，性寒，无毒。明目益气，多食，令人有子。生丘陵，似木耳，碧色。春夏雨中生，雨后速采，一见日不堪用。俗名地踏菇。

石耳

味甘，平，无毒。益精明目。久食，令人不饥，大小便少，肌润童颜。多生天台、庐山。远望如烟，似地耳。晒干，洗去沙土作茹，胜木耳，佳品也。

---

〔1〕菇：原作“菰”。蘑菰，同“蘑菇”。其他各“菇”亦同，不另注。

〔2〕肺脏：原作“脏肺”，据文义乙转。

凡蕈，有毛者、下无纹者、煮不熟者、夜有光者、坏烂无虫者、煮讫照人无影者、仰卷者、赤色者，并有毒，误食杀人。煮时少投米，米变黑色者，忌食。中蕈毒，急掘地浆饮，可解。一用苦茗、明矾末，水调下，可解。

葛花菜

味苦、甘，性凉，无毒。醒神气，消酒积。诸名山皆有，色赤味脆，亦蕈类。

鹿角菜

味甘，性大寒，无毒。服丹石人食之，下石积。解面毒，散风气，退小儿骨蒸热。多食，发痼疾，伤经络，不利腰肾，令人脚冷痹。

龙须菜

味甘，性寒，无毒。利小水，去内热，治瘿结气。患冷气人勿食。

石花菜

味甘、咸，性大寒、滑，无毒。去上焦浮热，发下部虚寒。有冷积人食之，令腹痛。多食弱阳。

紫菜

味甘、咸，性寒，无毒。主热气烦满，咽喉不利，瘿瘤脚气痰热。有冷积腹痛者食之，令吐涎沫，饮热醋少许，可解。其中防小螺蛳损人，须拣净用。凡海菜皆然。

燕窝菜

味甘，平，无毒。和中益胃，清热消痰。同鲜鸡、猪肉煮食，味尤美。机[1]云：此菜海中小鱼所化者。

石莼

味甘，平，无毒。能下水，利小便，去脐下结气，治噎膈便秘，小儿五疳。生南海，似紫菜。

草决明

味甘，性凉，无毒。清心明目，治头风眩运。春采为蔬。

花、子　皆堪点茶。

马兰菜

味辛，性微温，无毒。消痰涎，解热毒，治乳蛾。腌藏作茹亦良。

黄花菜

味甘，性凉，无毒。明目，安五脏，定心志，利胸膈，除烦热。其性下走阴分，治小便短赤，五淋。一名萱花。

根　治黄疸。

红花菜

味甘，平，无毒。益人，和中气，散瘀血。妊妇勿食。

---

〔1〕机：疑即陆机，参见本卷菜瓜条。

白花菜

味苦、辛，性凉，无毒。下气。多食，动风气，困脾发闷。擂汁，和酒服，止疟。

黄瓜菜

味甘、微苦，性凉，无毒。通结气，利肠胃。其色黄，其气似瓜，其形似薤。

香椿苗

味甘，平，无毒。和胃消风。多食，昏神，熏十二经脉。同猪肉、热面食多，令人中满。

五茄芽

味辛、甘，性温，无毒。和脾胃，强筋骨，去风肤风湿痹痛〔1〕。

枸杞苗

味甘、苦，性寒，无毒。解面毒，壮心气，祛风明目，清热消毒。同猪肉食，益人。制硫黄、丹砂毒。

甘菊苗

味甘、微苦，性凉，无毒。生熟可食。凉血明目，益肝气，去翳膜。

花 味甘，性凉，无毒。安五脏，清头目，去风热，和血脉，散肌痹。

蒌〔2〕蒿

味甘、辛，平，无毒。解河豚毒，开胃利膈，去风热湿痹，长须发，治心悬少食，发黄暴痢。生用醋腌，为菹颇佳。有疮疥者勿食。

绿豆芽菜

味甘，性凉，无毒。解酒，清热明目，利三焦。但受郁浥之气所生，多食，发疮动气。

荠菜

味甘，性温，无毒。利肝气，和五脏。

根 益胃，清目。

蕹菜

味甘，平，无毒。解葛毒，快气调中，难产妇人宜食。

蘩蒌

味酸，平，无毒。散恶血，下乳汁，利产妇，多食，乌须发。同鱼鲊食，发消渴病，令人健忘。

东风菜

味甘，性寒，无毒。治肝热目赤，风毒壅热，头痛眩运。有冷积人勿食。

秦狄藜

味辛，性温，无毒。和酱醋食，良。下气消食。治心腹冷胀作痛。

〔1〕去风肤风湿痹痛：《本草纲目·枸杞》载：苗“去皮肤骨节间风”。

〔2〕蒌：原作“蒌”，据目录改。

灰条菜

味甘、涩，平，无毒。杀刺毛虫，蜘蛛咬毒。同盐煮食，充肠胃。

子　磨粉炊饭食，杀三尸虫。

蒲公英

味甘，性温，无毒。伏三黄、砒、硫毒，解食毒，散滞气，消乳疖诸痈肿。一名黄花地丁草。

凡中菜毒，烧鸡粪为末，水服钱许，未解再服。一用甘草、贝母、胡粉，等分为末，水调服，或以小便溺服之。

上蔬菜者，有疏通之义，食之使肠胃宣㽠，而无壅滞之患。但生菜性多冷滑，患疟新瘥后多食，防手足发青。凡病后，皆宜少食也。十月被霜菜久食，发肿痛，目涩，面色不华，遵生者慎之！

食物辑要卷之四

太仓　云谷穆世锡　辑
华亭　眉公陈继儒　正
男　天谷穆士清　编

兽[1]　类

鹿

味甘，性温，无毒。补中益气，调血脉，益腰膝，助阳道，疗耳聋目暗，头眩虚痢。九月至腊月宜食，他月食之，发冷气病。同雉、虾、鮠鱼食，发恶疮。豹文者杀人。

头　辟恶梦，止消渴。煎汁、作胶皆宜。亦可酿酒，酒浆足，加葱椒尤佳。

蹄肉　去风湿脚膝骨节痛。同豉汁、五味煮食，良。

脂　温中，通腠理，散痈肿。

髓　同酒食，通绝脉，治筋骨痛。同蜜煮食，壮阳生子。同地黄煎膏服，补阴强阳，填骨髓，壮筋骨。

血　解药毒、痘毒，益血起阴。有腰软折伤气痛者宜食。狂犬伤者，食之可解。

肾　壮阳，作酒、煮粥皆可。

筋　续绝劳损。

鹿茸　味甘，性温，无毒。补气血，壮阳道，强耳目，安五脏，固精髓，疗女人崩漏，安胎，小儿惊痫。

麋

味甘、辛，性微温，无毒。补五脏不足，和气血，治腰脚痛。多食，令人弱房。同雉、猪食，发痼疾。同虾菜、同梅李食，损精气。孟诜云：鹿以阳为体，其肉食之暖；麋以阴为体，其肉食之寒。鹿之角属阳，夏至解，故其角茸补阳，于右肾精气不足者宜之；麋之角属阴，冬至解，故其角茸[2]补阴，于左肾血液不足者宜之。麋色青黑，大似小牛，肉蹄下有二窍，为夜眼。《淮南子》云：孕妇见麋，生子四目。麋角

〔1〕兽：此后原有“品”字，据目录删。
〔2〕角茸：原作“茸角”，据文义乙转。

大于鹿角，功用亦胜，能壮阳。

水牛

肉 味甘，平，无毒。善补气，养脾胃，壮筋骨，治消渴。同猪肉及黍米、酒食，生虫。同韭、薤食，发黄病。同生姜食，损齿。

脑 无毒，去风眩、消渴。

鼻 作羹食，通乳汁。同石燕煮服，尤效。

乳 养心肺，解热毒，补虚止渴，宜老人。凡用，必煮过，停冷徐徐服。如热服、顿服，并壅气。患冷气人勿食。同鱼食，成积。同醋食，生癥。患噎膈便燥者，宜频服牛羊乳。

血 解毒，利肠胃。合醋食，止血痢便血。

髓 补骨髓。同酒暖食，通十二经脉。久食，益气力，续绝伤，增年。

心 主虚忘。

脾 补脾，合朴硝作脯食，消痞。

肺 补肺。

肝 补肝明目。醋煮食，治疟痢。

肾 补肾益精气，治湿痹。

胃 解毒，补五脏。醋煮食，良。同犬肉食，病人。

膍 一名百叶。解酒毒及丹石药毒，消热气水气。以姜醋煮食，止痢。

胆 镇肝明目。

阴茎 无毒。治妇人漏下，赤白带淋及无子者。

蹄甲巨筋 勿多食，令生肉刺。

黄牛

肉 味甘，平，无毒。功用与水牛相同。合黍米、韭、薤食，不益人。疟病后，不可食。牝牛不及牡牛，黑牛不及黄牛，惟水牛肉良。牛有毒者误食，急饮人乳可解。癞牛误食，发痒。牛病自死者误食，发痼疾，生毒疔。急服甘菊根汁，或生菖蒲汁、甘草汤，少解。有黑牛白头者，大毒，忌食。凡煮牛肉，和杏仁、芦叶，易烂。煮病牛，入黄豆，豆变黑色者，杀人。中牛肉毒，烧猪牙灰为末，水服钱许，可消。过食牛肉所伤，以稻草和草果煎浓汤，多服可消。

羊

肉 味甘，性热，无毒。开胃，安心定惊，肥健人，治虚乏汗出。益产妇。患疫症后、疟疾后，食之复发致危。同荞麦面、豆酱食，发痼疾。同醋食，伤人心。同鲙酪食，害人。

头、蹄 补肾虚精竭，安心养胃，止惊敛汗，治风眩瘦乏。但性善补水，水肿人忌食。

脂 杀虫，去贼风痿痹，治产后腹中绞痛。入膏药，透肌肉经络，去风热毒气。

血 解一切丹石药毒发者。女人血虚中风，产后血闷欲绝者，热饮一升即活。

乳 解蜘蛛毒，润心肺，补肾气，益精髓，利大肠。治虚寒干呕，反胃心疼。

脑 有毒。食之，发风病。合酒服，迷人心。男食之，损精气，少子。白羊黑头，脑大毒。误食，发肠痈。

髓 无毒。润肺气，利血脉，去女人血虚风闷。

心 无毒。补心，解忧恚，利膈气。心有孔者，杀人。

肺 无毒。补肺气，利小水，解毒，止咳嗽，去风邪。三四五月间，防生虫，似马尾二三寸者。误食，令人下痢。

肾 无毒。补肾虚耳聋，壮阳止汗。同蒜、薤食，消癥瘕。

羊外肾 止滑精。

肝 无毒。补肝明目。同生椒食，损人脏。同猪肉、同梅子、同小豆食，并伤人。

心 同椒食，伤五脏，最损小儿。同苦笋食，令目盲。

胃 一名羊膍胵。无毒。止反胃，虚汗，小便数。同饭久食，令多唾清水，成噎病。

舌 无毒。补中益气。

凡煮羊肉，用杏仁、瓦片易烂。同胡桃煮，同荚菔煮，不臊。同竹鰡煮，助味。用铜器[1]煮食，男损阳，女暴下。白羊黑头、黑羊白头、或独角者，并有毒，误食发痫。凡中羊毒，多饮甘草汤。有过食羊肉所伤，多食枣子、草果，可消。

羚羊

肉 味甘，平，无毒。北方常食。南方食之，免蛇虫伤。治筋骨急强，和五味炒熟，投酒频饮。

角 咸，寒，无毒。辟恶解毒，平肝舒筋，定风安魂，散血下气，明目起阴，治子痫痉疾。散产后恶血冲心烦闷，烧末酒服。

山羊

肉 味甘，性热，无毒。益气，治筋骨急强冷劳，山岚疟痢带下，利产妇。患疫病后，忌食。

猪

即豕。豕食不洁，故名豕。坎为豕，水畜，性趋下，喜秽。牡曰豭，豭肉味酸，性冷，无毒；牝曰彘，彘肉味微苦，性寒，有小毒。豕之子，巳豚。豚肉味辛，平，有小毒。牡而去势，曰豮。生江南者，谓之江猪。《食医心鉴》云：豭猪肉治病，食之益人。凡猪肉，闭血脉，弱筋骨。疫病者、金疮者勿食。思邈曰：久食，令人少子，发宿疾。豚肉久食，令人遍体筋肉碎痛，令乏气。江猪肉多食，令人体重。作脯，少有腥气。久食，解药力，发风动痰。患伤风、疟疾、湿痰、漏病者，食之难愈。同牛肉食，生寸白虫。同兔肉食，损人。同羊肝、同鸡子、同鲫鱼及黄豆食，令人滞气。同葵菜食，令人少气。同荞麦面食，患热风，脱须眉毛发。同生姜食，生面鼾，发风。同胡荽食，烂人脐。同苍耳食，动风气。同百花菜、同茱萸食，发痔瘘。

头肉 有毒。压丹石毒，补虚乏。多食，动风发疾。

[1] 器：原作“气”，据文义改。

项肉 肥脆，消酒积。多食，动风。

脂 润肺，利血脉，散风热。入膏药，杀虫去风，润燥解毒。

脑 有毒。多食，损阳道，酒后尤忌。有风眩脑鸣者，宜用。勿同盐、酒食。

髓 补骨髓，益虚劳，通肾命门。

血 压丹石，解诸毒。清油炒食，去嘈杂虫症。同黄豆食，滞气。

心 去惊邪，忧恚气乏。多食，耗心气。勿同茱萸食。

肝 微毒。主肝虚浮肿。服药人勿食。同鱼鲙食，生痈疽。同鲤鱼食，伤神。同鹌鹑食，生面䵟。《延寿书》云：猪临杀，惊气入心，绝气归肝，不宜食。

肺 补肺气，有肺虚咳血，同薏苡仁食，良。同白菜食，令气滞，发霍乱。同饴糖食，发疽毒。

肾 补肾气，通膀胱，暖腰膝。治耳聋，产后劳乏，虚汗，下痢，崩漏。有虚寒人食多，令少子。

胰[1] 一名肾脂，生两肾中间，似脂似肉，乃人物之命门，三焦发原之处，能润五脏，滋肺气，治干胀喘急，通乳汁。

肚 补胃益气，去骨蒸热。

肠 润肠，止血痢脏毒，去大小肠风热。

洞肠 治脱肛失血。

脾 去脾胃虚热。居中云：六畜脾，一生莫食之。又云：猪肉补气，能补阳尔。虚损症者阴不足，非所宜也。

北猪味薄，煮之汁清；南猪味厚，煮之汁浓，毒尤甚。入药，用纯黑豭猪。其花猪、牝猪、病猪、白蹄猪，煮汁黄者曰黄膘猪，肉中有米星者曰米猪，俱不可食。《食治通说》云：烧肉，忌桑柴。凡煮肉，同皂荚子、桑皮，不发风气。得旧篾易熟。煮诸肉，封锅入楮实子二三十粒，易烂且香。夏天用醋煮肉，可留数日。煮腊肉将熟，以红炭投锅内，不油莶。洗肚用面，洗肠脏用沙糖，不秽气。中病猪毒，烧猪屎为末，水服钱许，三次可瘥。有过食猪肉伤，烧猪骨为末，水服，或服芫荽汁、生韭汁，或加草果，可消。

狗

肉 味咸、酸，性温，无毒。安五脏，厚肠胃，填精髓，暖肾经，实下焦。宜和五味，空腹食。凡用，勿去血，去血则不益人；勿炙食，令消渴。同海鲉食，发恶疾。同蒜食，损人。同荞麦面食，发癫痫。患疫病后食之，害人。服丹石人忌食。

蹄、血 下乳汁。

肾 去产后虚乏似疟。

阴茎 壮阳生子，补精髓，治带淋。

士良云：犬肉补阳，有阴虚发热者勿食。黄牡犬补益人，余次之。春末夏初有狂犬，忌食。猘犬、瘦犬有病者，无故自死者，悬蹄者，赤股干燥者，气臊目赤者，俱

---

〔1〕胰：原作“脏”，同“胰”。下同。

不可食。田犬长喙[1]善猎，吠犬短喙善守。白犬虎纹，黑犬白耳，畜之家富贵。纯白者，王。闵斑青者，识盗而咬。凡食犬肉伤，用杏仁二三两，带皮研细，热汤二三盏拌匀，三次服，能使肉尽消出而愈。

狗獾

肉 味甘、酸，平，无毒。补中益气，杀蛔虫，治小儿疳瘦。

獐

肉 味甘，性温，无毒。补五脏。八月至十一月食，胜羊肉。多食，动气消渴，发痼疾。瘦恶者勿食。同鸽食，成瘕。同梅、李、虾食，并能病人。凡心胆粗者食之，减性。胆小者食之，愈怯。

髓脑 益气。同薯蓣食，去暗风。同天门冬煎服，补虚损。

香獐

肉 功用相同。

脐香 名麝香[2]，味辛，温，无毒。辟恶气，杀虫通窍，开经络，透肌骨，解酒毒，消瓜果食积，治中风、中气、痰厥、积聚、惊痫、痈肿，能堕胎。

麂

肉 味甘，平，无毒。用姜醋煮食，良。多食，发痼疾。治燥热五痔。

麖

似麂而大。肉粗，气味颇同。

马

肉 味辛、苦，性冷，有小毒。除热下气，长筋骨，强腰脊。同仓米、同苍耳食，发恶病，害人。同姜食，发气嗽。同猪肉食，成霍乱。患疥疮、下痢者，勿食。乳妇食之，令子疳瘦，食骏马肉不饮酒，杀人。食马肉，毒发心闷者，饮清酒则解，饮浊酒则加。

乳 无毒。解热止渴。同鱼鲙食，成瘕。作酪性温，饮之消肉。

心 治心昏多忘。患痢人食，令痞闷加甚。

肺 主茎痿。

肝 大毒。省曾云：马肝及鞍下肉，杀人。

白马阴茎 味甘、咸，平，无毒。益气强阴，长肉生子。

眼 主惊痫疟疾。

夜眼 主尸厥、卒中恶者。

悬蹄 无毒。辟恶气、鬼毒、惊邪，治乳难、肠痈。赤马者治赤带，白马者治白带。

脑 有毒。食之，令人发癫。

---

〔1〕喙：原作“啄”，据文义改。

〔2〕香：原脱，据《本草纲目》麝条补。

血 大毒。生马血入人肉中，一二日发肿，至心即死。凡煮马肉，必以清水洗血尽，良；不尽则毒存，误食发疔；或用酒洗，和酒煮，良，不必盖釜。

有生角者，无夜眼者，白马青蹄，白马黑头，形色异常者，自死者，并有毒。食之，发癫杀人。凡食马中毒，食杏仁、莱菔汁，可解。

驴

肉 味甘，性凉，无毒。安心气，去风狂，补血益气。同凫茈食，令人筋急。多食动风。脂与荆芥、茶相反，同食杀人。野驴肉功同。

头肉 煮汁服，止消渴。同姜、齑煮汁服，治黄疸。

脂 生合椒研，塞耳，聋有效。

血 无毒。下热气，利大小肠。将热血和麻油一盏，搅去沫[1]，煮熟成白色，亦一异也。

乳 无毒。解热，止消渴、赤痢、惊邪。

阴茎 无毒，强阴壮筋。

皮 煎胶，和酒服，去风毒骨节痛。治吐衄、崩痢。用阿井水煎成，名阿胶。味甘，平，无毒。补血液，清肺宁嗽，定喘下膈[2]，疏痰止吐。以其用济水趋下之性，能治逆上之痰，及利大小肠也。用无病黑驴皮煎成胶[3]，良。

野猪

肉 味甘，平，无毒。补五脏，润肌肤。治肠风便血、癫痫。多食，微动风疾。雌者佳。青蹄者勿食。

脂 去风肿毒。炼净合酒浸服，令无乳汁者能多。

老者，胆中有黄。味甘，平，无毒。治癫痫鬼疰，止血生肌。多有[4]药箭伤者，食者慎之！

豪猪

肉 味甘，性大寒，无毒。多脂膏，食之利大肠。多食，令人虚，助湿冷病。

猪獾

肉 味甘、酸，平，无毒。压丹石毒。合五味食，益气血，长肌肉，去劳热水胀，上气咳逆，赤白痢疾。

脂 治传尸鬼疰，肺痿气急咳血。同酒服，杀虫，或吐出，或下。

兔

肉 味甘、辛，性寒，无毒。压丹石毒，补中气，治消渴湿热，及噎膈便燥。同白鸡肉食，令面黄。同獭肉食，成遁尸病。同姜、橘食，令心痛，或霍乱。忌同芥菜食。八月至十月宜食，他月食，伤神气。

〔1〕沫：原作“抹”，据文义改。
〔2〕膈：原作“隔”，据文义改。
〔3〕煎成胶：原作“胶煎成”，据文义乙转。
〔4〕有：原作“用”，据文义及下文虎条改。

血　凉血，解胎热，催生。

脑　无毒。催生。

髓　治耳聋。

肝　明目补虚，去头旋目眩。勿与鸡、芥、胡桃、柑橘同食。

虎

肉　味酸，作土气，性热，无毒。盐食，良。益气力，止多唾恶心、疟疾，辟精魅。勿热食，伤齿。多有药箭伤者，食者慎之！

血　壮神强志。

肚　无毒，治噎膈反胃。

熊

肉　味甘，平，无毒。补虚乏，去风痹，筋骨不利。患寒热积聚痼疾者，忌食。

脂　即熊白，味美，无毒。杀痨虫。寒月有，夏月无。其腹中肪，身中脂，煎炼可入药用。如近阴，令痿。燃灯，极损人目。

熊掌　无毒。御风寒，益气力。得酒、醋煮熟，大如球，且易软。以其冬蛰不食，饥则舐掌，故美在掌。

胆　无毒。春在首，夏在腹，秋在左足，冬在右足。除热清心，平肝明目，去翳杀虫，治诸疳惊痫。同竹沥化豆许服，去心涎有效。

罴

大于熊；貔似虎；貙似虎，浅毛。三兽俱属阳，功用与熊、虎相同。

豹

肉　味酸，性微温，无毒。辟鬼魅神邪。冬食，壮筋骨，安五脏，强志气，耐寒暑，暖肾气。

脂　合生发药，朝涂夕生。

象

肉　味甘、淡，平，无毒。肥脆类猪肉，淡而含滑，通小便。烧灰酒服，缩小便。多食，令人体重。象具百兽肉，惟鼻是其本肉。

胆　无毒。春在前左腿，夏在前右腿，秋在后左腿，冬在后右腿。合人乳，点目疾。

牙　消骨鲠，利小便；烧灰服，缩小便。

水獭

肉　味咸，性寒，无毒，散风热毒、骨蒸热，散荣卫虚满，血脉不行，女人经闭，及水气胀满，大小肠不通。多食，消男子阳气。勿同兔肉食。

肝　有毒。消骨鲠鬼疰，杀痨虫，去客邪，咳嗽虚汗。

胆　明目。

皮毛　产妇带，令易生。

山獭

肉 不宜食。

阴茎 味甘，性热，无毒。治阳虚阴痿精清寒。酒磨少许，频服，大有补助之功。

骨 解药箭毒。研少许敷之，立消。

豺

肉 味酸，性热，有毒。不宜食，消人脂。皮，炙热扎，冷痹脚气可愈。

狼

肉 味咸，性热，无毒。补五脏，厚肠胃，填骨髓，去冷积。

膏 益气血，润燥泽皱，涂恶疮。

喉厌 主噎病。炙为末，每用五分，饭上食，良。

屎 消骨鲠。烧灰，水服。

狐

肉 味甘，性温，无毒。暖中去风，补虚劳，辟邪气，头肉尤良。

肠胃 味苦，性寒，有毒。祛热邪，见鬼魅及惊痫。

血 无毒。渍黍米、麦门冬，阴干，为丸豆大，饮酒时以一丸置舌下，含，不醉。

阴茎 主女人绝产，阴痒阴脱，小儿阴肿。

皮 辟邪魅。

狸

肉 味甘，性温，无毒。解鬼疰恶毒，皮内如针刺痛。亦补气血，去游风，治痔瘘。

肝 祛鬼疟。

阴茎 治男子阴疝，女人经闭。烧灰，水服。狸类甚多，皆食品之佳者，功用相同。但食狸，去正脊，不利于人。

家猫

肉 味甘、酸，性寒，无毒。补阴血，治劳怯瘰疬，杨梅恶疮。

肝 杀痨虫。

胞衣 治反胃膈病。烧灰，入辰砂末少许，酒服良。

骡

肉 味辛、苦，性温，有小毒。性顽劣，肉不益人。多食，令人健忘。

驼

肉 味甘，性温，无毒。壮筋骨，润肌肤，去风下气。驼峰、蹄最佳。

脂 透肌肉，散顽痹，恶疮风毒，及筋骨拘挛痛。

乳 补中气，壮筋骨。

驼黄 味苦，微毒。散风热惊疾。戎人伪作牛黄，但不香。

野马

肉 味甘，有小毒。食之无益。治马痫痹症，肌肉筋骨不利。用肉合豉、葱、五味作羹，频食，良。

阴茎 壮阳固精。

貉

肉 味甘，性温，无毒。益人。补虚乏无力，治筋寒骨痛。

麈

肉 味甘，性滑，如牛脂，无毒。可食。润肤燥，长肌肉。

尾 辟邪。

黄鼠

肉 味甘，平，无毒。润肺生津。多食，发疮。入膏药，解毒散肿。

鼹鼠

肉 味咸，性寒，无毒。合血脉，散风热积滞痈毒。同五味食，去风肿，杀虫。

土拨鼠

肉 味甘，平，无毒。颇肥美。多食难化，动风。治瘘疮。有小儿夜卧不宁，以头骨置枕边则安。

貂鼠

肉 味甘，平，无毒。亦可食，治漏疾。夷人呼为栗鼠。

黄鼠狼

肉 味甘，腥臭，性温，有小毒。不堪食。

心、肝 味臭，微毒。杀虫，止心腹痛。

老鼠

肉 味甘，性热，无毒。杀虫，治劳热及小儿五疳。合五味、豉汁作羹食，良。

骨 勿误食，令人瘦。

猴

肉 味酸，平，无毒。辟瘴疫、久疟、风劳。酿酒饮，良。

手 治惊痫口噤。

猬

肉 味甘，平，无毒。止反胃。炙食，令人能食。肥下焦，消瘘疾。误食骨，令人瘦劣，诸节渐小。

胆 治鹰食病。

狨

肉 味淡，平，微毒。治五痔漏疾。

脂 涂疮疥风毒，有效。

果然

肉 味咸，平，无毒。同五味煮食，良。治瘴疟寒热。

皮 祛疟。

猩猩

肉 味咸，性温，无毒。古人以为珍味。食之不寐不饥，令人善走。

海狗

肉 味咸，性热，无毒。主虚劳。

膃肭脐 味咸，性大热，无毒。浸酒一昼夜，纸裹炙香，剉捣，或入银器内，酒煎熟，合药服。大补气，益肾壮阳，破癥结宿血。治鬼疰病。

海獭

生海中，似獭而大。似犬，脚下有皮如胼拇，毛着水不濡。人亦食其肉。海中有海牛、海马、海驴等兽。人家有其皮，遇风潮起，其毛仍起，物性尚在也。

海猔

头似马，腰以下似蝙蝠，毛似獭。大者重五六十斤。可烹食。取皮，为风领，亚于貂。

凡中六畜肉毒，水调下壁土钱许，可瘥。或以白扁豆烧末，水服；或即以本畜干屎末，酒调服，解之。

凡禽兽，肝青者、生疔死者、自死口不闭者、自死首向北者、带龙形者、五脏着草自动者、肉堕地不沾尘者、热血不断者、犬不食者、脯沾尘漏者、祭肉自动者、米瓮内肉脯及经宿未煮者、曝不燥者、煮熟不敛水者、落水中浮者，并有毒。误食，杀人。

食物辑要卷之五

太仓　云谷穆世锡　辑
华亭　眉公陈继儒　正
男　天谷穆士清　编

禽[1]　类

鹅

味甘，性寒，无毒。解内热消渴。多食，发疮疥痼疾。患霍乱者忌食。宁原云：苍鹅食虫，解射工毒。火熏者微毒。虚火咳嗽者勿食。

血　解诸药毒。

卵　补气。

涎　消谷贼。

胆　解热毒，抹痔亦效。

一云：煮鹅，下樱桃叶数片，易软。

鸭即鹜[2]

味甘，性寒，无毒。压丹石毒，解河豚毒，补虚乏，去客热，和脏腑，利小水，止热痢，小儿惊痫。同鳖肉食，成瘕。黄雌鸭补虚，乌骨白鸭尤良。去虚劳蒸热。黑鸭有毒，滑中发痢，患脚气人忌食之。食新鸭有毒，以其多食蚯蚓也。目白者，杀人。昔有多食鸭成瘕，用秫米治之而痊。

血　解诸药毒，有中药而死者，入喉即活。一人卒中恶，腹痛而死，急杀，热血灌入口。一人以竹筒频吹下窍，使气通即活。治蚯蚓咬疮，涂之顿痊。

卵　去心腹胸膈热。多食，令人气短背闷。患毒疮人忌食。同鳖、李食，害人。小儿多食，令脚软。

涎　解蚯蚓咬阴肿。有过食鸭肉所伤，以糯米泔温服一二盏，渐消。

〔1〕禽：此后原有“品”字，据目录删。
〔2〕鹜：原无此字，据原书目录补，下同。

野鸭即凫

味甘，性凉，无毒。寒而不动气，平胃消食，杀虫，散水肿热毒风疾。患小热疮久不痊者，多食可瘥。九月至立春前宜食，补气益血。切勿同胡椒、木耳、豆豉食。

血 解挑生蛊毒，热饮探吐而瘥。

鸡

属巽，巽主风木，善发风助肝火。同葫、蒜、芥，同李、兔，同犬肝、肾食，并令人泄痢。同鱼汁食，成心瘕。同鲤鱼食，生疽毒。同獭肉食，成遁尸病。同糯米食，生蛔虫。同葱食，多生虫发痔。小儿喜食鸡肉，多生虫。四月勿食抱鸡肉，发疮疖成漏。凡鸡具五色者，食之旺神气。嫩黄者，宜老人。线鸡能啼者，忌食。

丹雄鸡 味甘，性微温，无毒。辟不祥，温中补虚，益肺止血。治女人崩漏，赤白带淋。

白雄鸡 味甘、酸，性微温，无毒。调中下气，祛邪，散丹毒风，安五脏，止消渴，利小水。

黑雄鸡 味甘，性微温，无毒。补虚乏，去心腹恶气及风湿麻痹，安胎。

黑雌鸡 味甘、酸，性温，无毒。止反胃，定心志，去风寒湿痹，排痈脓，破宿血，生新血 安胎。

黄雌鸡 味甘、酸、咸，平，无毒。补五脏，益气力，壮阳道。治泄痢消渴，小便不禁。有骨蒸热者，勿食。治产后虚乏，煮汁煎药良。

乌骨白鸡

肉 味甘，平，无毒。补虚弱，益气血胎产。治噤口痢，煮汁饮，有效。入丸药，最治虚热病。男用雌，女用雄。

反毛鸡 治反胃病。同人参、当归、食盐各半两，煮食良。

泰和鸡 味甘、辛，性热，无毒。补益人。以五味煮，与出痘者食，内托发脓，一二十年鸡尤效。

老鸡头 有毒，勿食。

肝 味甘、苦，性温，无毒。补肾起阴。治风虚目暗，女人漏胎。《内则》云：食鸡去肝，为不利人。

鸡卵 味甘，平，无毒。白补气，黄补血。安五脏，镇心，安胎。多食，令人腹中有声，动风气。同葱、蒜食，令气短。同鳖肉食，损人。同獭肉食，成遁尸病。同兔肉食，成泄痢。小儿出痘者，不惟忌食，禁嗅其煎食之气，恐生翳膜也。治过食蛋伤，用紫苏子能消。解蛋毒，用醋。

野鸡即雉

味酸、甘，性微寒，无毒。益滋味，补中气，解消渴。多食，发痼疾，令人瘦。同盐、豉作羹食，疗气虚不食及下痢。同荞麦面食，生肥虫。同菌蕈、木耳食，发痔下血。同胡桃食，发头风眩运及心痛。

卵 同葱食，生虫。同家鸡食，成遁尸病。思邈云：九月至十一月食，益人。春夏勿食雉，防蛇交毒。丙午日不可食鸡雉。

竹鸡

味甘，平，无毒。主野鸡病，能杀虫。多用生姜煮食，良。

英鸡

味甘，性温，无毒。治蚁瘘病。同五味煮食，良。秋月即无。

鹖鸡

味甘，平，无毒。多食令人肥润，益气力。初病后勿食。

麦鸡

味甘，性温，无毒。解蛊毒，补虚乏，益脾胃，杀诸虫。

锦鸡即鷩雉

味甘，性热，微毒。主聪慧。食之，发疔肿。养之，禳火灾。

鹤

肉、血 味咸，平，无毒。补虚乏，养气血，去风保肺。

脑 和葱实、天雄服，令人目明。

卵 味甘、咸，平，无毒。食之预解痘毒，多者令少，少者免出。

鹁鸽

味甘，平，无毒。解一切药毒，调中益气，治疮疡癜气。

血 益血解毒。同姜、酒服，消痞积。

卵 解痘毒。未出痘者宜食。

雀即瓦雀

味甘，性温，无毒。补五脏，益精髓，暖腰膝，起阳道，缩小便，令人有子，止崩带。勿同猪肝、李食。冬月食，良。

肝、卵 益男子阳虚，女人血枯。老而斑者，麻雀；小而黄口者，是黄雀。

鹳

味酸，平，无毒。有风疾者、湿病者宜食。多食，发疮疥。

卵 预解痘毒。

骨 主尸疰心腹痛。

鹭鸶

味咸，平，无毒。益脾胃，补气血。一种白鹤子，头无毵毛，袅耳黄脚，功用颇同。

水老鸦

味酸、咸，性冷，有微毒。利水道，宽膨胀。

嗉 消骨鲠。凡骨鲠者，密念“鸬鹚”不已，即下。

秃鹫[1]

味咸，性微寒，无毒。解中鱼虫毒。补中，益气血，壮筋骨。

---

〔1〕秃鹫：原作“鹚鹫”，同“秃鹫”。

髓 补精髓。

淘鹅即鹈鹕

味咸，性温，无毒。主风湿肌肉不仁。

脂 通耳聋，散痈肿痹症，引药透入病所。

舌 治疔毒。

天鹅

味甘，平，无毒。益气力，利脏腑。

脂 散痈肿，小儿疳疮。

山鸡即鸐雉

味甘，平，有小毒。益五脏气，平喘息。多食，令人瘦及发痔。同荞麦面食，生肥虫。同豆豉食，害人。

卵 同葱食，生寸白虫。一名菜鸡。

斑鸠

味甘，平，无毒。明目益气。常食，令人不噎。治虚损，久病胃弱者。

血 热服，解蛊毒。

鸤鸠即布谷

味甘，性温，无毒。安神定志，令人少睡。

脚胫骨 令夫妇相爱。五月五日各带一骨，男左女右。有取雌雄骨置水中，果自相随也。

黄褐侯即青鵻

味甘，平，无毒。安五脏，补虚乏，排脓活血。多食，发喉痹，啖生姜可解。即青鵻。

鹗即鱼鹰

味甘，平，无毒。甚微美，极明目，治鼠瘘。

骨 能接骨。

鹰

味酸，平，无毒。辟野狐邪魅。

毛 断酒，煮汁服效。

屎白 消积聚，杀痨虫。

鸱即雀鹰

味咸，平，微毒。勿多食。消鸡、鹌鹑积。治癫痫，头更效。有微毒在脑。同酒食，令易醉健忘。

鹑

味甘，平，无毒。补五脏乏气，坚筋骨，消结热膨胀。酥炙食，令下焦肥，止小儿疳痢。同小豆、生姜食，止泄痢。同猪肝食，生黑子。同菌子食，发痔。

雁

味甘，平，无毒。解丹石毒。和五脏，壮筋骨，散风麻痹，久食壮气。

肾 无毒。大益人。

雁肪 无毒。主风挛偏枯，血气不通利。久服，益气不饥。

练鹊

味甘，平，无毒。益卫气，有风疾者，炒香浸酒频饮，良。

鹧鸪

味甘，性温，无毒。和五脏，补心力，祛温疟。中蛊者，带毛熬酒浸饮。同竹笋食，令小腹胀。有天神取其享至尊。自死者禁食。

喜鹊

味甘，性寒，无毒。去风解渴，散胸膈痰结，四肢烦热，去石淋，利大小肠。雄者良。妇人忌食。

蒿雀

味甘，性温，无毒。美于诸雀。补精髓，益阳道，暖腰膝。

鸮一名鹏

味甘，性温，无毒。和中利气，噎病人宜食。治风痫鼠瘘。

鸲鹆

味酸，平，无毒。消痞积癥瘕，及去风湿病。

刺毛莺

味甘，平，无毒。肥美，益胃和中。有疮疥者，少食。

猫头鹰

味甘，平，无毒。炙食香美，益胃和中。夜勿煮炙，能引鬼魅。

啄木鸟

味甘、酸，平，无毒。杀痨虫，治风痫、心痛、痔瘘。庚日取血，向西热服，令人面发光彩。

山鹊

味甘，性温，无毒。补益人，解诸果之毒。

鹳鸽即八哥

味甘，平，无毒。通智慧，治吃噫下气，止血。腊日以五味腌，炙食，治久嗽、五痔。

白鹇

味甘，平，无毒。解诸毒，补中气。患疮疖者，勿食。一种黑鹇，功用相同。

鸳鸯

味咸，平，有小毒。治瘘疮。多食，令人风病。吴瑞云：夫妇不和，私与食之，令相爱。煮食，治梦寐思慕者。

鸂鶒

味甘，平，无毒。解惊邪、野狐毒。冬月宜食。一名溪鸭。

乌鸦

味酸、涩，平，无毒。膻臭，不可食。杀痨虫，治瘦怯失血，咳嗽骨蒸，及小儿惊痫。

慈鸦

味酸、咸，平，无毒。不膻臭。和中益气力，除劳热虚嗽。合五味腌炙，可食。嘴小者是。

黄鹂即莺

味甘，性温，无毒。助脾胃，益阳道。妇人食之，不妒。此鸟立春即鸣。

鹖

味甘，性温，无毒。补虚乏，温五脏，暖人。此鸟天将雨即鸣。

百舌

味甘，平，无毒。杀诸虫，益智慧。小儿久不能语者，宜食。

鴂鶨即巧妇鸟

味甘，平，性温，无毒。和中益脾。多食，令人聪明。长尾，青灰斑色。

蜡嘴

味甘，性温，无毒。补虚乏，长皮肉。初病后勿食。

团尾

味甘，平，无毒。同五味煮食，肥甘。江南珍重。

油鸭

味甘，平，无毒。补中气，养精血。冬月食，良。

脂膏　滴耳治聋。

鸡鹊

味甘、咸，平，无毒。解虾、鱼毒。炙食，益人。养之，厌火灾。

青鸠

味甘，性温，无毒。番鸟。善啖椒。煮食味佳。

孔雀

味咸，性凉，微毒。解诸药毒。味如鸡鹜。山谷夷人多食之。

血　解蛊毒。昝殷云：鹅惊鬼，鸡鹊厌火，孔雀辟恶。

鹦鹉[1]

味甘、咸，性温，无毒。治虚乏咳嗽，杀痨虫。

翠鸟

味咸，平，无毒。可食，消鱼骨鲠。羽青翠可爱。雄者名翡，其色多赤。

〔1〕鹉：原作“鹀”，据目录改。

鸨

味甘，平，无毒。补气血，去风痹。

肪 长须发。

鴽即鹌，一名鴽

味甘，平，无毒。解热毒，治诸疮阴䘌。一名鴽。三月，田鼠化为鴽；八月，鴽化为田鼠。

鹘嘲

味咸，平，无毒。益脾胃，助气生血。疗头风旋运，目暗。

子规即杜鹃

味甘，平，无毒。解毒，益人，治疮瘘，长肌肉。

伏翼即蝙蝠

味咸，平，无毒。明目解愁，治久咳上气，久疟，五淋，瘰疬，内漏，女人带下无子，及小儿魃病惊风。多食，令人下痢。

血胆 滴目，令人少睡，夜能见物。

屎 名夜明砂。味辛，性寒，无毒。明目去翳，除惊悸，散寒热，积聚肿毒，下死胎。

寒号虫

鸟类，肉翅，不能飞。味甘，平，无毒。可食，益人。

屎 名五灵脂。味甘，性温，无毒。辟瘟疫，止心腹冷气痛，肠风下血，通气脉经闭，及小儿五疳。

燕

味酸，平，有毒。不可食，损人神气。入水，为蛟龙所吞。亦不宜杀之。能出痔虫疮虫。

石燕

味甘，温，无毒。壮阳暖腰膝，添精补髓，益气润皮肤，缩小便，御风寒岚瘴温疫气。瑞[1]曰：即土燕，多栖岩穴，出乳穴洞中者尤佳。冬堪食，余月止可治病。

凡鸟，自死目闭，自死足不伸者，白鸟玄首，玄鸟白首，三足、四距、六指、四翼、异形异色；野禽生卵有八字形者，肝色青者，并有毒。误食，杀人。

诸雀之卵，并能补肾气，助阳道。

〔1〕瑞：疑即“吴瑞”，参见本卷鸳鸯条，下同。

食物辑要卷之六

太仓　云谷穆世锡　辑
华亭　眉公陈继儒　正
男　天谷穆士清　编

果　类

枣

味甘，平，无毒。生性寒。止渴。多食动脾，发泻助胀，患寒热胃弱人勿食。同蜜食，损五脏。熟者性温。杀天雄、附子毒。和胃养脾，助十二经气，和百药。多食，伤齿，发嗽。小儿食多，生疳。同诸鱼食，令腰腹痛。同葱食，令五脏不和。中满者勿食，以其味甘，能缓中也。忌鳖。

栗

味甘、咸，性温，无毒。肾之果。生则发气，熟则滞气。须曝过风干，去木气者良。以风过者炒熟食之，不甚滞气，味尤佳。同橄榄食，有梅花香。中扁者，名栗楔，补肾益气。患风疾者、水肿者，不可多食。小儿食多，难消成病。又炒栗法：密取一栗，咬破，蘸香油合众栗炒，俱不发爆。

莲肉

味甘、涩，性微寒，无毒。清心宁神，补脾，益十二经脉气血，安靖上下君相火邪。去心煮食，厚肠胃，交心肾，固精气。多食生者，动气。患霍乱者勿食。

藕

味甘，性微寒，无毒。伏硫黄，杀疫气，解蟹毒，开胃醒酒，散血，止烦渴。生食多，令冷中。蒸熟食，补五脏。同蜜食，令脏肥，不生虫。《相感志》云：少和盐水食，益口齿。同油、米、面、果食，无渣。产妇忌生冷，惟藕不忌，以其能散血也。入药，忌铁。

葡萄

味甘、酸，性微温，无毒。解疮疹毒，益气力。其性走下，渗水道，利小便，治筋骨湿痹。多食助热。取汁酿酒甚佳。多饮昏目。合白糖曝食，良。古人云：葡萄架下饮酒，防虫尿伤人。

樱桃

味甘、涩，性热，无毒。和脾胃，美颜色，止泄精、水谷痢。多食，作呕，发暗风，动湿热，伤筋骨。有寒热者勿食。喘嗽热病者，食之必剧。

柿

味甘，性寒，无毒。润心肺，解渴止血，治火嗽，通耳鼻。同酒食，易醉。

黄柿 合米粉蒸食，散肠癖脏毒。

牛奶柿 性冷。多食，令寒中腹痛。痰火人宜贪。

干柿 气平，厚肠胃，润咽喉，杀虫。多食，去面皯、腹中宿血。火干，灰色不佳；日干，色白良。勿同鳖肉食，难消成积。

柿霜 味甘，性凉。生津清热，消痰止嗽。凡红柿未熟者，冷盐汤浸，可经年许。

桃

味甘、酸，性温，微毒。肺之果。辟邪气，美颜色。多食，动脾助热，令膨胀，发疮疖。同鳖肉食，患心痛。食桃浴水，令泄泻，或淋病。

桃仁 味苦、甘，平，无毒。主风痹骨蒸，肝疟寒热，破血杀虫。双仁者有毒，去之。

杏

味甘、酸、涩，性热，微毒。不益人，多食昏神，令膈热生痰，动脾，发疮疖，落须发，伤筋骨。病目者食多，令目盲。小儿勿多食，产妇忌食。

杏仁 味甘、苦，性温，有小毒。得火良，解锡毒，杀虫，消犬肉、索粉之积，解肌散风，消痰定喘，利膈润燥，能散能降[1]。同天门冬用，润心肺。合奶酪作汤服，润喉发音。双仁者有毒，误食令闷乱。急取杏根煎汤服，可解。

八担杏仁[2]

味甘，平，性温，无毒。止咳下气，散心腹迷闷。多食，动宿疾。

梅

味酸、甘，平，无毒。解酒，开胃生津。多食，损齿伤筋，蚀脾胃，令人膈上痰热。服黄精人忌食。吃梅齿齼者，嚼胡桃肉解之。又云：梅子同韶粉食，不酸，不软牙。

乌梅

性温，无毒。解硫黄、马汗、诸鱼毒，杀虫醒酒，解渴止呕，安心神，收肺气，和脾胃，治疟痢虚热失血。

白梅

与乌梅同功。凡中风惊痫喉痹，痰厥僵仆，牙关紧者，以梅肉揩牙龈，令涎出，

[1] 散能降：三字原漶漫不清，据《本草纲目》杏条补。

[2] 八担杏仁：即巴旦杏仁。

即开。

梅仁 味酸，平，无毒。明目益气，除烦热。一云：清水揉梅叶，洗蕉葛衣，经夏不脆。煎汤洗霉[1]衣，即去。

李

味甘、酸、苦，性微寒，无毒。调中益肝，去骨节间劳热。多食，令人膨胀，发痰疟虚热。同蜜食、同雀肉食，损五脏。同浆水食，令霍乱。凡李不沉水者、味苦涩者，并有毒。李种甚多，味有甘美多汁者，亦宜少食。

李仁 味苦，平，无毒。散浮肿，利小肠，下水气，治僵仆踒折，瘀血骨痛，及女人小腹胀。

柰

味苦、甘、酸、涩，性寒，微毒。虽有味甘脆可食者，不益人。多食，令肺壅胪胀。凡病人食之，尤甚。

频婆果

味甘，平，无毒。益心和脾，生津止渴。治卒食饱胀，气壅不通者，捣汁服良。

林檎

味酸、甘，性温，无毒。消痰下气，治霍乱腹痛，下痢泄精，小儿闪癖。多食，发热，生痰，滞气，闭百脉，令人好睡，发疮疖。

杨梅

味甘、酸，性温，无毒。和五脏，消食下酒，解渴止呕。多食，发疮助热生痰，损齿筋骨。有火热病者，勿食。忌葱。

核仁 治脚气。以柿漆拌核，曝之，仁自裂出。

枇杷

味甘、酸，性微寒，无毒。润五脏，清肺气，止烦渴。多食动脾，发痰助湿。同面食、同炙肉食，发黄病，壅湿热气。

枇杷叶 味微苦，平，无毒。和胃清肺，下气消痰，止嗽呕哕。

胡桃

肉 味[2]甘，衣涩，性温，无毒。制铜毒。润肌肤，通血脉，利小水，助肾火，发痘疮。多食，生痰涎，动风气，脱眉发。同酒食多，令咯血。连衣食，敛肺气。取衣法：凡用胡桃一斤，以甘蔗节五六段，合汤煮透，经一宿，次早略煮，取去壳，衣随脱。

龙眼

肉 味甘，平，无毒。解蛊毒，去五脏邪气，养血安神，长智敛汗。用沸汤瀹过，食不动脾。蔡襄云：生用，不若荔枝。

---

〔1〕霉：原作“徽”，与“霉”的繁体字“黴”形近而误，据文义改。

〔2〕味：原在“肉”字之前，据文义改。

荔枝

味甘，性温，无毒。益智壮气，解烦渴。治头重心躁，背膊劳闷，消瘰疬、瘤赘、疔肿，以其能散无形质之滞气也。多食，助热动血，令牙肿口痛，鲜者尤甚。《相感志》云：食鲜荔多，能醉人。以壳浸水，饮可解。

核 味甘涩，性温，无毒。止胃脘疼及小肠气，女人血气刺痛。用法：以针刺荔壳数孔，蜜水浸瓷碗内，隔汤蒸透，肉满甘美。

白果

味甘、苦、涩，性温，有小毒。生食引疳，熟食温肺，定喘嗽，缩小便。多食壅气，发胀动风。小儿食多，昏霍发惊引疳。同鳗鲡食，患软风。《延寿书》云：银杏能醉人，有食满期及千者死。三棱者有毒。炒白果法：临炒时，密取一果，手握，炒不发爆。

水梨

味甘、微酸，性寒，无毒。解恶疮毒，润肺凉心，消痰止嗽，解酒渴，利二便。多食，令人寒中动脾。产后血虚者、金疮者、冷泻者，勿食。《延寿书》云：一梨大如斗，达之朝贵，食者皆死，因树下聚毒蛇，热极而生者。凡奇异之物，忌食。

海棠梨

子 味酸，平，无毒。止泄痢。

花 似紫锦色者为正，余皆棠梨。

木瓜

味酸、涩，性温，无毒。入肝，和脾胃，助谷气，调营卫。治噎噫霍乱肿胀，冷热泄痢腹痛。多食，伤齿骨。忌铁。

榅桲

味酸、甘，性微温，无毒。温中下气消食，散酒气，止渴，除心间酸水。治肠虚水泻，并宜生用。多食，涩血脉，聚胸膈痰。同车螯食，发疝气。将卧食多，令胃脘痞塞。

棠球

味酸、甘，微温，无毒。消食散血，行结气，化痰涎。生食多，令嘈烦损齿。凡脾胃弱者，勿食。

榧子

味甘、涩，性热，无毒。肺之果。炒食。去三虫，消谷食，行营卫，助阳道，治白浊。同鹅肉食，患断节风，又令气上壅。《相感志》云：用猪脂炒过，黑皮自脱。又云：榧子皮，反绿豆，杀人。

松子

味甘，性温，无毒。补气虚，散风寒。多食，生痰涎，发虚热。一种梅松子，性味相同，润五脏，散水气，治头眩骨节风，去死肌白发。凡松子之类，将油炽者，摊竹纸上焙，还好。

榛子

味甘，平，无毒。开胃益气，实大肠，令人不饥，能健行，新罗者尤良。收藏榛、松子、瓜仁类，以灯心剪碎，合入罐内，放燥处，不炽。

橄榄

味涩、甘，性温，无毒。消酒，解鱼鳖、河豚毒，开胃下气，止泻生津，治咽喉痛。多食，令气上壅。时珍曰：橄榄，盐过不苦涩，同栗子甚香。《延寿书》云：食橄榄，去两头，因性热也。过白露摘食，不病疟。

核仁　味甘，平，无毒。益人。用锡盒收藏，纸封缝，置净地上，至五六月不坏。

梧桐子

味甘，平，无毒。生食无益，熟食开胃醒脾。多食，生痰涎，动风气。

石榴

子　味甘、酸、涩，性微温，无毒。压丹石毒，杀三尸虫，治咽喉燥渴。多食，伤肺损齿，恋膈生痰。酸榴子，治痢，涩肠固精。子白而大者，名水晶榴，味甘美，益人。

橘

瓤　味甘、酸，性温，无毒。甘者，润肺止渴，和中快膈；酸者，恋膈生痰，滞肺气。同螃蟹食，令人软瘫。

橘皮　味苦、辛，性温，无毒。解鱼腥毒，和脾下气，止吐多用，独用损脾。入药用，陈者良。去白为橘红，理肺气，清痰宽中，治咳嗽。

核　味苦，平，无毒。治肾虚腰疼，小肠疝气。

橘筋　最难化。小儿食多，成积。

叶　味苦，平，无毒。走肝经，治乳疖胁痛，导胸膈逆气。

一云：用松毛裹橘，留百日不干。绿豆亦可。忌近酒米。柑橙亦然。

橙

皮　味甘、辛，性温，无毒。下气消痰，宽中。多食，反动气。合白糖作丁，甘美。饮酒者、疟疾者勿食。和盐贮食，止恶心，解酒病。作酱、醋，香美。散肠胃恶气，及浮风气。

瓤　味酸，性寒，无毒。杀鱼鳖毒。多食，伤肝气，发虚热。同猵肉食，发头旋恶心。洗去酸汁，和盐、蜜煎食，止恶心。

金柑

味甘、咸，性温，无毒。下气快膈，止渴解酒，辟臭。蜜渍食，味亦香美。

柑子

味甘，性寒，无毒。解丹石毒，去肠胃热气，止暴渴，利小水。多食，令脾寒成癖，及肺寒咳嗽。发阴汗泄痢，即用柑皮煎汤饮，或饮盐汤亦可解。

皮　味甘、辛，性寒，无毒。解酒，调中下气。多食，发肺燥。

山柑

皮　治喉疼，效。

佛手柑

味甘，平，无毒。和中下气，醒脾。合白沙糖作丁，尤佳。

柚

味酸，性寒，无毒。解酒消食，去口臭，涤肠胃恶气。妊娠恶食口淡者，宜食。

皮 味苦、辛，平，无毒。消食化痰，散胸膈愤懑之气。

香橼

味辛、酸，性温，无毒。下气消痰止嗽，去心下痰水气痛。

马槟榔

味涩、甘，性微寒，无毒。生津止渴，下气消痰。细嚼，以冷水咽下，甘如蜜。孕妇临产嚼数枚，熟[1]水下，易产。产后忌食，冷子宫也。

西瓜

味甘，平，性寒，无毒。解暑热酒毒，除烦止渴，治喉痹热痢，利小水。多食，助湿动肠胃，发寒疝。同油饼食，损胃气。汪颖云：吃瓜后，吃瓜仁，不噫瓜气。瓜着酒、糯米即烂，猫踏即沙。

甜瓜

味甘、淡，性寒滑，有小毒。少食，解暑，充饥止渴，利二便。多食，动肠胃，发虚热痼疾，及阴下湿痒生疮。同油饼食，作泻。初病后食之，令反胃。患脚气者、黄疸者，食之难愈。贫下多食，深秋下痢难救，损阳故也。凡吃瓜伤发胀，少食盐易消，或饮酒，或饮麝香水可解。五月瓜沉水者，食之患冷病。九月被霜瓜，食之发寒热。有两鼻两蒂者，食之损人。《卫生歌》云：瓜桃生冷宜少餐，免至秋来成疟痢。

甘蔗

味甘，性微寒，无毒。脾之果。和中下气，止渴，解酒，解河豚毒。治呕哕反胃，利大小肠。多食，发虚热，动衄血。同酒过食，发痰。同榧子食，则渣软。凡烧蔗渣，烟最昏目，避之。

芡实

味甘，平，无毒。熟食健脾，益肾固精，缩小便。多食难消。小儿食多，令不长。

菱

味甘，平，无毒。解丹石毒。生食，解烦热，止消渴。多食，伤脾损阳。熟食充饥实胃。多食滞气，饮姜汁、酒，一二杯可解。同蜂蜜食，生蛔虫。小儿秋后食多，令脐下痛。四角、三角曰芰，两角曰菱，功用颇同。

茨菰[2]

味甘、苦，性寒，无毒。治石淋。多食，损齿，动宿疾，令冷气腹胀，脚气瘫痪。患崩带、肠风、五痔、疮疖者，勿食。同生姜煮，良。小儿食多，脐下痛。

---

〔1〕熟：疑当作“热”。

〔2〕茨菰：即慈姑。

地栗

味甘，性寒滑，无毒。解丹石，辟蛊毒，止消渴，化痰积宿食，去胸中实热，治浮肿及五疸，利小水。合铜嚼，铜渐消。

落花生

味甘、苦，平，无毒。经霜后煮食，味佳。和脾胃。小儿多食，滞气难消。

香芋

味甘、淡，平，无毒。实胃健脾。多食，泥膈滞气。小儿、产妇少食。

桑椹

熟者味甘、涩，性微凉，无毒。和五脏，养精血，散关节痛。合蜜食，安神魄，乌须发。小儿食之，令心痛。

枸杞子

味甘，性微寒，无毒。补肾，生精养血，明目安神。李当之云：离家千[1]里，莫食枸杞。

黄精

味甘、微苦，平，无毒。润肺益脾，生气血，去风湿，明目乌须。忌水萝卜。

百合

味甘，平，无毒。主百合病，安神益智，润肺止嗽，养五脏，消浮肿，利二便。产后病者亦宜食，和肉尤良。

白苏子

味辛、甘，性温，无毒。宽中润肠。有泄泻脾弱者勿食。

锦荔枝[2]

味苦，性寒，无毒。解劳乏，除邪热，清心明目。

子　味甘、苦，性温，无毒。益气壮阳。

凡收藏青梅、枇杷、橄榄、橙、李、菱、瓜类，用腊水入些冬铜青末，密封于净坛内，久留色不变。又用腊水入薄荷、明矾少许，浸诸果瓮内，味佳，不变色。

解诸果之毒，烧猪骨灰为末，水服。又治伤瓜果生冷，用五苓散，多加桂。

凡果，不时者、停久有损者、未成核者，误食，发寒热，生疮疖。有落地恶虫食者，误食，患九漏。偶有怪异形状者，并有毒，杀人。

---

〔1〕千：原作“数”，据《本草蒙荃·枸杞子》改。

〔2〕锦荔枝：为苦瓜之别名，非果品，当入菜部。《本草纲目》“苦瓜”条之瓜与子主治均与此同。

食物辑要卷之七

太仓　云谷穆世锡　辑
华亭　眉公陈继儒　正
男　天谷穆士清　编

鱼[1]　类

鲤鱼

味甘，性温，无毒。能温补，去冷气，治水肿、脚气、黄疸，安胎。同犬肉、豆、藿食，令消渴。同葵菜食，害人。烧灰，米饮服，发汗定喘，下乳消肿，止痢。童便浸煨，止反胃及恶气入腹。凡鲤脊两筋黑血，有毒。凡溪涧生者，脑有毒，忌食。炙鲤，勿使烟入目，大损目光。

子　同猪肝食，害人。

鲫鱼印鲋鱼

味甘，性温，无毒。诸鱼惟此属土，能调胃实肠补虚。同五味煮食，温中下气，止痢。同莼作羹食，开胃进食。同豆煮汁饮，消水肿。同蒜食，助热。同沙糖食，生疳虫。同芥菜食，发浮肿。同鸡、雉、鹿、猴、猪肝食，生恶疽。

子　同猪肝食，害人。

鳊鱼即魴鱼

味甘，性温，无毒。利五脏。作脍食，扶脾胃，进饮食。同酱、芥菜子汁食，消食下气。患疳痢者，忌食。

鲥鱼

味甘，平，无毒。开胃补虚。多食，发痼疾，及疮疥疳疾。

鲈鱼即四鳃鱼

味甘，平，微毒。补五脏，和肠胃，壮筋骨，利水气，安胎。多食，发疮肿，成痃癖。勿同奶酪食。

肝　不可食，剥人面皮。中鲈鱼毒，多饮芦根汁可解。

---

〔1〕鱼：此后原有“品”字，据目录删。

鳜鱼即石桂鱼

味甘，平，无毒。和脾胃，补虚劳，益气力。多食，令肥健，破恶血，止肠风下血，杀虫。小者味美，重三四斤者不佳。《延寿书》云：鳜鳍刺凡十二，以应十二月，误鲠害人。

鲨鱼即鮀鱼

味甘，平，无毒。暖胃益气。多食，发疮疥。此鱼大者四五寸，小时即有子。

鲦鱼即白条

味甘，性温，无毒。温中益脾，止冷泻。多食，发疮疥丹毒。

鲙残鱼即银鱼

味甘，性温，无毒。养胃宽中。多食，令人发疮疥，及小儿赤游风。

鲢鱼即鲊鱼

味甘，性温，无毒。温中益气。多食，令人热中发渴，发疮痍。

鳙鱼即鳝鱼

味甘，性温，无毒。暖胃健脾。多食，动风气，发疮疥。有重四五十斤者。

鳟鱼即赤眼鱼

味甘，性温，无毒。和中温胃。多食，动风气，助湿热，发疮疖及痼疾。

鲩鱼即草鱼

味甘，性温，无毒。暖胃助脾益气。多食，发疮疾，及湿毒流气痰核病。

青鱼

味甘，平，无毒。和中益气力。同韭白煮食，去烦闷，治风痹脚气。勿与胡荽、麦、酱、小豆、葵、藿同食。

大麦青鱼

味甘，平，无毒。肥美开胃，益人。患疫病者、泄泻者，不可食。多食，发疮癣。

白鱼

味甘，平，无毒。开胃助脾，补肝明目，去水气，通行十二经络，发灸疮。多食，热中生痰，泥人心。同枣肉食，令腹痛。患疮疖者勿食。

鲟鱼

味甘，平，无毒。补虚乏，益气力，止血淋。多食，动风气，令心痛腰疼，发疮疾。同笋干食，令瘫痪。小儿食之，成癥瘕。瑞云：善发药毒。服丹石人勿食。

子 性寒，无毒。肥美，杀虫。

此鱼有二种：紫白味佳，剖之，脂水滴下若珠者；水白无味，有毒，脂汗滴下若水者。人不知也。

鲻鱼

味甘，平，无毒。开胃气，和五脏。多食，令人肥健，以其性亦属土也。

石首鱼即黄花鱼

味甘，平，无毒。开胃实脾。曝干为鲞，消宿食，止泄痢，宜病人。炙食，消瓜成水，宽腹胀。

勒鱼

味甘，平，无毒。和中气，健脾养胃。盐腌作鲞，功用同。

鲚鱼即鳢鱼

味甘，性温，无毒。和中气，开胃助脾。多食，助火动痰，发疮疾。

鲇鱼即鳀鱼

味甘，性微寒，无毒。利小水，消水肿，助胃气。同葱煮食，散痔血。同牛肝食，患风噎涎。同野猪肉食，令吐泻。同鹿肉食，令筋甲缩。有赤目赤须、无鳃者，误食杀人。

皮　消痘毒。

肝　治骨鲠。

鲍鱼即鮰鱼

味甘，平，无毒。和肠胃，下膀胱水。多食，动痼疾。同野猪、雉食，令人发癞。同鹿肉食，杀人。赤目赤须者，忌食。

河豚

味甘，性温，有毒。开胃，杀虫。多食，发风助湿动痰。同鸭肉食，益人。有痼疾、疮疾者，不可食。服药人不可食。忌用冶煤火煮，误食沾灰尘者，杀人。

肝　味甘、美，有大毒。洗净恶血，去筋膜，煮极熟，可食。

子　有大毒，忌食。凡中此鱼毒，俗用橄榄、芦汁等解，少效；须用鸭血灌下，立解。有赤目者，有极肥大者，杀人，诸物不能解。

比目鱼即鞋底鱼

味甘，平，无毒。补虚乏，益气力。多食动风气。有风湿病者，勿食。

黑鱼即鳢鱼

味甘，性寒，无毒。宽膈消胀，利大小肠，治湿痹脚气，痔疾及妊妇子肿。同小豆煮食，消肿满。多食，发痼疾。

胆　甘、辣，无毒。阴干。救喉痹将危者，点入即可，或水调灌下。

肝、肠　和五味炙香，贴痔瘘、蛀骭疮，引虫出尽而痊。除夕，用大黑鱼煮汤，浴小儿，能稀痘。

鳗鲡

味甘，性微温，有小毒。压诸草、药、石毒，杀痨虫，补虚乏，起阳道，去风湿痹痛，脚气，五痔，女人带淋阴疮，小儿疳热。同白果食，患软风。有重三四斤者、昂头三寸游者、四目者、无鳃者、背有白点者、腹有黑斑者、尖头剑脊黑色者，无味，并有毒，忌食。

海鳗鲡

味甘，性温，无毒。亦可食，治皮肤风燥，恶疮，及疳䘌痔瘘。一种肉粗无油者，有毒，勿食。

鳝鱼

味甘，性大温，无毒。滋阴益肾，补中气，逐风邪湿痹，除腹中冷气，产后恶露淋沥。多食，令人霍乱，发疮疾。勿与犬肉同食。思邈曰：黑而大者有毒，食之杀人。一种蛇变者，以数百入水缸内，夜则以灯照之，通身浮水面，项下有白点者，急弃之。

鳖

肉 味甘，性冷，无毒。滋阴补虚乏，益气血，长须发，治血热久痢。同猪、兔、鸭肉食，损人。同芥菜子、汁食，生恶疮。勿同鸡子食。忌苋菜。《礼记》云：食鳖去丑。谓颈下软骨，食之患水病。凡鳖目大者、目白者、三足者、赤足者、独目者、头足不缩者、目四陷者、腹下似“王[1]”字形者、“卜”字纹者、蛇文者，并有毒。夏天亦有蛇化，食者慎之！山上生者，名旱鳖，食之杀人。省曾曰：鳖，肉主聚，甲主散。消癥瘕，疗温疟，破宿血，生新血，治小儿疳瘦。

虾

味甘，性温，微毒。解野鸡病，消鳖瘕，下乳汁，托痘疮，助阳气。多食，动风助火，发疮疾。有冷积者勿食。切勿以热饭盛密器内，作鲊食，害人。虾无须者，有腹下黑色，煮熟变白者，忌食。小儿食之，令脚弱；鸡犬亦然。生水田、沟渠中者，有毒，勿食。

鳅即鳅鱼

味甘，性凉，无毒。暖中益气，醒酒，解消渴。同米粉作羹食，调中，收痔。勿同白犬血食。和灯心煮鳅，味佳。

凡中鳝、鳖、虾、鳅、虾蟆毒，令脐下痛，小便秘，用豆豉一合，煎浓汁频饮，可瘥 。

海虾

味甘，平，有小毒。作鲙食，甚佳。去飞尸虫，口中疳䘌。同猪肉食，令人多唾。闽中有五色虾，长尺余，曝干，为对虾，功用同。

鲳鱼即鲳鯸

味甘，平，无毒。益气力，令人肥健。和葱、姜、粳米煮，骨皆软。

子 有毒。食之下痢。

鲸鱼

味甘，平，无毒。补五脏，坚筋骨。曝干香美，多食不发病。

鳡鱼即鳏鱼

味甘，平，无毒。和中气，养脾胃，止呕吐。生疮疖者勿食。

〔1〕王：原作“玉”，据《本草纲目》鳖条改。

黄颊鱼即黄颡鱼

味甘，平，无毒。醒酒，祛风消肿，利小水。多食，发疮疾。胆，春夏近上，秋冬近下。

嘉鱼即拙鱼

味甘，性温，无毒。珍美。食之，令人肥健。治肾虚劳乏，及消渴病。

乌贼鱼即墨鱼

味咸，平，无毒。益志强气，通经。多食，动风气。《素问》曰：此鱼主女人血枯。

骨 名海螵蛸。味咸，微温，无毒。杀虫止痢，治惊气入腹，环脐腹痛，及女人血瘕，赤白漏下，且令人有子。治聤耳，少加麝香吹入，效。

邵阳鱼即海鹞鱼

味甘、咸，平，无毒。不益人。同生姜煮，临起和紫沙糖，味颇佳，不腥气。治白浊膏淋，茎中痛。肝，味佳，少和姜、糖煮，免腥气。其尾善刺人，候人尿处钉[1]之，令阴肿痛至死，必拔去乃痊。

鲳鱼

味甘，平，无毒。益血气，治肠风下血，五痔。患痈疽者勿食。

竹鱼

味甘，平，无毒。珍美，开胃和中，益气，除湿痹疼痛。多食，发疮疾。

鲎鱼

味甘，平，无毒。和中。多食，令咳嗽，发疮疾。治湿痹脚气。

睛珠 明目。

头枕骨 磨服，止心腹痛。

胆 明目，贯矾治喉痹，效。小者为鬼鲎，食之害人。

田鸡即青蛙

味甘，性寒，无毒。主劳热痟瘦，利水消肿，补虚损，宜产妇。《延寿书》云：蛙骨热，食之令小便淋。一云：多食小蛙，令尿闭，脐下酸痛。有至死者，急擂车前水饮，可解。

黄鲴鱼

味甘，性温，无毒。作鲊、煎、炙食，甚美。治胃寒泄泻。

油 杀虫，治疮疥。燃灯，昏目。

鳙鱼即春鱼

味甘，平，无毒。和中益气。曝干，和姜醋食，味似虾米。

金鱼

味甘、咸，平，无毒。味短，不堪啖，宜养玩。得白杨皮，不生虫。治久痢。

〔1〕钉：原作“订”，据《本草纲目》海鹞鱼条改。

鲛鱼即大鲨鱼

味甘，平，无毒。补五脏，功亚鲫鱼，作鲊亦佳。一名鲨[1]鱼。味肥美，其青目赤颊，背有鬣，腹下有翅。大者尾长数尺，能伤人。

皮 无毒。烧灰，水服，治食鱼中毒及食鱼鲙成积不消者。

皮有朱砂斑者，有鼻骨如斧，善击物坏舟，名锯鲨。有似虎坚强者，名虎鲨，一名胡鲨。虎鱼所化，能咬人。形被暗伤，人以红布系腰，可免。

章鱼

味甘、咸，性寒，无毒。性虽冷，不伤胃，益气血。闽地以鲜者和姜醋食，味如水母，颇佳。石距亦此类，身小足长。入盐烧食，最佳。

文鳐鱼

味甘、酸，平，无毒。亦可食。治癫狂者、痔痛者。妊妇临月带此骨，易产。烧灰，酒调服一钱，催生。一名飞鱼。

鱵鱼即姜公鱼

味甘，平，无毒。益人，食之，不染疫症。多食，发疮疥。

鳣鱼即黄鱼

味甘，平，无毒。肥美，和五脏。多食难消，生痰助热，发风动气，发疮疾。同荞麦面食，令人失音。

肝 味甘，无毒。炙食，散恶血。

鳑鱼即孩儿鱼

味甘，性温，有小毒。解蛊毒，治癥瘕积聚。与鲇鲵相类。

鲵鱼

味甘，性温，有毒。辟瘟疫。峡中以此鱼缚树上，鞭出白汁，可食，不中其毒。《食治通说》云：凡洗鱼，滴生油数点，则无涎；煮时下没药少许，则不腥。

龟

肉 味酸，性温，无毒。通任脉，补血，资智慧，治风湿痹症，久年寒嗽，赤痢失血。酿酒饮，治大风踒折，筋挛骨痛。六甲日，人食之损神。同猪肉、菰米、瓜、苋食，害人。

胆 点痘后目肿不开者，良。

尿 滴耳内，治聋。点舌下，治中风舌瘖，及惊风不语。一云：取龟尿，以猪鬃，或以松叶刺鼻，尿即下。

甲 无毒。滋阴，散麻痹癥瘕，治腰腿痛，排脓血。

瑇瑁

肉 味甘，平，无毒。可食。镇心神，行气血，去风毒邪热，利大小肠，通月水。

[1] 鲨：原作“沙”。

血 解药毒，预解痘毒。一用生瑇瑁、生犀角，磨汁和服，尤良。

鼋

肉 味甘，平，微毒。补益人，杀诸虫，去湿痹邪气。

脂 治麻风恶疮。

甲 与鳖甲同功。

蟹

味甘、咸，性寒，微毒。生姜能制。解漆毒，理经脉，养筋骨，散恶血，去胸中结热。多食，动风，发霍乱。服木香汁，可解。同柿食，成冷积，有独目、四足、六足、两目相向、腹下有毛有骨、头背有星点、足斑目赤，并有毒，忌食。

蝤蛑蟹 扁[1]大，性冷，无毒。解热，散小儿痞气。

蟛蜞蟹 有毒。多食，发吐痢。又剑蟹之类，并有毒，不可食。

脚髓、壳内黄 熬为末，纳金疮，续断筋。

爪 堕胎破血。酒煮汁服，止产后血闷。

凡蟹，交八月吃，稻后可食，霜[2]降后尤佳；如未经霜者，有毒。傅肱云：凡中蟹毒，用紫苏汁、蒜汁、芦根汁，多服可解。一云：糟蟹坛上放皂荚半锭，可留久不坏；坛底入炭一块，不沙。

蛤蜊

味咸，性冷，无毒。醒酒开胃，润五脏，止消渴，治痃癖血块，作寒热。蛤性虽冷，湿中有火者、服丹石人忌食。

紫口蛤壳 煅为末，名蛤粉。肾经血分药，治肾滑湿嗽，消顽痰、瘿核、白浊。李达云：用枇杷核同煮，脱疔。

文蛤

味咸，平，无毒。可食。化痰软坚，利小水，治咳逆烦渴，胸痹腰胁痛，及崩带痔疮。

蚶

肉 味甘，性微温，无毒。开胃消食，和五脏，利关节，起阳道，止心腹腰脊冷气风痛。多食，令人壅气。同饭食，不口干。

壳 烧过醋淬，为末，消血块，化痰积。即瓦垄子。

车渠

味甘、咸，性寒，无毒。解酒毒，止消渴。

壳 与瓦垄子同功。

贝子

味咸，平，无毒。止鼻洲脓血，消浮肿，下水气，除结热下痢，小儿疳蚀。

〔1〕扁：原作“匾”，据《证类本草》蟹条改。

〔2〕霜：原作“露”，据下句文义改。

壳　煅末，去目翳。

紫贝

肉　味咸，平，无毒。可食。明目，消热毒，及瘢疹目翳。胃寒者，勿多食。

淡菜

味甘，性温，无毒。煮熟食，补五脏，起阳道，消痃癖瘿气，治腰脚冷痛，女人带下，产后血结。多食，令头目闷闷，得微痢可已。食久，脱人发。服丹石人食之，令肠结。崔浩云：以少米先煮熟，后去毛，再入萝卜、或紫苏、或冬瓜同煮，尤佳。

龟脚

肉　味甘、咸，平，无毒。可食。利小水。小儿勿食。

海参

味甘，滑，性微寒，无毒。润五脏，补益人。患泄泻痢下者，勿食。

海螺

肉　味甘，性冷，无毒。同菜煮食，止心腹痛。肠胃虚寒者，勿食。

田螺

味甘，性大寒，无毒。压丹石毒，解酒，去湿热，利小水，治目病黄疸、脚气。有冷积人勿食。小者名螺蛳。性味、功用相同。

海月

味甘、辛，平，无毒。利五脏，下气消食，解消渴，止小便。宜用姜、醋同食。一名镜鱼。

担罗

肉　味甘，平，无毒。消食解热。同昆布作羹食，散结气。亦蛤类。

蛏

味甘，性温，无毒。解丹石毒，去胸中邪热烦闷，治赤痢。疫病后者，忌食。

石决明

肉　味咸，平，无毒。益精明目，清肝肺热，通五淋。

壳　同功。

蚬

味甘、咸，性冷，无毒。压丹石毒，开胃，解酒，明目，治疔，去暴热，利小水，通乳汁。多食，发嗽消肾，动冷气。昝殷云：糟煮食，良。

蚌

肉　味甘、咸，性冷，无毒。压丹石药毒，解酒除热，止渴去湿。治目赤，五痔，崩漏。

马刀

肉　功用同[1]。

---

〔1〕功用同：指同上药“蚌”。

牡蛎

肉 味甘，性温，无毒。调中，治虚损，解丹毒。同姜醋生食，止酒后烦渴。炙食亦佳，美颜泽肌。

壳 味咸，性寒，无毒。止汗涩精，化痰，去湿热，泄水气，消疟痞疝瘕，久痢淋浊，小儿惊痫。

海蛇即水母

味咸，温，无毒。得姜醋，生熟皆可食。治妇人劳损，积血带下，小儿风疾，丹毒，汤火伤。

凡中鱼毒，服黑豆汁、马鞭芦汁、橘皮大黄朴硝汤，皆可解。

凡藏银鱼、鲚鱼，干猪草一处，不变色味；藏白鲞，干稻柴同包。

凡鱼，目有睫、目能开合，二目不同、逆鳃、全鳃、无鳃、脑白连珠、白鳍、腹下“丹”字形、形状异常者，并有大毒。误食，杀人。

食物辑要卷之八

太仓　云谷穆世锡　辑
华亭　眉公陈继儒　正
男　天谷穆士清　编

味[1]　类

盐

味咸，性寒，无毒。杀蛊邪疰毒，善走肾，和五味，凉血润燥，吐胸中痰癖，止心腹卒痛，去皮肤风热。多食，伤肺发咳，令失色，损筋力。患水肿者、咳嗽者，忌食。小儿中蚯蚓毒，盐汤沃洗可解。一种戎盐，功用稍同。凡饮食过多作胀，以盐擦牙，温水漱咽二三次，可消。

豆油

味辛、甘，性冷，微毒。润燥杀虫，利五脏血脉。多食困脾，发冷疾，滑骨髓。生者，解发脜、疮疥。

菜油　功用同。

麻油

味甘、辛，性冷，无毒。杀五黄诸虫，下三焦热毒，止心腹痛，通大小肠。多食，滑肠胃，发冷疾。久食，损人肌肉。生性冷，熟性热，可随时经火用。凡经宿者，食之动风。若过于煎熬者，性极热，勿用。

紫沙糖

味甘，性寒，无毒。解酒，和中，助脾，缓肝气，润心肺大小肠。治心腹热，口渴痰嗽。多食，令人心痛，生长虫，消肌肉，损齿，发疳。同鲫鱼食，生疳虫。同葵菜食，成流癖。同笋食，成瘕，令身重不能行。

白沙糖

味甘，性寒，无毒。比紫沙糖稍胜，不冷利。多食助热，损齿生虫。有轻白如霜者，为糖霜；坚白如冰者，为冰糖。性味相同。

〔1〕味：此后原有“品”字，据目录删。

蜂蜜

味甘，性微温，无毒。能解毒，和百药，安五脏，润肠胃，玥耳目，治心烦不欲食及肠癖。多食动脾。凡取蜜，夏冬为上，秋次之，春则易发酸。闽广蜜性热，川蜜温，西南蜜凉。色白味甜，汁浓而沙，堪入药。凡蜜饯、黄梅等果，用细辛置于顶，不生虫。

薄荷

味甘、辛，性凉，无毒。清头目，利咽喉口齿，散风热，通关格，宽胸消食，引药入营卫而发汗。可作蔬食。虚弱人久食，成消渴病。疫症初愈食之，令虚汗不止。与鳖相反。

白豆蔻

味甘，平，性温，无毒。益脾胃，解酒消谷，止反胃，散肺中滞气，去目内白膜。治疟疾，能流行三焦、营卫，一转而愈。

食茱萸

味辛、苦，性热，无毒。杀腥物，暖胃燥湿。治心腹冷痛，咳逆泄痢。多食，动脾火，发浮肿虚恚，发疮痔。有目疾、火症者，忌食。

生姜

味辛、甘，肉性温，皮性寒。解半夏、菌蕈、野禽之毒。生用发散，熟用温中开胃。去秽恶，治风寒鼻塞，湿痰呕吐。多食，损心气，发目疾，五痔失血。凡生疖人食之，长恶肉。淮南王云：夜不食姜，以免动气。勿食秋姜，以泻真气。古人亦有“秋姜夭人天年”之语。一云：糟老姜，入蝉蜕则无筋。

砂仁

味辛，性温，无毒。理脾胃，消水谷，治呕吐泄痢，气结痞胀冷痛，安胎利产。得白豆蔻、檀香，入肺；得人参、益智，入脾；得黄柏、茯苓，入肾；得赤石脂，入大小肠。古人用制地黄，不惟引药力直入丹田，且无泥膈之患。

川椒

味辛，性热，有毒。杀痨虫鬼疰蛊毒，解诸鱼、蛇毒，调五脏，通三焦，消宿食癥结，宽胸止呕，除六腑寒邪，利关节，开腠理，补命门真火，壮阳道，缩小便。久食，令人乏气，伤血脉。有实热喘嗽，及暴赤火眼[1]者，勿食。

花椒

味苦、辛，性温，有毒。功用与川椒同。孟诜云：椒气善达下。治肾气上逆，以椒引之，则归经而安。须微炒出汗可用。

椒目　味苦，性寒，无毒。其气下行，善行渗道，不行谷道，燥湿定喘敛汗，治肾虚耳聋。误食闭口椒，能害人，急饮凉水、麻仁浆，可解。

胡椒

味辛，性大热，有毒。杀鱼、鳖、蕈毒，温中下气，治寒痰虚胀，及反胃白痢。

〔1〕眼：原作“跟”，据文义改。

须以他药佐之。多食，伤肺气，令吐血。有实火人食之，助热伤气。

官桂

皮　味辛，性温，无毒。温中伐肝，补命门火，暖腰膝，治寒疝及气血冷痛。有实火人忌食。

大茴香

味辛、甘，性热，无毒。暖下元，助阳道，治膀胱寒疝。多食，昏目发疮。有实火人忌食。

小茴香

味辛、甘，性微温，无毒。开胃调中，去秽气，暖丹田，治肾劳㿗疝及脚气。得酒良。有实火人勿食。

莳萝

味辛，性温，无毒。滋食味，杀鱼、肉毒。开胃健脾，消食利膈，补水脏。治霍乱，痞满腹痛，两肋气胀。有实热者勿食。

根　有大毒。误食，杀人。

茶

味苦、甘，性寒，无毒。芽茶清头目，发汗，消痰热，解酒毒，治血痢。如虎丘、天池松萝之类是也。粗[1]者曰茗，性味颇同。解酒消食，清热除烦，利小水，涤油腻，解炙煿之毒。如宜兴岕茶之类是也。凡饮茶，宜热不宜冷，宜少不宜多。过饮，去人脂。饥时勿饮，空心尤忌。饮茶多，令人少睡。忌同咸味者饮，如引贼入肾。凡食后用浓茶漱口，令齿不败。诸名山皆出茶，水土[2]各有所宜，而其性之寒则一，惟蒙山茶性温，亦能疗病，治茶积，用平胃散，少佐丁麝为末，盐汤调下。

酒

类甚多，味有甘、苦、酸、淡、辛、涩不一，其性皆热，微毒。行药势，杀百邪恶毒，御风寒雾露，通血脉，扶肝壮胆。多饮，助火生痰，昏神软体，伤脾胃，夭人寿。凡饮酒，宜温不宜热，宜少不宜多。有火症目疾，失血痰嗽者，并忌饮之。饮冷酒，同牛肉食，生虫。同乳饮，令气结。酒后多食芥辣辛味等物，缓人筋骨。酒后多饮茶，伤肾聚痰成水肿，及挛痛腰脚重，膀胱疝症。醉卧当风，生癜风。醉后浴冷水，成痛痹。凡用酒服丹砂、雄黄等药，能引药毒入四肢，滞血化为痈疽。中一切蛊、砒等毒，从酒得者，不治。大凡饮酒者，喜咸恶甘，咸性润下，能制其热，令人多饮；甘性缓中，能滞其热，令人少饮。酒畏枳椇、葛花、绿豆者，寒胜热也。酒浆照人无影者，祭酒自耗者，并忌饮。

红酒

少和红曲煮熟，味甘，性温，无毒。温中散血去伤。有痰嗽失血、脚气五痔者，勿饮。

---

〔1〕粗：原作“麤”，同“粗”。

〔2〕土：原作“上”，据文义改。

烧酒

味甘、辛，性大热，有毒。辟瘴疟，豁寒痰冷积。患阴毒寒症者，暂用则可。有火热症者，忌饮。同姜蒜、犬肉食，发五痔，发痼疾。多饮，伤胃腐肠，溃髓蒸筋，伤神损寿。有中其毒，急服盐冷水、绿豆粉；少解，又用大黑豆一升，煮汁一二升，多服，立吐即瘥。

治酒酸，用赤小豆一升，炒焦入坛内，可变好。

屠苏酒

用赤术、桂心各七钱半，防风一两，菝葜五钱，川椒、桔梗、大黄各五钱七分，乌头二钱半，赤小豆十四粒，以三角绛[1]囊盛，除夕悬井底，元旦取起，置酒中煎数沸，合家东向，从少至长，次第饮之。滓投井中，一年用此水，不染时症。华佗辟疫疠方也。

酒糟

味辛、甘，性温，无毒。杀腥物、瓜菜毒，温中，调脏腑，除冷气，润肌肤。有火热病者，勿用。

醋

味酸、甘，性微温，无毒。解鱼肉、瓜菜毒，杀邪气，散瘀血坚块痈肿，敛咽疮，下气除烦。多食，损齿伤筋，减颜色。饴糖、酒糟皆可作醋。大麦醋，性凉。米饭造者尤佳。《延寿书》云：诸醋皆能发毒。王戬自幼不食醋，八旬能传神。

酱

味咸、甘，性冷，无毒。杀鱼、肉、菜、蕈、百药毒，调五味，和脏腑，除烦热。多用，发疮助湿。同鲤鱼食，发喉疮。患肿胀、五疸、咳嗽者，勿食。

小麦曲

味甘，平，无毒。消食散结气，治霍乱，痰逆、泄痢，下鬼胎。

大麦曲

味甘，平，无毒。和中消食，破宿血，下鬼胎。

谷芽

味甘，平，无毒。养胃健脾，消食破积，顺气，能补能消。

麦芽

味甘，平，无毒。开胃，止呕，化痰，消米面诸果之积，散胸腹胀满，但虚弱者勿用。能催生。

饴糖

味甘，性温，无毒。解附子、乌头毒。养胃健脾，进饮食，益气力，消痰润肺止嗽，治咽痛唾血。熬焦酒服，下恶血。多食，动脾风。患中满吐逆，目赤、牙䘌疳疾者，忌食。

---

〔1〕绛：原作“缝”，据《本草纲目》酒条改。

淡豆豉

味苦、甘，性寒，无毒。调中下气。治伤寒发汗，及泄痢腹痛。康伯造豉：用黑豆，以醋、酒拌蒸，曝干，和香油，又蒸曝。凡三次，加姜、椒末腌[1]成。得葱，发汗；炒熟用，止汗。得盐，令吐；得酒，疏风；得薤，治痢；得蒜，散血。

豆豉

味辛、甘、咸，平，无毒。杀腥物，调中气，通关节。造法：发黑豆、酒、醋浸，蒸曝，和香油，再蒸曝。凡三次，量入炒盐、川椒、姜末、橘皮、瓜片、杏仁、烧酒，和藏佳。有火热病者，勿食。

豆腐

味淡、甘，性寒，无毒。清热散血，宽中，下大肠浊气。多食，动气作泻，发肾邪及头风病。凡伤豆腐，食莱菔、杏仁，良。

粉皮索粉

味甘、淡，性凉，无毒。解酒及厚味饮食热毒。多食难化，令腹痛泄泻。食杏仁能消。又：索粉，亦绿豆粉所作，性味功用同。

乳饼

味甘，性微寒，无毒。润五脏，利二便，滋养十二经络。多食动气，滑肠生痰。患泄泻者，勿食。

奶酪

味甘、酸，性寒，无毒。润燥止渴生血，除胸中虚热。患冷泄痢者，勿食。羊奶酪同鱼鲊食，成瘕。忌醋。

酥

味甘，性微寒，无毒。补五脏，润心肺，解消渴，利大小肠，治咳嗽失血。患脾气虚寒者，勿食。《生生编》云：酥涤腹内垢腻，能追毒气，发出于毛孔之间。

鱼鲊

味甘、咸，平，无毒。诸鱼皆可作。多食难化，且发疮疥。防杂发，害人。生鲊损人，食之，动脾胃病。同胡荽、同葵菜、同豆藿、同麦酱食，并令消渴及霍乱。凡无鳞鱼鲊，尤不益人。韶州两僧食蜂蜜，过村墟，复买鲊食，是夕皆死。

鱼鲙

味甘，性温，无毒。开胃，止吞酸，利大小肠。同蒜、薤食，去冷气痛。同奶酪食，令霍乱。勿同诸瓜食。惟鲫鱼鲙治久痢肠澼、痔疾。食生鲙,成瘕为怪病。夜食不消，成积。食鱼鲙后饮冷水，生虫。疫病后食之，损脾成内疾。崔浩云：用马鞭草汁和酒服，能消。

鱼胶

味甘、咸，平，无毒。养筋脉，定手战，补肝肾。烧灰酒服，能催生。治产后虚

〔1〕腌：原文作“罨”。

风痉症，止呕血，消瘀血，散肿毒。凡脾虚者，勿多食。

饮食须知[1]

扁鹊曰：安身之本，必资于饮食。饮以养阴，食以养阳。五谷为养，五果为助，五菜为充，五畜为益。惟消息适宜，得以养生。一失其宜，反以害生。盖饮食无论四时，常欲温暖。夏月伏阴在内，暖食尤宜，如空心茶、卯时酒、申后饭，俱少用。食后勿终日稳坐，恐凝滞气血，久则损寿。食后常以手摩腹数百遍，仰面呵出食毒之气数十；漱口数遍，齿不龋[2]，口不臭；[illegible]趄缓行百步，谓之消食。食后勿便卧，恐令人患肺气、头风、中痞之疾；食饱勿速步、走马、登高涉险，恐气滞而激，致伤脏腑。不宜夜食。脾好音声，闻声即动而磨食；日入之后，万句都绝，脾乃不磨，食不易消，不消即损胃。食欲少而数，不欲顿而多，常令饱中饥，饥中饱为善。饮食不欲杂，杂食恐有所犯，当时虽不觉，积久定作疾。食热物后不宜再食冷物，食冷物后不宜再食热物，冷热相激，必患牙齿疼痛。有瓜果不时、禽兽自死，及生鲊油腻、粉粥冷淘之物，皆能生痰、生疮疡、生癥癖，并不宜食。食美味须熟嚼，最忌粗与速。防食人汗入肉之物，以免发疔。古人以象牙为箸，遇毒则黑；以鱼枕为器，遇毒则裂。偶中诸般食毒，以香油灌下，令吐可解。然五味入口，不可偏多，多则随其脏腑而损。《经》云：阴之所生，本在五味。阴之五官，伤在五味。如酸多伤脾，肉皱而唇揭，故春令七十二日，宜省酸增甘，以养脾气；苦多伤肺，皮槁而毛落，故夏令七十二日，宜省苦增辛，以养肺气；辛多伤肝，筋急而爪枯，故秋令七十二日，宜省辛增酸，以养肝气；咸多伤心，血凝而色变，故冬令七十二日，宜省咸增苦，以养心气；甘多伤肾，骨病而齿落，故四季土旺十八日，宜省甘增咸，以养肾气。故上士澹泊，其次中和。凡饮酒，少则益人，能引滞气，导药力，通荣卫，辟秽恶；过多则损人，能令肝浮胆横，诸脉冲激。饮觉过多，吐之为妙。饮酒后，勿饮冷水、冷茶，被酒引入肾经，停为冷毒。诸疾不宜极饥而食，食勿过饱；不宜极渴而饮，饮毋过多。食过多则结积聚，饮过多则成痰癖。善养生者，养内；不善养生者，养外。养内者，安恬脏腑，调顺血脉，使一身之气流行冲和，百病不作；养外者，恣口腹之欲，极滋味之美，穷饮食之乐，虽肌体充腴，容色悦泽，而酷烈之气内蚀脏腑，形神虚矣，安能保合太和，以臻遐龄！庄子曰：人之可畏者，衽席饮食之间，而不知为之戒欲尊生者，于日用之际所当须知也。

〔1〕饮食须知：此前原有“食物辑要卷之八下”八字，医目录既无载，此前又无“卷之八上”，故删之。

〔2〕龋：原作“踽”，据文义改。

同食相忌

猪肉，忌生姜、荞麦、葵菜、芫荽、梅子、炒豆、牛肉、马肉、羊肝、麋鹿、龟鳖、鹌鹑、驴肉。

猪肝，忌鱼鲙、鹌鹑、鲤鱼及肠子。

猪心、肺，忌饴糖、白花菜、茱萸。

羊肉，忌梅子、小豆、豆腐、荞麦、鱼鲙、猪肉、醋、酪、鲊。

羊心、肝，忌梅、小豆、椒、苦笋。

犬肉，忌麦、蒜、鲤鱼、鳝鱼、牛肠。

白犬血，忌羊、鸡。

驴肉，忌猪肉、凫茈、茶。

牛肉，忌黍米、韭薤、生姜、猪肉、犬肉、栗子。

牛肝，忌鲇鱼。

麋脂，忌桃、李。

麋鹿，忌生菜、鮠鱼、鸡、虾、菰蒲、雉肉。

牛乳，忌生鱼、酸物。

马肉，忌仓米、生姜、猪肉、鹿肉、稷米。

兔肉，忌生姜、芥末、鸡肉、獭肉、橘皮、鹿肉。

獐肉，忌生菜、梅、李、鸽、虾。

鸡肉，忌糯米、犬、李、鳖、芥末、野鸡、獭、兔、葱、鱼汁。

鸡子，忌同鸡。

雉肉，忌荞麦、木耳、鲫鱼、鹿肉、胡桃、蘑菇、鲇鱼、猪肝。

野鸭，忌胡桃、木耳。

鸭子，忌李子、鳖。

鹌鹑，忌菌子、木耳。

雀肉，忌李、猪肝、酱。

鲤鱼，忌猪肝、葵菜、犬肉、鸡肉。

鲈鱼，忌奶酪。

鲟鱼，忌笋干。

鲫鱼，忌鹿肉、鸡、猴、糖、猪肝、雉、蒜、芥末。

青鱼，忌豆、藿。

鱼鲊，忌绿豆、麦酱、豆、藿。

黄鱼，忌荞麦。

鲴鱼，忌野猪、野鸡。

鲇鱼，忌牛肝、鹿肉、野猪。

鳖鱼，忌苋菜、薄荷、鸭、猪肉、芥菜、桃子、兔、鸡子。
李子，忌浆水、鸭、雀、鸡、蜜。
鳅鳝，忌犬肉，桑柴煮。
螃蟹，忌荆芥、橘、枣、柿。
虾子，忌猪肉、鸡肉。
橙、橘，忌獭、槟榔。
枣子，忌葱、鱼。
枇杷，忌葱、鱼。
梅子，忌猪、鱼、羊肉、獐肉。
杨梅，忌生葱。
银杏，忌鳗鲡。
慈姑[1]，忌食茱萸。
诸瓜，忌油饼。
沙糖，忌鲫鱼、葵菜、笋。
荞麦，忌猪肉、羊肉、黄鱼、雉。
黍米，忌葵菜、牛肉、蜜。
绿豆，忌榧子杀人、鲤鱼鲊。
生葱，忌犬、鸡、枣、蜜、杨梅。
韭、薤，忌蜜。
胡荽，忌猪肉。
大蒜，忌鸡、犬、鲫鱼、鱼鲙、鲊。
苋菜，忌鳖、蕨。
白花菜，忌猪心、肺。
生姜，忌猪、牛、马、兔。
芥末，忌鲫鱼、鳖、鸡、兔。
干笋，忌沙糖、鲟鱼、羊心肝。

孕妇忌食

食胡椒，助胎热，令子生疮。
食大蒜，令子目疾。
食生姜，助胎热。多食，令子生疮疥，或生多指。
多食辛辣物，皆损胎。
饮烧酒，令子惊痫。

〔1〕慈姑：本书“果品部”作“茨菰”。

多饮水浆，令后绝产。
食酸齑菜，令绝产。
食芫荽，令难产。
多食茄子，损子宫。
多食苋菜，滑胎；临月食之，易产。
食马齿苋，堕胎。
食葵菜，滑胎。
食斜蒿，令汗臭，且难产。
食薏苡仁，堕胎。
食羊肉，令子多热；食羊肝，令子多厄。
食羊目，令子睛白。
食山羊肉，令子多病。
食犬肉，令子失音，且生虫。
食麋肉，令子目疾。
食马、骡肉，并令子延月难生。
食麂肉，令堕胎。
食兔肉，主逆生，令子唇缺。
多食雀肉，令子雀目。
食雀脑，动胎气，令子雀目。
食雀多饮酒，令子多淫。
食水老鸦，令逆生。
多食鸡、鸭卵，令子失音，且生虫。
鸡卵同鱼鲙食，令子生疳，发疮疥。
鸡卵同鲤鱼食，令子生疥疮。
鸡卵同桑椹食，令子逆生。
食杨梅、李子，并令子生疮疥。
食菌，令子风疾。
食茨菰，能消胎气。
多食酱，令子面生䵟。
豆酱同葵、藿食，能堕胎。
食白果，滑胎。
糯米同杂肉食，令子生疮疥。
食干鱼，令子多病。
食青蛙，令子声哑。
食虾，令难产。
食无鳞鱼，并令难产。
食鳝鱼，令子声哑。

食鳗鲡鱼，令胎不安。

食蟹损胎，令子头短；多食蟹、蟛蜞，并令横生。

食河鲀，令子赤游风。

服药忌食

甘草，忌猪肉、菘菜、海菜、鲛鱼、鲨鱼。

黄连、胡黄连，忌猪肉、冷水。

苍耳， 忌马肉、猪肉、米泔。

桔梗、乌梅，忌猪肉。

仙茅，忌牛肉、牛乳。

半夏、菖蒲，忌羊肉、羊血、饴糖。

牛膝，忌牛肉。

白术、苍术，忌雀、李、桃、青鱼、菘菜。

薄荷，忌鳖肉。

麦门冬，忌鲫鱼。

牡丹皮，忌蒜、胡荽。

当归，忌湿面。

厚朴、蓖麻，忌炒豆。

茯苓、茯神、丹参，忌醋及一切酸[1]。

常山，忌生葱、生菜。

土茯苓、威灵仙，忌面、茶。

鳖甲，忌苋菜。

附子、乌头、天雄，忌豉汁、稷米。

巴豆，忌野猪肉、菰笋、芦笋、酱豉、冷水。

紫苏、天门冬、丹砂、龙骨，并忌鲤鱼。

荆芥，忌驴肉、河鲀、一切无鳞鱼、蟹。

补骨脂，忌猪血、芸薹。

吴茱萸，忌猪肉、猪心。

商陆，忌犬肉。

地黄，忌莲须、莱菔、葱、蒜。

何[2]首乌，忌葱、蒜、莱菔、一切血。

细辛、藜芦，忌狸肉、生菜。

阳起石、云母、钟乳、矾石、硇砂，并忌羊肉。

〔1〕白术、苍术……忌醋及一切酸：此处七条原脱，据国家图书馆藏缩微胶卷补。

〔2〕何：原作“胡”。

丹砂、轻粉、空青，并忌一切血。

黄精，忌梅实。

大黄，忌冷水。

干漆，忌猪脂。

龙骨、龙齿，并忌诸鱼。

麝香，忌大蒜。

葶苈，忌醋。

甘遂，忌盐、酱、甘草。

凡服药，勿食油腻炙煿，羹鲙腥臊，大蒜、胡荽、生果、滑滞等物。《千金》云：伤寒新瘥后，食早猪、犬、羊、肥鱼，必下利；食鲙饼果实脯修硬物，必更结热难救。以其胃气尚弱，不能消化。出麻疹新瘥，误食鸡、鱼，则终身但遇天行时气，又令重出，必待四十九日之后，方无恙也。

月令摄养

正月

元旦立春日，宜食五辛菜，用葱、蒜、韭、蓼、蒿、芥辛嫩菜，杂和食，取迎春之义。古人谓五辛盘是也。岁朝食之，助五脏气。常食，温中，去恶气，消食。但热病后勿食，恐损目。元旦吞盐豆豉七粒，一年不误食蝇子。元旦以赤小豆煮熟，入蜜和汁，空心合家食之，一年无疾。元日用嫩槐枝七寸，紫苏一束，入酒煎，旦起合家各饮一杯，各无恙。元旦日勿食梨，不益人。元日用自己小便洗腋，腋气即除。甲子日拔白，令发黑。是月勿食虎、豹、狸肉，恐伤神损寿。勿食鲫鱼头，恐有虫也。

二月

饮社酒，开聋。初二日，取枸杞菜煎汤沐浴，令光泽，不痒不老。是月上寅日，取土泥蚕室，益蚕。丁亥日，取桃、杏花阴干为末，俟戊子日和井水服方寸匕，主女人有子，大验。初八日黄昏沐浴，令人轻健。是日为神仙良日，宜拔白发。初九日，勿食鱼、鳖，仙家大忌。庚寅日，食鱼大凶。是月，食韭、薤，不益心；食黄花菜，及百草心芽，发痼疾，动宿气；食蒜，令气壅；食鸡子，令气滞；食兔、狐、貉肉，令神魂不安。

三月

初二日，取桃叶曝干为末；心疼，用酒服一钱。初三日，收苦楝花，或叶铺床下，辟蚤虫；又收桃花，晒干留用。是日，忌食禽兽、诸鳞、百草物。十三日，拔白发，永黑。寒食日，袋面挂当风处；中暑者，井水调一钱；或留于端午日，修合丹药。交清明节，取井水，净器贮合眼药，明目。是月，食百草心芽，发痼疾；食鸡子，令气昏；食驴、马、獐、鹿，并令神不安；食鳖、黑鱼，令食难化，发痼疾，神魂恍惚。勿食禽兽五脏，仙家大忌。勿食芹菜，恐生蛟龙瘕；服沙糖，令吐尽，可解。辰日、庚寅日食鱼鳖，大凶；食蒜，伤人志性。春令三个月，勿食禽兽之心。

四月

初五日，勿食咸生菜，仙家大忌。初七日，沐浴，令人家富。初八日，取枸杞苗，煮汤沐浴，令光泽不老。初九日，日没时沐浴，令人长命。十六日，拔白生黑。勿食鸡、韭、雉、薤，并令气逆。食鳝鱼，损寿。食胡荽、蒜，损胆伤气，成痂病。食胡葱，令气喘多惊。食抱鸡肉，生疽，发液漏。

五月

戊辰日，用猪头祭社，百事通泰。初五日，取白矾，自早曝至晚，收之；凡百虫啮，敷之即愈。日未出时，采东南桃枝，作三寸，置袖中，令人不健忘；午时，以熨斗火烧枣几枚于床下，辟蚊；午时，用朱砂写“荼”字，倒贴门枋，或书“仪方”二字，倒贴，并辟蛇蝎；午时，望太阳书“白”字，倒贴柱脚四处，无蝇子。采百草嫩苗，捣汁，合石灰作饼，阴干收贮，凡遇金疮跌伤，敷之效。五日，食鲤鱼诸菜，发百病。是月，君子当斋戒节欲。食未成核之果，发痈疖，发寒热。食椒，令人多忘，损气伤心。石首鱼同枇杷、鲜鱼食，发黄病。同荞麦面食，令人失音。食韭菜，令乏气力。食鳝鱼，损目，发风疾。食茄、鸡，令人动气。食獐、鹿、兽肉，伤神。

六月

初六日，斋戒沐浴，取梅叶晒干为末，收贮，合水洗目，令不昏。是日，用乌梅肉捣烂，和蜜浸，以汤调服，止消渴。是日，不可动土。初七、初八、二十一日，沐浴，去疾禳[1]灾。十九日，拔白发，永不出。二十四日，老子拔白。是月，食韭，昏目；食茱萸、羊肉，并伤神；食羊血，令健忘；食野鸭、鹜鸟、生葵，并发宿疾。饮山涧泽水，防中鱼涎毒，生瘕。夏令三个月，勿食禽兽之心。

七月

初七日，取乌鸡血，和三月初三日桃花末涂面，莹白如玉。是日，取赤小豆，男吞一七粒，女吞二七粒，一年无恙。是日，晒衣无虫，晒书无蠹。七夕，取蜘蛛[2]一枚，着衣领内，令人不健忘。七夕夜，取萤火虫二七枚，捻发自黑。二十五日，沐浴，令人长寿。二十八日，拔白永黑。是月，食韭，昏目；食姜，发火症；食蜂蜜，令霍乱暴下；食茱萸、雁，伤神；食獐、鹿，动气。

八月

辰日，可施钱一文，倍利。初七日浴，令人聪明。初十日，以朱贴小儿头上，名天灸，能厌疾。十九日拔白，永不生。食生蒜，神不安。食生果，生疮。是月，宜食韭菜、露葵。勿食肥腥，以免霍乱。食猪肝、肺、鸡子、抱鸡肉，并伤神。食蒜，发疮。食新姜，交冬发嗽生痰。食雉，减智损寿。食芹菜，发蛟龙瘕。饮阴地流泉，染瘴气，令脚气。

---

〔1〕禳：原作“穰”，据文义改。

〔2〕蜘蛛：原作“蛛蜘”，据文义乙转。

九月

深秋戒生冷，以免下痢。忌食犬、雉，以养神气。采菊花，酿酒香美，去头风，明目。初九日，佩采茱萸，饮菊酒，令人长寿；是日，取枸杞浸酒饮，不老，去风疾。二十日，斋戒沐浴，大吉。是月，少食新姜、小蒜，防发痼疾。食冬瓜，令反胃。饴糖同猪肝食，交冬发咳嗽，难痊。立秋日，食猪肉，伤神。秋分日戒杀生、酒醉，仙家大忌。秋令三个月，勿食禽兽之肺。

十月

纯阴用事，忌房事。初一，沐浴，大吉。初十，宜拔白。十三日，老子拔白。十四日，取枸杞煎汤浴，令不病不老。十八日，鸡鸣时浴，长寿。上巳日，采槐子服，去百病，通神明，槐为虚星之精也。是月，食熊，伤神；食獐，动气；食椒，损心伤血脉，减食多忘；食猪肉，发痼疾；食韭，多涕唾。

十一月

冬至，寅时面东坐，受生气七口，咽入丹田，长寿。于北壁下，厚铺草卧，受元气。至日，勿多事多言以损神。冬至后第三戌起腊，腊前番雪，为之腊前三白，主菜麦好。谚云：腊雪是被，春雪是鬼。是月，食生菜，发宿疾；食韭，多涕唾；食鳖，患水病；食獐肉、陈脯，动气；食黄鼠，损神；食鸳鸯，发疽毒；食螺蛳、螃蟹、龟、蚌、带甲之物，损志，长尸虫。

十二月

初二日，沐浴，吉。腊月作芝麻油，久留不坏，点灯，明目；煎膏药，有效；女人抹发，发黑不炽，不生垢。腊月合药，久不暍。收青鱼胆阴干，治喉痹及骨鲠，含津下可消。制玄明粉、制牛胆、南星之类，皆良。癸丑日，造门，贼不敢来。丑日，忌食牛、马肉。是月严寒之时，勿多食生葱、蒜；食薤、鳖，损神；余同上月。除夕五更，取麻子、赤小豆各二十七粒，投井中，一年免疫病。焚安息、苍术以辟邪。是日，合家各人拔发一根，投井中，咒曰：敕使某各家清眷，一年不患伤寒瘟疫。又收家内一切不用之药，焚庭中，以辟疫气。积薪，于庭中焚之，以助阳气，且辟邪于神前；及各房内，皆明灯达旦，主家宅光明。是夜宜安静为吉，戒骂怒奴婢，夫妇有言，及损器物。不可大醉。

冬令三个月，勿食禽兽之肾。

凡本命生属及父母生属之物，不可食，恐令魂魄不安。

校后记

《食物辑要》为明代穆世锡（予叔）所辑之食物本草专著。全书分八卷，内容简明扼要。

一、作者与成书

穆世锡，字予叔，一字云谷，明末娄东太仓人。少时习儒业，弱冠后因体弱多病改随父学医。父仅谷，师从唐东谷，后者即嘉定名医唐熇。子士清，字天谷，亦参与了本书的编写。

穆氏认为饮食于人体健康关系重大。由于查脉只能诊断伤食，却不能确定具体伤于何物与同食何物所伤；若得病时间较远，便会茫然无措，而致病情反复，迁延日久。为却病延年计，从古今食物本草中删繁就简，采摭其中切要者，并补入近代有据可查的内容。该书始著于万历三十五年（1607 年），终成于万历四十二年（1614 年），历时七年，其间数易其稿。

除本书外，穆世锡还著有《穆氏家传痧症辨疑全书》（又称《痧疹辨疑》）。该书为儿科痧疹（即麻疹）专书，被《中国中医古籍总目》误收于“痧胀霍乱鼠疫”专书之属。

穆氏二书均见载于明殷仲春的《医藏书目》，可惜流传不广。而《食物辑要》的作序人，也即《医藏书目》的校对人陈继儒，却是声名远播。陈继儒，字仲醇，号眉公，松江府华亭（今上海市）人。他还参校《二如亭群芳谱》，撰《养生肤语》。所辑《宝颜堂秘笈》，收入《脉望》《男女绅言》《饮食绅言》《祈嗣真诠》等医书。而他最为人称道处，乃在书画诗文，其造诣堪与董其昌比肩。陈氏著述等身，书画传世。其子陈梦莲更与吴震元等人辑刻成《陈眉公先生全集》六十卷，然因其中《建州策》一篇，全集于清代遭禁毁。

二、主要内容与特点

《食物辑要》共载药四百余味。全书分八卷，分别为水、谷、菜、兽、禽、果、鱼、味八品，承继了元代吴瑞的《日用本草》和明代卢和的《食物本草》的分类方法。

书附饮食须知、同食相忌、孕妇忌食、服药忌食与月令摄养等饮食基础知识。

该书内容虽简明扼要，但亦引用了许多文献，据统计“辑录的各类经史子集文献共计 83 条”，其中包括《五雷经》《金门记》《崔浩食经》《竺暄食经》《食治通说》等已佚文献，因此为古代文献的保存和辑佚做出了贡献。但穆氏还是难脱明人引证文献不严谨的窠臼。不仅文字时有改动，或举书名，或举作者，有时同一作者在重复出现时仅以简称表示。

三、本次校点的相关说明

《食物辑要》虽存本极少，但其中故事却颇为曲折。

据考证，本书似只有三种明万历刻本存世。一种原藏于北平图书馆，为王重民《中国善本书提要》所著录。1941 年 6 月，为躲避战火，该本被运至美国国会图书馆，“抗战后仅将微缩胶卷回藏，原本则在六十年代运往台湾，暂存于国立中央图书馆”。而该微缩胶卷现藏于中国国家图书馆，后为南京图书馆复制。而上海图书馆所藏另一种明万历刻本，书前仅有穆氏残序，目录有批校痕迹，正文有少量抄配。第三种明万历刻本则藏于日本国立国会图书馆，目录内容、版式、行款均与缩微胶卷相符。 该本由郑金生研究员自海外回归，书前二序完整，正文刻印工整，虽书末有半页文字（7 条）缺失，然总体质量优于上海图书馆藏本。

今以日本国立国会图书馆所藏明万历刻本为底本，参考中国国家图书馆所藏之缩微胶卷，及书中所涉诸书，予以校点。校点中出现的缺点错误，欢迎批评指正。

纪征瀚

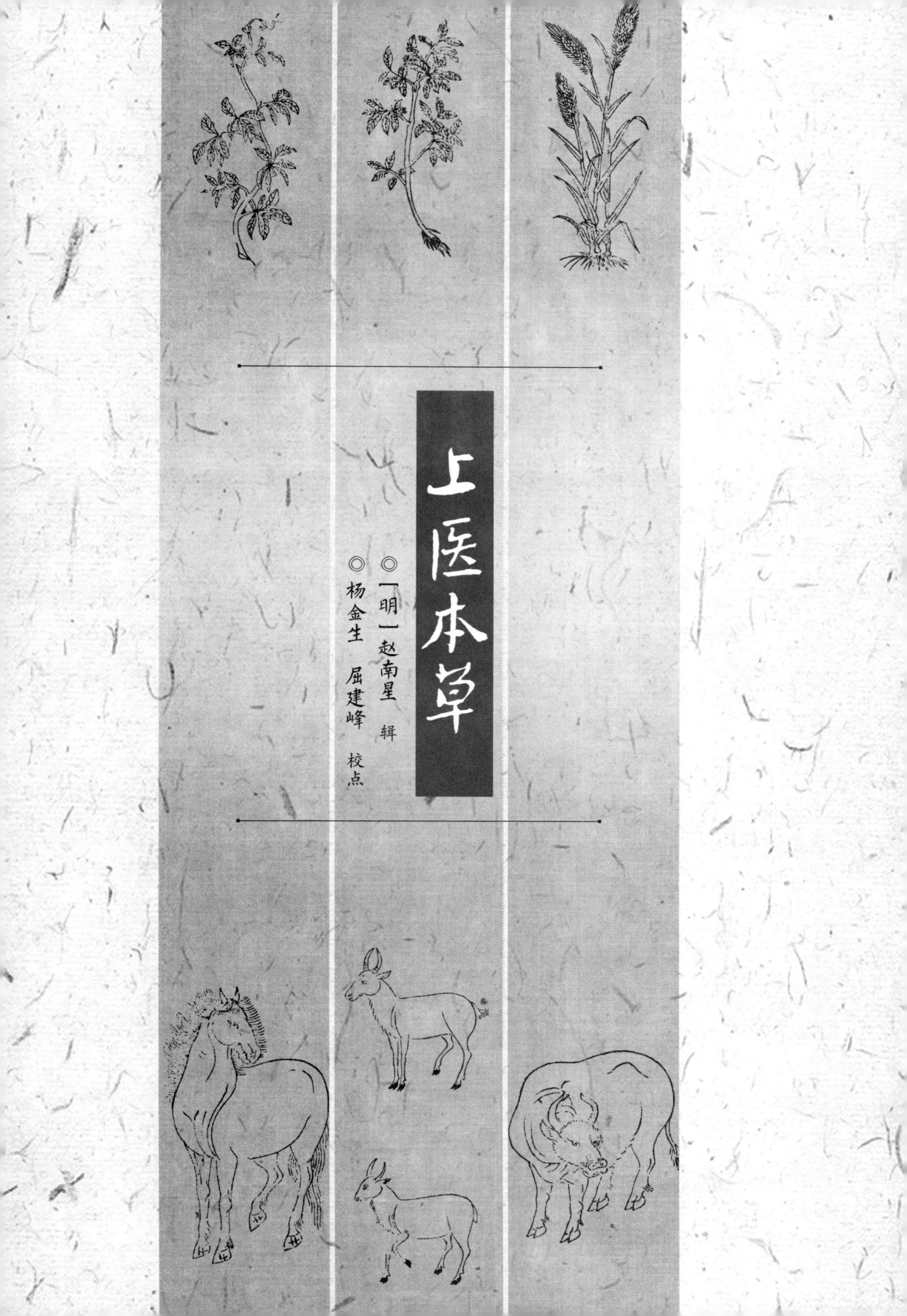

上医本草

◎［明］赵南星 辑

◎杨金生 屈建峰 校点

内容提要

《上医本草》4卷，明代赵南星撰写，是一部关于食养食治的专著。赵氏对《内经》“上工不治已病，治未病”的思想有着深刻的理解，他认为“治之未病，在乎节饮食”，而“养之不善，以至于有病”。乃将以李时珍《本草纲目》为主的诸书中关于饮食养生与防病治病的内容，辑为此书。全书4卷，共分10部，共载食物药凡227种，去除重复的7种，实际上为220种。其中，水部12种，谷部27种，造酿部39种（除去陈皮与果部重复，为38种），果部36种（除去杏与造酿部重复，为35种），菜部64种（除去5种与造酿部重复，为59种），禽部7种，兽部7种，鳞部27种，介部6种，虫部2种。虽然各种药物所摘录内容详略不同，但大致都包括了3个方面的内容：其一，药物来源、鉴别及采集、炮制；其二，性味、主治、功效与禁忌；其三，附方。其理论虽然主要来自于李时珍的《本草纲目》，但其选择真正注意到了百姓日常饮食所用，并明显偏向于植物食品，223种食品中，动物类只占49种。尤其是禽兽类，各只选了7种，其他食物书中常见的山禽野兽类，一概未选。这是此书最为鲜明的特点。

本次校点以泰昌元年初刻本为底本，以北大图书馆藏明刻本为主校本，以金陵本《本草纲目》为旁校本。

上医本草序

人知大病之不易愈，而不知大病之不易得也。方其邪萌于皮毛之间而不觉也。至乎腠理则觉矣，而以其无痛楚不为意，以至入于脏腑，廪于肠胃，而犹有强忍不以语人者，是必欲大病者也，而病安能违之？当此时而后用药，又欲速效，必不可几矣，以药之不效也，曰：是不对病。易之不效，又易之。数易而不效，则其所易必有对者矣，是以不对易对者也。是以不愈用药多，不无损脾胃。脾胃损，则饮食不化，安能用药？则有付之无可奈何者矣。余何以知之？余自病，辰冬而病，丁巳大病绵连，至于戊午之秋，遂不能用药。而第取李氏时珍所著《本草纲目》中所载谷蔬肴核之类，择其有益者用之，随宜而加损之，忌其无益者。至庚申春夏之间而大愈，乃知饮食之于养生大矣。治之未病，在乎节饮食。余大病之后，犹能不病，而况能早服乎？语曰：有病不治，常得中医。非言医可废也。养之不善，以至于有病，而后治之，则不能无得失，不若其仍养之也。清心寡欲而复能节饮食，苟非膏肓之患，皆可浸平。然则治于未病者，其不病可知矣。斯其所得，岂惟中医而已，即上医何加焉。乃稍稍比辑其要及方之易简者，名曰：《上医本草》。其所引诸书，亦间采之，以资虞玩，吝于思虑，未暇袚饰厥文也。

庚申阳月侪鹤居士书

目　录

上医本草卷之一

〔1〕大豆：目录中原无此条目，据正文补。

上医本草卷之二

上医本草卷之三

〔1〕青盐：目录中原无此条目，据正文补。

上医本草卷之四

上医本草卷之一

主邑　赵南星（梦白）甫　辑
门人　梁志
梁维基　梁维枢　重甥王原膴　梁维本
梁维揆　梁士濂　梁维健　梁维京　校
孙赵悦学　重刊

水　部

李时珍曰：水者，坎之象也。其文横则为☵，纵则为☵[1]，其体纯阴，其用纯阳。上则为雨、露、霜、雪，下则为海、河、泉、井。流、止、寒、温，气之所钟既异；甘、淡、咸、苦，味之所入不同。是以昔人分别九州水土，以辨[2]人之美恶寿夭。盖水为万化之源，土为万物之母。饮资于水，食资于土。饮食者，人之命脉也，而营卫赖之。故曰：水去则营竭，谷去则卫亡。然则水之性味，尤慎疾卫生者之所当潜心也。

雨水

咸、平、无毒。

立春雨水　夫妻各饮一杯，还房，当获时有子，神效。宜煎发散及补中益气药。时珍曰：虞抟《医学正传》云，立春节雨水，其性始是春升生发之气，故可以煮中气不足、清气不升之药。古方妇人无子，是日夫妇各饮一杯，还房有孕，亦取其资始发育万物之义也。

液雨水　立冬后，十月为入液，至小雪为出液，得雨谓之液雨。亦曰：药雨。百虫饮此皆伏蛰，至来春雷鸣起，蛰乃出也。

露水

甘，平，无毒。主治：秋露繁时以盘[3]收取，煎如饴，令人延年不饥。禀肃杀之

---

〔1〕☵：原误为“出”，据《本草纲目》金陵本改。
〔2〕辨：原作“辩”，据《本草纲目》改。
〔3〕盘：原作“槃”，据《本草纲目》改。

气，宜煎润肺杀祟之药，及调疥癣、虫癞诸散。

百草头上秋露，未晞时收取，愈百疾，止消渴，令人身轻，不饥悦泽。别有化云母作粉服法。

百花上露，令人好颜色。

冬霜

苦，寒，无毒。主治：食之解酒热，伤寒鼻塞，酒后诸热面赤者。

附方：寒热疟疾，秋后霜一钱半，热酒服之。

腊雪

冬至后第三戊为腊。腊前三雪，大宜菜麦，又杀虫蝗。腊雪密封阴处，数十年亦不坏，用水浸五谷种，则耐旱不生虫。洒几席间，则蝇自去。腌[1]藏一切果食不蛀蠹，岂非除虫蝗之验乎？

解一切毒，治天行时气温疫，小儿热痫狂啼。大人丹石发动，酒后暴热黄疸，仍小温服之。洗目退赤。煎茶煮粥，解热止渴。

神水

《金门记》云：五月五日午时有雨，急伐竹竿中必有神水，沥取为药。

甘，寒，无毒。主治：饮之清热化痰，定惊安神。

流水

千里水、东流水、甘澜水*一名劳水*　甘，平，无毒。千里水、东流水，二水皆堪荡涤邪秽，煎煮汤药，禁咒神鬼，潢污行潦。尚可荐之王公，况其灵长者哉。劳水，即扬泛水，张仲景谓之“甘澜水”。用流水二斗，置大盆中，以杓高扬之千万遍，有沸珠相逐，乃取煎药。盖水性本咸而体重，劳之则甘而轻，取其不助肾气而益脾胃也。虞抟《医学正传》云：甘澜水，甘温而性柔，故烹伤寒阴证等药用之。

顺流水　性顺而下流，故治下焦腰膝之证，及通利大小便之药用之。

急流水　湍上峻急之水，其性急速而下达，故通二便、风痹之药用之。昔有患小便闭者，众工不能治，令取长川急流之水煎前药，一饮立溲，则水可不泽乎？

井泉水

井水汲取，疗病利人。平旦第一汲为井华水，其功极广，又与诸水不同。

井华水　甘，平，无毒。主治：酒后热痢，洗目中肤翳，治人大惊，九窍四肢指岐皆出血，以水噀面。和朱砂服，令人好颜色，镇心安神，治口臭。堪炼诸药石，投酒醋令不腐。

新汲水　主治：消渴反胃，热痢热淋，小便赤涩，却邪调中，下热气，并宜饮之。射痈肿令散，洗漆疮。治坠损肠出，冷喷其身面，则肠自入也。又解闭口椒毒，下鱼骨鲠。

附方：中砒石毒，多饮新汲井水，得吐利佳。

---

〔1〕腌：原作“淹”，据文义改。下同。

节气水

立春、清明二节贮水，谓之神水。主治：宜浸造诸风、脾胃虚损诸丹丸散及药酒，久留不坏。

重午日午时水，主治：宜造疟痢，疮疡，金疮，百虫蛊毒，诸丹丸。

立秋日五更井华水，主治：长幼各饮一杯，能却疟痢百病。

寒露、冬至、小寒、大寒四节及腊日水，主治：宜浸造滋补五脏及痰火积聚、虫毒诸丹丸，并煮酿药酒，与雪水同功。

小满、芒种、白露三节内水，主治：并有毒。造药、酿酒醋一应食物，皆易败坏，人饮之亦生脾胃疾。

浆水

浆，酢也。炊粟米，热投冷水中，浸五六日，味酢，生白花，色类浆，故名。若浸至败者，害人。

甘、酸，微温、无毒。主治：调中引气，宣和强力，通关开胃，止渴，霍乱泄利，消宿食。宜作粥，薄暮啜之，解烦去睡，调理腑脏。煎令酸，止呕哕，白人肤体如绘帛，利小便。

不可同李食，令人霍乱吐利。妊妇勿食，令儿骨瘦。水浆尤不可饮，令绝产。醉后饮之，失意。

附方：霍乱吐下，酸浆水煎干姜屑，呷之。

夏冰

甘，冷，无毒。主治：解烦渴，消暑毒。

夏暑盛热食水，应与气候相反，便作宜人。诚恐人腹冷热相激，却致诸疾也。《食谱》云：凡夏月用冰，止可隐映饮食，令气凉尔，不可食之。虽当时暂快，久皆成疾也。

谷部

李时珍曰：大古民无粒食，茹毛饮血。神农氏出，始尝草别谷，以教民耕蓺。又尝草别药，以救民疾夭。轩辕氏出，教以烹饪，制为方剂。而后，民始得遂养生之道。周官有五谷、六谷、九谷之名，诗人有八谷、百谷之咏谷之类，可谓繁矣。《素问》云：五谷为养，麻、麦、稷、黍、豆以配肝、心、脾、肺、肾。职方氏辨九州之谷，地官辨土宜种稑之种，以教稼穑树蓺，皆所以重民天也。五方之气，九州之产，百谷各异其性，岂可终日食之，而不知其气味损益乎？

胡麻

一名巨胜，生上党川泽，秋采之。青蘘，巨胜苗也。或曰：止是今人脂麻，更无他义，以其种来自大宛，故名胡麻，非也。俗传胡麻须夫妇同种即茂盛，故《本事诗》云：胡麻好种无人种，正是归时又不归。

甘，平，无毒。主治：伤中虚羸，润养五脏，更养肺气，止心惊，利大小肠，益气力，长肌肉，填髓脑，坚筋骨，明耳目，耐寒暑饥渴，逐风湿。久服轻身不老。疗金疮止痛，及伤寒温疟，大吐后虚热，及妇人产后虚羸，催生落胞。细研涂发，令长。白蜜蒸饵，治百病。炒食，不生风，病风人久食，则步履端正，语言不謇。生嚼，涂小儿头疮。煎汤，浴恶疮，妇人阴疮，大效。

凡蒸胡麻要熟，如不熟令人发落。其性与茯苓相宜。

附方：服胡麻法，用上党胡麻三斗，淘净，甑蒸令气遍，日干，以水淘去沫，再蒸，如此九度。以汤脱去皮，簸净。炒香为末，白蜜或枣膏丸弹子大。每温酒化下一丸，日三服。忌毒鱼、狗肉，生菜。服之百日，能除一切痼疾。一年身面光泽不饥，二年白发返黑，三年齿落更生，四年水火不能害，五年行及奔马，久服长[1]生。若欲下之，饮葵菜汁。

中暑毒死，用新胡麻一升，微炒令黑，摊冷为末，新汲水调服三钱，或丸弹子大，水下。

牙齿痛肿，用胡麻五升，水一斗，煮取五升，含漱吐之。不过二剂，神良。

痔疮风肿作痛，胡麻煎汤，洗之即消。

汤火伤灼，胡麻生研如泥，涂之。

青蘘音穰　一名梦神，巨胜苗也。生中原山谷。

甘，寒，无毒。主治：与胡麻同功。

脂麻

甘，大寒，无毒。主治虚劳，滑肠胃，行风气，通血脉，去头上浮风，润肌肉。生嚼，傅小儿头上诸疮，良。近人以脂麻擂烂去滓，入绿豆粉，作腐食。其性平，润大肠，最益老人。

附方：偶感风寒，脂麻炒焦，乘热擂酒饮之，暖卧取微汗出，良。

手脚酸痛微肿，用脂麻五升熬研，酒一升，浸一宿。随意饮。

头面诸疮，脂麻生嚼，傅之。

乳疮肿痛，用脂麻炒焦，研末，以灯窝油调涂，即安。

油　甘，微寒，无毒。主治：天行热闭，肠内结热。服一合，取利为度。解热毒、食毒、虫毒，杀诸虫蝼蚁。陈油煎膏，生肌长肉，止痛消痈肿，补皮裂。

附方：卒热心痛，生麻油一合，服之，良。

鼻衄不止，纸条蘸真麻油入鼻取嚏，即愈。有人一夕衄血盈盆，用此而效。

肿毒初起，麻油煎葱黑色，趁热通手旋涂，自消。

解河豚毒，一时仓卒无药，急以清麻油多灌，取吐出毒物，即愈。

解砒石毒，麻油一碗，灌之。

〔1〕长：原脱，据《本草纲目》补。

冬月唇裂，用香油频频抹之。

令发长黑，生油、桑叶，煎过，去滓，沐发，令长数尺。

小儿发热，不拘风寒、饮食、时行痘疹，并宜用之。以葱涎入香油内，手指蘸油，摩擦小儿五心、头面、项背诸处，最能解毒凉肌。

小麦

《说文》：小麦谓之秾力尸切。秋种冬长，春秀夏实，具四时中和之气，故为五谷之贵。地暖处亦可春种，至夏便收，然比秋种者，四气不足，故有毒。时珍曰：新麦性热，陈麦平和。《素问》云：麦属火，心之谷也。养心气、肝气。

甘，微寒，无毒。主治：除客热，止烦渴咽燥，利小便，止漏血、唾血，令女人易孕。煎汤饮，治暴淋。熬末服，杀肠中蛔虫。陈者煎汤饮，止虚汗。烧存性，油调，涂诸疮、汤火伤灼。

附方：消渴心烦，用小麦作饭及粥食。

浮麦 即水淘浮起者，焙用。

甘、咸，寒，无毒。主治：益气除热，止自汗、盗汗，骨蒸虚热，妇人劳热。

附方：虚汗盗汗，用浮小麦，文武火炒，为末。每服二钱半，米饮下，日三服。或煎汤代茶饮。又方，以猪嘴[1]唇煮熟切片，蘸食亦良。

麦麸 主治：时疾热疮、汤火疮烂，扑损伤折瘀血，醋炒，罯贴之。和曲作饼，止泄痢，调中去热，健人。以醋拌蒸热，袋盛包，熨人马冷失腰脚伤折处，止痛散血。醋蒸，熨手足风湿痹痛，寒湿脚气，互易至汗出，并良。末服，止虚汗。

附方：走气作痛，用酽醋拌麸皮炒热，袋盛熨之。

凡人身体疼痛，及疮疡肿烂沾渍，或小儿暑月出痘疮，溃烂不能着席睡卧者，并用夹褥盛麸缝合藉卧，性凉而软，诚妙法也。

面 甘，温，无毒。主治补虚养气，助五脏。久食，实人肤体，厚肠胃，强气力。生食，利大肠。水调服，治中暑，止鼻衄，吐血。傅痈肿损伤，散血止痛。

附方：热渴心闷，温水一盏，调面一两，饮之。

中暍卒死，井水和面一大抄，服之。

大衄血出，口耳皆出者，用白面入盐少许，冷水调服三钱。

呕哕不止，醋和面，作弹丸二三十枚，以沸汤煮熟，漉出，投浆水中，待温吞三两枚。哕定，即不用再吞。未定，至晚再吞。

寒痢白色，炒面，每以方寸匕入粥中食之，能疗日泻百行师不救者。

伤米食积，白面一两，白酒曲二丸，炒为末。每服二匙，白汤调下。如伤肉食，山楂汤下。

咽喉肿痛，卒不下食，白面和醋，涂喉外肿处。

远行脚研成泡者，水调生面涂之，一夜即平。

妇人吹奶，水调面煮糊，欲熟，即投无灰酒一盏，搅匀热饮。令人徐徐按之，药

[1] 嘴：原作“觜”，同“嘴”。

行即瘳。

乳痈不消，白面半斤炒黄，醋煮为糊，涂之即消。

麦粉 乃是麸面，面洗筋，澄出浆粉。今人浆衣多用之。

甘、凉，无毒。补中，益气脉，和五脏，调经络。又，炒一合，汤服，断下痢。醋熬成膏，消一切痈肿、汤火伤。

乌龙膏：治一切痈肿发背，无名肿毒，初发热未破者，取效如神。用隔年小粉，愈久者愈佳，以锅炒之。初炒如饧，久炒则干，成黄黑色，冷定研末。陈米醋调成糊，熬如黑漆，瓷罐收之。用时摊纸上，剪孔贴之，即如冰冷，疼痛即止。少顷觉痒，干亦不能动。久则肿毒自消，药力亦尽而脱落，甚妙。此方苏州红水庵所传，屡用有验。药易而功大，济生者宜收藏之。

面筋 以麸与面水中揉洗而成者，为素食要物，煮食甚良。今人多以油炒，则性热矣。

甘，凉，无毒。主治：解热和中，劳热人宜煮食之。

麦苗 辛，寒，无毒。主治：除烦闷，解时疾狂热，退胸膈热，利水肠。作齑食，甚益颜色。捣烂绞汁日饮之，消酒毒暴热，酒疸目黄。

大麦

一名牟麦。《说文》：牟，大也。盖后稷受之于天也[1]。

咸，温、微寒，无毒，为百谷长。主治：消渴除热，益气调中，补虚劣，壮血脉，益颜色，实五脏，化谷食，止泄。不动风气，宽胸下气，凉血消积。久食，令人肥白，滑肌肤。为面胜于小麦，无燥热。平胃止渴，消食，疗胀满。大麦初熟勿炒食。

附方：食饱烦胀，但欲卧者，大麦面熬微香，每白汤服方寸匕，佳。

肿毒已破，青大麦去须，炒暴花，为末傅之。成靥，揭去又傅。数次即愈。

麦芒入目，大麦煮汁，洗之即出。

汤火伤灼，大麦炒黑，研末，油调搽之。

缠喉风，食不能下，用大麦面作稀糊，令咽，以助胃气。

苗 主治诸黄，利小便，杵汁日日服。

附方：小便不通，陈大麦秸，煎浓汁，频服。

穬麦

微寒，无毒。主治：轻身除热，补中，不动风气。久服，令人多力健行，作饼食良。作蘖，温中消食。

穬麦蘖 一名麦芽，粟、黍、谷、麦、豆诸蘖，皆水浸胀，候生芽，曝干，去须，取其中米，炒，研面用，其功皆主消导。

咸、温、无毒。主治：补脾胃虚，开胃和中，宽肠下气，破癥结冷气，去心腹胀满，止霍乱，除烦闷，消痰饮，及化一切米面诸果食积，能催生落胎。好古曰：麦芽、神曲二药，胃气虚人宜服之。

〔1〕盖后稷受之于天也：此后缺字。

有积者能消化。无积而久服，则消人元气也。

附方：快膈进食，麦芽四两，神曲二两，白术、橘支各一两。为末，蒸饼丸梧子大。每人参汤下三五十丸，效。

荞麦

一名荍麦音翘，乌麦又名花荞。

甘，平、寒，无毒。主治：炼五脏滓秽，降气宽肠，磨积滞，消热肿风痛，除白浊白带，脾积泄泻。

气盛有湿热者宜之。若脾胃虚寒人食之，则大脱元气而落须眉，非所宜矣。

附方：痢疾，用炒荞麦面二钱，以沙糖水调下。

绞肠沙痛，荞麦面一撮，炒黄，水烹服。

男子白浊，用荞麦炒焦为末，鸡子白和丸梧子大。每服五十丸，盐汤下，日三服。

赤白带下，方同上。

疮头黑凹，荞麦面煮食之，即发起。

汤火伤灼，用荞麦面，炒黄研末，水和傅之，如神。

肚腹微微作痛，出即泻，泻亦不多，日夜数行者，用荞麦面一味作饭，连食三四次，即愈。须蒸使气馏，烈日曝令开口，舂取米仁作之。

稻

一名秔与粳同，音庚。粳乃稻之总名，黏者为糯，不黏者为粳。各处所产种类甚多，气味不能无少异，而亦不大相远也。北粳凉，南粳温；赤粳热，白粳凉，晚白粳寒；新粳热，陈粳凉。北方气寒，八九月收者，方可入药。南方气热，惟十月晚稻乃可入药。

米　甘、苦，平，无毒。主治：补中益气，温中，和胃气，益肠胃，通血脉，和五脏，壮筋骨，长肌肉，好颜色，止烦，止渴，止泻。合芡实作粥食，益精强志，聪耳明目。煮汁治心痛，断热毒下痢。常食干粳米饭，令人不噎。同马肉食发痼疾，和苍耳食令人卒心痛。

附方：赤痢热躁，粳米半升，水研取汁，入油瓷瓶中，蜡纸封口，沉井底一夜，平旦服之。吴内翰家乳母病此，服之有效。

卒心气痛，粳米二升，水六升，煮六七沸，服。

淅二泔　一名米沈。时珍曰：淅，音锡，洗米也。沈，汁也。泔，甘汁也。第二次者，清而可用，故曰：淅二泔。

甘，寒，无毒。主治：清热，止烦渴，利小便，凉血。

附方：吐血不止，陈红米泔水，温服一钟，日三次。

风热赤眼，以淅二泔，睡时冷调洗肝散、菊花散之类，服之。

禾秆　主治：解砒霜毒。烧灰，新汲水淋汁滤清，冷服一碗，毒当下出。

稻蘖　一名谷芽，用稻以水浸胀，候生芽，曝干，取其中米，炒，研面用，其功主消导。

甘，温，无毒。主治：快脾开胃，下气和中，消食化滞。

糯米

甘，温，无毒，脾之谷也。主治：止虚寒泄痢，令人多热，大便坚，缩小便，收自汗，发痘疮。霍乱后吐逆不止，以一合研水服之。作糜一斗食，主消渴。

时珍曰：糯米性温，酿酒则热，熬饧尤甚，故脾肺虚寒者宜之。若素有痰热风病，及脾病不能转输，食之最能发病成积。又黏滞难化，久食令人身软缓筋，妊妇及小儿、病人，最宜忌之。

附方：冷泄者，炒食即止。

老人小便数者，糯米作粢糕或丸子，夜食，亦止，其温肺暖脾可验矣。

霍乱烦渴不止，糯米三合，水五升，蜜一合，研汁分服，或煮汁服。

消渴饮水，方同上。

三消渴病，用糯谷炒出白花，桑根白皮等分。每用一两，水二碗，煎汁饮之。

下痢噤口，糯谷一升，炒出白花，去壳，用姜汁拌湿再炒，为末。每服一匙，汤下，三服即止。

久泻食减，糯米一升，水浸一宿，沥干，慢炒熟，磨筛，入怀庆山药一两。每日清晨用半盏，入砂糖二匙，胡椒末少许，以极滚汤调食。其味极佳，大有滋补，久服令人精暖有子。秘方也。

鼻衄不止，服药不应，用糯米微炒黄，为末。每服二钱，新汲水调下。仍吹少许，入鼻中。

自汗不止，糯米、小麦麸同炒，为末，每服三钱，米饮下。或煮猪肉点食。

米泔 甘，凉，无毒。主治：益气，止烦渴霍乱，解毒。食鸭肉不消者，顿饮一盏，即消。

附方：烦渴不止，糯米泔任意饮之，即定。研汁亦可。

稷

一名穄音祭，又名粢音谘，黍、稷、稻、粱、禾、麻、菽、麦，此八谷也。《礼记》：祭宗庙稷曰“明粢”。《尔雅》云：粢，稷也。《吕氏春秋》云：饭之美者，有阳山之穄。稷熟最早，作饭疏爽香美。或云：后稷教稼穑，首种之于稷山县，县名取此。

稷米 甘，寒，无毒。脾之谷也。主治：益气，补不足，安中，利胃宜脾，凉血解暑。多食发冷病。又勿与瓠子同食，亦不可同附子服。

附方：补中益气，羊肉一脚，熬汤，入河西稷米、葱、盐，煮粥食之。

辟除瘟疫，令不相染，以稷米为末，顿服之。

黍

赤黍曰虋音门、曰穈音糜，白黍曰芑音起，黑黍曰秬音距，一稃二米曰秠音疕。《说文》云：黍可为酒，从禾，入水为意也。《书》曰：秬鬯二卣。则黍之为酒尚已。

黍米 俗云造酒黄米。甘，温，无毒。肺之谷也。主治：益气补中，肺病宜食。时珍曰：黍最黏滞，与糯米同性，其气温暖，故功能补肺，而多食作烦热，缓筋骨，绝血脉。

小儿多食，令久不能行。

附方：心痛不瘥，四十年者，黍米淘汁，温服随意。

小儿鹅口疮，嚼黍米浓汁，涂之有效。

丹黍米　即赤黍也。甘，微寒，无毒。主治：咳逆上气，霍乱，止泄利，除热，止烦渴。

蜀秫

一名蜀黍，又名芦穄、芦粟、大稷、荻粱、高粱。盖文黍稷之类而高大如芦荻者，种始自蜀，故谓蜀黍，南人呼为芦穄。《博物志》云：地种蜀黍，年久多蛇。

米　甘、涩，温，无毒。主治：温中，涩肠胃，止霍乱。黏者与黍米同功。

玉蜀黍

一名玉高粱。

米　甘，平，无毒。主治：调中开胃。

根叶　主治小便淋沥，沙石痛不可忍，煎汤频饮。

黄粱、白粱、青粱

北之他谷，最益脾胃。又，汉中有枲粱，粒如粟而皮黑。可酿酒。

黄粱米　甘，平，无毒。主治：益气和中，止霍乱泄痢，利小便，除烦热，去客风顽痹。

附方：霍乱烦躁：黄粱米粉半升，水升半，和绞如白饮，顿服。

白粱米　甘，微寒，无毒。主治：益气，除胸膈中客热，移五脏气，缓筋骨。炊饭食之，和中，止烦渴。

胃虚并呕吐食及水者，以米汁二合，生姜汁一合，和服之，佳。

青粱米　甘，微寒，无毒。主治：胃痹热中消渴，健脾，止泄痢，治泄精，利小便，益气补中，轻身长年。煮粥食之，夏月食之，极为清凉，尤宜病人。但味短色恶，不如黄、白粱，故人少种之。作饧清白，胜于余米。

附方：补脾益胃，羊肉汤入青粱米、葱、盐，煮粥食。

脾虚泄痢，青粱米半升，神曲一合，日日煮粥食，即愈。

粟

俗云谷。粟米，即小米。

咸，微寒，无毒。肾之谷也。主治：养肾气，去脾胃中热，益气，治反胃，热痢。煮粥食，益丹田，补虚损，开肠胃。水煮服，治热腹痛及鼻衄。为粉，和水滤汁，解诸毒，治霍乱及转筋入腹。陈者苦寒，治胃热消渴，利小便。陈粟，乃三五年者，尤解烦闷。

粟米同杏仁食，令人吐泻。

附方：胃热消渴，以陈粟米炊饭，食之良。

反胃吐食，脾胃气弱，食不消化，汤饮不下，用粟米半升杵粉，水丸梧子大。七枚煮熟，入少盐，空心和汁吞下，或去纳醋中吞之，得下便止。

鼻衄不止，粟米粉，水煮服之。

粟泔汁　主治：霍乱，卒热心烦，渴饮数升，立瘥。

春杵头细糠　时珍曰：凡谷皆有糠，此当用粳稻、粟秫之糠也。北方多用杵，南方多用碓，入药并同。丹家言：糠火炼物，力倍于常也。谷壳属金，糠之性则热也。

辛，甘，热。主治：卒噎，刮取含之，煎汤呷之亦可。

附方：膈气噎塞，饮食不下，用碓嘴上细糠，蜜丸弹子大，时时含，咽津液。

妇人难产，用杵头糠烧研，水服方寸匕，即易产。

蘖米

粟蘖也。时珍曰：有粟、黍、谷、麦、豆诸蘖，皆水浸胀，候生芽晒干去须，取其中米炒研面，用其功皆主消导。

粟蘖 一名粟芽。苦，温，无毒。主治：开胃，寒中，下气，除热，除烦，消宿食。为末和脂傅面，令皮肤悦泽，今谷神散中用之，性温于麦蘖。

有积者能消化。无积而久服，则消人元气也。

陈廪米

一名陈仓米，又名老米。时珍曰：有屋曰廪，无屋曰仓，皆官积也。方曰：仓圆曰囷，皆私积也。老亦陈也。陈廪米即粳米，久入仓陈赤者，方中多用之。人以作醋胜于新粳米也。廪米，吴人以粟为良，汉地以粳为善，北人多用粟，南人多用粳，亦犹吴纻郑缟，贵近贱远之意。确论其功，粟当居前。诸家注入不言是粳是粟，然二米陈者性皆冷，煎煮亦无膏腻，频[1]食令人自利。其陈仓米煮汁不浑，初时气味俱尽，故冲淡可以养胃。古人多以煮汁煎药，亦取其调肠胃，利小便，去湿热之功也。

咸、酸，温，无毒。主治：补五脏，调胃，宽中消食，多食易饥。下气除烦渴，涩肠胃止泄，调肠胃，利小便，止渴除热。作汤食，暖脾去惫气。炊饭食，补中益气，坚筋骨，通血脉，起阳道，止痢。以饭和酢捣，封毒肿恶疮，立瘥。北人以饭置瓮中，水浸令酸，食之，暖五脏六腑之气。研米服，去卒心痛。

附方：中暑吐泻，陈仓米二升，麦芽四两，黄连四两切碎，同蒸熟，焙，研细为末，制水丸如梧子大。每服百丸，白汤水送下。

菰

一名茭草，又名蒋草。按：许氏《说文》菰本作苽，从瓜谐声也。有米谓之雕菰。葛洪《西京杂记》云：汉太液池边，皆是雕胡、紫箨、绿节，蒲丛之类。盖菰之有米者，长安人谓之雕胡；菰之有首者，谓之绿节；葭芦之未解叶者，谓之紫箨也。菰生水中，叶似蔗荻，其苗有茎梗者，谓之菰蒋草。久则根盘而厚，夏月生菌堪啖，名菰笋。三年者，中心生白苔如藕状，似小儿臂而白软，中有黑脉，堪啖者，名菰手也。九月抽茎，开花如苇，结青子，细若青麻黄，长寸许，名菰米。霜后采之，大如茅针，皮黑褐色。其米甚白而滑腻，作饭香脆，古人所贵，故《内则》云“鱼宜苽”，皆水物也。以为五饭之一，亦可作饼食。曹子建《七启》云“芳菰精稗”，谓二草之实可以为饭也。《周礼》供御，乃六谷、九谷之数。

菰米 一名茭米，又名雕蓬，亦名雕苽。《唐韵》作凋胡。雕胡，是菰蒋草米。

[1] 频：原作“粉”，据《本草纲目》改。

孙炎注云：雕蓬，即茭米。甘，冷，无毒。主治：止渴，解烦热，调肠胃。

菰笋 一名茭笋。甘，冷、寒[1]，无毒。主治：利五脏邪气，酒齄面赤，白癞疬疡，目赤目黄，去烦热，止渴，利大小便，止热痢。杂鲫鱼为羹食，开胃口，解酒毒，压丹石毒。盐、醋煮食，治热毒风气，卒心痛。

菰之各[2]类皆极冷，不可过食，甚不益人，惟服金石人相宜耳。

菰手 一名茭粑，又名蘧蔬音毬廋。甘，冷，滑，无毒。主治：心胸中浮热风气，滋人齿。煮食止渴及小儿水痢。禁蜜食。

菰根 甘，大寒，无毒。主治：肠胃痛热，消渴，止小便利，捣汁饮之。火烧疮，烧灰和鸡子白涂之。

薏苡

一名芑实音起，生真定平泽及田野，今所在有之。八月采实，采根无时。颗大者无味，颗小青白气味甘，咬着粘人齿者，佳。《后汉·马援传》：援[3]在交趾，尝饵薏苡实，用能轻身，资欲以胜瘴气。南方薏苡实大，援欲以为种，军还，载之一车，人谗以为珍珠也。

薏苡仁 苦，微寒，无毒。主治：筋急拘挛，不可屈伸，久风湿痹，下气。除筋骨中邪气不仁，去干湿脚气，消水肿，大验。健脾益胃，补肺清热，肺痿肺气，积脓血，咳嗽涕唾，上气，令人能食。久服，轻身益气。炊饭作面食，主不饥，温气。煮饮，止消渴，利小便热淋。面煎服，破毒肿。

取仁法：先将子于甑中蒸，使气馏，曝干挼之，得仁矣。亦可磨取之。凡用，每一两，以糯米一两同炒熟，去糯米用，亦有更以盐汤煮过者。取薏苡仁、虋，即赤黍米，为末，等分为丸，治妇女冷妒多疑，常服之。也可资谈说耳。

附方：薏苡仁饭，治冷气，用薏苡仁，舂，熟炊为饭食，气味欲如麦饭乃佳。或煮粥亦好。

薏苡仁粥，治久风湿痹，补正气，利肠胃，消水肿，除胸中邪气，治筋脉拘挛。兼治消渴饮水。薏苡仁为末，同粳米煮粥，日日食之，良。

肺损咯血，以熟猪肺，切，蘸薏苡仁末，空心食之。薏苡补肺，猪肺引经也，屡用有效。

疝疾重坠大如杯，一道人教以薏珠用东壁黄土[4]炒过，水煮为膏服，数服即消，屡效。

喉卒痈肿，吞薏苡仁二枚，良。

根 甘，微寒，无毒。主治：卒心腹烦满及胸胁痛者，煮浓汁，服三升乃定。煮汁糜食，甚香，去蛔虫，大效。捣汁和酒服，治黄疸有效。煮服，堕胎。

〔1〕寒：《本草纲目》作“滑”。
〔2〕各：原作“肿”，据《本草纲目》改。
〔3〕援：原作“授”，据《本草纲目》改。
〔4〕薏苡仁……黄土：凡313字，原书脱，据北大本及《本草纲目》补。其处衍一叶莲花至荷蒂者，删。

附方：经水不通，薏苡根一两，水煎服之，不过数服，效。

叶 主治：作饮气香，益中空膈。暑月煎饮，暖胃，益气血。

附方：初生小儿，用薏苡叶水煮，浴之无病。

大豆

一名菽，俗作菽豆。菽，皆荚谷之总称也。角曰荚，叶曰藿，茎曰萁。《广雅》云：大豆，菽也。小豆，荅也。今处处种之，有黑、白、黄、褐、青、斑数色。黑者名乌豆，可入药，紧小者为雄，用之尤佳。余者可作腐等。生食平，炒食极热，煮食甚寒，作豉极冷，造酱及生黄卷则平。一体之中，用之数变。修治未服之，可以辟谷度饥。时珍曰：按，《养老书》云，每晨水吞黑豆二七枚，谓之五脏谷，到老不衰。夫豆有五色，各治五脏。惟黑豆属水，性寒，为肾之谷，入肾功多，故能治水消胀，下气，制风热，而活血解毒，所谓同气相求也。又按：古方称，大豆解百药毒。予每试之，大不然，又加甘草，其验乃奇。如此之事，不可不知。

黑大豆

甘，平，无毒。主治：调中下气，通关脉，逐水胀。除胃中热痹，伤中淋露，下瘀血，散五脏结积，内寒肾病，利水下气，中风脚弱，产后诸疾，制诸风热，活血。煮汁饮，解百药毒，及蛊毒。入药，治下痢脐痛。冲酒，治风痉及阴毒腹痛。牛胆贮之，止消渴。同甘草煮汤饮，去一切热毒气，治风毒脚气。炒黑，热投酒中，饮之，治风痹瘫缓，口噤，产后头风。食罢生吞半两，去心胸烦热，热风恍惚，明目，镇心，温补。久服，好颜色，变白不老。生研，涂痈肿。煮，和饭捣，涂一切毒肿。疗男女人阴肿，以绵裹纳之。

服蓖麻子者忌炒豆，犯之胀满。服厚朴者亦忌，犯之动气也。食大豆黄屑，忌猪肉。小儿以炒豆，勿与猪肉同食，十岁已上不畏也。

附方：卒风不语，大豆煮汁，煎稠如饴，含之，并饮汁。

喉痹不语，方同上。

酒食诸毒，大豆一升，煮汁服，得吐则愈。

汤火灼疮，大豆煮汁饮之，易愈，无斑。

豆糵 一名大豆黄卷。黑大豆为糵，芽生五寸长，便干之，名为黄卷。用之熬过，服食所须。

甘，平，无毒。主治：湿痹，筋挛膝痛，五脏不足，胃气结积，益气止痛，去黑皯，润肌肤皮毛。破妇人恶血。

黄大豆

甘，温，无毒。主治：宽中，下利大肠，消水胀肿毒，研末，熟水和，涂痘[1]后痈。

多食壅气，生痰动嗽，令人身重，发面黄疮疥。

豆油 辛，甘，热，微毒。主治：涂疮疥，解发脂。

〔1〕痘：原作“豆”，据《本草纲目》改。

赤小豆

一名赤豆，又名红豆，亦名荅。案：《诗》云“黍稷稻粱，禾麻菽麦”，此即八谷也。此豆，以紧小而赤黯色者入药。其稍大而鲜红、淡红色者，并不治病，皆可煮可炒，可作粥饭、馄饨餡，并良也。

甘，酸，平，无毒。主治热毒，散恶血，除烦满，辟瘟疫，疗寒热，热中消渴，止泄痢，利小便，下腹胀满，吐逆卒澼。下水肿，排痈肿脓血，散气，去关节烦热，缩气行风，治产难，下胞衣，通乳汁，解小麦热毒。煮汁，解酒病。和鲤鱼煮食，甚治脚气。和鲤鱼、蠡鱼、鲫鱼、黄雌鸡煮食，并能利水消肿。

久食，令人肌瘦身重。同鱼鲊食，成消渴。作酱同饭食，成口疮。

附方：辟禳瘟疫，元旦，以赤小豆煮熟，入蜜和汁，空心举家食之，一年无灾。

《纂要》曰：共工氏有不才子，以冬至死，为疫鬼而畏赤豆，故于是日作小豆粥厌之。

叶　主治：去烦热，止小便数。煮食，明目。

附方：小便频数，小豆叶一斤，入豉汁中煮，调和作羹，食之。

芽　主治：妊娠数月，经水时来，名曰漏胎。或因房室，名曰伤胎。用此为末，温酒服，方寸匕，日三，得效乃止。

绿豆

绿，以色名也。作菉者，非矣。今处处种之，圆小者佳。粉作饵，炙食之，良。以水浸湿，生白芽，为菜中佳品，真济世之良谷也。时珍曰：绿豆肉平皮寒，疗解似与小豆同功，无久服枯人之忌。按：《夷坚志》云，有人服附子酒多，头肿如斗，唇裂血流，急求绿豆、黑豆各数合，嚼食，并煎汤饮之，乃解也。

甘，寒，无毒。主治：补益元气，和调五脏，安精神，行十二经脉，去浮风，润皮肤，厚肠胃。治头风头痛，寒热热中，除吐逆，止泄痢卒澼，利小便。胀满肿胀及治痘毒，煮食。水肿下气，压热解毒，宜常食之。作枕，明目。煮汁，止消渴，生研连皮绞汁，新汲水服，解丹毒烦热，风疹，药石发动，热气奔豚，金石、砒霜、草木、牛马，一切诸毒用之。宜连皮，去皮则令人少壅气。合鲤鱼鲊食，久则令人肝黄成渴病。作凉粉，偏于冷耳。

附方：心气疼痛，绿豆二十一粒，胡椒十四粒。同研，白汤调服，即止。

豆皮　甘，寒，无毒。主治：解热毒，退目翳。

豆荚　即豆角。

豆芽　诸豆生芽皆腥韧不堪，惟此豆之芽白美独异。甘，平，无毒。主治：解酒毒，热毒，利三焦。

时珍曰：但受湿热郁浥之气，故颇发疮动气，与绿豆之性，稍有不同。

豆叶　主治：霍乱吐下，绞汁和醋少许，温服。

豌豆

一名胡豆，又名回回豆，亦名跸豆。时珍曰：胡豆，豌豆也。此豆属土，故其所主病多系脾胃，元时饮膳，每用此豆捣去皮，同羊肉治食，云补中益气。今为日用之物，而唐、宋本草见遗，可谓缺典矣。

甘，平，无毒。主治：寒热热中，调营卫，益中平气，除吐逆，止泄痢澼下，利小便，腹胀满。煮食，消渴，下乳汁。煮饮，杀鬼毒心病，解乳石毒发。研末，涂痈肿、痘疮。作澡豆，去䵟黯，令人面光泽。多食发气病。

豇豆

江、绛二音。一名，䜶䕞音绛双。此豆有红、白二色。嫩时充菜，老则收子。此豆可菜、可果、可谷，备用最多。甘、咸、平，无毒。主治：理中益气，补肾健胃，和五脏，解鼠莽毒。

不宜多食。

藊豆

音扁。一名沿篱豆，又名蛾眉豆。时珍曰：藊本作扁，荚形扁也。

白扁豆 其壳硬，其子充实，白而微黄，其气腥香，其性温平，得乎中和，脾之谷也。入太阴气分，通利三焦，能化清降浊。故专治中宫之病，消暑除热而解毒也。其软壳及黑鹊色赤斑者，其性微凉，可以供食，亦调脾胃。

甘，微温，无毒。主治：和中下气，补五脏，暖脾胃，主呕逆，行风气，止泄痢，消暑，除湿热，止消渴。久服头不白，及治女子带下，解酒毒、河豚鱼毒。研末和醋服，治霍乱吐利。生嚼及煮汁饮，解一切草木毒，取效。凡用，取硬壳白扁豆子，连皮炒熟，入药。亦有水浸去皮，及生用者，各从本方。

附方：霍乱转筋，白扁豆为末，醋和服。

恶疮痂痒作痛，以扁豆捣封，痂落即愈。

花 主治：女人赤白带下，干末，米饭服之。崩带，焙研服之。泄痢，作馄饨食之。中一切药毒垂死者，擂水饮之，功同扁豆。

附方：一切泄痢，白扁豆花正开者，择净勿洗，以滚汤瀹过，和小猪脊肉一条，葱一根，胡椒七粒，酱汁拌匀，就以瀹豆花汁和面，包作小馄饨，炙熟食之。

叶 主治：霍乱吐下不止。生捣一把，入少酢，绞汁服，治吐利后转筋，立瘥。醋炙研服，治瘕疾。

造 酿

大豆豉

诸大豆皆可为之。许慎《说文》谓：豉为配盐菽者。调和五味，可甘嗜也。以黑豆者入药。出襄阳、钱塘者，香美而浓，入药取中心者佳。有淡豉、咸豉，治病多用淡豉汁及咸者，当随方法。其豉心，乃合豉时，取其中心者，非剥皮取心也。又有麸豉、瓜豉、酱豉，诸品皆可为之，但充食品，不入药用也。时珍曰：陶说康伯豉法，见《博物志》。云原出外国，中国谓之康伯，乃传此法之姓名。其豉调中下气最妙。黑豆性平，作豉则温。既经蒸罯，故能升能散。得葱则发汗，得盐则能吐，得酒则治风，得薤则治痢，得蒜则止血，炒熟则又能止汗，亦麻黄根节之义也。方具于后。

淡豆豉：用大黑豆二三斗，六月内淘净水浸一宿，沥干，蒸熟，取出摊席上，候微温，蒿覆。每三日一看，候黄衣上遍，不可太过。取晒，簸净，以水拌，干湿得所，以汁出指间为准。安瓮中筑实，桑叶盖厚三寸，密封泥，于日中晒七日。取出曝一时，又以水[1]拌入瓮，如此七次。再蒸过，摊去火气，瓮收，筑封即成矣。

咸豆豉：用大黑豆一斗煮熟，白面为衣，发七日，揉去白面。用杏仁五升，煮熟去皮，水淘四五次，花椒半斤，苦瓜晒去水气，每豆一升，入瓜一斤，盐六两，姜五斤，切碎，将后药应为末者为末，同拌匀，贮于瓷瓶，以泥封口，按东南西北轮转，晒二十一日。

砂仁三两　菌桂皮三两　大茴香一两　小茴香八两　陈皮八两　白豆蔻一两五钱　甘草五钱　草果即草豆蔻一个，以上八味共为末。薄荷、紫苏，以上两味斟酒加之。

又方，柏乡吕宅传。大豆七升，捡净煮熟，候冷，用白面滚匀，放在净室席上，用香蒿掩盖。待生黄衣，去蒿，晒极干，去净黄衣。每豆一升，用生甜瓜一斤，切棋子大块。每瓜一斤，用盐三两五钱，腌二日，腌出瓜水留用。复将瓜块装入布袋内，用大石压之，大约一夜，以干为度。将瓜块同后药料，用前留瓜水酌量拌均，入坛紧按，离坛口一尊许，将药料末量留二三两封口。瓜水亦留数茶钟浇下，封闭其坛。坛四面书“东南西北”四字，每日轮晒，至二三七，倒过坛底又晒，至七七可食。

甘草八两末　草豆蔻四两末　肉豆蔻三两末　砂仁六两末　薄荷一把去秆切丝　干姜八两半丝半末　大茴香二两　小茴香二两　橘皮六两丝　陈皮四两末　菌桂皮二两末　花椒拣净去子八两半整半末　杏仁煮熟去皮，水浸三四日，晒干六斤。

稀豆豉：大青豆一斗，煮熟，用麦面二斗拌匀，装纸袋内，吊在阴处，七日。取下，刮碎[2]晒干，每斤用盐三两。先将盐入滚水内，大约用水四五十斤，候冷，拌前面豆入瓮内，放在日处。每日搅一次，务要调匀，使内无块。方将后药俱入瓮内，照前晒搅，看有红色，贮于瓷瓶内，用泥封口。按东南西北，轮转晒之。

草豆蔻一两　白豆蔻一两　砂仁五钱　大茴香五钱　小茴香五钱　花椒一两　胡椒一两，以上七味共为末用。

鲜姜一斤半，切丝，晒干用。

杏仁一斤，煮熟，去皮用。

豉汁：十月至正月，用好豉三斗[3]，清麻油熬令烟断。以一升拌豉，蒸过，摊冷，晒干，拌再蒸，凡三遍。以白盐一斗捣和，以汤淋汁三四斗，入净釜，入椒、姜、葱同煎，三分减一，贮于不津器中，香美绝胜也。

陕州豉汁：甚胜常豉，既洁净且精也。用大豆为黄，蒸，每一斗加盐四升，椒四两，

[1] 水：原作“米”，据《本草纲目》改。

[2] 碎：原作“粹”，据文义改。

[3] 斗：原作“年”，据《本草纲目》改。

春三日，夏二日即成。半熟，加生姜五两。

淡豉 苦，寒，无毒。主治：伤寒头痛寒热，瘴气恶毒，烦躁满闷，虚劳喘吸，时疾热病，发汗。疟疾骨蒸，下气调中。两脚疼冷，中药毒犬吠。杀六畜、胎子诸毒。煮服，治血痢腹痛。熬末，能止盗汗，除烦躁。生捣为丸服，治寒热风，胸中生疮。研涂，阴茎生疮。

诸豉应用药料书后。

甘草

一名国老。甘，平，无毒。主治：五脏六腑[1]寒热邪气，坚筋骨，长肌肉，倍气力，温中下气，胀满短气，伤脏咳嗽，止渴，腹中冷痛，补益肾气，内伤，安魂定魄。补五劳七伤，一切虚损健忘，通九窍，利百脉，益精养气，补脾胃润肺，吐肺痿之脓血，消五发之疮疽，久服轻身延年。治妇人血沥腰痛，通经脉，利血气。凡虚而多热者加用之，及解小儿胎毒惊痫，降火止痛。生用泻火热，熟用散表寒，去咽痛，除邪热，缓正气，解百药毒，为九土之精，安和七十二种石，一千二百种草。以其调和有功，故有国老之称。

草果仁

即草豆蔻仁。辛，温，涩，无毒。主治：调中补胃，健脾消食，去客寒，温中下气，瘴疠霍乱，寒疟伤暑，呕吐泄痢，噎膈反胃，痞满吐酸，痰饮积聚，心腹胃痛，一切冷气及妇人恶阻带下。除寒燥湿，开郁破气，去口臭气，杀鱼、肉、酒毒，制丹砂。

附方：胃弱呕逆不食，用草豆蔻仁二枚，高良姜半两，水一盏，煮取汁，入生姜汁半合，和白面作拨刀，以羊肉臛汁煮熟，空心食之。

脾痛胀满，草果仁二[2]个。酒煎服之。

白豆蔻仁

辛，大温，无毒。主治：理元气，收脱气，益脾胃，补肺气，散肺中滞气及积冷气，宽膈进食，噎膈及反胃吐逆，消谷下气，除疟疾寒热，去白睛翳膜，解酒毒。

附方：胃冷恶心，凡食即欲吐，用白豆蔻子三枚，捣细，好酒一盏，温服并饮，数服佳。

脾虚反胃，白豆蔻、缩砂仁各二两，丁香一两，陈廪米一升，黄土炒焦，去土研细，姜汁和丸梧子大。每服百丸，姜汤下。名太仓丸。

人忽恶心：多嚼白豆蔻子，最佳。

肉豆蔻

一名肉果。宗奭曰：肉豆蔻对草豆蔻为名，去壳只用肉，肉油色者佳，枯白瘦虚者劣。时珍曰：花实皆似豆蔻而无核，故名。

〔1〕腑：原作“肺”，据《本草纲目》改。
〔2〕二：原作“仁”，据文义改。

辛，温，无毒。主治：温中消食，止泻调中，下气开胃，治积冷，心腹胀痛，霍乱中恶，鬼气冷疰，呕沫冷气，解酒毒，消皮外络下气，小儿乳霍，暖脾胃，固大肠。

附方：老人虚泻，肉豆蔻三钱，面裹煨熟，去面，研，乳香一两，为末，陈米粉糊丸梧子大。每服五七十丸，米饮下。

冷痢腹痛，不能食者，肉豆蔻一两，去皮。醋和面裹煨，捣末。每服一钱，粥饮调下。

缩砂仁

辛，温，涩，无毒。主治：脾胃，补肺醒脾，养胃益肾，理元气，通滞气，温暖肝肾，散寒饮胀痞，噎膈呕吐，虚劳劳损，咳嗽，霍乱转筋，一切泄痢，宿食不消，腹中胀痛，冷气痛，和中行气，下气上气，治妇女崩中，止痛安胎，除咽喉口齿浮热，奔豚鬼疰，惊痫邪气，化铜铁骨鲠〔1〕。能起酒香味。

附方：冷滑下痢不禁，虚羸，用缩砂仁熬为末，以羊子肝薄切掺之，瓦上焙干，为末，入干姜末等分，饭丸梧子大。每服四十丸，白汤下，日二服。

大便泻血，三代相传者，缩砂仁为末，米饮热服二钱，以愈为度。

上气咳逆，砂仁，洗净、炒、研，生姜，连皮等分。捣烂，热酒食远泡服。

鱼骨入咽，缩砂、甘草等分，为末，绵裹含之，咽汁，当随痰出矣。

误吞诸物，金银铜钱等物不化者，浓煎缩砂汤饮之，即下。

一切食毒，缩砂仁末，水服一二钱。

薄荷

一名菝蔺音跋活。

茎叶　辛，温，无毒。主治：贼风伤寒，头痛发汗。恶气，心腹胀满，霍乱，宿食不消，下气，通利关节，发毒汗，去愤气，破血止痢，伤风，头脑风，中风失音吐痰〔2〕，清头目，除风热，疗阴阳毒，利咽喉口齿诸病，瘰疬疮疥，风瘙瘾疹，漆疮，及小儿风涎。作菜久食，却肾气，辟邪毒，除劳气，令人口气香洁。煮汁服之，发汗，大解劳乏。亦堪生食。杵汁服，去心脏风热。含漱，去舌胎语涩。挼叶，塞鼻止衄血，涂蜂螫蛇伤。

附方：清上化痰，利咽膈，治风热。以薄荷末，炼蜜丸芡子大，每噙一丸。白砂糖和之亦可。

眼弦赤烂，薄荷，以生姜汁浸一宿，晒干为末。每用一钱，沸汤泡〔3〕洗。

血痢不止，薄荷叶煎汤常服。

蜂虿螫伤，薄荷叶贴之。

紫苏

一名赤苏，又名桂荏。

茎叶　辛，温，无毒。主治：补中益气，通心经，益脾胃，治心腹胀满，霍乱转

---

〔1〕鲠：原作“硬”，据《本草纲目》改。

〔2〕痰：原作“淡”，据《本草纲目》改。

〔3〕泡：原作“炮”，据《本草纲目》改。

筋，开胃下食，止脚气，通大小肠，除寒热，一切冷气，解肌发表，散风寒，行气宽中，消痰利肺，和血温中，止痛定喘。安胎，煮饮尤胜，与橘皮相宜。下气，除寒中，其子尤良。以叶生食作羹，杀一切鱼蟹肉毒，治蛇犬伤。

但气香而辛甘，能散气，脾胃寒人多食，恐致滑泻。

附方：感寒上气，苏叶三两，橘皮四两，酒四升，煮一升半，分再服。

霍乱胀满，未得吐下，用生苏捣汁饮之，佳。干苏煮汁亦可。

诸失血病，紫苏不限多少，入大锅内，水煎令干，去滓熬膏，以炒熟赤豆为末，和丸梧子大。每酒下三五十丸，常服之。

颠扑伤损，紫苏捣傅之，疮口自合。

伤损血出不止，以陈紫苏叶蘸所出血，挼烂傅之，血不作脓，且愈后无瘢，甚妙也。

子 与叶同功。辛，温，无毒。主治：下气，除寒温中，上气咳逆，冷气及腰脚中湿气风结气。调中，益五脏，止霍乱呕吐，反胃，补虚劳，肥健人，利大小便，破癥结，消五膈，消痰止嗽，润心肺。治肺气喘急，治风顺气，利膈宽肠，解鱼蟹毒。研汁煮粥长食，令人肥白身香。

附方：顺气利肠，紫苏子、麻子仁等分，研烂，水滤取汁，同米煮粥食之。

治风顺气，利肠宽中，用紫苏子一升，微炒，杵，以生绢袋盛，于三斗清酒中浸三宿，少少饮之。

梦中失精，苏子一升，熬，杵，研末，酒服方寸匕，日再服。

上气咳逆，紫苏子入水研，滤汁，同粳米煮粥食。

生姜

时珍曰：姜，御湿之菜也。初生嫩者，其尖微紫，名紫姜，或作子姜，宿根谓之母姜也。性恶湿洳而畏日，故秋热则无姜。《吕氏春秋》云：和之美者，有杨朴之姜。杨朴，地名，在西蜀。生姜之用有四制：半夏、厚朴之毒一也；发散风寒二也；与枣同用，辛温益脾胃元气，温中去湿三也；与芍药同用，温经散寒四也。孙真人云：姜为呕家圣药，盖辛以散之，呕乃气逆不散，此药行阳而散气也。案，方广[1]《心法附余》云：凡中风、中暑、中气、中毒、中恶、干霍乱，一切卒暴之病，用姜汁与童尿服，立可解散。盖姜能开痰下气，童尿降火也。

辛，微温，无毒。要热则去皮，要冷则留皮。主治：益脾胃，散烦闷，开胃气，归五脏，除风邪寒热，伤寒头痛、鼻塞、咳逆上气，止呕吐，去痰下气，除壮热，治痰喘胀满，冷痢腹痛转筋，破血去冷气，去水气满，疗咳嗽时疾。久服通神明，去胸中臭气，狐臭，杀腹内长虫，解菌蕈，诸物毒。和半夏，主心下急痛。和杏仁作煎，下急痛，气实心胸，拥膈冷热气，神效。捣汁和蜜服，治中热呕逆，不能下食。和黄明胶熬，贴风湿痛甚妙。汁作煎服，下一切结实，冲胸膈恶气，神验。生用发散，熟用和中，解食野禽中毒成喉痹。浸汁，点赤眼。

---

〔1〕广：原脱，据《本草纲目》补。

古人言：秋不食姜，令人泻气。盖夏月火旺，宜汗散之，故食姜不禁。辛走气泻肺，故秋月则禁之。《晦庵语录》亦有“秋姜夭人天年”之语。《相感志》云：糟姜瓶内入蝉蜕，虽老姜无筋，亦物性有所伏耶。

附方：敕赐姜茶治痢方，以生姜切细，和好茶一两碗，任意呷之，便瘥。若是热痢，留姜皮；冷痢，去皮。崔元亮《集验方》。

冷痢不止，生姜煨，研为末，共干姜末等分，以醋和面作馄饨，先以水煮，又以清饮煮过，停冷，吞二七枚，以粥送下，日一度。

疟疾寒热，脾胃聚痰，发为寒热。生姜四两，捣自然汁一酒杯，露一夜。于发日五更面北立，饮即止。未止再服。

咳嗽不止，生姜五两，饧半升，微火煎熟，食尽，愈。段侍御用之有效。

小儿咳嗽，生姜四两，煎汤浴之。

暴逆气上，嚼姜两三片，屡效。

干呕厥逆，频嚼生姜，呕家圣药也。

呕吐不止，生姜一两，醋浆七合。银器中煎取四合，连滓呷之。又杀腹内长虫。

心痞呕哕，心下痞坚，生姜八两，水三升，煮一升；半夏五合，洗，水五升，煮一升。二味同煮一升半，分再服。

反胃羸弱，母姜二斤，捣汁作粥食。又方，用生姜切片，麻油煎过，为末，软柿蘸末嚼咽。

霍乱转筋，入腹欲死，生姜三两捣，酒一升，煮三两沸服。仍以姜捣贴痛处。

霍乱腹胀，不得吐下，用生姜一斤，水七升，煮二升，分三服。

胸胁满痛，凡心胸胁下有邪气结实，硬痛胀满者，生姜一斤，捣渣留汁，慢炒待润，以绢包，于患处款款熨之。冷再以汁炒，再熨，良久豁然宽快也。

暴赤眼肿，用古铜钱刮姜取汁，于钱唇点之，泪出。今日点，明日愈，勿疑。

暴风客热，目赤睛痛肿者，腊月取生姜捣绞汁，阴干取粉，入铜青末等分。每以少许沸汤泡，澄清温洗，泪出，妙。

满口烂疮，生姜自然汁，频频漱吐，亦可为末擦之，甚效。

牙齿疼痛，老生姜瓦焙，入枯矾末，同擦之。有人日夜呻吟，用之即愈。

喉痹毒气，生姜二斤捣汁，蜜五合，煎匀。每服一合，日五服。

跌扑伤损，姜汁和酒，调生面贴之。

百虫入耳，姜汁少许滴之。

两耳冻疮，生姜自然汁，熬膏涂。

发背初起，生姜一块，炭火炙一层，刮一层，为末，以猪胆汁调涂。

干生姜　主治：治嗽温中，治胀满，霍乱不止，腹痛冷痢，血闭。病患虚而冷，宜加之。姜屑和酒服，治偏风。

姜皮　辛，凉，无毒。主治：消浮肿，腹胀痞满，和脾胃，去翳。

姜叶　辛，温，无毒。主治：食成癥，捣汁饮，即消。

干姜

一名白姜。干姜，今惟出临海，章安数村作之。蜀汉姜旧美，荆州有好姜，而不能作干者。凡作干姜法：水淹三日，去皮，置流水中六日，更刮去皮，然后晒干，置瓷缸中酿三日乃成。颂曰：造法，采根于长流水洗过，日晒为干姜，以汉、温、池州者为良。陶说：乃汉州干姜法也。时珍曰：干姜以母姜造之，今江西、襄均皆造。以白净结实者为良，故人呼为白姜，又曰均姜。凡入药并宜炮用。元素曰：干姜，大辛大热，阳中之阳。其用有四：通心助阳，一也；去脏腑沉寒痼冷，二也；发诸经之寒气，三也；治感寒腹痛，四也。李杲曰：干姜生辛、炮苦，阳也。生则逐寒邪而发表，炮则除胃冷而守中，多用则耗散元气。辛以散之，是壮火食气故也，须以生甘草缓之。辛热以散里寒，同五味子用以温肺，同人参用以温胃也。

辛，温，无毒。主治：胸满咳逆上气，温中止血，出汗，逐风湿痹，肠澼下痢，生者尤良。寒冷腹痛，中恶霍乱胀满，风邪诸毒，皮肤间结气。止唾血，腰肾中疼冷、冷气。破血去风，通四肢关节，开五脏六腑，宣诸络脉，去风毒冷痹，夜多小便，消痰下气。治转筋吐泻，反胃干呕，瘀血扑损，止鼻红，解冷热毒，开胃，消宿食。治心下寒痞，目睛久赤。

保昇曰：久服干姜，令人目暗，余同生姜。时珍曰：《太清外术》言，孕妇不可食干姜，令胎内消。盖其性热而辛散故也。

附方：脾胃虚冷，不下食，积久羸弱成瘵者，用温州白干姜，浆水煮透，取出，焙干捣末，陈廪米煮粥饮丸梧子大。每服三五十丸，白汤下。其效如神。

脾胃虚弱，饮食减少，易伤难化，无力肌瘦。用干姜频研四两，以白饧切块，水浴过，入铁铫溶化，和丸梧子大。每空心米饮下三十丸。

心脾冷痛，暖胃消痰，二姜丸。用干姜、高良姜等分，炮，研末，糊丸梧子大。每食后，猪皮汤下三十丸。

心气卒痛，干姜末，米饮服一钱。

中寒水泻，干姜炮研末，粥饮服二钱，即效。

寒痢青色，干姜切大豆大。每米饮服六七枚，日三夜一。累用得效。

血痢不止，干姜烧黑存性，放冷为末。每服一钱，米饮下，神妙。

脾寒疟疾，用干姜、高良姜等分，为末。每服一钱，水一盏，煎至七分服。又方，干姜炒黑为末，临发时以温酒服三钱匕。

冷气咳嗽结胀者，干姜末，热酒调服半钱，或饧糖丸噙。

吐血不止，干姜为末，童子小便调服一钱，良。

赤眼涩痛，白姜末，水调贴足心，甚妙。

目忽不见，令人嚼母姜，以舌日舐六七次，以明为度。

牙痛不止，川姜，炮，川椒等分，为末，掺之。

蛇蝎螫人，干姜、雄黄等分，为末，袋盛佩之。遇螫即以傅之，便定。

大茴香

即怀香。时珍曰：茴香宿根深，冬生苗作丛，肥茎丝叶，五六月开花如蛇床花而色黄，结子大如麦粒，轻而有细棱，俗呼为大茴香。今惟以宁夏出者第一，其它处小者，谓之小茴香。自番舶来者，实大如柏实，裂成八瓣，一瓣一核，大如豆，黄褐色有仁，味更甜，俗呼舶茴香，又曰八角茴香。广西左右江峒中亦有之，形色与中国茴香迥别，但气味同尔。北人得之，咀嚼荐酒。

子 辛，平，无毒。得酒良，炒黄用。主治：补命门不足，暖丹田。诸瘘霍乱，膀胱、胃间冷气，及育肠气，调中止痛，呕吐，干湿脚气，肾劳㿗疝阴疼，开胃下气，及治蛇伤。

时珍曰：小茴香性平，理气开胃，夏月祛蝇辟臭，食料宜之。大茴香性热，多食伤目发疮，食料不宜过用。

附方：云铃丸，用茴香二两，连皮生姜四两，同入坩器内腌一伏时，慢火炒之，入盐一两，为末，糊丸梧子大。每服三五十丸，空心盐酒下。此方本治脾胃虚弱病，茴香得盐则引入肾经，发出邪气。肾不受邪，病[1]自不生也。亦治小肠疝气有效。

开胃进食，茴香二两，生姜四两，同捣匀，入净器内，湿纸盖一宿。次以银石器中，文武火炒黄焦，为末，酒糊丸梧子大。每服十丸至二十五丸，温酒下。

大小便闭，鼓胀气促，八角茴香七个，大麻仁半两，为末，生葱白三七根，同研煎汤，调五苓散末服之，日一服。

小便频数，茴香不以多少，淘净，入盐少许，炒研，为末，炙糯米糕蘸食之。

肾消饮水，小便如膏油，用茴香，炒，苦楝子，炒，等分为末。每食前，酒服二钱。

疝气入肾，茴香炒作二包，更换熨之。

小肠气坠，用八角茴香、小茴香各三钱，乳香少许，水服取汗。又方：治小肠疝气，痛不可忍。用大茴香、荔枝核，炒黑，各等分，研末。每服一钱，温酒调下。又方：用大茴香一两，花椒五钱，炒研。每酒服一钱。

膀胱疝痛，用舶茴香、杏仁各一两，葱白，焙干，五钱，为末。每酒服二钱，嚼胡桃送下。又方，治疝气，膀胱小肠痛。用茴香，盐炒，晚蚕砂，盐炒，等分。为末，炼蜜丸弹子大。每服一丸，温酒嚼下。

疝气偏坠，大茴香末一两，小茴香末一两，用牙猪尿胞一个，连尿入二末于内，系定，罐内以酒煮烂，连胞捣丸如梧子大。每服五十丸，白汤下。仙方也。

茎叶 辛，平，无毒。主治：卒恶心，腹中不安，煮食。治小肠气，卒肾气冲胁，如刀刺痛，喘息不得，生捣汁一合，投热酒一合，和服。

小茴香

一名莳萝，又名慈谋勒。按：《广州记》云，生波斯国，马芹子色黑而重，莳萝子色褐而轻，以此为别。善滋食味，多食无损。

苗 辛，温，无毒。主治：下气利膈。

子 辛，温，无毒。主治：健脾，开胃气，温肠，补水脏，治膈气肾气，壮筋骨，滋食味，杀鱼肉毒。及治小儿气胀，霍乱呕逆，腹冷不下食，两肋痞满。

〔1〕病：原作“命”，据《本草纲目》改。

附方：胁下刺痛，小茴香一两，炒，枳壳五钱，麸炒，为末，服二钱，盐酒调服，神效。

闪挫腰痛，莳萝作末，酒服二钱匕。

牙齿疼痛，舶上莳萝、芸薹子、白芥子等分，研末。口中含水，随左右嗃鼻，神效。

杏实

酸，热，有小毒。生食多伤筋骨。主治：曝脯食，止渴，去冷热毒。心之果，心病宜食之。

扁鹊曰：多食动宿疾，令人目盲，须眉落。源曰：多食生痰热，昏精神，产妇尤忌之。

核仁　甘、苦，温，冷利，有小毒。两仁者杀人，可以毒狗。主治：咳逆，上气雷鸣，喉痹，下气，产乳，金疮，寒心奔豚，惊痫，心下烦热，风气往来，时行头痛，解肌，消心下痞满痛，治腹痹不通。发汗，主温病脚气，咳嗽喘促，除肺热，治上焦风燥，利胸膈气逆，润大肠气秘。杀虫，杀狗毒，解锡毒。治诸疮疥，消肿，去头面诸风气，皻疱[1]。入麦门冬煎，润心肺。和酪作汤，润声气。

附方：咳逆上气，不拘大人小儿，以杏仁三升，去皮尖，炒黄，研膏，入蜜一升，杵熟。每食前含之，咽汁。

卒不小便，杏仁二七枚，去皮尖，炒黄，研末，米饮服之。

花椒

《尔雅》云：椴，大椒。郭璞注云：椒，丛生，实大者为椴也。《诗·唐风》云：椒聊之实，繁衍盈升。陆机《疏义》云：椒树似茱萸，有针刺，叶坚而滑泽，味亦辛香，蜀人作茶，吴人作茗，皆以其叶合煮为香。今成皋诸山有竹叶椒，其木亦如蜀椒，小毒，热，不中合药也。可入饮食中，及蒸鸡、豚用。

辛，温，有毒。主治：除风邪气，温中，去寒痹，上气咳嗽，久风湿痹，坚齿发，明目。久服轻身，好颜色，耐老，增年，通神。

胡椒

恭曰：胡椒生西戎，形如鼠李子，调食用之，其味辛辣。

辛，大温，无毒。主治：下气，温中，去痰，除脏腑中风冷，去胃口虚冷气，宿食不消，霍乱气逆，心腹卒痛，冷气上冲。调五脏，壮肾气，治冷痢，杀一切鱼肉、鳖、蕈毒。

多食损肺，令人吐血及走气，助火昏目，发疮热，病人尤宜忌之。惟绿豆制椒毒也。

附方：赤白下痢，胡椒、绿豆各一岁一粒，为末，糊丸梧桐子大。红用生姜，白用米汤下。

陈皮

一名黄橘皮，又名红皮。弘景曰：橘皮疗气大胜，以东橘为好，西江者不如，须陈久者为良。好古曰：橘皮以色红日久者为佳。故曰红皮。陈皮去白者，曰橘红也。

〔1〕皻疱：原作“瘡皰”，同“皻疱”。

苦、辛，温，无毒。主治：胸中瘕热逆气，利水谷，清痰涎，治上气咳嗽。开胃，主气痢，破癥瘕痃癖，解鱼蟹毒。久服去臭，下气，通神。

附方：橘皮汤，治男女伤寒及一切杂病，干呕，手足逆冷。用橘皮四两，生姜一两，加水二升，煎取一升，徐徐饮呷之，即止。

反胃吐食，真橘皮，以日照西壁土炒香，为末。每服二钱，生姜三片，枣肉一枚，水二钟。

猝然食噎，橘皮一两，汤浸去瓤，焙，为末。以水一大盏，煎半盏，热服。

经年气嗽，橘皮、神曲、生姜，焙干，等分，为末，蒸饼和丸梧桐子大。每服三五十丸，食后夜卧各一服。有人患此服之，兼旧患膀胱气皆愈也。

化食消痰，胸中热气，用橘皮半两。微熬，为末。水煎代茶，细呷。

大肠闭[1]塞，陈皮连白，酒煮，焙，研末。每温酒服二钱。

小儿疳瘦，久服，消食和气，长肌肉。用陈橘皮一两，黄连以米泔水浸一日，一两半。研末，入麝三分，用猪胆盛药，以浆水煮熟取出，用粟米饭和丸绿豆大。每服一二十丸，米饮下。

箘桂

箘桂音窘，筒桂，又名小桂。恭曰：箘者，竹名。此桂嫩而易卷如筒，即古所用筒桂[2]也。筒侣箘字，后人误书为箘，习而成俗，亦复因循也。时珍曰：今《本草》又作从草之菌，愈误矣。牡桂为大桂，故此称小桂。

皮　三月、七月采。辛，温，无毒。主治百病，养精神，和颜色，为诸药先聘通使。久服轻身不老，面生光华，媚好常如童子。

以上十六味俱是豆豉药料。

绿豆粉

甘，凉，平，无毒。主治：解诸热，益气，酒食诸毒、菰菌砒毒，治发背痈疽疮肿及汤火伤灼。新水调服，治霍乱转筋。

脾胃虚人不可多食。

附[3]方：霍乱吐利，绿豆粉、白糖各二两，新汲水调服，即愈。

疮气呕吐，绿豆粉三钱，胭脂半钱，研匀。新汲水调下，一服立止。

解烧酒毒，绿豆粉荡皮，多食之，即解。

解砒石毒，绿豆粉、寒水石等分，以蓝根汁调服三五钱。

诸药毒已死，但心头温者，用绿豆粉调水服。

痘疮湿烂，不结痂疕者，用干粉扑之。

豆腐

时珍曰：豆腐之法始于汉淮南王刘安。凡黑豆、黄豆及白豆、泥豆、豌[4]豆、

〔1〕闭：原作“閟”，同“闭”。
〔2〕桂：原作“佳”，据文义改。
〔3〕附：原作“内”，据文义改。
〔4〕豌：原作“踠”，据《本草纲目》改。

绿豆之类，皆可为之。水浸硙碎，滤去滓，煎成，以盐卤汁，或山矾叶，或酸浆醋[1]淀，就釜收之。又有入缸内，以石膏末收。大抵得咸、苦、酸、辛之物，皆可收敛耳。其面上凝结者，揭取晾干，名豆腐皮，入馔甚佳也。按：《延寿书》云，有人好食豆腐中毒，医不能治，作腐家言“莱菔入汤中则腐不成”，遂以莱菔汤下药而愈。

甘、咸，寒，有小毒。主治：宽中益气，和脾胃，消胀满，下大肠浊气，清热散血。寒而动气，发肾气、疮疥、头风，杏仁可解。大抵暑月恐有人汗，尤宜慎之。

附方：休息久痢，白豆腐，醋煎食之，即愈。

烧酒醉死，心头热者，用热豆腐细切片，遍身贴之，贴冷即换之，苏省乃止。

神曲

时珍曰：昔人用曲，多是造酒之曲。后医乃造神曲，专以供药，力更胜之。盖取诸神聚会之日造之，故得神名其曲。阳中之阳也，入足阳明经。凡用，须火炒黄，以助土气。生用能发其生气，熟用能敛其暴气也。陈久者良，方具于后。

五月五日，或六月六日，或三伏时，用白面百斤，青蒿自然汁三升，赤小豆末、杏仁泥，各三升，苍耳自然汁、野蓼自然汁各三升，以配白虎、青龙、朱雀、玄武、勾陈、螣蛇六神，用汁和面、豆、杏仁，作饼，麻叶或楮叶包，罯如造酱黄法，待生黄衣，晒收之。

甘、辛，温，无毒。主治：健脾暖胃，养胃气，化水谷宿食，癥结积滞，消食下气，除痰逆、霍乱泄痢，胀满。

附方：闪挫腰痛者，用神曲煅过，淬酒温服，有效。

妇人产后欲回乳者，神曲炒研，酒服二钱，日二，即止，甚验。

食积心痛，用陈神曲一块烧红，淬酒三大碗，服。

酱

时珍曰：酱者，将也。面酱有大麦、小麦、甜酱、麸酱之属，豆酱有大豆、小豆、豌豆及豆油之属。酱多以豆作，纯麦者少。当以豆酱入药，陈久者弥好也。宗奭曰：圣人不得酱不食，意欲五味和，五脏悦而受之，此亦安乐之一端也。

咸，冷，利，无毒。主治：除热，止烦满，杀百药毒及一切鱼肉、菜蔬、蕈毒，并治蛇、虫、蜂、虿等毒，涂猘犬咬，皆效。

同鲤鱼食，主口疮。妊娠，合雀肉食之，令儿面黑。小儿多食，发无辜，生痰动气。

附方：大便不通，酱汁灌入下部，效。

中砒毒，新汲水调酱服，即解。

飞蛾虫蚁入耳，酱汁灌之，即出。

烫火伤灼未成疮者，酱汁涂之，效。

〔1〕醋：原作“酸”，据《本草纲目》改。

醋

一名酢，又名醯酢音醋，醯音兮。时珍曰：醋，措也。能措置食毒也。有米醋、麦醋、曲醋、糠醋、糟醋、饧醋、桃醋，葡萄、大枣、蘡薁等诸杂果醋。惟米醋比诸醋最酽，二三年者入药，以谷气全也，故胜诸醋。余止可啖，不可入药也。大麦醋良，产妇房中常以火炭沃醋气为佳，酸益血也。大抵用醋，无非取其酸收之义，而有散瘀解毒之功。或云：醋能少饮，辟寒胜酒。

米醋 酸、苦，温，无毒。主治：下气除烦，消痈肿，散瘀血水气，治黄疸黄汗。理诸药，消毒，杀恶邪毒，及一切鱼、肉、菜毒。治妇人心痛血气，并产后血运。除癥块坚积，消食破结气，心中酸水痰饮，及伤损金疮，出血昏运。醋磨青木香，止卒心痛、血气痛。浸黄檗[1]含之，治口疮。调大黄末，涂肿毒。煎生大黄服，治痃癖甚良。多食损胃，损筋骨肌脏，令人无颜色，伤脾，肉胝而唇揭。醋发诸药，不可同食，服茯苓、丹参人不可食醋。王戬自幼不食醋，年逾八十犹能传神也。

附方：霍乱吐利，盐、醋煎服，甚良。

出汗不滴，瘦却腰脚，并耳聋者，米醋浸荆三棱，夏四日，冬六日，为末。醋汤调下二钱，即瘥。

舌肿不消，以酢和釜底墨，厚傅舌之上下，脱则更傅，须臾即消。

牙齿疼痛，米醋一升，煮枸杞白皮一升，取半升，含漱，即瘥。

痈疽不溃，苦酒和雀屎如小豆大，傅疮头上，即穿也。

诸虫入耳，凡百节、蚰蜒、蚁入耳，以苦酒注入，起行即出。

食鸡子毒，饮醋少许即消。

中砒石毒，饮酽醋，得吐即愈。不可饮水。

汤火伤灼，即以酸醋淋洗，并以醋泥涂之甚妙，亦无瘢痕也。

乳痈坚硬，以罐盛醋，烧热石投之二次，温渍之。冷则更烧石投之，不过三次即愈。

胎死不下，月未足者，大豆煮醋服三升，立便分解。未下再服。

胞衣不下，腹满则杀人，以水入醋少许，噀面，神效。

酒

《战国策》云：帝女仪狄造酒，进之于禹。《说文》云：少康造酒，即杜康也。然《本草》已著酒名。《素问》亦有酒浆，则酒自黄帝始，非仪狄矣。秫、黍、粳、糯、粟、蜜、葡萄等色皆可造之。凡好酒欲熟时，皆能候风潮而转，此是合阴阳也。诸酒醇醨不同，惟米酒清美者入药。时珍曰：酒，天之美禄也，又就也，所以就人之善恶也。少饮则和血行气，壮神御寒，消愁遣兴。邵尧夫诗云“美酒饮教微醉后”，此得饮酒之妙，所谓醉中趣，壶中天者也。好古曰：酒能引诸经。味之辛者能散，苦者能下，淡者则利小便，甘者能居中而缓，用为导引，可以通行一身之表。醇酒理宜冷饮，有三益焉。过于肺，入于胃，然后微温。肺得温中之意可以补气，次得寒

〔1〕檗：原作“蘗”，据《本草纲目》改。

中之温可以养胃，冷酒行迟，传化以渐，人不得恣饮也。大寒凝海，惟酒不冰，明其性热，独冠群物，药家多用，以行其热。《博物志》云：王肃、张衡、马均三人冒雾晨行，一人饮酒，一人饱食，一人空腹。空腹者死，饱食者病，饮酒者健。此酒势辟恶，胜于作食之效也。

米酒

苦、甘、辛，大热，有毒。主治：通血脉，厚肠胃，润皮肤，养脾气，扶肝，除风下气，散湿气，消忧发怒，宣言畅意，行药势，杀百邪恶毒气，解马肉、桐油毒。丹石发动诸病，热饮之其良，不可过饮。

附方：惊怖卒死，温酒灌之即醒。

鬼击诸病，卒然着人，如刀刺状，胸胁腹内切痛，不可抑按，或吐血、鼻血、下血，一名鬼排。以醇酒吹两鼻内，良。

马气入疮或马汗、马毛入疮，皆致肿痛烦热，入腹则杀人。多饮醇酒，至醉即愈，妙。

老酒

腊月酿造者，可经数十年不坏。

主治：和血养气，暖胃辟寒。

发痰动火。

社坛余胙酒

主治：小儿语迟，纳口中，佳。又以喷屋四角，辟蚊子。又饮之治聋。时珍曰：俗传社酒治聋，故李涛有“社翁今日没心情，为寄治聋酒一瓶”之句。

薏苡仁酒

主治：去风湿，强筋骨，健脾胃。用绝好薏苡仁粉同曲米酿酒，或袋盛煮酒饮。

天门冬酒

主治：润五脏，和血脉，久服除五劳七伤。癫痫恶疾，常令酒气相接，勿令大醉。忌生冷，十日当出风疹毒气，三十日乃已，五十日不知风吹也。冬月用天门冬去心煮汁，同曲米酿成，初熟微酸，久乃味佳。

菊花酒

主治：头风，明耳目，去痿痹，消百病。用甘菊花煎汁，同曲米酿酒。或加地黄、当归、枸杞诸药，亦佳。

桑椹酒

主治：补五脏，明眼目。治水肿，不下则满，下之即虚，入腹中则十无一活。用桑椹捣汁煎过，同曲米如常酿酒饮。

蜜酒

主治：风疹、风癣。用沙蜜一斤，糯饭一斤，面曲五两，熟水五升，同入瓶内，封七日成酒。寻常以蜜入酒代之亦良。

姜酒

主治：偏风，中恶疰忤，心腹冷痛，以姜浸酒，暖服一碗，即止。

缩砂酒

主治：消食和中下气，止心腹痛，砂仁炒研，袋盛浸酒，煮饮。

椒柏酒

元旦饮之，辟一切疫疠不正之气。除夕以椒三七粒，东向侧柏叶七枝，浸酒一瓶，饮。

神曲酒

主治：闪肭腰痛，神曲烧赤，淬酒饮之。

鹿头酒

主治：虚劳不足，消渴，夜梦鬼物，补益精气。鹿头煮烂，捣泥，连汁和曲米酿酒饮，少入葱、椒。

鹿茸酒

主治：阳虚痿弱，小便频数，劳损诸虚，用鹿茸、山药浸酒服。

羊羔酒

大补元气，健脾胃，益腰肾。宣和化成殿真方：用米一石，如常浸浆，嫩肥羊肉七斤，曲十四两，杏仁一斤，同煮烂，连汁拌末，入木香一两同酿，勿犯水，十日熟，亟甘滑。又法，用羊肉五斤，蒸烂，酒浸一宿，入消梨七个，同捣取汁，和曲米酿酒饮之。

烧酒

一名火酒，又名阿剌吉酒。此酒纯阳毒物也。面有细花者为真，与火同性，得火即燃，同乎焰硝。北人四时饮之，南人止暑月饮之。其味辛甘，升扬发散；其气燥热，胜湿祛寒。辛先入肺，和水饮之，则抑使下行，通调水道。暑月饮之，汗出而膈快身凉。

辛、甘，大热，有大毒。盐冷水、绿豆粉解其毒。主治：消冷积寒气，燥湿痰，开郁结，止水泄霍乱、疟疾、噎膈、心腹冷痛、阴毒欲死。杀虫辟瘴，利小便，坚大便。洗赤目肿痛，有效。或云：有人病赤目以烧酒入盐饮之，而痛止肿消。盖烧酒性走，引盐通行经络，使郁结开而邪热散，此亦反治劫剂也。

过饮败胃伤胆，丧心损寿，甚则黑肠腐胃，杀人顷刻。与姜蒜同食，令人生痔。善摄生者，宜戒之。

附方：冷气心痛，烧酒入飞盐饮，即止。

阴毒腹痛，烧酒温饮，汗出即止。

呕逆不止，真火酒一杯，新汲井水一杯，和服，甚妙。

寒痰咳嗽，烧酒四两，猪脂、蜜、香油、茶末各四两，同浸酒内，以茶下之，取效。

寒湿泄泻，小便清者，以头烧酒饮之，即止。

耳中有核，如枣核大，痛不可动者，以火酒滴入，仰之半时，即可钳出。

风虫牙痛，烧酒浸花椒，频频漱之。

上医本草卷之二

果 部

李时珍曰：木实曰果，草实曰蓏。熟则可食，干则可脯，丰俭可以济时，疾苦可以备药。辅助粒食，以养民生。故《素问》云：五果为助。五果者以五味、五色应五脏，李、杏、桃、栗、枣是矣。《占书》欲知五谷之收否，但看五果之盛衰。李主小豆，杏主大麦，桃主小麦，栗主稻，枣主禾。

《礼记·内则》列果品，菱、椇、榛、瓜之类。《周官》职方氏辨五地之物，山林宜皂物柞、栗之属，川泽宜膏物菱、芡之属，丘陵宜核物梅、李之属。甸师掌野果蓏。场人树果蓏，珍异之物，以时藏之。观此，则果蓏之土产常异，性味良毒，岂可纵嗜欲而不知物理乎？

李

一名嘉子。按：王祯《农书》云，北方一种御黄李，形大而肉厚，核小，甘香而美。江南建宁一种均亭李，紫而肥大，味甘如蜜。有擘李，熟则自裂；有糕李，肥粘如糕。皆李之嘉美者也。

苦、酸，微温，无毒。主治：曝食去痼热，调中，去骨节间劳热，肝病宜食之。

《大明》曰：多食令人胪胀，发虚热。诜曰：临水食之，令发痰疟。不可合雀肉食。合蜜食，损五脏。宗奭曰：不可合浆水食，发霍乱，涩气而然。服术人忌之。

核仁　苦，平，无毒。主治：僵仆踒折，瘀血骨痛，令人好颜色，治女子少腹肿满，利小肠，下水气，除浮肿，治面皯黑子。

附方：女人面皯，用李核仁去皮，细研，以鸡子白和如稀饧，涂之。至旦以浆水洗去，后涂胡粉，不过五六日效。忌见风。

蝎虿螫痛，苦李仁嚼涂之，良。

杏

《西京杂记》载：蓬莱杏花五色，盖异种也。按：王祯《农书》云，北方肉杏甚佳，赤大而扁，谓之金刚拳。凡杏熟时榨浓汁，涂盘中晒干，以手摩刮收之，可和水调麨食，亦五果为助之义也。

酸，热，有小毒。主治：曝脯食，止渴去冷热毒。心之果，心病宜食之。

宗奭曰：凡杏性皆热，生食多伤筋骨，小儿多食致疮痈膈热。扁鹊曰：多食动宿疾，令人目盲，须眉落。源曰：多食生痰热，昏精神，产妇尤忌之。

核仁 颂曰：古方用杏仁，修治如法。自朝蒸至午，便以慢火微烘，至七日，乃收之。每旦空腹啖之，久久不止，驻颜延年，云是夏姬之法。然杏仁能使人血溢，少误必出血不已，或至委顿，故近人少有服者。或云，服至二三年，往往或泻，或脐中出物，皆不可治也。按：《医余》云，凡索面、豆粉近杏仁则烂。顷一兵官，食粉成积，医师以积气丸、杏仁相伴，研为丸，熟水下，数服愈。

甘、苦，温，冷利，有小毒。两仁者杀人，可以毒狗。

附方：补肺丸，治咳嗽。用杏仁二大升，山中者不用，去双仁者，以童子小便二斗浸之，春夏七日，秋冬二七日。连皮尖于砂盆中研，滤取汁，煮令鱼眼沸，候软如面糊即成。以粗布摊曝之，可丸即丸服之。食前后总须服三五十丸，茶、酒任下。忌白水粥。

卒不小便，杏仁二七枚，去皮尖，炒黄研末，米饮服之。

血崩不止，诸药不效，服此立止。用甜杏仁上黄皮，烧存性，为末。每服三钱，空心热酒服。

巴旦杏

一名八担杏，一名忽鹿麻。时珍曰：巴旦杏，出回回旧地，今关西诸土亦有。树如杏而叶差小，实亦尖小而肉薄，其核如梅核，壳薄而仁甘美，点茶食之，味如榛子。西人以充方物。

甘，平、温，无毒。主治：止咳下气，消心腹逆闷。时珍：出《饮膳正要》。

梅

酸，平，无毒。

《大明》曰：多食损齿，伤筋，蚀脾胃，令人发膈上痰热。服黄精人，忌食之。梅齿𪘂者，嚼胡桃肉解之。

桃

杨维祯、宋濂集中并载：元朝御库蟠桃，核大如碗，以为神异。按：王子年《拾遗记》载，汉明帝时，常山献巨核桃，霜下始花，隆暑方熟。《玄中记》载，积石之桃，大如斗斛器。《酉阳杂俎》载，九疑有桃核，半扇可容米一升。及蜀后主有桃核杯，半扇容水五升，良久如酒味，可饮。此皆桃之极大者。昔人谓桃为仙果，殆此类欤？生桃切片，瀹过曝干，为脯，可充果食。又桃酢法：取烂熟桃纳瓮中，盖口七日，漉去皮核，密封二七日，酢成，香美可食。《种树书》云：柿接桃则为金桃，李接桃则为李桃，梅接桃则脆。桃树生虫，煮猪头汁浇之即止。皆物性之微妙也。

辛、酸、甘，热，微毒。主治：作脯食益颜色。肺之果，肺病宜食之。

多食令人有热。诜曰：能发丹石毒，生者尤损人。时珍曰：生桃多食，令人膨胀及生痈疖，有损无益。五果列桃为下以此。

核仁 苦、甘，平，无毒。主治：血结、血秘、血燥。通润大便，破畜血，杀三虫。又每夜嚼一枚，和蜜涂手面，良。

附方：延年去风，令人光润，用桃仁五合，去皮，用粳米饭浆同研，绞汁令尽，温温洗面极妙。

大便不快，里急后重，用桃仁三两，去皮，吴茱萸二两，食盐一两，同炒熟，去盐、茱，每嚼桃仁五七粒。

花　《别录》曰：三月三日采，拣净以绢袋盛，悬檐下令干用。

苦，平，无毒。主治：杀疰恶鬼，除水气，破石淋，利大小便，下三虫，令人好颜色。

敩曰：勿用千叶者，令人鼻衄不止，目黄。

附方：大便艰难，桃花为末，水服方寸匕，即通。

头上秃疮，三月三日，收未开桃花，阴干，与桑椹赤者等分，作末，以猪脂和。先取灰汁洗去痂，即涂之。

叶　按：许叔微《本事方》云，伤寒病，医者须顾表里，循次第。昔范云为梁武帝属官，得时疫热疾，召徐文伯诊之。是时，武帝有九锡之命，期在旦夕。云恐不预，求速愈。文伯曰：此甚易，政恐二年后不复起尔。云曰：朝闻道，夕死可矣，况二年乎？文伯乃以火煅地，布桃、柏叶于上，令云卧之。少顷汗出，粉之，翌日遂愈。后二年，云果卒。取汗先期，尚能促寿，况不顾表里时日，便欲速愈者乎？夫桃叶，发汗妙法也。犹有此戒，可不慎欤？

附方：二便不通，桃叶杵汁半升，服。冬用桃皮。

卒得心痛，东引桃枝一把，切，以酒一升，煎半升，顿服，大效。

栗

诜[1]曰：吴栗虽大，味短不如北栗。凡栗，日中暴干食，即下气补益。不尔，犹有木气，不补益也。

咸，温，无毒。

宗奭曰：小儿不可多食，生则难化，熟则滞气膈食，生虫，往往致病。

枣

生枣　甘、辛，热，无毒。

多食，令人寒热。凡羸瘦者不可食。思邈曰：多食令人热渴，膨胀动脏腑，损脾元，助湿热。

大枣　一名干枣。《别录》曰：八月采暴干。瑞曰：此即晒干大枣也，味最良美，故宜入药。今人亦有用胶枣之肥大者。

甘，平，无毒。主治：心腹邪气，安中，养脾气，平胃气，通九窍，助十二经，补少气、少津液、身中不足。思邈曰：甘、辛，热，滑，无毒。

《大明》曰：有齿病、疳病、虫䘌人，不宜啖枣。小儿尤不宜食。又忌与葱同食，令人五脏不和；与鱼同食，令人腰腹痛。时珍曰：今人蒸枣，多用糖蜜拌过，久食最损脾，助湿热也。啖枣多，令人齿黄生䘌，故嵇康《养生论》云：齿处晋而黄，虱处头而黑。

附方：调和胃气，以干枣去核，缓火逼燥，为末。量多少入少生姜末，白汤点

〔1〕诜：原作"铣"，据《本草纲目》改。

服。调和胃气甚良。

咒枣治疟，执枣一枚，咒曰：吾有枣一枚，一心归大道。优他或优降，或劈火烧之。念七遍，吹枣上，与病人食之，即愈。

烦闷不眠，大枣十四枚，葱白七茎，水三升，煮一升，顿服。

卒急心疼，《海上方诀》云，一个乌梅二个枣，七枚杏仁一处捣。男酒女醋送下之，不害心疼直到老。

食椒闭气，京枣食之，即解也。

梨

一名快果，一名玉乳。震亨曰：梨者，利也。其性下行流利也。紫花梨疗心热。唐武宗有此疾，百药不效。青城山邢道人以此梨绞汁进之，帝疾遂愈，复求之不可得。常山郡忽有一株，因缄封以进帝。多食之，解烦躁，殊效。岁久木枯，不复有种，今人不得而用之矣。魏文帝诏云：直定御梨大如拳，甘如蜜，脆如菱，可以解烦释悁。辛氏《三秦记》云：含消梨大如五升器，坠地则破，须以囊承取之，汉武帝尝种于上苑。此又梨之奇品也。《物类相感志》言：梨与萝卜相间收藏，或削梨蒂种于萝卜上藏之，皆可经年不烂。今北人每于树上包裹，过冬乃摘，亦妙。慎微曰：孙光宪《北梦琐言》云，有一朝士见奉御梁新，诊之，曰：风疾已深，请速归去。复见鄜州马医赵鄂诊之，言与梁同，但请多吃消梨，咀龁不及，绞汁而饮。到家旬日，唯吃消梨，顿爽也。按：《类编》云，一士人状若有疾，厌厌无聊，往谒杨吉老，诊之。杨曰：君热证已极，气血消铄，此去三年，当以疽死。士人不乐而去。闻茅山有道士，医术通神而不欲自鸣，乃衣仆衣，诣山拜之，愿执薪水之役，道士留置弟子中。久之，以实白道士。道士诊之，笑曰：汝便下山，但日日吃好梨一颗，如生梨已尽，则取干者泡汤，食滓饮汁，疾自当平。士人如其戒，经一岁复见吉老。见其颜貌腴泽，脉息和平，惊曰：君必遇异人，不然，岂有痊理？士人备告吉老。吉老具衣冠，望茅山设拜，自咎其学之未至。此与《琐言》之说仿佛，观夫二条，则梨之功，岂小补哉？然惟乳梨、鹅梨、消梨可食，余梨则亦不能去病也。

甘、微酸，寒，无毒。主治：热嗽，止渴。切片贴汤火伤，止痛不烂。

多食，令人寒中萎困。金疮、乳妇、血虚者尤不可食。志曰：《别本》云，梨甘寒，多食成冷痢。桑梨生食，冷中不益人。

附方：消渴饮水，用香水梨，或鹅梨，或江南雪梨皆可，取汁，以蜜汤熬成，瓶收。无时以热水或冷水调服，愈乃止。

卒得咳嗽，颂曰，崔元亮《海上方》用好梨去核，捣汁一碗，入椒四十粒，煎一沸，去滓，纳黑饧一大两，消讫，细细含咽，立定。诜曰：用梨一颗，刺五十孔，每孔纳椒一粒，面裹，灰火煨熟，停冷，去椒，食之。

虚损风疾，接命丹，治男妇气血衰弱，痰火上升，虚损之证。又治中风不语，左瘫右缓，手足疼痛，动履不便，饮食少进。诸证用人乳二杯，香甜白者为佳，以好梨汁一杯，和均，银石器内顿滚，每日五更一服，能消痰补虚，生血延寿。此乃以人补人，其妙无加。

柿

音士。世传柿有七绝：一多寿；二多阴；三无鸟巢；四无虫蠹；五霜叶可玩；六嘉宾；七落叶肥滑，可以临书也。

烘柿 时珍曰：烘柿非谓火烘也。即青绿之柿，收置器中，自然红熟如烘成，涩味尽去，其甘如蜜。

甘，寒，涩，无毒。

弘景曰：生柿性冷，鹿心柿尤不可食，令人腹痛。按：王璆《百一选方》云，一人食蟹，多食红柿，至夜大吐，继之以血，昏不省人。一道者云：惟木香可解。乃磨汁灌之，即渐苏醒而愈也。

白柿 一名柿霜。时珍曰：白柿即干柿生霜者。其法：用大柿去皮，捻扁，日晒夜露至干，内瓮中，待生白霜乃取出。今人谓之柿饼，亦曰柿花。其霜，谓之柿霜。按：方勺《泊宅编》云，外兄刘掾云，病脏毒下血，凡半月，自分必死。得一方，只以干柿烧灰，饮服二钱，遂愈。又，王璆《百一方》云：曾通判子病下血十年，亦用此方，一服而愈。为散、为丸皆可，与《本草》"治肠澼，消宿血，解热毒"之义相合，则柿为太阴血分之药，益可征矣。又《经验方》云：有人三世死于反胃，病至孙，得一方，用干柿饼同干饭，日日食之，绝不用水饮。如法食之，其病遂愈。此又一征[1]也。

甘，平，涩，无毒。主治：补虚劳不足，消腹中宿血，涩中厚肠，健脾胃气。

弘景曰：日干者性冷，生柿弥冷，火熏者性热。

附方：小便血淋，叶氏用干柿三枚，烧存性，研末，陈米饮服。《经验方》，用白柿、乌豆、盐花煎汤，入墨汁服之。

热淋涩痛，干柿、灯心等分，水煎日饮。

小儿秋痢，以粳米煮粥，熟时入干柿末，再煮三两沸，食之，奶母亦食之。

反胃吐食，干柿三枚，连蒂捣烂，酒服，甚效。切勿以他药杂之。

安石榴

一名丹若，二名金罂。《博物志》云：汉张骞出使西域，得涂林安石国榴种以归，故名安石榴。又按，《齐民要术》云：凡植榴者，须安僵石枯骨于根下，即花实繁茂，则安石之名，义或取此也。若木乃扶桑之名，榴花丹赪似之，故亦有丹若之称，傅玄《榴赋》所谓"灼若旭日栖扶桑"者是矣。《笔衡》云：五代吴越王钱镠改榴为金罂。《酉阳杂俎》言：榴甜者名天浆，道家书谓榴为三尸酒，言三尸虫得此果则醉也。故范成大诗云：玉池咽清肥，三彭迹如扫。

甘石榴 甘、酸，温，涩，无毒。主治：咽喉燥渴。能理乳石毒。

多食损人肺。诜曰：多食损齿令黑，凡服食药物人忌食之。震亨曰：榴者，留也。其汁酸，性滞恋，成痰。

酸石榴 酸，温，涩，无毒。主治：赤白痢，腹痛。连子捣汁，顿服一枚，止泄痢，崩中带下。

〔1〕征：原作"惩"，据《本草纲目》改。

附方：肠滑久痢，黑神散，用酸石榴一个，煅烟尽，出火毒一夜，研末，仍以酸榴一块，煎汤服，神效无比。

痢血五色，或脓，或水，冷热不调，酸石榴五枚，连子捣汁二升，每服五合，神妙。

桑椹

一名文武实。主治：单食，止消渴。利五脏关节，通[1]血气，久服不饥，安魂镇神，令人聪明，变白不老。多收，曝干为末，蜜丸日服。捣汁饮，解中酒毒。酿酒服，利水气，消肿。宗奭曰：《本经》言桑甚详，然独遗乌椹，桑之精英尽在于此。采摘微研，以布滤汁，石器熬成稀膏，量多少入蜜，熬稠，贮瓷器中。每抄一二钱，食后、夜卧，以沸汤点服。治服金石发热口渴，生精神，及小肠热，其性微凉故也。仙方日干为末，蜜[2]和为丸，酒服亦良。《四时月令》云：四月宜饮桑椹酒，能理百种风热。其法：用椹汁三斗，重汤煮至一斗半，入白蜜二合，酥油一两，生姜一合，煮令得所，瓶收。每服一合，和酒饮之。亦可以汁熬烧酒，藏之经年，味力愈厚。

附方：瘰疬结核，文武膏，用文武实，即桑椹子二斗，黑熟者，以布取汁，银石器熬成薄膏。每白汤调服一匙，日三服。

橘

实 甘、酸，温，无毒。主治：甘者润肺，酸者聚痰。止消渴，开胃，除胸中膈气。

弘景曰：食之多痰，恐非益也。原曰：多食恋膈生痰，滞肺气。瑞曰：同螃蟹食，令人患软痈。

黄橘皮 一名红皮，一名陈皮。弘景曰：橘皮疗气大胜，以东橘为好，西江者不如，须陈久者为良。好古曰：橘皮以色红日久者，为佳，故曰红皮。陈皮去白者，曰橘红也。

苦、辛，温，无毒。主治：胸中瘕热，逆气，利水谷，久服去臭，下气通神。止呕咳，治气冲胸中，吐逆，霍乱。疗脾不能消谷，止泄，除膀胱留热停水，五[3]淋，利小便，去寸白虫，清痰涎。治上气咳嗽，开胃，解鱼蟹毒，主气痢，破癥瘕痃癖。

附方：宽中丸，治脾气不和，冷气客于中，壅遏不通，是为胀满。用橘皮四两，白术二两，为末，酒糊丸梧子大。每食前，木香汤下三十丸，日三服。

橘皮汤，治男女伤寒，并一切杂病呕哕，手足逆冷者。用橘皮四两，生姜一两，水二升，煎一升，徐徐呷之，即止。

反胃吐食，真橘皮，以日照西壁土炒香，为末。每服二钱，生姜三片，枣肉一枚，水二钟，煎一钟，温服。

卒然食噎，橘皮一两，汤浸去瓤，焙，为末，以水一大盏，煎半盏，热服。

卒然失声，橘皮半两，水煎，徐呷。

经年气嗽，橘皮、神曲、生姜，焙干等分。为末，蒸饼和丸梧桐子大。每服三五十丸，食后、夜卧各一服。有人患此服之，兼旧有膀胱气皆愈也。

〔1〕通：原作“痛”，据《本草纲目》改。
〔2〕蜜：原作“密”，据《本草纲目》改。
〔3〕五：原作“起”，据《本草纲目》改。

化食消痰，胸中热气，用橘皮半两，微熬，为末，水煎代茶，细呷。

大肠秘塞，陈皮连白，酒煮，焙，研末，每温酒服二钱。一方米饮下。

樱桃

一名莺桃，一名含桃，一名荆桃。

甘，热，涩，无毒。主治：调中，益脾气，令人好颜色，美志。止泄精，水谷痢。此果三月末，四月初熟，得正阳之气，先诸果熟，故性热也。

《大明》曰：平，微毒。多食令人吐。诜曰：食多无损，但发虚热耳。有暗风人不可食，食之立发。李廷飞曰：伤筋骨，败血气，有寒热病人不可食。宗奭曰：小儿食之过多，无不作热。

银杏

一名白果，一名鸭脚子。

核仁　甘、苦，平，涩，无毒。

时珍曰：熟食小苦、微甘，性温，有小毒，多食令人胪胀。瑞曰：多食壅气动风。小儿食多昏霍，发惊引疳。同鳗鲡鱼食，患软风。

胡桃

一名羌桃，一名核桃。时珍曰：胡桃仁味甘气热，皮涩肉润。孙真人言其冷滑，误矣。近世医方用治痰气喘嗽、醋心及疠风诸病，而酒家往往醉后嗜之。则食多吐水吐食、脱眉及酒同食咯血之说，亦未必尽然也。但胡桃性热，能入肾、肺，惟虚寒者宜之。而痰火积热者，不宜多食耳。

核仁　甘，平、温，无毒。主治：食之令人肥健，润肌，黑须发。多食利小便，去五痔。

附方：胡桃丸，益血补髓，强筋壮骨，延年明目，悦心润肌，能除百病。用胡桃仁四两，捣膏，入破故纸、杜仲、萆薢末各四两。杵匀，丸梧桐子大。每空心，温酒、盐汤任下五十丸。

榛

一名亲古榛字[1]。

仁　甘，平，无毒。主治：益气力，实肠胃，令人不饥，健行，调中开胃，甚验。

荔枝

一名离枝，又名丹荔。洪迈《坚夷志》云：莆田荔枝名品，皆出天成，虽以其核种之，亦失本体，形状百出，不可以理求也。珣曰：荔枝树似青木香。熟时，人未采则百虫不敢近，人才采之，乌鸟蝙蝠之类无不伤残之也。故采荔枝者，必日中而众采之。一日色变，二日味变，三日色味俱变。故古诗云：色味不逾三日，变也。

实　甘，平，无毒。主治：止渴，益人颜色。

珣曰：甘，酸，热。多食令人发虚热。李廷飞曰：生荔枝多食发热，烦渴，口干，衄血。

附方：痘疮不发，荔枝肉浸酒，饮并食之。忌生冷。

〔1〕字：原作“子”，据《本草纲目》改。

牙疼痛，用荔枝连壳，烧存性，研末，擦牙即止。乃治诸药不效仙方也。又方，用大荔枝一个，剔开，填盐满壳，煅，研，涂之即愈。

呃逆不止，荔枝七个，连皮核烧存性，为末。白汤调下，立止。

核 甘，温，涩，无毒。主治：心痛，小肠气痛。以一枚煨存性，研末，新酒调服。

龙眼

一名圆眼，又名益智，亦名蜜脾。志曰：甘味归脾，能益人智，故名益智。非今之益智子也。

实 甘，平，无毒。恭曰：甘、酸，温。李廷飞曰：生者，沸汤瀹过食，不动脾。主治：五脏邪气，安志。厌食，开胃益脾，补虚长智，除蛊毒，去三虫。久服强魂，聪明，轻身不老，通神明。

橄榄

一名青果，又名忠果，亦名谏果。王祯云：其味苦涩，久之方回甘味。王元之作诗比之忠言逆耳，世乱乃思之，故人名为谏果。

实 酸、甘，温，无毒。宗奭曰：味涩，良久乃甘。主治：开胃下气，止泻。嚼汁咽之，治鱼鲠。生食煮饮，能解诸毒，并消酒毒，及解鯸鲐鱼毒鯸鲐鱼即河豚也。

震亨曰：味涩而甘，醉饱宜之。然性热，多食能致上壅。

海松子

一名新罗松子。志曰：海松子状如小栗，三角，其中仁香美。东夷当果食之，亦代麻腐食之，与中国松子不同。

仁 甘，小温，无毒。主治：骨节风，头眩，去死肌，变白，散水气，润五脏，不饥。

附方：肺燥咳嗽，苏游凤髓汤，用松子仁一两，胡桃仁二两，研膏，和熟蜜半两收之。每服二钱，食后沸汤点服。

大便虚秘，松子仁、柏子仁、麻子仁等分，研泥，溶白蜡，和丸梧桐子大。每服五十丸，黄芪汤下。

枳椇

音止矩。蜜楨榔音止矩，蜜屈律，一名木蜜，又名鸡距子。颂曰：此《诗·小雅》所谓“南山有枸”也。陆机《疏义》云：楨枸树高大如白杨，所在皆有，枝柯不直，子著枝端，啖之，甘美如饴。八九月熟，江南特美之，谓之木蜜。能败酒味，若以其木为柱，则屋中之酒皆腐也。震亨曰：一男子年三十余，因饮酒发热，又兼房劳虚乏，乃服补气血之药，加葛根以解酒毒，微汗出，人反懈怠，热如故，此乃气血虚，不禁葛根之散也。必须鸡距子解其毒，遂煎药中加而服之，乃愈。

实 甘，平，无毒，

诜曰：多食发蛔虫。

甜瓜

一名甘瓜，又名果瓜。按：王祯云，瓜类不同，其用有二。供果者为果瓜，甜瓜、西瓜是也；供菜者为菜瓜，胡瓜、越瓜是也。时珍曰：瓜性最寒，曝而食之尤冷。故《稽圣赋》云：瓜寒于曝，油冷于煎，此物性之异也。王冀《洛都赋》云：瓜则消暑荡悁，解渴疗饥。又《奇效良方》云：昔有男子病脓血恶痢，痛不可忍，以水浸甜瓜食数枚即愈，此亦消暑之验也。

瓜瓤 甘，寒、温，有小毒。《大明》曰：无毒。主治：止渴，除烦热，利小便，通三焦间壅塞气。治口鼻疮。暑月食之，永不中暑。

思邈曰：多食发黄疸，令人虚羸多忘，解药力。病后食多，或反胃。脚气人食之，患永不除也。宗奭曰：甜瓜虽解暑气而性冷，消损阳气，多食未有不下痢者。贫下多食，深秋作痢，最为难治。

瓜子仁 敩曰：凡收得曝干，杵细，马尾筛筛过成粉，以纸三重裹压去油用。不去油，其力短也。西瓜子仁同。

甘，寒，无毒。主治：腹内结聚，破溃脓血，最为肠胃脾内壅要药，清肺润肠，和中止渴。炒食，补中宜人。

附方：腰腿疼痛，甜瓜子三两，酒浸十日，为末。每服三钱，空心酒下，日三。

月经太过，研末去油，水调服，《炮炙论》序曰：血泛经过，饮调瓜子。

西瓜

一名寒瓜。

瓜瓤 甘、淡，寒，无毒。主治：消烦止渴，解暑热，疗喉痹，宽中下气，利小水，治血痢，解酒毒。含汁，治口疮。

瑞曰：有小毒，多食作吐利，胃弱者不可食。同油饼食，损脾。颖曰：西瓜性寒解热，有天生白虎汤之号。然亦不宜多食。时珍曰：西瓜、甜瓜皆性生冷，世俗以为醍醐灌顶，甘露洒心，取其一时之快，不知其伤脾助湿之害也。《真西山卫生歌》云“瓜桃生冷宜少飧，免致秋来成疟痢”，是矣。

葡萄

一名蒲桃，又名草龙珠。《汉书》言：张骞使西域还，始得此种。而《神农本草》已有葡萄，则汉前陇西旧有，但未入关耳。颂曰：按，魏文帝诏群臣曰，蒲桃，当夏末涉秋，尚有余暑，醉酒宿醒，掩露而食。甘而不饴，酸而不酢，冷而不寒，味长汁多，除烦解渴。又酿为酒，甘于曲蘖，善醉而易醒。他方之果，宁有匹之者乎。震亨曰：葡萄属土，有水与木火。东南人食之多病热，西北人食之无恙。盖能下走渗道，西北人禀气厚故耳。

实 甘，平，涩，无毒。主治：筋骨湿痹，益气倍力，强志，令人肥健，耐饥，忍风寒。逐水，利小便，除肠间水，调中治淋。久食，轻身不老，延年。可作酒。

诜曰：甘，酸，温。多食令人卒烦闷，眼暗。

附方：除烦止渴，生葡萄捣，滤取汁，以瓦器熬稠，入熟蜜少许，同收。点汤饮甚良。

时气痘不出，食之，或研酒饮，甚效。

甘蔗

音柘。竿蔗，一名藷音遮。时珍曰：按，《野史》云，吕惠卿言，凡草皆正生嫡出，惟蔗侧种，根上庶出，故字从庶也。嵇含作竿蔗，谓其茎如竹竿也。按：王灼《糖霜谱》云，蔗有四色。曰杜蔗，即竹蔗也，绿嫩薄皮，味极醇厚，专用作霜。曰西蔗，作霜，色浅。曰艻蔗，亦名蜡蔗，即荻蔗也，亦可作沙糖。曰红蔗，亦名紫蔗，即昆仑蔗也，止可生啖，不堪作糖。凡蔗，榨浆饮固佳，又不若咀嚼之味隽永也。《相感志》曰：同榧子食则渣软。

蔗 甘，平，涩，无毒。主治：下气和中，助脾气，利大小肠，消痰止渴，止呕哕反胃，宽胸膈，除心胸烦热，解酒毒。《大明》曰：冷。诜曰：共酒食发痰。瑞曰：多食发虚热，动衄血。

沙糖

时珍曰：其性能和脾缓肝，故治脾胃及泻肝药用为先导。《本草》言其性寒，苏恭谓其冷利，皆昧此理。

甘，寒，无毒。主治：心腹热胀，口干渴，和中助脾，缓肝。

震亨曰：糖生胃火，乃湿土生热，故能损齿生虫，与食枣病龋同意，非土制水也。时珍曰：沙糖性温，殊于蔗浆，故不宜多食。与鱼、笋之类同食，皆不益人。今人每用为调和，徒取其适口，而不知阴受其害也。

莲藕

按：《尔雅》云，荷，芙蕖。其茎茄，其叶蕸，其本蔤，其华菡萏，其实莲，其根藕，其中菂，菂中薏。邢昺注云：芙蕖，总名也，别名芙蓉，江东人呼为荷。菡萏，莲花也。菂，莲实也。薏，菂中青心也。郭璞注云：蔤乃茎下白蒻在泥中者，莲乃房也，菂乃子也，薏乃中心苦薏也。

莲实 一名藕实，一名菂，一名薂音吸，同上，一名石莲子，一名水芝，一名泽芝。时珍曰：石莲剁去黑壳，谓之莲肉。以水浸，去赤皮、青心，生食甚佳。入药，须蒸熟去心，或晒、或焙干用。亦有每一斤，用豮猪肚一个盛贮，煮熟，捣焙用者。今药肆一种石莲子，状如土石而味苦，不知何物。诜曰：诸鸟、猿猴取得不食，藏之石室内，人得三百年者，食之永不老也。又雁食之，粪于田野、山岩之中，不逢阴雨，经久不坏。人得之，每旦空腹食十枚，身轻，能登高涉远。

甘，平，涩，无毒。主治：补中养神，益气力，除百疾，止渴去热，安心止痢。治腰痛及泄精，交心肾，厚肠胃，固精气，强筋骨，补虚损，利耳目，除寒湿，止脾泄久痢、赤白浊，安靖上下君相火邪。多食令人欢喜，久服轻身耐老，不饥延年。女人带下崩中，诸血病，捣碎，和米作粥饭食，轻身益气，令人强健。

诜曰：生食过多，微动冷气，胀人。蒸食甚良。大便燥涩者，不可食。

附方：补中强志，益耳目聪明，用莲实半两，去皮、心，研末。水煮熟，以粳米三合作粥，入末，搅匀食。

补虚益损，水芝丹，用莲实半升，酒浸二宿，以牙猪肚一个洗净，入莲在内，缝定，煮熟取出，晒干，为末，酒煮米糊丸梧桐子大。每服五十丸，食前，温酒送下。

久痢噤口，石莲肉炒，为末，每服二钱，陈仓米汤调下，便觉思食，甚妙。加入香连丸，尤妙。

脾泄肠滑，方同上。

眼赤作痛，莲实，去皮，研末，一盏，粳米半升，以水煮粥，常食。

藕 时珍曰：《相感志》云，藕以盐水供食，则不损口；同油炸面米果食，则无渣。煮忌铁器。弘景曰：根入神仙家。宋时太官作血䘓音勘，庖人削藕皮误落血中，遂散涣不凝。故医家用以破血，多效也。䘓者，血羹也。诜曰：忌生冷物，独藕不同生冷者，为能破血也。

甘，平，无毒。《大明》曰：温。主治：热渴，散留血生肌，止怒止泄，消食，解酒毒及病后干渴。久服令人心欢。生食，治霍乱后虚渴。蒸煮食之，大能开胃。蒸食，甚补五脏，实下焦。同蜜食，令人腹脏肥，不生诸虫，亦可休粮。捣汁服，止闷除烦，开胃，治霍乱，解射罔毒、蟹毒，破产后血闭。捣膏，罯金疮并伤折，止暴痛。捣浸澄粉服食，轻身益年。

附方：时气烦渴，生藕汁一盏，生蜜一合，和匀，细服。

伤寒口干，生藕汁、生地黄汁、童子小便各半盏，煎，温服之。

霍乱烦渴，藕汁一钟，姜汁半钟，和匀，饮。

霍乱吐利，生藕，捣汁服。

上焦痰热，藕汁、梨汁各半盏，和服。

产后闷乱，血气上冲，口干腹痛。《梅师方》用生藕汁三升，饮之。又方，用藕汁、生地黄汁、童子小便等分，煎服。

藕节 涩，平，无毒。主治：捣汁饮，主吐血不止及口鼻出血。《大明》曰：冷，伏硫黄。

附方：卒暴吐血，双荷散，用藕节、荷蒂各七个，以蜜少许擂烂，用水二钟，煎八分，去滓，温服。或为末丸服，亦可。

大便下血，藕节晒干，研末，人参、白蜜煎汤，调服二钱，日二服。

遗精白浊，心虚不宁，金锁玉关丸，用藕节、莲花须、莲子肉、芡实肉、山药、白茯苓、白茯神各二两，为末。用金樱子二斤，捶碎，以水一斗，熬八分，去滓，再熬成膏，入少面和药，丸梧桐子大。每服七十丸，米饮下。

莲蕊须 一名佛座须。花开时采取，阴干，亦可充果食。

甘、涩，温，无毒。主治：清心通肾，固精气，乌须发，悦颜色，益血，止血崩、吐血。

莲花 一名芙蓉，又名芙蕖，亦名水华。

苦、甘，温，无毒。主治：镇心益色，驻颜身轻。弘景曰：花入神仙家用，入香尤妙。忌地黄、葱、蒜。

附方：服食驻颜，七月七日，采莲花七分；八月八日，采根八分；九月九日，采实九分。阴干，捣筛，每服方寸匕，温酒调服。

莲房 一名莲蓬壳，陈久者良。时珍曰：莲房入厥阴血分，消瘀散血，与荷叶同功，亦急则治标之意也。

苦、涩，温，无毒。主治：破血，血胀腹痛及止血崩、下血、溺血。产后胎衣不下，酒煮服之。水煮服之，解野菌毒。

附方：经血不止，瑞莲散，用陈莲蓬壳，烧存性，研末，每服二钱，热酒下。

荷叶　《释名》：嫩者荷钱象形，贴水者藕荷生藕者，出水者芰荷生花者，蒂名荷鼻。《大明》曰：入药并多用。

苦，平，无毒。主治：止渴，落胞破血。治产后口干，心肺躁烦。

时珍曰：畏桐油，伏白银，伏硫黄。

附方：吐血咯血，荷叶焙干，为末，米汤调服二钱，一日二服，以知为度。

吐血衄血，阳乘于阴，血热妄行，宜服四生丸。陈日华云：屡用得效。用生荷叶、生艾叶、生柏叶、生地黄等分，捣烂，丸鸡子大。每服一丸，水三盏，煎一盏，去滓服。

血痢不止，荷叶蒂，水煮汁，服之。

下痢赤白，荷叶烧，研，每服二钱。红痢蜜，白痢沙糖汤下。

脱肛不收，贴水荷叶焙，研，酒服二钱，仍以荷叶盛末坐之。

牙齿疼痛，青荷叶剪取钱蒂七个，以浓米醋一盏，煎半盏，去滓，熬成膏，时时抹之，妙。

芰实

音妓。一名菱，又名水栗，亦名沙角。王安贫《武陵记》以三角、四角者为芰，两角者为菱。《左传》“屈到嗜芰”，即此物也。《尔雅》谓之厥攈音眉。

甘，平，无毒。

诜曰：生食性冷利，多食伤人脏腑，损阳气，痿茎，生蛲虫。水族中此物最不[1]治病。若过食腹胀者，可暖姜酒服之即消，亦可含吴茱萸咽津。

芡实

音俭。一名鸡头，一名雁喙，一名雁头，一名鸿头，一名鸡雍，一名卯菱，一名芀子音唯，一名水流黄。诜曰：凡用蒸熟，烈日晒干，取仁，亦可舂取粉用。

甘，平，涩，无毒。主治：湿痹，腰脊膝痛。开胃，助气补中，除暴疾，益精气，强志，令耳目聪明。久服轻身不饥，耐老神仙。

弘景曰：小儿多食，令不长。诜曰：生食多，动风冷气。宗奭曰：食多，不益脾胃，兼难消化。

附方：四精丸，治思虑、色欲过度，损伤心气，小便数，遗精。用秋石、白茯苓、芡实、莲肉各二两，为末，蒸枣和丸梧桐子大。每服三十丸，空心，盐汤送下。

鸡头菜　即莅菜芡茎也。咸、甘，平，无毒。主治：止烦渴，除虚热，生熟皆宜。

乌芋

一名凫茈音疵，一名凫茨音瓷，一名葧脐，一名黑三棱，一名芍音晓，一名地栗。

机[2]曰：乌芋善毁铜，合铜钱嚼之，则钱化，可见其为消坚削积之物。故能化五

---

〔1〕不：此后原衍“可”字，据《本草纲目》删。

〔2〕机：此前原衍“根”字，据《本草纲目》删。

种膈疾，而消宿食，治误吞铜也。

甘，微寒，滑，无毒。主治：疗五种膈气。消宿食，饭后宜食之。治误吞铜物。作粉食，厚人肠胃，不饥。能解毒，服金石人宜之。

诜曰：性冷，先有冷气人不可食，令人腹胀气满。小儿秋月食，多脐下结痛也。

附方：大便下血，荸荠捣汁大半钟，好酒半钟，空心温服，三日见效。

下痢赤白，午日午时，取完好荸荠，洗净拭干，勿令损破，于瓶内入好烧酒浸之，黄泥密封收贮。遇有患者，取二枚细嚼，空心，用原酒送下。

误吞铜钱，生凫茈，研汁，细细呷之，自然消化成水。

慈姑

一名藉姑，一名水萍，一名河凫茈，一名白地栗、一名剪刀草，一名箭搭草，一名槎丫草，一名燕尾草。时珍曰：慈姑一根，岁生十二子，如慈姑之乳诸子，故以名之。

根 苦、甘，微寒，无毒。主治：百毒，产后血闭，攻心欲死。产难，胞衣不出，捣汁服一升。又下石淋。

《大明》曰：冷，有毒。多食发虚热及肠风痔漏，崩中带下，疮疖，以生姜同煮佳，怀孕人不可食。诜曰：吴人常食之，令人发脚气，瘫缓风，损齿，失颜色，皮肉干燥。卒食之，使人干呕也。

叶 主治：诸恶疮肿，小儿游瘤丹毒。捣烂涂之，即便消退，甚佳，治蛇虫咬，捣烂封之。调蚌粉，涂瘙痱。

食盐

一名鹾音嗟。《尔雅》云：天生曰卤，人生曰盐。黄帝之臣宿沙氏，初煮海水为盐。《本经》：大盐，即今解池颗盐也。方士呼盐为海砂。恭曰：大盐，即河东印盐也。弘景曰：有东海盐、北海盐、南海盐、河东盐、池梁盆盐、井西羌山盐、胡中树盐，色类不同，以河东者为胜。藏器曰：四海之内，何处无之、惟西南诸夷稍少，人皆烧竹及木盐当之。颂曰：并州末盐，乃刮碱煎炼者，不甚佳，所谓卤碱是也。大盐，生河东池泽，粗于末盐，即今解盐也。解州、安邑两池，取盐于池旁，耕地沃以池水，每得南风急，则宿夕成盐满畦，彼人谓之种盐，最为精好。煮盐之器，汉谓之牢盆，今或鼓铁为之。南海人编竹为之，上下周以蜃灰，横丈深尺，平底，置于灶背，谓之盐盘。《周礼》云：盐人掌盐之政令，祭祀供其苦盐、散盐，宾客供其形盐，王之膳羞供其饴盐。苦盐即颗盐也，出于池，其盐为颗，未炼治，其味咸苦。散盐即末盐，出于海及井，并煮碱而成者，其盐皆散末也。形盐即印盐，或以盐刻作虎形也，或云积卤所结，其形如虎也。饴盐，以饴拌成者。或云生于戎地，味甜而美也。此外，又有崖盐生于山崖，戎盐生于土中，伞子盐生于井，石盐生于石，木盐生于树，蓬盐生于草，造化生物之妙，诚难殚知也。时珍曰：盐为百病之主，百病无不用之。故服补肾药用盐汤者，咸归肾，引药气入本脏也。补心药用炒盐者，心苦虚，以咸补之也。补脾药用炒盐者，虚则补其母，脾乃心之子也。治积聚结核用之者，盐能软坚也。诸痈疽眼目及血病用之者，咸走血也。诸风热病用之者，寒胜热也。大小便病用之者，咸能润下也。骨病齿病用之者，肾主骨，咸入骨也。吐药用之者，咸引水聚也，能收豆腐与此同义。诸蛊及虫伤用之者，取其解毒也。凡入药须以水化，澄去脚滓，煎炼白色，乃良。

甘、咸，寒，无毒。主治：伤寒寒热，肠胃结热，喘逆，止霍乱及心腹卒痛，吐胸中痰癖及一切时气风热、痰饮、关格诸病。能明目，止风泪，杀鬼蛊邪疰毒气，下部䘌疮金疮，一切虫伤疮肿，火灼疮。解毒凉血，润燥，定痛止痒，长肉，补皮肤，通大小便。疗疝气，除风邪，坚肌骨，滋五味，调和脏腑，消宿物，令人壮健。多食伤肺喜咳，令人失色肤黑，损筋力。病喘嗽人及水肿、消渴者，宜大忌。

附方：空心揩齿，吐水洗目，夜见小字。

明目坚齿，去翳，大利老眼。海盐，以百沸汤泡散，清汁于银石器内熬，取雪白盐花，新瓦器盛。每早揩牙漱水，以大指甲点水洗目，闭坐良久，乃洗面。名洞视千里法，极神妙。

目中泪出，盐点目中，冷水洗数次，瘥。

尘物眯目，以少盐并豉置水中，视之立出。

小儿目翳，或来或去，渐大侵睛。雪白盐少许，灯心蘸点，日三五次。不痛不碍，屡用有效。

风热牙痛，槐枝煎浓汤二碗，入盐一斤，煮干炒研，日用揩牙，以水洗目。

齿龈宣露，每旦噙盐，热水含百遍。五日后齿即牢。

齿疼出血，每夜盐末厚封龈上[1]，有汁沥尽乃卧。其汁出时，叩齿勿住。不过十夜，疼血皆止。忌猪、鱼、油菜等。极验。

干霍乱，唐柳柳州纂《救三死方》云：元和十一年十月，得霍乱，上不可吐，下不可利，出冷汗三大斗许，气即绝。河南房伟传此方，入口即吐，绝气复通。一法：用盐一大匙，熬令黄，童子小便一升，合和温服，少顷吐下，即愈也。

霍乱腹痛，炒盐一包，熨其心腹，令气透，又以一包熨其背。

霍乱转筋，欲死气绝，腹有暖气者。以盐填脐中，灸盐上七壮，即苏。

小便不通，湿纸包白盐，烧过，吹少许入尿孔中，立通。

二便不通，盐和苦酒傅脐中，干即易，仍以盐汁灌肛内，并内用纸裹盐投水中饮之。

下痢肛痛不可忍者，熬盐包坐熨之。

血痢不止，白盐，纸包烧研，调粥，吃三四次，即止也。

脚气疼痛，每夜用盐擦腿膝至足甲，淹少时，以热汤泡洗。有一人病此，曾用验。

妊娠心痛不可忍，盐烧赤，酒服一撮。

妊妇逆生，盐摩产妇腹，并涂儿足底，仍急爪搔之。

小儿疝气，并内吊肾气：以葛袋盛盐，于户口悬之，父母用手捻抖尽即愈。

〔1〕龈上：原作“断止”，据《本草纲目》改。

小儿不尿，安盐于脐中，以艾灸之。

酒肉过多，胀满不快，用盐花搽牙，温水漱下二三次，即如汤沃雪也。

酒皶赤鼻，白盐常擦之，妙。

蚯蚓咬毒，形如大风，眉鬓皆落。惟浓煎盐汤，浸身数遍，即愈。浙西军将张韶病此，每夕蚯蚓鸣于体，一僧用此方而安。蚓，畏盐也。

金疮血出甚多，若血冷则杀人。宜炒盐三撮，酒调服之。

手足心毒风气毒肿，盐末、椒末等分，酢和傅之，立瘥。

疮癣痛痒，初生者，嚼盐频擦之，妙。

臁疮经年，盐中黑泥，晒研，搽之。

溃痈作痒，以盐摩其四围，即止。

蜂虿叮螫，嚼盐涂之。

救溺水死，以大凳卧之，后足放高，用盐擦脐中，待水自流出，切勿倒提出水。

青盐

一名戎盐，一名羌盐。《大明》曰：西番所食者，故号戎盐、羌盐。时珍曰：故《西凉记》云，青盐池出盐，正方半寸，其形如石，甚甜美。今宁夏近凉州地盐井所出青盐，四方皎洁如石。山丹卫即张掖地，有池产红盐红色。此二盐即戎盐之青、赤二色者。医方但用青盐而不用红盐，不知二盐皆名戎盐也。功同食盐，不经煎炼而味咸带甘，入药似胜。

咸，寒，无毒。主治：明目目痛，五脏癥结，心腹积聚痛，溺血，吐血，齿舌血出。助水脏，益精气，坚肌骨，去毒蛊，疗疮疥癣。

附方：风热牙痛，青盐一斤，槐枝半斤，水四碗，煎汁二碗，煮盐至干，炒研。日用揩牙、洗目。

牢牙明目，青盐二两，白盐四两，川椒四两。煎汁，拌盐炒干。日用揩牙洗目，永无齿疾、目疾。

秦椒

一名大椒，一名榝音毁，一名花椒。《尔雅》云：榝，大椒。郭璞注云：椒丛生，实大者为榝也。《诗·唐风》云：椒聊之实，繁衍盈升。陆机《疏义》云：椒树似茱萸，有针刺，叶坚而滑泽，味亦辛香，蜀人作茶，吴人作茗，皆以其叶合煮为香。今成皋诸山有竹叶椒，其木亦如蜀椒。小毒，热，不中合药也。可入饮食中，及蒸鸡豚用。

椒红　辛，温，有毒。主治：上气咳嗽，久风湿痹，除风邪气，温中去寒痹，坚齿发，明目。久服轻身，好颜色，耐老，增年通神。

《别录》曰：生温，熟[1]寒，有毒。之才曰：恶苦蒌、防葵，畏雌黄。

〔1〕熟：原作“热”，据《本草纲目》改。

蜀椒

一名汉椒，一名川椒。

椒红 辛，温，有毒。主治：邪气咳逆，温中，逐骨节皮肤死肌，寒热痹痛，下气。久服头不白，轻身增年。

《别录》曰：大热，多食令人乏气喘促。口闭者杀人。诜曰：五月食椒，损气伤心，令人多忘。李廷飞曰：久食令人失明，伤血脉。

附方：补益心肾，《仙方》椒苓丸，补益心肾，明目驻颜，顺气，祛风，延年。真川椒一斤，炒去汗，白茯苓十两，去皮。为末，炼蜜丸梧桐子大。每服五十丸，空心，盐汤下。忌铁器。

蝎螫作痛，川椒嚼细涂之，微麻即止。

胡椒

恭曰：胡椒生西戎，形如鼠李子，调食用之，味甚辛辣。

辛，大温，无毒。主治：下气温中，去痰，除脏腑中风冷，去胃口虚冷气，宿食不消，霍乱气逆，心腹卒痛，冷气上冲，调五脏，壮肾气。治冷痢，杀一切鱼、肉、鳖、蕈毒。

珣曰：多食损肺，令人吐血。时珍曰：辛热纯阳，走气助火，昏目发疮。

附方：赤白下痢，胡椒、绿豆各一岁一粒，为末，糊丸梧桐子大。红用生姜，白用米汤下。

茗

一名苦茶茶、途二音，一名槚，一名蔎音设，一名荈音舛。颂曰：郭璞云，早采为茶，晚采为茗。一名荈。

叶 苦、甘，微寒，无毒。主治：瘘疮，利小便，去痰热，止渴，令人少睡，有力，悦志，治伤暑。合醋，治泄痢甚效。炒，煎饮，治热毒赤白痢。同芎䓖、葱白煎饮，止头痛。藏器曰：苦，寒。久食令人瘦，去人脂，使人不睡。饮之宜热，冷则聚痰。按：唐补阙母炅《茶饮序》云，释滞消拥，一日之利暂佳；瘠气侵精，终身之累斯大。获益，则功归茶力，贻患，则不谓茶灾，岂非福近易知，祸远难见乎？又宋学士苏轼《茶说》云：除烦去腻，世故不可无茶，然暗中损人不少。空心饮茶，入盐，直入肾经，且冷脾胃，乃引贼入室也。惟饮食后，浓茶漱口，既去烦腻，而脾胃不知，且苦能坚齿消蠹，深得饮茶之妙。古人呼茗为酪奴，亦贱之也。

附方：久年心痛，十年、五年者，煎湖茶，以头醋和匀，服之，良。

赤白冷热痢，生姜细切，与真茶等分，新水浓煎，服之甚效。

上医本草卷之三

菜 部

李时珍曰：凡草木之可茹者，谓之菜，韭、薤、葵、葱、藿五菜也。《素问》云：五谷为养，五菜为充，所以辅佐谷气，疏通壅滞也。古者，三农生九谷，场圃艺草木，以备饥馑，菜固不止于五而已。夫阴之所生，本在五味。阴之五宫，伤在五味。谨和五味，脏腑以通，气血以流，骨正筋柔，腠理以密，可以长久。是以《内则》有训，食医有方，菜之于人，补非小也。

韭

一名草钟乳，又名起阳草。韭丛生丰本，长叶青翠，可以根分，可以子种。九月收子，其子黑色而扁，须风处阴干，勿合浥郁。韭之为菜，可生、可熟、可菹、可久，乃菜中最温而有益人者也，宜常食之。昔人正月节食五辛以辟疠气，谓韭、薤、葱、蒜、姜也。《礼记》谓韭为丰。《本言》其美在根也。俗谓韭是草钟乳，言其温补也。《素问》言：心病宜食韭。时珍曰：叶根温，功用相同，生则辛而散血，熟则甘而补中。

辛、微酸，温，涩，无毒。主治：归心，除胃中热，利病人，可久食。治吐血、唾血、衄血、尿血，打扑伤损及妇人经脉逆行。煮食，温中下气，补虚益阳，调和脏腑，令人能食，止泄血脓，腹中冷痛。归肾，止泄精，暖腰膝，充肺气，除心腹痼冷痃癖。炸熟，以盐醋空心吃，治胸膈噎气。捣汁服，治胸痹[1]骨刺痛如锥，不可触者，即吐出胸中恶血，甚验。治上气喘息欲绝，肥白人中风失音。又解药毒、肉脯毒，疗[2]狂狗咬人数发者，亦涂诸蛇虺、蝎虿、恶虫毒，及灌初生小儿，吐去恶水恶血，永无诸病。捣汁澄清，和童尿饮之，能消散胃脘瘀血，甚效。煮汁饮，止消渴盗汗，熏产妇血晕，洗肠痔脱肛。叶煮鲫鱼鲊食，断卒下痢。根入生发膏用。有一贫叟病噎膈，食入即吐，胸中刺痛，或令取韭汁入盐梅卤汁少许，细呷，得入渐加，忽吐稠涎数升而愈。

春食则香，夏食则臭，多食则能昏神暗目，而动虚阳也。酒后尤忌。热病后十日食之即发困。五月多食宜气力。冬月多食动宿饮吐水。不可与蜜及牛肉同食。韭黄未

[1] 痹：原作“脾”，据《本草纲目》改。
[2] 疗：原作“瘵”，据《本草纲目》改。

出粪土，最不益人，食之滞气，盖含抑郁未申之气故也。孔子曰“不时不食”，正谓此类。花，食之亦动风。

附方：喘息欲绝，韭汁饮一升，效。

卒然中恶，捣韭汁，灌鼻中，便苏。

夜出盗汗，韭根四十九根，水二升，煮一升，顿服。

消渴引饮，韭苗，日用三五两，或炒或作羹，勿入盐，入酱无妨。吃至十斤即住，极效。过清明勿吃。有人病此，引饮无度，得此方而愈。

水谷痢疾，韭叶作羹粥、炸炒，任食之，良。

喉肿难食，韭一把，捣熬傅之，冷即易。

鼻衄不止，韭根、葱根同捣枣大，塞入鼻中，频易，两三度即止。

百虫入耳，韭汁灌之即出。

产后血运，韭菜切，安瓶中，沃以热醋，令气入鼻中，即省。

赤白带下，韭根捣汁，和童尿露一夜，空心温服，取效。

痘疮不发，韭根煎汤服之。

脱肛不收，生韭一斤，切，以酥拌炒熟，绵裹作二包，更互熨之，以入为度。

痔疮作痛，用盆盛沸汤，以器盖之，留一孔。用洗净韭菜一把，泡汤中。乘热坐孔上，先熏后洗，数次自然脱体也。

五般疮癣，韭根炒存性，捣末，以猪脂和涂之，数度愈。

解肉脯毒，凡肉，密器盖过夜者为郁肉，屋漏沾着者为漏脯，皆有毒。捣韭汁饮之。

食物中毒，生韭汁服数升，良。

韭子 入药，拣净，蒸熟，曝干，簸去黑皮，炒黄用。辛、甘，温，无毒。主治：梦中泄精，溺白，暖腰膝，治鬼交，甚效。

附方：烟熏虫牙，用瓦片煅红，安韭子数粒，清油数点，待烟起，以筒吸引至痛处。良久，以温水漱，吐有小虫出为效。未尽再熏。

葱

一名芤，又名菜伯，亦名和事草、鹿胎。葱凡四种。冬葱，即冻葱也。夏衰冬盛，茎叶俱软美，山南江左有之。汉葱，茎实硬而味薄，冬即叶枯。胡葱，茎叶粗硬，根若金灯。茖葱，生于山谷，不入药用。入药用山葱、胡葱，食品用冬葱、汉葱。又有一种楼葱，亦冬葱类，江南人呼为龙角葱，淮楚间多种之。其皮赤，每茎上出歧如八角，故云龙角，即龙爪葱，又名羊角葱。茎上生根，移下莳之。冬葱即慈葱，或名大官葱，谓其茎柔细而香，可以经冬。大官上供宜之，故有数名。汉葱，一名木葱，其茎粗硬，故有木名。冬葱无子。汉葱春末开花成丛，青白色，其子味辛，色黑，有皱纹，作三瓣状。收取阴干，勿令浥郁，可种可栽。葱有寒热，白冷、青热，伤寒汤中不得用青也。葱主发散，宜冬月食，为其开骨节，出汗之故也。

葱茎白 辛，平；叶温；根须平[1]；并无毒。主治：作汤，治伤寒骨肉猝痛，喉

〔1〕平：原作“十”，据《本草纲目》改。

痹不通，寒热中风，面目浮肿，能出汗。归目，益目睛，除肝邪气，安中，利五脏。主天行时疾，头痛热狂，霍乱转筋，奔豚气，脚气，目眩，止心迷，通关节，止衄血，利大小便，治阳明下痢、下血。达表和里，除风湿身痛麻痹，虫积心痛。止大人阳脱阴毒腹痛，利耳鸣，及安胎，治妊娠溺血，通乳汁，散乳痈。又治小儿盘肠内钓。涂猘犬伤，制蚯蚓毒，杀百药毒及一切鱼肉毒。根，治伤寒头痛。煨葱，治打扑损。见刘禹锡《传信方》云：得于崔给事取葱新折者，煻火煨熟，剥皮，其间有涕，便将罨损处，仍多煨，续续易热者。

多食昏人神，损须发，发人虚气。正月食生葱，令人面上起游风。生葱同蜜食，作下利。合枣食，令人病。合犬、雉肉食，多令人病血。烧葱同蜜食，壅气杀人。服地黄、常山人，忌食葱。

附方：伤寒头痛如破者，连须葱白半斤，生姜二两，水煮温服。

时疾头痛发热者，以连根葱白二十根，和米煮粥，入醋少许，热食取汗即解。

数种伤寒，初起一二日，不能分别者，用上法取汗。

伤寒劳复，因交接者，腹痛卵肿，用葱白捣烂，苦酒一盏，和服之。

卒中恶死，或先病，或平居寝卧，奄忽而死，皆是中恶。急取葱心黄，刺入鼻孔中，男左女右，入七八寸，鼻目血出，即苏。又法，用葱刺入耳中五寸，以鼻中血出即活也。如无血出，即不可治矣。

卒心急痛，牙关紧闭欲绝，以老葱白五茎，去皮须捣膏，以匙送入咽中，灌以麻油四两，但得下咽，即苏。少顷，虫积皆化黄水而下，永不再发。累得救人。

蛔虫心痛，用葱茎白二寸，铅粉二钱，捣丸服之，即止。葱能通气，粉能杀虫也。

赤白下痢，葱白一握，细切，和米煮粥，日日食之。

小便不通及转脬危急者，葱管吹盐入玉茎内，极有捷效。

小便闭胀，不治杀人。葱白三斤，锉炒，帕盛二个，更互熨小腹，气透即通也。

大小便闭，捣葱白，和酢，封小腹上，仍灸七壮。

大肠虚闭，匀气散，用连须葱一根，姜一块，盐一捻，淡豉三七粒，捣作饼，烘掩脐中，扎定。良久，气通即通。不通再作。

阴囊肿痛，葱白、乳香捣涂，即时痛止肿消。又方，用煨葱入盐，杵如泥，涂之。

金疮磕损，折伤血出，疼痛不止者。王璆《百一选方》用葱白、砂糖等分研封之，云痛立止，更无痕瘢也。葱叶亦可用。

一切肿毒，葱汁渍之，日四五度。

叶 主治：水病足肿，利五脏，益目精，发黄疸。煨研，傅金疮，水入皲肿。盐研，傅蛇虫伤及中射工溪毒。

花 主治：心脾痛如锥刀刺，腹胀，用一升，同吴茱萸一升，水八合，煎七合，去滓，分三服，立效。

实 辛，大温，无毒。主治：明目，补中气不足，温中，益精，宜肺，归头。

蒜

一名小蒜，又名茆蒜音卯，亦名荤菜。胡国有蒜，十子一株，名曰胡蒜，俗谓之大蒜是矣。按：孙炎《尔雅正义》云，帝登蒚山音力，遭莸芋毒将死，得蒜，啮食乃解，遂收植之，能杀腥膻虫鱼之毒。此蒜与胡葱相得，主恶蛓毒、山溪中沙虱水毒，大效。山人俚僚时用之。

蒜 根也。五月五日采，独子者入药尤佳。

辛，温，有小毒。主治：归脾、肾，主霍乱，腹中不安，消谷理胃，温中下气，除邪痹毒气，主溪毒蛊毒，傅蛇虫、沙虱疮，涂疔肿甚良。

叶 主治：心烦痛，解诸毒，小儿丹疹。

蒜乃五荤之一，故许氏《说文》谓之荤菜，五荤即五辛，谓其辛臭，昏神伐性也。练形家以小蒜、大蒜、韭、芸薹、胡荽为五荤；道家以韭、薤、蒜、芸薹、胡荽为五荤；佛家以大蒜、小蒜、兴渠、慈葱、茖葱为五荤。兴渠即阿魏也。虽各不同，然皆辛熏之物，生食增恚，熟食发淫，有损性灵，故绝之也。

附方：时气温病，初得头痛，壮热脉大。即以小蒜一升，杵汁三合，顿服。不过再作，便愈。

霍乱胀满，不得吐下，名干霍乱。小蒜一升，水三升，煮一升，顿服。

霍乱转筋，入腹杀人，以小蒜、盐各一两，捣傅脐中，灸七壮，立止。

积年心痛，不可忍，不拘十年、五年者，随手见效。浓醋煮小蒜食饱，勿着盐。曾用之有效，再不发也。

心腹冷痛，醋浸至二三年蒜，食至数颗，其功如神。

鼻血不止，服药不应，用蒜一枚，去皮，研如泥，作钱大饼子，厚一豆许，左鼻出血贴左足心，右鼻出血贴右足心，两鼻俱出俱贴之，立瘥。

止截疟疾，大小蒜不拘多少，研泥，入黄丹少许，丸如芡子大，每服一丸，面东，新汲水下，至妙。

泄泻暴痢，大醋蒜贴两足心，亦可贴脐中。

牙齿疼痛，独头蒜煨熟，切，熨痛处，转易之，亦主虫痛。

蚰蜒入耳，小蒜洗净，捣汁滴之，不出再滴。

恶核肿结，小蒜，吴茱萸等分，捣传即散。

小儿白秃，头上团团白色，以蒜切口揩之。

芸薹

一名薹菜，又名薹芥，亦名油菜。时珍曰：此菜易起薹，须采其薹食，则分枝必多，故名芸薹。而淮人谓之薹芥，即今油菜，为其子可榨油也。九月十月下种，生叶形色微似白菜，冬春采薹心为茹，三月则老，不可食。开小黄花，四瓣，如芥花。结荚收子，亦如芥子，灰赤色。炒过榨油，黄色，燃灯甚明，食之不及麻油。芸薹破血，故产妇宜食之。

茎叶 辛，温，无毒。主治：破癥瘕结血，风游丹肿，瘭疽，豌豆疮，散血水肿，伏蓬砂，及治产后血风及瘀血。煮食，治腰脚痹。捣，傅妇人吹奶乳痈。

春月食之，能发膝瘸疾，先患腰脚者，不可多食，食之加剧。又损阳气，发疮及口齿病。胡臭人不可食。又能生腹中诸虫。道家特忌以五荤之一。

附方：赤火丹毒，风游丹肿，取叶捣傅，随手即消，其验如神也，亦可捣汁服之。

子 辛，温，无毒。主治：行滞血，破冷气，消肿散结，梦中泄精与鬼交，及治产难，产后心腹诸疾，赤丹热肿，金疮血痔。取油傅头，令发长黑。

附方：《产难歌》云，黄金花结粟米实，细研酒下十五粒。灵丹功效妙如神，难产之时能救急。

风热牙痛，芸薹子即榨油菜子、白芥子、角茴香等分，为末。嗃鼻，左嗃右，右嗃左。

汤火伤灼，菜子油调蚯蚓屎，搽之。

菘

一名白菜。时珍曰：按，《埤雅》菘性凌冬晚凋，四时常见，有松之操，故曰菘。今人呼为白菜者。其色青白，也有二种。一种茎圆厚微青，一种茎扁薄而白，其叶皆淡青白色。南方生者畦内过冬，北方多入窖内。圃人以马粪入窖壅培，不见风日，长苗皆嫩黄色，脆美无滓，谓之黄芽菜，盖亦仿韭黄之法也。菘子如芸薹子而色灰黑，八月以后种之。作菹食尤良。

茎叶 甘，温，无毒。主治：通利肠胃，除胸中烦，解酒渴，消食下气，治瘴气，止热气嗽，冬汁尤佳。和中，利大小便。时珍曰：气虚胃冷人多食，恶心吐沫，气壮人则相宜。弘景曰：性和利人，多食似小冷。张仲景言：药中有甘草，食菘即令病不除。瑞曰：夏至前食，发足疾。

附方：小儿赤游，行于上下，至心即死。菘菜捣傅之，即止。

漆毒生疮，白菘菜捣烂涂之。飞丝入目：白菜揉烂帕包，滴汁三、二点入目，即出。

子 甘，平，无毒。主治：作油涂头长发，涂刀剑不锈。

附方：酒醉不醒，菘菜子[1]二合细研，井华水一盏调，为二服。

芥

处处有之。有青芥，似菘有毛，味极辣；紫芥，茎叶纯紫可爱，作齑最美。有白芥见本条。其余南芥、旋芥、花芥、石芥之类，皆菜茹之美者，不能悉录。时珍曰：芥性辛热而散，故能通肺开胃，利气豁痰。

茎叶 辛，温，无毒。主治：归鼻，除肾经邪气，利九窍，明耳目，安中，久食温中，止咳嗽上气，除咳逆，下气，去头面风，通肺豁痰，利膈开胃。

久食则积温成热，辛散大盛，耗人真元，肝木受病，昏人眼目，发人疮痔。而《别录》谓其能明耳目者，盖知暂时之快，而不知积久之害也。《素问》云：辛走气，气病无多食辛，多则筋急而爪枯[2]。此类是矣。陆佃云：望梅生津，食芥堕泪，五液之自外至也；慕而涎垂，愧而汗出，五液之自内生也。

---

〔1〕子：原脱，据《本草纲目》补。

〔2〕筋急而爪枯：原作“肉胝而唇褰”，据《素问》及《本草纲目》改。

附方：牙龈肿烂，出臭水者，芥菜秆烧存性，研末，频傅之，即愈。

子 辛，热，无毒。主治：温中散寒，豁痰利窍。治胃寒吐食，肺寒咳嗽，风冷气痛，口噤唇紧，消散痈肿瘀血。研末作酱食香美，通利五脏。

多食昏目，动火泄气伤精。

附方：风毒肿及麻痹，醋研傅之。

扑损瘀血，腰痛肾冷，和生姜研，涂贴之。

心痛，酒调服之。

衄血不止，研末，水调，涂顶颅。

感寒无汗，水调芥子末填脐内，以热物隔衣熨之，取汗出，妙。

反胃吐食，芥子末，酒服方寸匕，日三服。

霍乱吐泻，芥子捣细，水和傅脐上。

上气呕吐，芥子末，蜜丸梧子大，井华水寅时下七丸，申时再服。

喉痹肿痛，芥子末，水和傅喉下，干即易之。又，用辣芥子研末，醋调取汁，点入喉内。待喉内鸣，却用陈麻骨烧烟吸入，立愈。

耳卒聋闭，芥子末，人乳汁和，以绵裹，塞之。

热毒瘰疬，小芥子末，醋和贴之。看消即止，恐损肉。

妇人经闭，不行至一年者，脐腹痛，腰腿沉重，寒热往来。用芥子二两，为末，每服二钱，热酒食前服。

白芥

一名胡芥，又名蜀芥。白芥生太原河东，叶如芥而白，为茹食之，甚美。其子入药胜于芥子。痰在胁下及皮里膜外，非白芥子莫能达。古方控涎丹用白芥子，正此义也。按：韩懋《医通》云，凡老人苦于痰气喘嗽，胸满懒食，不可妄投燥利之药，反耗真气。懋因人求治其亲，静中处三子养亲汤治之，随试随效。盖白芥子白色主痰，下气宽中；紫苏子紫色主气，定喘止嗽；萝卜子白种者主食，开痞降气。各微炒破，看所主为君。每剂不过三四钱，用生绢袋盛入，煮汤饮之。勿煎太过，则味苦辣。若大便素实者，入蜜一匙，冬月加姜一片，尤良。南陵末斋子有辞赞之。

茎叶 辛，温，无毒。主治：冷气，安五脏，功与芥同。热病人不可食，为其性暖也。

子 辛，温，无毒。主治：利气豁痰，除寒暖中，发汗，胸膈痰冷，面目黄赤，喘嗽反胃，痹木。熨恶气、脚气、遁尸、飞尸，及暴风毒肿流四肢，筋骨腰节诸痛。醋研，傅射工毒。烧烟及服，辟邪魅入镇宅方用。咳嗽，胸胁支满，上气多唾者，每用温酒吞下七粒。

附方：反胃上气，白芥子末，酒服一二钱。

胸胁痰饮，白芥子五钱，白术一两，为末，枣肉和捣，丸梧子大，每白汤服五十丸。

蔓菁

一名芜菁，又名九英菘，亦名诸葛菜。《尔雅》云：须，薞芜。《诗·谷风》云：采葑采菲。毛苌注云：葑，须也。孙炎云：葑，一名葑苁。《礼·坊记》云：

葑，蔓菁也。刘禹锡《嘉话录》云：诸葛亮所止，令兵士独种蔓菁者，取其才出甲可生啖一也，叶舒可煮食二也，久居则随以滋长三也，弃不令惜四也，回则易寻而采五也，冬有根可食六也。比诸蔬其利甚博，至今蜀人呼为诸葛菜，江陵亦然。又朱辅《溪蛮丛笑[1]》云：苗僚瑶佬[2]地方产马王菜，味涩，多刺。即诸葛菜也。相传马殷所遗，故名。又蒙古人呼其根为沙吉木儿。九英菘出河西，叶大，根亦粗长，和羊肉食甚美，常食都不见发病。冬日作菹煮羹食，消宿食，下气治嗽。蔓菁夏月则枯，当此之时蔬圃复种，谓之鸡毛菜。食心，正在春时。诸菜之中，有益无损，于世有功。采撷之余，收子为油，燃灯甚明，西人食之。河东大原所出，其根极大，他处不及也。又出西番吐谷浑地。

根叶 苦，温，无毒。主治：利五脏，轻身益气，消食下气，治嗽，止消渴，去心腹冷痛及热毒风肿，乳痈妒乳寒热。常食通中，令人肥健。

多食动气。

附方：预禳时疾，立春后遇庚子日，温蔓菁汁，合家大小并服之，不限多少，一年可免时疾。

大醉不堪，连日病困者，蔓菁菜入少米，煮熟，去滓，冷饮之，良。

阴肿如斗，生蔓菁根捣，封之，治人所不能治者。

小儿头秃，芜菁叶烧灰，和脂傅之。

子 时珍曰：蔓菁子可升可降，能汗能吐能下，能利小便，又能明目解毒，其功甚伟，而世罕知用之何哉。夏初采子，炒过榨油，同麻油炼熟一色无异，西人多食之。点灯甚明，但烟亦损目。北魏祖珽囚地窖中，因芜荑子油灯伤明，即此也。

苦、辛，平，无毒。主治：明目，疗黄疸，利小便。水煮汁服，主癥瘕积聚。少少饮汁，治霍乱心腹胀。末服之，主目暗。入丸药服，令人肥健，尤宜妇人。为油入面膏，去黑䵟皱纹。和油，傅蜘蛛咬。压油涂头，能变蒜发。

附方：明目益气，蔓菁子一升，水九升，煮汁尽，晒干，如此三度。研细，水服方寸匕，日三。亦可研水和米煮粥食。

常服明目，使人洞视肠肥，用蔓菁子三升，以苦酒三升，煮熟，晒干，研，筛末。以井华水服方寸匕，日三，无所忌。《抱朴子》云：服尽一斗，能夜视，有所见物。

青盲眼障，但瞳子不坏者，十得九愈。用蔓菁子六升，蒸之气遍，合甑取下，以釜中热汤淋之，乃曝干还淋，如是三遍，即收杵为末。食上清酒服方寸匕，日再服。

二便关格，胀闷欲绝，蔓菁子油一合，空腹服之即通。通后汗出勿怪。

心腹作胀，蔓菁子一大合，拣净捣烂，水一升和研，滤汁一盏，顿服。少顷自利，或自吐，或得汗，即愈。

霍乱胀痛，芜菁子，水煮汁，饮之。

小儿头秃，蔓菁子末，和酢傅之，一日三上。

---

〔1〕溪蛮丛笑：原作“溪蛮丛话”。

〔2〕苗僚瑶佬：原作“猫獠猺狫”，这是对苗族、瑶族同胞不尊敬的称谓，据《本草纲目》改。

面黡痣点，蔓菁子研末，入面脂中，夜夜涂之。亦去面皱。

花　辛，平，无毒。主治：虚劳眼暗。久服长生，可夜读书。三月三日采花，阴干为末，每服二钱，空心，井华水下。

萝卜

音罗北，莱菔音来北，芦葩芦音罗，葩音北，与菔同，雹突，一名紫花菘，又名温菘，亦名土酥。炳曰：捣烂制面，作馎饦食之最佳，饱食亦不发热。酥煎食之，下气。凡人饮食过度，生嚼咽之便消。慎微曰：杨亿《谈苑》云，江东居民言“种芋三十亩，计省米三十斤；种萝卜三十亩，计益米三十斤”，则知萝卜果能消食也。宗奭曰：服地黄、何首乌人，食莱菔则令人髭发白。世皆以为此物味辛下气速也，然生姜、芥子更辛，何止能散而已。盖莱菔辛而又甘，故能散缓而又下气速也。所以散气用生姜，下气用莱菔。张杲《医说》云：饶民李七病鼻衄甚危，医以萝卜自然汁和无灰酒饮之，即止。盖血随气运，气滞故血妄行，萝卜下气而酒导之故也。又云：有人好食豆腐中毒，医治不效。忽见卖豆腐人言其妻，误以萝卜汤入锅中，遂致不成，其人心悟，乃以萝卜汤饮之而瘳。物理之妙如此。又《延寿书》载，李师逃难入石窟中，贼以烟熏之，垂死，摸得萝卜一束，嚼汁咽下即苏。此法备急，不可不知。

根　辛、甘；叶　辛、苦，温，无毒。主治：吞酸，化积滞，通关节，理颜色，利五脏，轻身，令人白净肌细，消痰止咳。治肺痿，温中，补不足，宽胸膈，利大小便，散瘀血，制面毒、豆腐积，练恶气，行风气，去邪热气，杀鱼腥气，解酒毒。同羊肉、银鱼煮食，治劳瘦咳嗽。同猪肉食益人。散服及炮煮服食，化痰消导，大下气消谷，和中去痰癖，肥健人。生捣服，治噤口痢。捣汁服，治吐血、衄血、下痢及失音，并烟熏欲死，止消渴，试大有验。生食，止渴宁中。末服，治五淋。丸服，治白浊。煎汤，洗脚气。生捣，涂打扑汤火伤。

思邈曰：平，不可与地黄同食，令人发白，为其涩营卫也。时珍曰：多食莱菔动气，惟生姜能制其毒，又伏硇砂。

附方：食物作酸，萝卜生嚼数片，或生菜嚼之亦佳，绝妙。干者、熟者、盐腌者，及人胃冷者，皆不效。

反胃噎疾，萝卜蜜煎浸，细细嚼咽，良。

鼻衄不止，萝卜捣汁半盏，入酒少许，热服，并以汁注鼻中，皆良。或以酒煎沸，入萝卜再煎，饮之。

偏正头痛，生萝卜汁一蚬壳，仰卧，随左右注鼻中，神效。王荆公病头痛，有道人传此方，移时遂愈也。以此治人，不可胜数。

失音不语，萝卜生捣汁，入姜汁同服。

喉痹肿痛，萝卜汁合皂荚浆服，取吐。

满口烂疮，萝卜自然汁，频漱去涎，妙。

汤火伤灼，生萝卜捣涂之，子亦可。

大肠便血，大萝卜皮，烧存性，荷叶，烧存性，蒲黄，生用，等分为末。每服一钱，米饮下。

肠[1]风下血，蜜炙萝卜，任意食之。昔一妇人服此有效。

沙石诸淋，疼不可忍，用萝卜切片，蜜浸少时，炙干，数次，不可过焦。细嚼，盐汤下，日三服。名瞑眩膏。

子　震亨曰：莱菔子治痰，有推墙倒壁之功。时珍曰：莱菔子之功长于利气，生能升，熟能降。升则吐风痰，散风寒，发疮疹；降则定痰喘咳嗽，调下痢后重，止内痛。皆是利气之效，予曾用果有殊绩。

辛、甘，平，无毒。主治：下气定喘，治痰，消食除胀，利大小便，止气痛、下痢后重，发疮疹。研汁服，吐风痰。同醋研，消肿毒。

附方：上气痰嗽，喘促，唾脓血，以莱菔子一合，研细，煎汤，食上服之。

肺痰咳嗽，莱菔子半升，淘净，焙干，炒黄，为末，以糖和丸芡子大。绵裹，含之咽汁，甚妙。

齁喘痰促，遇厚味即发者，萝卜子淘净，蒸熟，晒研，姜汁浸蒸饼丸绿豆大。每服三十丸，以口津咽下，日三服。名清金丸。

痰气喘息，萝卜子炒，皂荚烧存性，等分为末，姜汁和，炼蜜丸梧子大。每服五七十丸，白汤下。

久嗽痰喘，萝卜子炒，杏仁去皮尖炒，等分。蒸饼丸麻子大。每服三五丸，时时津咽。

高年气喘，萝卜子炒，研末，蜜丸梧子大。每服五十丸，白汤下。

花　主治：用糟下酒藏，食之甚美，明目。

生姜

见豆豉方下，造酿部内。

同蒿

一名蓬蒿。甘、辛，平，无毒。主治：安心气，养脾胃，消痰饮，利肠胃。

多食动风气，熏人心，令人气满。

芫荽

一名蒝荽，又名香荽，亦名胡荽。时珍曰：荽，许氏《说文》作葰，云姜属，可以香口也。其茎柔，叶细，而根多须绥绥然也。张骞使西域，始得种归，故名胡荽。今俗呼为蒝荽，蒝乃茎叶布散之貌，俗作芫花之芫，非矣。藏器曰：石勒讳胡，故并汾人呼胡荽为香荽。

根叶　辛，温，微毒。主治：消谷，治五脏。补不足，补筋脉，令人能食。利大小肠，通小腹气，拔四肢热，止头痛。疗沙疹、豌豆疮不出，作酒饮之立出。通心窍，治肠风，用热饼裹食甚良。合诸菜食，气香令人口爽。辟飞尸、鬼疰蛊毒，及辟鱼肉毒。

久食令人多忘，根发痼疾。时珍曰：凡服一切补药及药中有白术、牡丹者，不可食此。伏石钟乳，道家为五荤之一。

附方：疹痘不快，用胡荽二两，切，以酒二大盏煎沸沃之，以物盖定，勿令泄

〔1〕肠：原作“伤”，据《本草纲目》改。

气。候冷去滓，微微含喷，从项背至足令遍。勿噀头面。

面上黑子，蒝荽煎汤，日日洗之。

产后无乳，干胡荽，煎汤饮之，效。

肛门脱出，胡荽切一升，烧烟熏之，即入。

子 辛、酸，平，无毒。主治：消谷能食，发痘疹，杀鱼腥。煮汁冷服，治蛊毒、五痔及食肉中毒吐下血。油煎，涂小儿秃疮。

附方：痢及泻血，胡荽子一合，炒，捣末，每服二钱。赤痢，砂糖水下；白痢，姜汤下；泻血，白汤下。日二。

牙齿疼痛，胡荽子五升，以水五升，煮取一升，含漱。

胡萝卜

时珍曰：元时始自胡地来，气味微似萝卜，故名。

根 甘、辛，微温，无毒。主治：下气补中，利胸膈肠胃，安五脏，令人健食，有益无损。

子 主治：久痢。

大茴香

见豆豉方下，造酿部内。

小茴香

见豆豉方下，造酿部内。

辣辣菜

一名焯菜音罕，蔊菜音罩，辣米菜。时珍曰：焯味辛辣，如火焊人，故名，亦作蔊[1]。陈藏器《本草》有蔊菜，云“辛菜也”，南人食之不著形状。今考《唐韵》、《玉篇》，并无此“蔊”字，止有“焯”字，云“辛菜也”，则“蔊”乃“焯”字之讹尔。焯菜生南地，田园间小草也。冬月布地丛[2]，长二三寸，柔梗细叶，三月开细花黄色，结细角长一二分，角内有细子。野人连根叶拔而食之，味极辛辣，呼为辣米菜。沙地生者尤伶仃，故洪舜俞《老圃赋》云：焯有拂士之风。林洪《山家清供》云：朱文公饮后，辄以焯茎供蔬品。盖盱江、建阳、严陵人皆喜食之也。

辛，温，无毒。主治：去冷气，腹内久寒。饮食不消，令人能食。利胸膈，豁冷痰，心腹痛。

李廷飞曰：焯菜细切，以生蜜洗伴，或略瀹食之，爽口消食。多食发痼疾，生热。

菠菜

一名菠薐，又名波斯草，亦名赤根菜。慎微曰：按，刘禹锡《嘉话录》云，菠薐种出自西国，有僧将其子来，云本是颇陵国之种，语讹为波棱耳。时珍曰：按，《唐会要》云，太宗时，尼波罗国献波棱菜，类红蓝，实如蒺藜，火熟之，能益食味，即此也。方士隐名为波斯草云。按：张从正《儒门事亲》云，凡人久病，大便涩滞不通

〔1〕蔊：原作“焯”，据《本草纲目》改。
〔2〕丛：此后原衍一“丛”字，据《本草纲目》删。

及痔漏之人，宜常食菠薐、葵菜之类，滑以养窍，自然通利。

菜及根 甘，冷，滑，无毒。主治：利五脏，通肠胃热，解酒毒，服丹石人食之佳。通血脉，开胸膈下气，调中止渴，润燥，根尤良。

北人食肉、面，食之即平。南人食鱼、鳖、水米，食之即冷，故多食冷大小肠也。

附方：消渴引饮，日至一石者，菠根、鸡内金等分，为末。米饮服一钱，日三。

莙荙菜

一名莙菜莙音甜。时珍曰：莙菜，即莙荙也。莙与甜通，因其味也。

甘、苦，大寒，滑，无毒。主治：补中下气，理脾气，去头风，利五脏。煎汤饮，开胃，通心膈，宜妇人。捣汁饮，治时行壮热，冷热痢，又止血生肌，解风热毒。夏月以菜作粥食，解热，止热毒痢。捣烂，傅炙疮，止痛易瘥；傅诸禽兽伤，立愈。

禹锡曰：平，微毒。冷气人不可多食。动气，先患腹冷人食之必破腹。

根 甘，平，无毒。主治：通经脉下气，开胸膈。

子 主治：醋浸揩面，去粉滓，润泽有光。煮半生，捣汁服，治小儿热。

附方：痔下血，莙荙子、芸薹子、荆芥子、芫荽子、莴苣子、蔓荆子、萝卜子、葱子等分，以大鲫鱼一个去鳞、肠，装药在内，缝合，入银、石器内，上下用火炼熟，放冷为末。每服二钱，米饮下，日二服。

荠

一名护生草。时珍曰：荠生济济，故谓之荠。释家取其茎作挑灯杖，可辟蚊蛾，谓之护生草，云能护众生也。荠有大小数种。小荠，叶花茎扁，味美。其最细小者，名沙荠也。大荠，科叶皆大而味不及。茎硬有毛者，名菥蓂，味不甚佳。并以冬至后生苗，二三月起茎五六寸，开细白花，整整如一，结荚如小萍而有三角，荚内细子如葶苈子，其子名蒫音嵯，四月收之。师旷云：岁欲甘，甘草先生，荠是也。菥蓂、葶苈皆是荠类。

甘，温，无毒。主治：利五脏，和中明目，益胃。根，治目痛。根叶烧灰，治赤白痢，极效。

附方：肿满腹大，四肢枯瘦，尿涩，用甜葶苈，炒，荠菜根等分，为末，炼蜜丸弹子大。每服一丸，陈皮汤下。只二三丸，小便清；十余丸，腹如故。

暴赤眼，痛胀碜涩，荠菜根杵汁滴之。

眼生翳膜，荠菜和根、茎、叶洗净，焙干为细末。每夜卧时先洗眼，挑末米许，安两大头。涩痛忍之，久久膜自落也。

蒫实 甘，平，无毒。主治：腹胀。补五脏不足，去风毒邪气，治壅。去翳明目，目痛青盲不见物，解热毒，久服视物鲜明。

患气人食之，动冷气。不与面同食，令人背闷。

花 主治：布席下辟虫，又辟蚊蛾。

附方：久痢，用荠花阴干研末，每服二钱，枣汤下。

大荠

一名大蕺，又名菥蓂音锡觅，亦名马辛，似荠叶而细，俗呼为老荠。

苗 甘，平，无毒。主治：和中益气，利肝明目。

子 辛，微温，无毒。主治：心腹腰痛，肝家积聚，眼目赤肿，明目，目痛泪出。除痹，补五脏，益精光，久服轻身不老。

附方：眼目热痛，泪出不止，菥子，捣筛为末。卧时，铜簪点少许入目，当有热泪及恶物出，甚佳。

眼中胬肉，方同上，夜夜点之。

苜蓿

一名木粟，又名光风草。时珍曰：苜蓿，郭璞作“牧宿”，谓其宿根自生，可饲牛马也。又罗愿《尔雅翼》作“木粟”，言其米可炊饭也。葛洪《西京杂记》云：乐游苑多苜蓿，风在其间，常萧萧然，日照其花有光采，故名怀风，又名光风。茂陵人谓之连枝草，《金光明经》谓之塞鼻力迦。

苗 苦，平，涩，无毒。主治：安中利人，可久食。利五脏，轻身健人，洗去脾胃间邪热气，通小肠。诸恶热毒，煮，和酱食，亦可作羹。干食益人。

宗奭曰：微甘、淡。诜曰：凉，少食好，多食令冷气入筋中，即瘦人。李廷飞曰：同蜜食，令人下利。

根 寒，无毒。主治：热病烦满，目黄赤，小便黄。酒疸，捣服一升，令人吐利即愈。沙石淋痛，捣汁煎饮。

苋

凡六种：赤苋、白苋、人苋、紫苋、五色苋、马苋也。惟人、白二苋，实可入药用。人苋、白苋俱大寒，亦谓之糠苋，又谓之胡苋，或谓之细苋，其实一也。但大者为白苋，小者为人苋耳。其子霜后方熟，细而色黑。紫苋，茎叶通紫，吴人用染瓜者，诸苋中惟此无毒不寒。赤苋，亦谓之花苋，茎叶深赤，根茎亦可糟藏，食之甚美。细苋，即野苋也，北人呼为糠苋，柔茎细叶，生即结子，味比家苋更胜。

菜 甘，冷利，无毒。主治：白苋补气除热，通九窍；紫苋杀虫毒，治气痢；赤苋主赤痢，入血分善走，故与马苋同服，能下胎，或煮食之，令人易产。六苋并利大小肠，治初痢、滑胎。

苋动气，令人烦闷，冷中损腹，不可与鳖同食，生鳖癥。又取鳖肉如豆片大者，以苋菜封裹，置土坑内，土以盖之，一宿尽变成小鳖也。

附方：产后下痢赤白者，用紫苋菜一握，切，煮汁，入粳米三合，煮粥，食之立瘥也。

蜂虿螫伤，野苋擦之。

诸蛇螫人，紫苋，捣汁，饮一升，以滓涂之。

苋实 甘，寒，无毒。主治：肝风客热，白翳，翳目黑花，青盲，明目，除邪益精，利大小便，去寒热，杀蛔虫。久服益气力，不饥轻身。

附方：利大小便，苋实为末，半两，分二服，新汲水下。

根 主治：阴下冷痛，入腹则肿满杀人，捣烂傅之。

马齿菜

一名马齿苋，一名马苋，一名五行草，一名五方草，一名长命菜，一名九头狮子草。时珍曰：其叶比并如马齿，而性滑利似苋，故名。俗呼大叶者为耳草，小叶者为鼠齿苋，又名九头狮子草。其性耐久难燥，故有长命之称。《宝藏论》及《八草灵变篇》并名马齿龙芽，又名五方草，亦五行之义。颂曰：马齿苋，虽名苋类，而苗、叶与苋都不相似。一名五行草，以其叶青、梗赤、花黄、根白、子黑也。

菜 酸，寒，无毒。主治：诸肿瘘疣目，捣揩之。破痃癖，止消渴，能肥肠，令人不思食。饮汁，治反胃，诸淋，金疮流血，破血癖癥瘕，小儿尤良。用汁治紧唇面疱，解马汗、射工毒，涂之瘥。治自尸脚阴肿。作膏涂湿癣、白秃、杖疮，又主三十六种风。煮粥，止痢及疳痢，治肠[1]痛。服之，长年不白。治痈疮，杀诸虫。生捣汁服，当利下恶物，去白虫。和梳垢，封疔肿，又烧灰和陈醋滓，先炙后封之，即根出。散血消肿，滑胎，解毒通淋，赤白带下，及产后虚汗。时珍曰：马齿苋所主诸病，皆只取其散血消肿之功也。颂曰：多年恶疮，百方不瘥，或痛焮不已者，并捣烂马齿傅上，不过三两遍。此方出于武元衡相国，武在西川，自苦胫疮，焮痒不可堪，百医无效，及到京，有厅吏上此方，用之便瘥也。李绛记其事于《兵部手集》。

人多食之，然性寒滑。

附方：禳解疫气，六月六日，采马齿苋晒干。元旦煮熟，同盐、醋食之，可解疫疠气。

筋骨疼痛，不拘风湿气、杨梅疮及女人月家病，先用此药止疼，然后调理。干马齿苋一斤，湿马齿苋二斤，五加皮半斤，苍术四两，舂碎，以水煎汤洗澡。急用葱、姜擂烂，冲热汤三碗，服之。暖处取汗，立时痛止也。

产后血痢，小便不通，脐腹痛，生马齿苋菜，杵汁三合，煎沸，入蜜一合，和服。

小儿血痢，方同上。

风齿肿痛，马齿苋一把，嚼汁渍之，即日肿消。

疮久不瘥积年者，马齿苋捣烂封之，取汁煎稠傅亦可。

毛虫螫人，赤痛不止，马齿苋捣熟封之，妙。

小儿白秃，马齿苋煎膏涂之，或烧灰，猪脂和涂。

杂物眯目不出，用东墙上马齿苋，烧灰研细，点少许于头，即出也。

子 主治：明目，青盲，白翳。延年益寿，除邪气，利大小肠。去寒热，以一升捣末，每以一匙，用葱豉煮粥食，或著米糁、五味作羹食。

附方[2]：目中出泪，或出脓，用马齿苋子、人苋子各半两，为末，绵裹，铜器中蒸熟，熨大眦头脓水出处，每熨以五十度为率，久久自绝。

---

〔1〕肠：《本草纲目》作“腹”。

〔2〕附方：原脱，据《本草纲目》补。

苦菜

一名荼，一名苦苣，一名苦荬，一名游冬，一名褊苣，一名老鹳菜，一名天香菜。时珍曰：按，《洞天保生录》云，夏三月，宜食苦菜，能益心和血，通气也。此《月令》“四月小满节后，苦菜秀”者也。四方皆有，在北道者则冬方凋，生南方者冬夏常青。叶如苦苣而狭，绿色差淡，折之白乳汁出，味苦，花似野菊，春夏秋皆旋开。

菜 苦，寒，无毒。主治：五脏邪气、厌延叶反，伏也谷胃痹，肠澼，渴热中疾，诸痢，血淋，痔瘘，恶疮。又能明目，调十二经脉，霍乱后胃气烦逆。久服安心益气，强力聪察，少卧，轻身，耐饥寒，豪气不老，虽冷甚益人。捣汁饮，除面目及舌下黄。其白汁，涂疔肿拔根，滴痈上立溃，点瘊子自落，及傅蛇咬。

附方：血淋尿血，苦菜一把，酒、水各半，煎服。

对口恶疮，野苦擂汁一钟，入姜汁一匙，和酒服，以渣傅，一二次即愈。

根 主治：赤白痢及骨蒸，并煮服之，治血淋，利小便。

莴苣

一名莴菜，又名千金菜。

菜 苦，冷，微毒。主治：利五脏，通经脉，开胸膈，功同白苣。利气，坚筋骨，去口气，白齿牙，明眼目，通乳汁，利小便，杀虫蛇毒。

李廷飞曰：久食昏人目，患冷人不宜食。时珍曰：按，彭乘云，莴苣有毒，百虫不敢近，蛇虺触之，则目瞑不见物，人中其毒，姜汁解之。

附方：小便不通，莴苣菜，捣傅脐上，即通。

小便尿血，同上方，甚效。

百虫入耳，莴苣捣汁滴入，自出也。

子 入药炒用。主治：下乳汁，通小便，治阴肿，痔漏下血，伤损作痛。

附方：小便不通，莴苣子捣饼，贴脐中，即通。

闪损腰痛，趁痛丸，用白莴苣子炒，三两，白粟米炒，一撮，乳香、没药、乌梅肉各半两，为末，炼蜜丸弹子大。每嚼一丸，热酒下。

蒲公英

一名耩耨草音构耨，又名金簪草，亦名黄花地丁。震亨曰：此草属土，开黄花，味甘，解食毒，散滞气，可入阳明、太阴经，化热毒，消肿核，有奇功。同忍冬藤煎汤，入少酒佐服，治乳痈，服罢欲睡，是其功也。睡觉微汗，病即安矣。颂曰：治恶刺，方出孙思邈《千金方》，其序云：“邈以贞观五年七月十五日夜，以左手中指背触着庭木，至晓遂患痛不可忍，经十日，痛日深，疮日高大，色如熟小豆色，常闻长者论有此方，遂用治之，手下则愈，痛亦除，疮亦即瘥，未十日而平复如故。”杨炎《南行方》亦著其效云。时珍曰：萨谦斋《瑞竹堂方》有擦牙乌须发还少丹，甚言此草之功，盖取其能通肾也。故东垣李氏言其为少阴本经必用之药，而著本草者不知此义。

苗 甘，平，无毒。主治：解食毒，散滞气，化热毒，消恶肿结核、疔肿。掺牙乌须发，壮筋骨。白汁涂恶刺、狐尿刺疮，即愈。

附方：还少丹，昔日越王曾遇异人得此方，极能固齿牙，壮筋骨，生肾水。凡年未及八十者，服之须发返黑，齿落更生。年少服之，至老不衰。得遇此者，宿有仙缘，当珍重之，不可轻泄。用蒲公英一斤，一名耩耨草，又名蒲公罂，生平泽中，三四月甚有之，秋后亦有放花者。连根带叶取一斤，洗净，勿令见天日，晾干，入斗子。解盐一两，香附子五钱，二味为细末，入蒲公草内腌一宿，分为二十团，用皮纸三四层裹扎定，用六一泥，即蚯蚓粪，如法固济，入灶内焙干，乃以武火，通红为度，冷定取出，去泥为末。早晚擦牙漱之，吐、咽任便，久久方效。

消一切肿毒，止痛，蒲公英、金银花各等分，用酒熬，热饮之，其渣傅肿处，极效。

妇人乳痈，水肿，蒲公英煮汁饮，及封之，立效。

多年恶疮，蒲公英捣烂贴。

蛇螯肿痛，方同上。

落藜

一名藜，一名莱，一名红心灰藋，一名鹤顶草，一名胭脂菜。时珍曰：藜处处有之，即灰藋之红心者，茎叶稍大，河朔人名落藜，南人名胭脂菜，亦曰鹤顶草，皆因形色名也。嫩时亦可食，故昔人谓藜藿与膏粱不同，老则茎可为杖。《诗》云：南山有台，北山有莱。陆机注云：莱即藜也。初生可食，谯沛人以鸡苏为莱，三苍以茱萸为莱，皆名同物异也。《韵府》谓“藜为落帚”，亦误矣。《宝藏论》云：鹤顶龙芽，其顶如鹤，八九月和子收之，入外丹用。

叶 甘、平、微毒，主治：杀虫，煎汤洗虫疮，漱齿䘌，捣烂涂诸虫伤，去癜风。

茎 主治：烧灰，合荻灰、蒿灰等分，水和，蒸取汁，煎膏，点疣赘、黑子，蚀恶肉。

芋

一名土芝，一名蹲鸱。时珍曰：按，徐铉注《说文》云“芌犹吁也”，大叶实根，骇吁人也。吁音芋，疑怪貌。又《史记》：卓文君云，岷山之下，野有蹲鸱，至死不饥。注云：芋也。盖芋魁之状，若鸱之蹲坐故也。芋魁《东汉书》作芋渠，渠、魁义同。诜曰：芋，白色者无味，紫色者破气，煮汁啖之止渴。十月后晒干收之，冬月食不发病，他时月不可食。又合鲫鱼、鲤鱼作臛良。久食，治人虚劳无力。又煮汁洗腻衣，白如玉也。《大明》曰：芋以姜同煮过，换水再煮方可食之。

芋子 辛，平，滑，有小毒。主治：宽肠胃，充肌肤，滑口，令人肥白，开胃通肠闭，破宿血，去死肌。产妇食之破血。饮汁，止血渴。冷啖，疗烦热止渴。合鱼煮食甚下气，调中补虚。

多食动宿冷，难克化，滞气困脾。生则有毒，味莶不可食。性滑下石，服饵家所忌。

附方：头上软疖，用大芋捣傅之，即干。

土豆

一名土芋，又名土卵，亦名黄独。藏器曰：土卵蔓生如芋，人以灰汁煮食之。恭曰：土卵似小芋，肉白皮黄。梁汉人名为黄独，可蒸食之。

根 甘、辛，寒，有小毒。主治：解诸药毒，生研水服，当吐出恶物便止。煮熟食之，甘美不饥，厚人肠胃，去热嗽。藏器曰：土芋蔓生，叶如豆，其根圆如卵，鶗鴂食后弥吐，人不可食。

山药

一名薯蓣，一名薯萸音诸预、土薯音除、山薯，一名山芋，一名玉延。宗奭曰：薯蓣因唐代宗名预，避讳改为薯药，又因宋英宗讳署，改为山药，尽失当日本名。恐岁久，以山药为别物，故著之。入药贵生干之，故古方皆用干山药。盖生则性滑，不可入药，熟则滞气，只堪啖耳。其法冬月以布裹手，用竹刀刮去皮，竹筛盛，置檐风处，不得见日，一夕干五分，候全干收之。或置焙笼中微火烘干，亦佳。

根 甘，温、平，无毒。主治：伤中，补虚羸，除寒热邪气，补中益气力，长肌肉，补五劳七伤，去冷风，镇心神，安魂魄，补心气不足，开达心孔，多记事，强筋骨。主泄精健忘，益肾气，健脾胃，止泄痢，化痰涎，润皮毛。久服耳目聪明，轻身不饥延年。权曰：凡患人体虚羸者，宜加而用之。诜曰：利丈夫，助阴力，熟煮和蜜，或为汤煎，或为粉，并佳。干之入药更妙。李杲曰：山药入手太阴，张仲景八味丸用干山药，以其凉而能补也。亦治皮肤干燥，以此润之。时珍曰：按，吴绶云，山药入手、足太阴二经，补其不足，清其虚热。又按，王履《溯洄集》云：山药虽入手太阴，然肺为肾之上源，源既有滋，流岂无益？此八味丸所以用其强阴也。又按，曹毗《杜兰香传》云：食薯蓣可以辟雾露。

惟和面作馎饦则动气，为不能制面毒也。

附方：补益虚损，益颜色，补下焦虚冷，小便频数，瘦损无力。用薯蓣于沙盆中研细，入铫中，以酥一大匙熬令香，旋添酒一盏，煎搅令匀，空心饮之。每旦一服。

小便数多，山药以矾水煮过，白茯苓等分，为末，每水饮服二钱。

下痢噤口，山药半生半炒，为末，每服二钱，米饮下。

脾胃虚弱，不思饮食，山药、白术各一两，人参七钱半，为末，水糊丸小豆大，每米饮下四五十丸。

湿热虚泄，山药、苍术等分，饭丸，米饮服。大人、小儿皆宜。

百合

一名䪥音藩，一名强瞿，一名蒜脑薯，一名摩罗，一名重箱，一名中逢花。

根 白花者宜入药。红花、黄花、有黑斑点者，不可入药。甘，平，无毒。主治：邪气腹胀心痛，利大小便，补中益气。

山丹

一名红花菜，一名红百合，一名连珠，一名川强瞿。

花 主治：活血。其蕊，傅疔疮恶肿。

地瓜儿

一名滴露，一名甘露子。

根 甘，平，无毒。主治：浸酒除风破血。

时珍曰：不宜生食及多食，生寸白虫，与诸鱼同食，令人吐。

竹笋

一名竹萌，一名竹芽。

诸竹笋，甘，微寒，无毒。主治：利膈下气，化热消痰爽胃，消渴，利水道，益气，可久食。

藏器曰：诸笋皆发冷血及气。瑞曰：笋同羊肝食，令人目盲。赞宁《笋谱》云：笋虽甘美，而滑利大肠，无益于脾，俗谓之刮肠篦。惟生姜及麻油能杀其毒，人以麻滓沃竹丛，则次年凋疏，可验矣。

酸笋

时珍曰：酸笋出粤南。顾玠《海槎录》云：笋大如臂，摘至用沸汤泡去苦水，投冷井水中，浸二三日取出，缕如丝绳，醋煮可食，好事者携入中州，成罕物云。

酸，凉，无毒。主治：作汤食止渴，解酲利膈。

茄音伽

颂曰：按，段成式云，茄音加，乃莲茎之名。今呼茄菜，其音若伽，未知所自也。杜宝《拾遗录》云：隋炀帝改茄曰昆仑紫瓜。又王隐君《养生主论》治疟方用干茄，讳名草鳖甲。盖以鳖甲能治寒热，茄亦能治寒热故尔。刘珣《岭表录》云：交岭茄树，经冬不凋，有二三年渐成大树者，其实如瓜也。茄叶摘布路上，以灰围之，则子必繁，谓之嫁茄。

甘，寒，无毒。

志曰：凡久冷人不可多食，损人动气、发疮及痼疾。李廷飞曰：秋后食，多损目。时珍曰：按，《生生编》云，茄性寒利，多食必腹痛下利，女人能伤子宫也。

附方：磕扑青肿，老黄茄极大者，切片如一指厚，新瓦焙，研为末，欲卧时，温酒调服二钱。一辰消尽，无痕迹也。

热毒疮肿，生茄子一枚，割去二分，去瓤二分，似罐子形，合于疮上，即消也。如已出脓，再用取瘥。

牙痛，用秋茄花干之，旋烧研，涂痛处，立止。

血淋疼痛，茄叶熏干为末，每服二钱，温酒或盐汤下，隔年者尤佳。

肠风下血，方同上，米饮下。

久痢不止，茄根烧灰，石榴皮，等分，为末。以沙糖水服之。

壶卢

一名瓠瓜，一名匏瓜。孙愐《唐韵》云：瓠音壶，又音护。瓠瓟，瓢也。陶隐居《本草》作瓠瓠，云是瓠类也。许慎《说文》云：瓠，匏也。又云：瓢，瓠也。匏，大腹瓠也。陆机《诗疏》云：壶瓠也。又云：匏，瓠也。《庄子》云：有五石之瓠。诸书所言：其字皆当与壶同音。而后世以长如越瓜，首尾如一者为瓠，音护。

甘，平，滑，无毒。主治：利水道，除烦，治心热，利小肠，润心肺，治石淋。

恭曰：瓠甘冷，多食令人吐利。扁鹊曰：患脚气虚胀、冷气者，食之永不除也。

叶 甘，平，无毒。主治：为茹耐饥。

冬瓜

甘，微寒，无毒。主治：小腹水胀，利小便，止渴。

震亨曰：冬瓜性走而急。寇氏谓其分散热毒气，盖亦取其走而性急。久病者、阴虚者忌之。孙真人言：九月勿食，令人反胃，须被霜食之乃佳。热者食之良，冷者食之瘦人。

附方：发背欲死，冬瓜，截去头，合疮上。瓜烂，截去更合之。瓜未尽，疮已小敛矣。乃用膏贴之。

痔疮肿痛，冬瓜煎汤洗之。

面黑令白，冬瓜一个，竹刀去皮，切片，酒一升半，水一升，煮烂，滤去滓，熬成膏，瓶收。每夜涂之。

积热泄痢，冬瓜叶嫩心，拖面煎饼食之。

瓜练 瓤也。甘，平，无毒。主治：绞汁服，止烦躁热渴，利小肠，治五淋，压丹石毒。洗面澡身，去䵟黯，令人悦泽白皙。

瓜子 《别录》曰：冬瓜仁也。八月采之。《岁时记》云：七月，采瓜犀以为面脂。即瓜瓣也，亦堪作澡豆。

南瓜

甘，温，无毒。

时珍曰：多食发脚气，黄疸。不可同羊肉食，令人气壅。

菜瓜

一名越瓜。甘，寒，无毒。

诜曰：生食多冷中动气，令人心痛，脐下癥结，发诸疮，又令人虚弱不能行。不益小儿，天行病后不可食，又不得与牛奶、酪及鲊同食。时珍曰：按，萧子真云，菜瓜能暗人耳目，观驴马食之即眼烂，可知矣。

黄瓜

一名胡瓜。藏器曰：北人避石勒讳，改呼黄瓜，至今因之。时珍曰：张骞使西域得种，故名胡瓜。按：杜宝《拾遗录》云，隋大业四年避讳，改胡瓜为黄瓜。与陈氏之说微异。今俗以《月令》“王瓜[1]”即此，误矣。王瓜，土瓜也，见草部。

甘，寒，有小毒。主治：清热解渴，利水道。

诜曰：不可多食，动寒热，多疟病，积瘀热，发疰气，令人虚热，上逆少气，损阴血，发疮疥。脚气虚肿，百病天行病后不可食之。小儿切忌，滑中生疳虫。不可多用醋。

丝瓜

入药用老者。甘，平，无毒。主治：煮食，除热利肠。老者烧存性服，去风化痰，凉血解毒，杀虫，通经络，行血脉，下乳汁，治大小便下血，痔漏崩中，黄积，

〔1〕王瓜：原文作“王瓜生”。

疝痛卵肿，血气作痛，痈疽疮肿，齿䘌，痘疹胎毒。

附方：痘疮不快，枯者烧存性，入朱砂研末，蜜水调服，甚妙。

化痰止嗽，丝瓜烧存性，为末，枣肉和丸弹子大。每服一丸，温酒化下。

风虫牙痛，经霜干丝瓜烧存性，为末，擦之。

风气牙痛，百药不效者用此，大能去风，惟蛀牙不效。用生丝瓜一个，擦盐，火烧存性，研末频擦，涎尽即愈。腮肿，以水调贴之。马敏叔云：此乃严月轩家传屡效之方，一试即便可睡也。

牙宣露痛，用丝瓜藤阴干，临时火煅存性，研搽即止，最妙。又方，用丝瓜藤一握，川椒一撮，灯心一把，水煎浓汁，漱吐，其痛立住，如神。

腰痛不止，丝瓜根烧存性，为末。每温酒服二钱，神效甚捷。

苦瓜

一名锦荔枝，又名癞葡萄。

苦，寒，无毒。主治：除邪热，解劳乏，清心明目。

子 苦、甘，无毒。主治益气壮阳。

紫菜

一名紫萸音软。甘，寒，无毒。主治：热气烦塞咽喉，煮汁饮之。病瘿瘤脚气者宜食之。

藏器曰：多食令人腹痛，发气，吐白沫，饮热醋少许即消。

鹿角菜

甘，大寒，滑，无毒。

诜曰：微毒，丈夫不可久食，发痼疾，损腰肾经络血气，令人脚冷痹，少颜色。

龙须菜

甘，寒，无毒。主治：瘿结热气，利小便。

睡菜

一名瞑菜瞑音眠，绰菜，一名醉草，一名懒妇葴。按：嵇含《南方草木状》云，绰菜夏生池沼间，叶类慈菇，根如藕条，南海人食之，令人思睡，呼为瞑菜。段公路《北户录》云：睡菜五六月生田塘中，土人采根为盐菹，食之好睡。郭宪《洞冥记》有却睡草，食之令人不睡，与此相反也。

芝

芝本作之，篆文象草生地上之形，后人借之字为语辞，遂加草以别之也。《尔雅》云：茵，芝也。注云：一岁三华瑞草。或曰：生于刚处曰菌，生于柔处曰芝。青芝生泰山，赤芝生霍山，黄芝生嵩山，白芝生华山，黑芝生常山，紫芝生高夏山谷。六芝皆六月、八月采。《神农经》云：山川云雨、四时五行、阴阳昼夜之精，以生五色神芝，为圣王休祥。《瑞应图》云：芝草常以六月生，春青，夏紫，秋白，冬黑。葛洪《抱朴子》云：芝有石芝、木芝、肉芝、菌芝，凡数百种也。石芝石象，生于海禺石山岛屿之涯。肉芝状如肉，附于大石，头尾具有，乃生物也。赤者如珊瑚，白者如截肪，黑者如泽漆，青者如翠羽，黄者如紫金，皆光明洞彻如坚冰也。大者十余斤，小者三四斤。凡求芝草，入名山，必以三月、九月，乃山开出神药之月。必以三辅时，出三奇吉门，到山须六阴之日，明堂之时。带灵宝符，牵白犬，抱白鸡，包白盐一斗，及开山符檄，着大石上。执吴唐草一把入山，山神喜，必得见芝。须禹步往采。以王相专和、支干相生之日，刻以骨刀，阴干为末服，乃有功效。若人不致精久斋，行秽德薄，又不晓入山之术，虽得其图，鬼神不以与，人终不可得见也。龙仙芝似升龙相负之形，凤凰芝生名山金玉间，服食一年，与凤凰俱也。曰燕胎芝，形如葵，紫色有燕象。

青芝，一名龙芝，生泰山；赤芝，一名丹芝，生霍山；黄芝，一名金芝，生嵩山；白芝，一名玉芝，一名素芝，生华山；黑芝，一名玄芝，生常山；紫芝，一名木芝，生高夏山谷。

段成式《酉阳杂俎》云：屋柱无故生芝者，白主丧，赤主血，黑主贼，黄主喜，形如人面者亡财，如牛马者远役，如龟蛇者蚕耗。时珍尝疑芝乃腐朽余气所生，正如人生瘤赘，而古今皆以为瑞草。又云：服食可仙，诚为迂谬。近读成式之言，始知先得我所欲言，其揆一也。又方士以木积湿处，用药傅之，即生玉色芝。嘉靖中，王金尝生以献世宗。此昔人所未言者，不可不知。

木耳

一名木檽音软、木菌音窘、木堆，一名树鸡，一名木蛾。甘，平，有小毒。

时珍曰：按，《生生编》云，柳蛾补胃，木耳〔1〕衰精。言老柳之蛾能补胃理气。木耳乃朽木所生，得一阴之气，故有衰精冷肾之害也。

附方：患痔诸药不效，用木耳煮羹食之而愈，极验。

新久泄痢，干木耳一两，炒，鹿角胶二钱半，炒，为末。每服三钱，温酒调下，日二。

血痢下血，木耳，炒研，五钱，酒服即可。亦用井花水服，或以水煮，盐、醋食之，以汁送下。

一切牙痛，木耳、荆芥等分，煎汤频漱。

桑耳

一名桑臣。甘，平，有毒。利五脏，宣畅胃气，排毒气，压丹石人热发，和葱豉作羹食。

香蕈

颖曰：香蕈生深山烂枫木上，小于菌而薄，黄黑色，味甚香美，最为佳品。时珍曰：蕈品不一，宋人陈仁玉著《菌谱》甚详，今录其略于此。云：芝、菌皆气茁也。自商山茹芝，而五台天花，亦甲群汇。仙居介乎天台、括苍之间，丛山入天，仙灵所宫，爰产异菌。林居岩栖者，左右芼之，乃藜苋之至腴。近或以羞王公，登玉食矣。

甘，平，无毒。

〔1〕耳：原作“儿”，据《本草纲目》改。后一“耳”字同，不另注。

天花蕈

甘，平，无毒。主治：益气杀虫。

时珍曰：按，《正要》云，有毒。

蘑菰蕈

甘，寒，无毒。主治：益肠胃，化痰理气。

《正要》曰：有毒，动气发病，不可多食。

鸡枞

一名鸡菌。时珍曰：南人谓为鸡枞，皆言其味似之也。出云南，生沙地间。丁蕈也，高脚伞头。土人采烘，寄远以充方物，点茶、烹肉皆宜，气味皆似香蕈，而不及其风韵也。又广西横州出雷菌，遇雷过即生，须疾采之，稍迟则腐或老，故名。作羹甚美，亦如鸡枞之属。此数种其价并珍。

甘，平，无毒。主治：益胃清神，治痔。

石耳

一名灵芝。瑞曰：石耳生天台、四明、河南、宣州、黄山、巳西边徼诸山石崖上，远望如烟。时珍曰：庐山亦多，状如地耳，山僧采曝馈远。洗去沙土，作茹胜于木耳，佳品也。

甘，平，无毒。主治：久食益色，至老不改，令人不饥，大小便少，明目益精。

颖曰：冷。段成式曰：热。

荆芥

一名姜芥，一名假苏，处处有之，初生作菜，生熟皆可食，气味辛香，如苏、如姜、如芥也。时珍曰：荆芥原是野生，今为世用，遂多栽莳。二月布子生苗，炒食辛香，方茎细叶，似独帚叶而狭小，淡黄绿色，八月开小花，作穗成房，房如紫苏，房内有细子如葶苈子状，花色赤，连穗收采用之。

茎穗 辛，温，无毒。主治：寒热恶风，贼风口面㖞斜，遍身𤸷痹，筋骨烦疼，及阴阳毒，伤寒头痛，头旋目眩，手足筋急，心虚忘事，益力添精，辟邪毒气，通利血脉，传送五脏不足气，助脾胃，破聚气，下瘀血，除湿疸，散风热，清头目，利咽喉，消疮肿，治项强，目中黑花，及鼠瘘瘰疬，生疮阴㿗，吐血衄血，下血血痢，治妇人血风崩中，痔漏。

作菜食久动渴疾，熏人五脏神。反驴肉。凡服荆芥药者，忌食一切鱼蟹。

附方：头项风强，八月后，取荆芥穗作枕及铺床下，立春日去之。

中风口噤，荆芥穗为末，酒服二钱，立愈，名荆芥散。贾似道云：此方出《曾公谈录》，前后用之甚验。其子名顺者，病此已革，服之立定，真再生丹也。

产后中风，华佗愈风散，治妇人产后中风口噤，手足瘛疭如角弓，或产后血运，不省人事，四肢强直，或筑心眼倒，吐泻欲死。用荆芥穗子，微焙为末。每服三钱，豆淋酒调服，或童子小便服之。口噤则挑齿灌之，龂噤则灌入鼻中，其效如神。

口鼻出血如涌泉，因酒色太过者，荆芥烧研，陈皮汤服二钱，不过二服也。

瘰疬溃烂，疬疮牵至胸前、两腋，块如茄子大，或牵至两肩上，四五年不能疗者，皆治之，其效如神。武进县朱守仁传，云其项不能回头，用此数日减可。如疮烂破者，用荆芥根下一段，剪碎，煎沸，汤温洗，良久，看烂破处紫黑，以针一刺去血，再洗三四次愈。用樟脑、雄黄等分，为末，麻油调，扫上去水。次日再洗再扫，以愈为度。

小儿脐肿，荆芥煎汤洗净，以煨葱刮薄出火毒，贴之即消。

紫苏

一名赤苏。时珍曰：紫苏者以别白苏也。处处有之，以二三月下种，或宿子在地自生，其茎方，其叶团而有尖，四围有锯齿，面背皆紫者佳，嫩时采叶，和蔬茹之，或盐及梅卤作菹食甚香，夏月作熟汤饮之。

茎叶 辛，温，无毒。主治：补中益气，通心经，益脾胃。治心腹胀满，止霍乱转筋，开胃下食，止脚气，通大小肠，除寒热，一切冷气。解肌发表，散风寒，行气宽中，消痰利肺，和血，温中止痛，定喘安胎，煮饮尤胜，与橘皮相宜。下气，除寒中。以叶生食作羹，杀一切鱼蟹肉毒，治蛇犬伤。

但气香而辛甘，能散气，脾胃寒人多食，恐致滑泻。同鲤鱼食生毒疮。

附方：感寒上气，苏叶三两，橘皮四两，酒四升，煮一升半，分再服。

霍乱胀满，未得吐下，用生苏捣汁饮之，佳。干苏煮汁亦可。

诸失血病，紫苏不限多少，入大锅内，水煎令干，去滓熬膏，以炒熟赤豆为末，和丸梧子大。每酒下三五十丸，常服之。

颠扑伤损，紫苏捣傅之，疮口自合。

伤损血出不止，以陈紫苏叶蘸所出血，挼烂傅之。血不作脓，且愈后无瘢，甚妙也。

刺儿菜

一名大蓟，一名小苏，一名青刺蓟。恭曰：大小蓟虽相似，功力有殊。大蓟生山谷，根疗痈肿；小蓟生平泽，不能消肿，而俱能破血。小蓟处处有之，俗名青刺蓟。二月生苗二三寸时，并根作菜茹食，甚美。四月高尺余，多刺，心中出花头，如红蓝花而青紫色。四月采苗，九月采根，并阴干用。大蓟苗根花与此相似，但肥大，高三四尺。叶皱，小蓟叶不皱，以此为异。作菜虽有微芒不害人。

大蓟根、叶 同。甘，温，无毒。主治：女子赤白沃，安胎，止吐血，鼻衄，令人肥健。

小蓟根、苗 同。甘，温，无毒。主治：热毒风并胸膈烦闷，开胃下食，退热，补虚损，养精保血，破宿血，生新血。暴下血血崩，金疮出血，呕血等，绞取汁温服。作煎和糖，合金疮，及蜘蛛蛇蝎毒服之亦佳。苗去烦热，生研汁服。作菜食，除风热。夏月热烦不止，捣汁半升，服立瘥。

附方：崩中下血，捣大蓟根，绞汁，服半升，立瘥。

肠痈，腹脏瘀血，作晕扑损，生研，酒并小便任服。

恶疮疥癣，用大蓟叶同盐研，罯之。

小便热淋，大蓟捣汁服。

心热吐血口干，用刺蓟叶及根，捣绞取汁，每顿服二小盏。

九窍出血，刺蓟捣汁，和酒服。干者为末，冷水服。

舌硬出血，方同上。

卒泻鲜血，小蓟叶捣汁，温服一升。

堕胎下血，小蓟根叶、益母草五两，水二大碗，煮汁一碗，再煎至一盏，分二服，一日服尽。

鼻塞不通，小蓟一把，水二升，煮取一升，分服。

婆奶

即地黄苗，处处有之，其苗初生塌地，叶如山白菜而毛涩，菜面深青色，有皱文，又似小芥叶而颇厚，叶中撺茎，上有细毛，其花似脂麻花而红紫色，其根长四五寸，细如手指，皮赤黄色如羊蹄根及胡萝卜根，曝干乃黑。生食作土气，其叶作菜甚益人。《礼记》云"羊、苄，豕、薇"，则自古已食之矣。

叶 主治：恶疮似癞十年者，捣烂日涂，盐汤，先洗。

时珍曰：按，《抱朴子》云，韩子治用地黄苗喂五十岁老马，生三驹，又一百三十岁乃死也。张《朝野佥载》云：雉被鹰伤，衔地黄叶点之。

黄花菜

一名忘忧，一名疗愁，一名丹棘，一名鹿葱，一名宜男，一名萱草。时珍曰：萱本作谖。谖，忘也。《诗》云：焉得谖草，言树之背。谓忧思不能自遣，故欲树此草玩味，以亡忧也。吴人谓之疗愁。董子云：欲忘人之忧，则赠之丹棘，一名忘忧故也。其嫩苗作菹食，形涎似葱。而鹿食九种解毒之草，萱乃其一，故又名鹿葱。周处《风土记》云：怀妊妇人佩其花则生男，故名宜男。萱宜下湿地，五月抽茎开花，肥土所生，则花厚色深，起重台，开有数月。瘠土所生，则花薄而色淡，开亦不久。其花有红、黄、紫三色，令人采花，跗干而货之，名为黄花菜。其根与麦门冬相似。

苗、花 甘，凉，无毒。主治：消食，利湿热。煮食，治小便赤涩，身体烦热，除酒疸。作菹，利胸膈，安五脏，令人好欢乐无忧，轻身明目。

李九华《延寿书》云：嫩苗为蔬，食之动风，令人昏。

根 主治：沙淋，下水气。酒疸黄色遍身者，捣汁服。吹乳、乳痈肿痛，擂酒服，以滓封之。

附方：大热衄血，研汁一大盏，和生姜汁半盏，细呷之。

小便不通，萱草根煎水频饮。

大便后血，萱草根和生姜，油炒，酒冲服。

扫帚苗

一名地肤，一名地葵，一名王彗，一名王帚，一名扫帚，一名落帚，一名益明，一名子心妓女。时珍曰：地肤，因其子形似也；地葵，因其苗味似也；妓女，因其枝繁而头多也；益明，因其子功能明目也。子落则老，茎可为帚，故有帚彗诸名。其嫩苗可作蔬茹，其子宜人补药。

子 八月、十月采，阴干听用。苦，寒，无毒。主治：膀胱热，利小便，补中益精气，去皮肤中热气，补气益力，使人润泽，久服耳目聪明，轻身耐老。散恶疮疝瘕，强阴，治客热丹肿，阴卵㿗疾，去热风，可作汤沐浴。

与阳起石同服，主丈夫阴痿不起。

附方：风热赤目，地肤子，焙，一升，生地黄半斤，取汁和作饼，晒干研末。每服三钱，空心酒服。

雷头风肿，不省人事，落帚子同生姜研烂，热冲酒服，取汗即愈。

疝气危急：地肤子，即落帚子，炒香研末。每服一钱，酒下。

血痢不止，地肤子五两，地榆、黄芩各一两，为末。每服方寸匕，温水调下。

苗、叶　苦，寒，无毒。主治：大肠泄泻，和气，涩肠胃，解恶疮毒。煎水日服，治手足烦疼，利小便诸淋。煎水洗目，去热暗雀盲涩痛。

附方：赤白痢，捣扫帚苗汁服，烧灰亦善。

淋疾，用地肤草，捣自然汁，服之即效。按：虞抟《医学正传》云，抟兄年七十，患淋二十余日，百方不效。服此方遂通。至贱之物，有回生之功如此。

小便不通，用地肤草一大把，水煎服。古方亦常用之。此物能益阴气，通小肠。

蓼

蓼有数种，其叶有圆，有尖，而圆者为胜。古人种蓼为蔬，收子入药，香蓼可为生菜，青蓼宜入药，用其叶相似而俱薄，平泽生者为良，余蓼无用。

子　辛，温，无毒。主治：明目，温中，耐风寒，下水气面浮肿，痈疡。归鼻，除肾气，止霍乱，治小儿头疮。

多食吐水，壅气损阳。

附方：小儿头疮，蓼子为末，蜜和鸡子白同涂之，虫出不作痕。

苗、叶　与大麦面相宜。辛，温，无毒。主治：归舌，除大小肠邪气，利中益志。作生菜食，能入腰脚。煮汤捋脚，治霍乱转筋。煮汁日饮，治痃癖。捣烂，傅狐尿疮。杀虫伏砒。

黄帝云：食蓼过多，有毒，发心痛。和生鱼食，令人脱气，阴核痛求死。二月食蓼伤人胃。扁鹊云：久食令人寒热，损髓减气少精。妇人月事来食蓼、蒜，喜为淋。

附方：恶犬咬伤，蓼叶捣泥傅之。

香椿

《集韵》作櫄，《夏书》作杶，《左传》作槆。《庄子》言“大椿以八千岁为春秋”是矣。其树皮细肌实，色赤而香，其嫩叶香甘可茹，或晒、或腌，俱堪食用。

椿芽　多食动风，熏十二经脉、五脏六腑，令人神昏，血气微。若和猪肉热面频食则中满，盖壅经络也。

附方：脏毒下痢赤白，用香椿洗刮，取皮，日晒，为末，饮下一钱，立效。

香菜

一名罗勒。禹锡曰：北人避石勒讳，呼罗勒为兰香。时珍曰：按，《邺中记》云，石虎讳言勒，改罗勒为香菜。今俗人呼为翳子草，以其子治翳也。处处有之，有三种。一种似紫苏叶；一种叶大，二十步内即闻香；一种堪作生菜，冬月用干者。子可安入目中去翳，少顷湿胀与物俱出也。须三月枣叶生时，种之乃生，否则不生。常以鱼腥水、米泔水、泥沟水浇之，则香而茂，不宜粪水。《臞仙神隐书》言：园边水侧宜广种之，饥年亦可济用。其子大如蚤，褐色而不光，七月收之。弘景曰：术家取羊角、马蹄烧作灰，撒湿地遍踏之，即生罗勒。俗呼为西王母菜，食之益人。

《饮膳[1]正要》云：与诸菜同食，味辛香能辟腥气。

辛，温，微毒。主治：调中消食，去恶气，消水气。宜生食，不可多食，壅关节，涩营卫，令人血脉不行，又动风发脚气。

附方：目昏浮翳，兰香子每用七个，睡时水煎服之，久久有效也。

子　时珍曰：按，《普济方》云，昔庐州知录彭大辨在临安，暴得赤眼后生翳，一僧用香菜子洗晒，每纳一粒入眦内，闭目少顷连膜而出也。一方为末点之。时珍常取子试之水中，盖此子得湿即胀，故能染惹眵泪浮膜尔。然目中不可著一尘，而此子可纳三五颗亦不妨碍，盖一异也。

主治：目翳及尘物入目，以三五颗安目中，少顷，当湿胀与物俱出。又主风赤眵泪。

附方：目昏浮翳，香菜子每用七个，睡时水煎服之，久久有效也。

〔1〕膳：原作“食”，据《本草纲目》改。

上医本草卷之四

禽　部

鹅

一名家雁。白鹅及老鹅良。

肉　甘，平，无毒。主治：利五脏，解五脏热，服丹石人宜之。煮汁，止消渴。性冷，多食令人霍乱，发痼疾，发风，发疮肿，莫此为甚，火熏者尤毒。苍鹅及嫩鹅有毒。

卵　甘，温，无毒。主治：补中益气。

多食发痼疾。

鸭

一名鹜音木，一名家凫。黄雌鸭为补最胜，白鸭最良，老者亦良。

肉　甘，冷，微毒。主治：补虚，除客热，和脏腑及水道，解丹毒，止热痢，疗小儿惊痫并用白鸭。

黑鸭有毒，滑中发冷，利脚气，不可食。目白者，杀人。肠风下血人不可食。尾脾不可食。嫩者亦有毒。昔有人食鸭肉成癥，用秫米治之而愈，见秫米下。

白鸭者良。咸，冷，无毒。主治：解诸毒热。饮野葛毒已死者，入咽即活。解中生金、生银、丹石、砒霜诸毒，射工毒。又治中恶及溺水死者，灌之即活。蚯蚓咬疮，涂之即愈。

附方：小儿白痢似鱼冻者，白鸭杀取血，滚酒泡服即止也。

卵　盐藏食之，宜人。

甘、咸，微寒，无毒。主治：心腹膈热。多食鲜鸭蛋发冷气，令人气短背闷。小儿多食，脚软。生疮毒者食之，令恶肉突出。弘景曰：不可合鳖肉、李子食，害人。合椹食，令人生子不顺。

水鸭

一名野鸭，一名凫，东南江海湖泊中皆有之。陆机《诗疏》云：状似鸭而小，杂青白色，背上有文，短喙长尾，卑脚红掌。水鸟之谨愿者，肥而耐寒。或云：食用，绿头者为上，尾尖者次之。并宜冬月取之，即中食，大益病人，全胜家者，虽寒不动气。

肉　甘，凉，无毒。主治：补中益气，平胃消食，除十二种虫。身上有诸小热疮，年久不愈者，但多食之即瘥。不可合胡桃、木耳、豆豉同食。

鸡

一名烛夜。时珍曰：鸡类甚多，五方所产，大小形色往往亦异。凡人家无故群鸡夜鸣者，谓之荒鸡，主不祥。若黄昏独啼者，主有天恩，谓之盗啼。老鸡能人言者、牝鸡雄鸣者、雄鸡生卵者，并杀之即已。俚人畜鸡无雄，即以鸡卵告灶而伏出之。南人以鸡卵尽墨，煮熟验其黄，以卜凶吉。又以鸡骨占年。其鸣也，知时刻。其栖也，知阴晴。《太清外术》言：蓄蛊之家，鸡辄飞去。《万毕术》言：其羽焚之可以致风。《五行志》言：雄鸡毛著酒中饮之，所求必得。古人言：鸡能辟邪，则鸡亦灵禽也，不独充庖而已。吴球云：三年𪃹鸡常食，治虚损，养血补气。

丹雄鸡　一名载丹，即朱鸡也。

肉　甘，微温，无毒。主治：补虚补肺，温中止血。女人崩中漏下，赤白沃。通神，杀恶毒，辟不祥，能愈久伤之疮不瘥者。

附方：辟禳瘟疫，冬至日取赤雄鸡作腊，至立春日煮食至尽，勿分他人。

百虫入耳，鸡肉炙香塞耳中，引出。

白雄鸡　养三年能为鬼神所使，可以辟邪，今术家祈禳皆用白鸡。

肉　酸，微温，无毒。主治：调中下气，疗狂邪，安五脏，伤中消渴，利小便，去丹毒风。

附方：赤白痢下，白雄鸡一只，如常作臛及馄饨，空心食。

乌雄鸡肉　甘，微温，无毒。主治：补中止痛，止肚痛，心腹恶气，除风湿麻痹，诸虚羸，安胎，治折伤并痈疽。生捣，涂竹木刺入肉。

附方：补益虚弱，诜曰，虚弱人用乌雄鸡一只治净，五味煮极烂，空腹饱食之。生即反损人。或五味腌炙食，亦良。

反胃吐食，用乌雄鸡一只，治如食法，入胡荽子半斤在腹内，烹食。二只，愈。

老人中风，烦热语涩，每用乌雄鸡一只，切，葱白一握，煮臛，下麻子汁、五味，空心食之。

脚气烦懑，用乌雄鸡一只，治如食法，入米作羹食。

卒得咳嗽，乌雄鸡一只，治如食法，酒渍半日饮之。

肾虚耳聋，乌雄鸡一只治净，以无灰酒三升煮熟，乘热食。三五只，效。

黑雌鸡肉　甘、酸，温、平，无毒。主治：作羹食，治风寒湿痹，五缓六急，安心定志，除邪辟恶气，治血邪，破心中宿血。治反胃及腹痛，踒折骨痛。治痈疽，排脓补新血，及乳痈。安胎及产后虚羸，益色助气。

附方：虚损积劳，治男女因积虚或大病后，虚损沉困，酸疼盗汗，少气喘惙，或小腹拘急，心悸胃弱，多卧少起，渐至瘦削。若年深，五脏气竭，则难治也。用乌雌鸡一头，治如食法，以生地黄一斤，切，饴糖一升，纳腹内，缚定，铜器贮，于瓶中蒸五升米熟，取出，食肉饮汁，勿用盐。一月一作，神效。

黄雌鸡肉　甘、酸、咸，无毒。主治：伤中消渴，小便数而不禁，肠澼泄痢，补益五脏绝伤，疗五劳，益气力，添髓补精，助阳气，暖小肠，止泄精，补水气。治冷气疾著床者，渐渐食之良。治产后虚羸，煮汁煎药服，佳。以光粉诸石末，和饭饲鸡，煮食甚补益。患骨热人勿食。

附方：下痢噤口，黄肥雌鸡一只，如常为臛，作湿馄饨，空心食之。

脾虚滑痢，用黄雌鸡一只，炙，以盐、醋涂，煮熟食之。

脾胃弱乏，人痿黄瘦，黄雌鸡肉五两，白面七两，切肉作馄饨，下五味煮熟，空心食之。日一作，益颜色，补脏腑。

老人噎食不通，黄雌鸡肉四两，切，茯苓末二两，白面六两，作馄饨，入豉汁煮食，三五服效。

乌骨鸡 有白毛乌骨者，黑毛乌骨者，斑毛乌骨者，有骨肉俱乌者，肉白骨乌者。但观鸡舌黑者，则肉骨俱乌，入药更良。男用雌，女用雄。妇人方科有乌鸡丸治妇人百病。

肉 甘，平，无毒。主治：补虚劳羸弱，治消渴，中恶鬼击心腹痛，益产妇，治女人崩中带下，一切虚损诸病。大人、小儿下痢噤口，并煮食饮汁，亦可捣和丸药。按：《太平御览》云，夏侯弘行江陵，逢一大鬼引小鬼数百行，弘潜捉末后一小鬼。问之，曰：此广州大杀也。持弓戟往荆、杨二州，杀人若中心腹者死，余处犹可救。弘曰：治之有方乎？曰：但杀白乌骨鸡薄心即瘥。时荆、杨病心腹者甚众，弘用此治之，十愈八九。中恶用乌鸡，自弘始也。此说虽涉迂怪，然其方则神妙，谓非神传不可也。鬼击卒死，用其血涂心下，亦效。

附方：脾虚滑泄，乌骨母鸡一只治净，用豆蔻一两，草果二枚，烧存性，掺入鸡腹内，扎定煮。

以上诸鸡肉，风病人勿食。鸡有五色者、玄鸡白首者、六指者、四距者、鸡死足不伸者，并不可食，害人。阉鸡能啼者有毒。四月勿食抱鸡肉，令人作痈成漏，男女虚乏。鸡肉不可合葫蒜、芥、李食，不可合犬肝、犬肾食，并令人泄痢。同兔食成痢，同鱼汁食成心瘕，同鲤鱼食成痈疖，同獭肉食成遁尸，同生葱食成虫痔，同糯米食生蛔虫。小儿五岁以下，食鸡肉生蛔虫。

鸡子 即鸡卵也。黄雌者为上，乌雌者次之。《太平御览》云：正旦，吞乌鸡子一枚，可以练形。《岣嵝神书》云：八月晦日夜半，面北吞乌鸡子一枚，有事可隐形。

甘，平，无毒。主治：除热火灼烂疮，镇心，安五脏，益气，止惊，安胎，治妊娠天行，热疾狂走，男子阴囊湿痒，及开喉声失音。醋煮食之，治赤白久痢，及产后虚痢。光粉同炒干，止疳痢，及妇人阴疮。合豆淋酒服，治贼风麻痹。醋浸令坏，傅疵皯。作酒，止产后血运，暖水脏，缩小便，止耳鸣。合醋[1]炒，治耳鸣、聋，及疳痢。以浊水煮一枚，连水服之，主产后痢。合醋煎，止小儿痢。小儿发热，以白蜜一合，和三颗搅服，立瘥。

附方：心气作痛，鸡子一枚打破，醋二合调匀，暖过顿服。

咽塞鼻疮及干呕头痛，食不下，用鸡子一枚，开一窍，去黄留白，着米酢，火顿沸，取下更顿，如此三次。乘热饮之，不过一二度即愈。

汤火烧灼，鸡子清和酒调洗，勤洗即易生肌。忌发物。或生傅之亦可。

〔1〕醋：原作“蜡”，据文义改。

一切热毒、丹肿、腮痛，用鸡子清和赤小豆末涂之，神效。

小便不通者，亦生吞之，数次效。

小肠疝气，鸡子黄搅，温水服之。三服效。

汤火伤疮，熟鸡子十个，取黄炒取油，入腻粉十文搅匀，用鸡翎扫上，三五日永除瘢痕。

多食鸡子令人腹中有声，动风气。合葱蒜食之气短，同韭子食成风痛，共鳖肉食损人，共獭肉食成遁尸，同兔肉食成泄痢。妊妇以鸡子、鲤鱼同食，令儿生疮；同糯米食，令儿生虫。小儿患痘疹，忌食鸡子及闻煎食之气，令生翳膜。

鸡血 乌鸡、白鸡者良。

咸，平，无毒。主治：踵折骨痛，安神定志。

附方：筋骨折伤，急取雄鸡一只，刺血，量患人酒量，用一碗或半碗，和饮，痛立止，神效。

杂物眯目不出，以鸡肝血滴少许，即出。

缢死未绝，鸡血涂喉下。又方，刺鸡冠血滴口中即活。男用雌，女用雄。缢绳徐缓解之，慎勿割断。

鸡翮翎 白雄鸡者良。葛洪云：凡古井及五月井中有毒，不可辄入，即杀人。宜先以鸡毛试之，毛直下者无毒，回旋者有毒也。

鹑

大如鸡雏头，细而无尾，毛有斑点，甚肥。雄者足高，雌者足卑。其性醇，窜伏浅草，无常居而有常匹，随地而安。庄子所谓“圣人鹑居”是矣。

肉 甘、平、无毒。主治：补五脏，益中续气，实筋骨，耐寒暑，消结热。和小豆、干姜煮食，止泄痢。酥煎食，令人下焦肥。小儿患疳及下痢五色，旦旦食之有效。

四月以前未堪食。不可合猪肝食，令人生黑子。合菌子食，令人发痔。

鸽

一曰鹁鸽，一曰飞奴。时珍曰：鸽性淫而易合，故名。鹁者，其声也。张九龄以鸽传书，目为飞奴。此独雌乘雄，亦与鸠为匹偶。惟白鸽入药。

白鸽肉 咸，平，无毒。主治：调精益气，解诸药毒，及人马久患疥食之立愈。治恶疮、风癣疮、白癜、疬疡风，炒熟酒服。虽益人，食多恐减药力。

附方：预解痘毒，每至除夜，以白鸽煮炙饲儿，仍以毛煎汤浴之，则出痘稀少。又方，用白鸽卵一对，入竹筒，封置厕中，半月取出。以卵白和辰砂三钱，丸绿豆大。每服三十丸，三豆饮下，毒从大小便出也。永不出痘，或出亦希。

雀

处处有之，其性最淫。俗呼老而斑者为麻雀，小而黄口者为黄雀。八九月群飞田间，体绝肥，背有脂如披绵，性味皆同，可以炙食，作鲊甚美。正月以前，十月以后，宜食之，取其阴阳静定未泄也。故卵亦取第一番者。

附方：补益老人，治老人脏腑虚损羸瘦，阳气乏弱。雀儿五只，如常治，粟米一合，葱白三茎。先炒雀熟，入酒一合，煮少时，入水二盏，下葱、米作粥食。

兽 部

李时珍曰：兽者四足而毛之总称，地产也。豢养者，谓之畜，《素问》曰“五畜为益”是矣。周制庖人共六畜马、牛、羊、鸡、犬、豕六兽麋、鹿、狼、麛、兔、野、豕也，辨其死生鲜薨之物；兽人辨其名物。凡祭祀宾客，供其死兽生兽。皮毛筋骨，入于玉府。冥氏攻猛兽，穴氏攻蛰兽。呜呼！圣人之于养生事死，辨物用物之道，可谓慎且备矣。

猪

音猪。一名豕，一名彘。凡煮猪肉，得皂荚子、桑白皮、高良姜、黄蜡，不发风气；得旧篱篾，易熟也。

凡**猪肉** 苦，微寒，有小毒。主治：补肾气虚竭。

不可多食，反乌梅、桔梗、黄连、胡黄连，犯之令人泄痢。反苍耳，令人动风，合生姜食生面皯发风，合荞麦食落毛发、患风病，合葵菜食少气，合百花菜、吴茱萸食发痔疾，合胡荽食烂人脐，合牛肉食生虫，合羊肝鸡子、鲫鱼、豆黄食滞气，合龟鳖肉食伤人。猪头肉有毒，有病人食之生风发疾。

猪脑 有毒。《礼记》云：食豚去脑。《孙真人食忌》云：猪脑损男子阳道，酒后尤不可食。

猪血 能损阳也。同黄豆食滞气，服地黄、何首乌诸补药者忌之。

心 多食耗心气，不可合吴茱萸食。

肝 饵药人不可食之。合鱼鲙食生痈疽，合鹌鹑食生面皯。《延寿书》云：猪临杀，惊气入心，绝气归肝，多食必伤人。

脾 俗名聊贴。凡六畜脾，人一生莫食之。

肺 得大麻仁与白花菜合食，令人气滞，发霍乱。八月和饴食，至冬发疽。

肾 虽补肾，而久食令人少子，伤肾。冬月食损人真气，兼发虚壅。肾俗名腰子。

肚 甘，微温，无毒。主治：补中益气，主骨蒸热劳，血脉不行，补羸助气，四季宜食。

附方：补益虚羸，用猪肚一具，入人参五两，蜀椒一两，干姜一两半，葱白七个，粳米半升在内，密缝，煮熟食。

上气咳嗽，猪肪四两，煮百沸以来，切，合酱、醋食之。肪即脂凝者。

痘疮黑陷，腊月收猪心血，瓶盛，挂风处干之。每用一钱，入龙脑少许，研匀，温酒调服。须臾红活，神效。无干血，用生血。

肺虚咳嗽，用猪肺一具，竹刀切片，麻油炒熟，同粥食。

肺虚嗽血，煮猪肺，蘸薏苡仁末食之。

急心疼痛，猪心一枚，每岁入胡椒一粒，同盐、酒煮食。

久泄不止，猪肾一个批开，掺骨碎补末，煨熟食之，神效。

小便不通，猪胆一枚，热酒和服。又用猪胆连汁，笼住阴头一二时，汁入自通。

狗

一名犬。狗类甚多。其用有三：田犬长喙善猎，吠犬短喙善守，食犬体肥供馔。凡《本草》所用，皆食犬也。犬以三月而生，在畜属木，在卦属艮，在禽应娄星。豺见之跪，虎食之醉，犬食番木鳖则死，物性制伏如此。又辽东有鹰背狗，乃鹰产三卵，一鹰，一雕，一犬也。以禽乳兽，古所未闻，详见鹰条。又有老木之精，状如黑狗而无尾，名曰彭侯。可以烹食，无情化有情，精灵之变也。白犬、黑犬入药，黄犬大补虚劳，牡者尤胜。凡食犬不可去血，则力少不益人。

肉 咸、酸，温，无毒。主治：安五脏，补绝伤，轻身益气，宜肾，补胃气，壮阳道，暖腰膝，益气力。补五劳七伤，益阳事，补血脉，厚肠胃，实下焦，填精髓，和五味煮，空心食之。

反商陆，畏杏仁，同蒜食损人，同菱食生癫。瘦犬有病，猘犬发狂，自死犬有毒，悬蹄犬伤人，赤股而躁者气臊，犬目赤者，并不可食。白犬肉合海鲉食，必得恶病。鲉，小鱼也[1]。妊妇食犬肉，令子无声。热病后食之杀人。服食人忌食，道家以犬为地，厌不食之。九月食犬伤神。

附方：痔漏有虫，用熟犬肉蘸蓝汁，空心食，七日效。

断酒，白犬乳，酒服。

反胃吐食，不拘丈夫、妇人、老少，远年、近日。用五灵脂末，黄狗胆汁和丸龙眼大。每服一丸，好酒半盏，磨化服。不过三服，即效。

羊

董子云：羊，祥也。故吉礼用之。牡羊曰羖、曰羝；牝羊曰羘、曰牂音臧。白曰羒，黑曰羭。多毛曰羖䍽，胡羊曰羪䍺，无角曰羶、曰羏，去势曰羯。《别录》曰：羖羊，生河西。弘景曰：羊有三四种，入药以青色羖羊为胜，次则乌羊。其羪䍺羊及虏中无角羊，止可啖食，为药不及都下者，然其乳、髓则肥好也。李杲曰：羊肉，有形之物，能补有形肌肉之气，故曰：补可去弱。人参，羊肉之属，人参补气，羊肉补形。凡味同羊肉者，皆补血虚，盖阳生则阴长也。同杏仁煮，羊肉则易糜。

肉 苦、甘，大热，无毒。主治：缓中，字乳余疾，及头脑大风汗出，虚劳寒冷，补中益气，开胃健力，安心止惊，止痛。治风眩瘦病，丈夫五劳七伤，小儿惊痫。利产妇。

热病及天行病、疟疾病后食之，必发热致危。妊妇食之，令子多热。白羊黑头、黑羊白头、独角者并有毒，食之生痈。反半夏、菖蒲。同荞面、豆酱食发痼疾，同醋食伤人心。铜器煮食，男子损阳，女子暴下。物性之异如此，不可不知。中羊肉毒者，饮甘草汤则解。产后腹中痛，当归生姜羊肉汤主之，并治腹中寒疝，虚劳不足。

附方：羊肉汤，张仲景治寒疝虚劳[2]及产后心腹疠[3]痛。用肥羊肉一斤，水一斗，煮汁八升，入当归五两，黄芪八两，生姜六两，煮取二升，分四服。《胡洽方》

〔1〕鲉，小鱼也：原在本段末尾，据《本草纲目》前移。
〔2〕寒疝虚劳：原作“寒劳虚羸”，据《金匮要略》改。
〔3〕疠：原作“疝”，据《金匮要略》改。

无黄芪，《千金方》有芍药。

壮阳益肾，用白羊肉半斤，切生，以蒜、薤食之。三日一度，甚妙。

五劳七伤虚冷，用肥羊肉一腿，密盖煮烂，绞取汁服，并食肉。

骨蒸久冷，羊肉一斤，山药一斤，各烂煮，研如泥，下米煮粥食之。

壮胃健脾，羊肉三斤，切，粱米二升同煮，下五味，作粥食。

老人膈痞，不下饮食，用羊肉四两，切，白面六两，橘皮末一分，姜汁搜如常法，入五味作臛食，每日一次，大效。

消渴利水，羊肉一脚，瓠子六枚，姜汁半合，白面二两，同盐、葱炒食。

头蹄肉　白羊者良，热病后宜食。

甘，平，无毒。性极补水。主治：风眩瘦疾，脑热头眩，安心止惊，缓中止汗，补胃，治丈夫五劳骨热，疗肾虚精竭。

性虽补水，水肿人食之，百不一愈。冷病人勿多食。

血　白羊者良。

咸，平，无毒。主治：卒惊，九窍出血。女人血虚，中风及产后血闷，血攻欲绝者，热饮一升即活。下胎衣，又解一切丹石毒发。

勿久食，凡服丹石、地黄、何首乌诸补药者忌之。

附方：衄血一月不止，刺羊血热饮，即瘥。

大便下血，羊血煮熟，拌醋食，最效。

妊娠胎死不出及胞衣不下，产后诸疾狼狈者，刺羊血，热饮一小盅，极效。

乳　白羖者佳。甘，温，无毒。主治：补寒冷虚乏，润心肺，治消渴，干呕及反胃，疗虚劳，益精气，补肺肾气，和[1]小肠气，利大肠及男女中风。主心卒痛，可温服之。小儿口疮，令含之。舌肿，时时温饮之。又解蜘蛛咬毒。丹溪言：反胃人宜时时饮之，取其开胃脘、大肠之燥也。

附方：蚰蜒入耳，羊肉灌之，即化成水。

肺痿骨蒸，炼羊脂、炼羊髓各五两，煎沸[2]，下炼蜜及生地黄汁各五合，生姜汁一合，不住手搅，微火熬成膏。每日空心温酒调服一匙，或入粥食。

渴利不止，羊肺一具，入少肉，和盐、豉作羹食。不过三具愈。羊肺自三月至五月，其中有虫，状如马尾一三寸，须去之。令人痢下。

大便秘塞，羊胆汁灌入，即通。

老人胃弱，羊脊骨一具，捶碎，水五升，煎取汁二升，入青粱米四合，煮粥常食。

误吞铜钱，羊胫骨烧灰，以煮稀粥食，神效。

尘物入目，熟嚼羊筋纳中，仰卧即出。

羊肚和饭饮久食，人多唾清水，成反胃，作噎病。以下三条，宜为羊肉禁忌后。

羊肝合猪肉及梅子、小豆食，伤人心。合生椒食，伤人五脏，最损小儿。合苦笋

〔1〕和：原作“如”，据《本草纲目》改。

〔2〕沸：原作“服”，据《本草纲目》改。

食，病青盲。妊妇食之，令子多厄。

羊心有孔者，杀人。

牛

牛之牡者曰牯、曰特、曰犅、曰[illegible]；牝者曰𤛗、曰牸。南牛曰犑，北牛曰榛。纯色曰牺，黑曰犥，白曰㹀，赤曰犉，驳曰犁。去势曰犍，又曰犗。无角曰牤[1]。子曰犊，生二岁曰犋，三岁曰犙，四岁曰牭，五岁曰㸦，六岁曰犕。时珍曰：韩懋言，牛肉补气，与芪同功。观丹溪朱氏《倒仓法论》而引申触类，则牛之补土[2]，可心解矣。今天下日用之物，虽严法不能禁，亦因肉甘而补，皮角有用也。《食经》云：煮牛肉入杏仁、芦叶易烂，相宜。

黄牛肉 甘，温，无毒。主治：安中益气，养脾胃，补益腰脚，止消渴及唾涎。

《食经》云：牛自死白首者，食之杀人。疥牛食之发痒，黄牛肉、水牛肉合猪肉及黍米酒食，并生寸白虫。合韭、薤食，令人热病。合生姜食，损齿。独肝者有大毒，令人痢血至死。牛蹄中巨筋，多食令人生肉刺，患冷人勿食。

乳 藏器曰：黑牛乳胜黄牛，凡服乳必煮一二沸，停冷啜之。震亨曰：反胃、噎膈、大便燥结，宜牛羊乳时时咽之，并服四物汤为上策，不可用人乳。人乳有饮食之毒，七情之火也。

甘，微寒，无毒。主治：补虚羸，养心肺，止渴，解热毒，润皮肤、大肠，治反胃热哕，补益劳损，治气痢，除疸黄，老人煮粥甚宜。煮食有益，冷补，下热气。和蒜煎沸食，去冷气痃癖。入姜葱，止小儿吐乳，补劳。

热食即壅，不欲顿服。与酸物相反，令人腹中癥结，患冷气人忌之。合生鱼食作瘕。

附方：下虚消渴，心脾中热，下焦虚冷，小便多者，牛羊乳每饮三四合。

病后虚弱，取七岁以下、五岁以上黄牛乳一升，水四升，煎取一升，稍稍饮，至十日止。

髓 黑牛、黄牛、㹀牛者良，炼过用。

甘，温，无毒。主治：补中，填骨髓，安五脏，平三焦，续绝伤，益气力，止泄利，去消渴，平胃气，通十二经脉，润肺补肾，泽肌悦面，久服增年。理折伤，擦损痛，甚妙。

附方：补精润肺，壮阳助胃，用炼牛髓四两，胡桃肉四两，杏仁泥四两，山药末半斤，炼蜜一斤，同捣成膏，以瓶盛，汤煮一日。每服一匙，空心服之。

治瘦病，宜黑牛髓、地黄汁、白蜜等分，煎服。

脑 黄牛、水牛者良。甘，温，微毒。主治：风眩消渴，脾积痞气。润皲裂，入面脂用。

牛热病死者，勿食，其脑令生肠痈。

附方：偏正头风，不拘远近，诸药不效者，如神。用白芷、芎䓖各三钱，为细末，以黄牛脑子搽末在上，瓷器内加酒顿熟，乘热食之，尽量一醉。醒则其病如失，甚验。

〔1〕牤：原作“牛”，据《本草纲目》改。

〔2〕土：原作“士”，据《本草纲目》改。

胃 即肚。黄牛、水牛良。甘，温，无毒。主治：补中益气，解毒，养脾胃，消渴，风眩，补五脏，醋煮食之。

青牛肠肚合犬血食，病人。

齿 时珍曰：六畜齿治六痫，皆比类之义也。耳珠先生有固牙法，用牛齿三十枚瓶盛固济，煅赤为末，每以水一盏，末二钱，煎热含漱，冷则吐去。有损动者，以末揩之。此亦以类相从也。

牛角鰓 一名角胎。时珍曰：此即角尖中坚骨也。牛之有鰓，如鱼之有鳃，故名。胎者，言在角内也。水牛、黄犖牛者可用，余皆不及。久在粪土烂白者，亦佳。

苦，温，无毒。主治：下闭血、瘀血疼痛，治水肿。烧灰，主赤白痢。黄牛者烧之，主妇人血崩带下，大便下血、血痢。

附方：大便下血，黄牛角鰓一具，煅末，煮豉汁服二钱，日三，神效。

赤白带下，牛角鰓烧令烟断，附子以盐水浸七度，去皮，等分，为末。每空心酒服二钱匕。

接骨丹，不论打扑损伤，用牛角鰓烧灰，研极细末，每服五钱，好酒下，极效。

损伤接骨，牛蹄甲一个，乳香、没药各一钱为末，入甲内烧灰，以黄米粉糊和成膏，傅之。

鹿

一名斑龙。按：《干宁记》云，鹿与游龙相戏，必生异角，则鹿得称龙，或以此与？《埤雅》云：鹿乃仙兽，自能乐性，六十年必怀琼于角下，斑痕紫色，行则有涎，不复急走。故曰：鹿戴玉而角斑，鱼怀珠而鳞紫。《名苑》云：鹿之大者曰麈，群鹿随之，视其尾为准。其尾能辟尘，拂毡则不蠹，置茜帛中，岁久红色不黯也。

鹿茸 不可以鼻嗅[1]之，中有小白虫，视之不见，入人鼻必为虫颡，药之不及。

甘，温，无毒。主治：漏下恶血，寒热惊痫，益气强志，生精补髓，养血益阳，强筋健骨生齿，不老。补腰肾虚冷，脚膝无力，夜梦鬼交，精溢自出。疗虚劳，洒洒如疟，羸瘦，四肢酸疼，腰脊痛，小便数利，泄精溺血。破瘀血在腹，散石淋，痈肿，骨中热疽痒。治一切虚损耳聋，目暗眩运，虚痢，及治女人崩中漏血，赤白带下，安胎下气，杀鬼精物，久服耐老。不可近丈夫阴，令痿。

附方：腰膝疼痛伤败者，鹿茸涂酥，炙紫为末，每温酒服一钱。

小便频数，鹿茸一对，酥炙为末。每服二钱，温酒下，日三服。

鹿角胶 甘，平，无毒。主治：伤中劳绝，腰痛羸瘦，补中益气，疗损脏气[2]弱，劳损吐血、下血，折跌伤损。治妇人血闭无子[3]，崩中不止，四肢作痛，多汗淋露，服之令有子。安胎止痛，去冷[4]，治漏下赤白。久服轻身，酒服补虚劳，长肌益髓，令人肥健，悦颜色。又治劳嗽，尿精，尿血，疮疡肿毒。

---

〔1〕嗅：原作“齅”，同“嗅”。

〔2〕气：此前原衍“气”字，据文义删。

〔3〕子：原脱，据《本草纲目》补。

〔4〕去冷：此后原衍“治痛去冷”，据《本草纲目》删。

畏大黄。

附方：异类有情丸，《韩氏医通》云，此方自制者，凡丈夫中年觉衰，便可服饵。盖鹿乃纯阳，龟、虎属阴，血气有情，各从其类，非草木比也。其方用鹿角霜，治法见上[1]，龟板，酒浸七日，酥炙，研，各三两六钱；鹿茸，熏干，酒洗净，酥涂炙，研，虎胫骨，长流水浸七日，蜜涂酥炙，各二两四钱。水火炼蜜，入豮猪脊髓九条，捣丸梧子大。每空心盐汤下五七九十丸。如厚味善饮者，加猪胆汁一二合，以寓降火之义。

虚损尿血，用鹿角胶三两，炙，水二升，煮一升四合，分服。

小便不禁，上热下寒者，鹿角霜为末，酒糊和丸梧桐子大。每服三四十丸，空心温酒下。

小便频数，鹿角霜、白茯苓等分，为末，酒糊丸梧桐子大。每服三十丸，盐汤下。

男子阳虚，甚有补益，方同上。

肉　甘，温，无毒。主治：补中益气力，强五脏，补虚瘦弱，调血脉，养血生容，治产后风虚邪僻。

九月以后，正月以前堪食。他月不可食，发冷痛。白臆者、豹文者，并不可食。肉脯炙之不动及见水而动，或曝之不燥者，并杀人。不可同雉肉、蒲白、鮠鱼、虾食，发恶疮。《礼记》云：食鹿去胃。

附方：中风口偏者，以生肉同生椒捣贴，正即除之。

头肉　平。主治：消渴，夜梦鬼物，煎汁服，作胶弥善。

附方：老人消渴，鹿头一个，去毛煮烂，合五味。空心食，以汁咽之。

蹄肉　平。主治：诸风。脚膝骨中疼痛，不能践地，同豉汁、五味煮食。

髓　炼净入药。甘，温，无毒。主治：补阴强阳，生精益髓，润燥泽肌，丈夫女子伤中绝脉，筋急痛，咳逆，以酒合服之良。同蜜煮服，壮阳道，令有子。同地黄汁煎膏服，填骨髓，壮筋骨，治呕吐。

血　主治：大补虚损阴痿，益精血，止腰痛、鼻衄，折伤，狂犬伤，解痘毒、药毒。

附方：肺痿吐血及崩中带下，用鹿角血和酒服。

诸气痛欲危者，饮鹿血立愈。

兔

一名明视。按，魏子才《六书精蕴》云：兔字，篆文象形。一云，吐而生子，故曰兔。《礼记》谓之明视，言其目不瞬而了然也。《说文》：兔子曰娩音万，狡兔曰
䨲音俊、曰毚音谗。《梵书》谓：兔为舍迦，舐雄毫而孕，五月而吐子。其大者为䨲音绰，似兔而大，青色，首与兔同，足与鹿同，故字象形。或谓，兔无雄而中秋望月中顾兔以孕者，不经之说也。今雄兔有二卵，《古乐府》有“雄兔脚扑朔，雌兔眼迷离”，可破其疑矣。《主物簿》云：孕环之兔，怀于左腋，毛有文采，至百五十年，

〔1〕治法见上：此句引自《本草纲目》，但前面并未引鹿角霜制法。

环转于脑，能隐形也。王廷相《雅述》云：兔以潦为鳖，鳖以旱为兔。荧惑[1]不明，则雉生兔。

肉 八月至十月可食，为羹益人。

辛，平，无毒。主治：补中益气，热气湿痹，止渴健脾，凉血解热毒，利大肠。炙食，压丹石毒。腊月作酱食，去小儿豌豆疮。

妊娠不可食，令子缺唇。不可合鸡肉及肝心食，令人面黄。合獭肉食，令人病遁尸。与姜橘同食，令人心痛、霍乱。又不可同芥食，久食绝人血脉，损元气阳事，令人痿黄，伤人神气。兔死而眼合者，杀人。刘纯《治例》云：反胃结肠，甚者难治，常食兔肉则便自行。又可证其性之寒利矣。

附方：消渴羸瘦，用兔一只，去皮、爪、五脏，以水一斗半煎稠，去滓澄冷，渴即饮之。极重者不过二兔。

兔血 咸，寒，无毒。主治：凉血活血，解胎中热毒，催生易产。

附方：心气痛，用腊兔血和茶末四两，乳香末二两，捣丸芡子大，每温醋化服一丸，又方，腊月八日取活兔血和面，丸梧子大，每白汤下二十一丸。

肝 眼科书云：兔肝能泻肝热，盖兔目瞭而性冷故也。

主治：目暗，明目补劳，治头旋眼眩，和决明子作丸服，甚明目。

附方：风热目暗，肝肾气虚，风热上攻，目肿暗，用兔肝一具，米三合，和豉汁，如常煮粥食。

黄鼠

一名礼鼠，一名拱鼠，一名鼲鼠，一名貔狸。《百感录》云：西北有兽类黄鼠，短喙无目，性狡，善听闻人足音，辄逃匿，不可卒得。土人呼为瞎撞，亦黄鼠类也。

肉 甘，平，无毒。主治：润肺生津，膏贴疮肿，解毒止痛。多食发疮。

附方：《经验良方》有灵鼠膏，云：治诸疮肿毒，去痛退热。用大黄鼠一个，清油一斤，慢火煎焦，水上试油不散，乃滤滓澄清。再煎，次入炒紫黄丹五两，柳枝不住搅匀，滴水成珠，下黄蜡一两，熬黑乃成。去火毒三日，如常摊贴。

造饮食诸方

造猪蹄法：用前膀蹄三四斤，不用后腿者，以其肉不活也。取来水泡洗，用刀刮去皮上涎水净，下锅煮极烂。取出，镊净毛。用原汤，加新白鲞，笋尖，木耳切丝，山药切细片，同鲞再煮，加切碎短白菜，同用。此易牙[2]法也。不用姜，量肉多少，加囫囵花椒用。

造肉鲊法：腊月内用生猪肉不拘多少，切成二指长条，用油、盐拌均，盐多些，收坛内，再浇油于内。过年到二三月取出蒸用，香美不可言。

造牛脯法：牛肉数斤，酱油一斤，酒二两，大料五钱，小茴香一钱，花椒五钱，葱蒜整用，勤转动肉，烂为度。

---

〔1〕惑：原作“或”，据《本草纲目》改。

〔2〕易牙：古代传说中的烹饪大师。

炒干粮法：白面，用盐水与花椒水和，面要硬，刀切成条，晾干皮，将麸子先下锅炒糊，后下面料，炒熟。去了麸子，可用两三个月。

鳞 部

鳞属皆卵生，而蝮蛇胎产。水族皆不瞑，而河豚目眨音鲸[1]。蓝蛇之尾解其头毒，沙鱼之皮还消鲙积。苟非知者，孰能察之。

鲤鱼

为诸鱼之长，惟此最佳，故为食品上味。

甘，平，无毒。主治：上气咳嗽喘促，治怀妊身肿及胎气不安。煮食，治咳逆、黄疸，止渴，治水肿脚满，下气，下水气，利小便。作鲙温补，去冷气，痃癖气块，横关伏梁，结在心腹。烧末，能发汗，定气喘咳嗽，下乳汁，消肿。米饮调服，治大人、小儿暴痢。用童便浸煨，止反胃及恶风入腹。

鲤脊上两筋及黑血有毒，溪涧中者毒在脑，俱不可食。凡炙鲤鱼，不可使烟入目，损目光，三日内必验也。天行病后下痢及宿癥，俱不可食。服天门冬、朱砂人不可食。不可合犬肉及葵菜食。

鱼子 合猪肝食害人。

石首鱼

一名黄花鱼，干者名鲞鱼鲞音想，亦作鲞。生东南海中，其形如白鱼，扁身弱骨，细鳞，黄色如金，首有白石二枚，莹洁如玉。至秋化为冠凫，即野鸭有冠者也。腹中白鳔可作胶。《临海异物志》云：小者踊水，其次名春来。

肉 甘，平，无毒。主治：合莼菜作羹，开胃益气。

鲞 主治：消宿食，主中恶，鲜者不及。炙食，能消瓜成水，治暴下痢及卒腹胀不消。陆文量《菽园杂记》云：痢疾最忌油腻生冷，惟白鲞宜食。此说与本草主下痢相合，盖鲞饮咸水而性不热，且无脂不腻，故无热中之患，而消食理肠胃也。

勒鱼

干者，谓之勒鲞。

肉 甘，平，无毒，主治：开胃暖中，作鲞尤良。

鲥鱼

不宜烹煮，惟以笋、苋、芹、荻之属，连鳞蒸食乃佳，亦可糟藏之。

肉 甘，平，无毒。补虚劳。

附方：烫火伤，用蒸鲥鱼油以瓶盛埋土中，取涂，甚效。

〔1〕鲸：原作“眨”，据《本草纲目》改。

鲳鱼

昌，美也，以味名。或云：鱼游于水，群鱼随之，食其涎沫，有类于娼，故名。闽人讹为鲶鱼。广人连骨煮食，呼为狗瞌睡鱼。

肉 甘，平，无毒。主治：令人肥健，益气力。

腹中子有毒，令人痢下。

鲫鱼

一名鲋鱼音附。鲫喜偎泥，不食杂物，故能补胃。冬月肉厚子多，其味尤美。郦道元《水经注》云：蕲州广齐青林湖鲫鱼大二尺，食之肥美，辟寒暑。东方朔《神异经》云：南方湖中多鲫鱼，长数尺，食之宜暑而辟风寒。《吕氏春秋》云：鱼之美者，有洞庭之鲋。观此，则鲫为佳品，自古尚矣。

肉 甘，温，无毒。主治：温中下气，止下痢肠痔。夏月热痢有益，冬月不宜。合五味煮食，主虚羸。合莼作羹，主胃弱不下食，调中益五脏。合茭首作羹，主丹石发热，涂恶核肿毒不散及疮。同小豆捣，涂丹毒。烧灰和酱汁，涂诸疮十年不瘥者。以猪脂煎灰服，治肠痈。合小豆煮汁服，消水肿。炙油，涂妇人阴疳诸疮，杀虫止痛。酿白矾烧研饮服，治肠风血痢。酿硫黄研，酿五倍子研，酒服，并治下血。酿茗叶煨服，治消渴。酿胡蒜煨研饮服，治膈气。酿绿矾研饮服，治反胃。酿盐花烧研，掺齿疼。酿当归烧研，揩牙，乌髭，止血。酿砒烧研，治急疳疮。酿白盐煨研，搽骨疽。酿附子炙焦同油，涂头疮白秃。

多食亦能动火，和蒜食，少热。同砂糖食，生疳虫；同芥菜食，成肿疾；同猪肝、鸡肉、雉肉、鹿肉、猴肉食，生痈疽；同麦门冬食，害人。

附方：鹘突羹，治脾胃虚冷不下食。以鲫鱼半斤切碎，用沸豉汁投之，入胡椒、莳萝、干姜、橘皮等末，空心食之。

子 主治：调中，益肝气。

忌猪肝。

鲂鱼

音房。其色青白，腹内有肪，味最腴美。其性宜活水，故《诗》云：岂其食鱼，必河之鲂。俚语云：伊落鲤鲂，美如牛羊。

肉 甘，温，无毒。主治：调胃气，利五脏。和芥食之，能助肺气，去胃风，消谷。作鲙食之，助脾气，令人能食。作羹臛食，宜人，功与鲫同。

疳痢人勿食。

鲈鱼

《南郡记》云：吴人献淞江鲈鲙于隋炀帝。帝曰：金齑玉鲙，东南佳味也。

肉 甘，平，有小毒。主治：补五脏，益筋骨，和肠胃，治水气，益肝肾，安胎补中。多食宜人，作鲙尤佳，作鲊尤良，曝干甚香美。

禹锡曰：多食发痃癖、疮肿，不可同奶酪食。李廷飞云：肝不可食，剥人面皮。中鲈鱼毒者，芦根汁解之。

银鱼

一名鲙残鱼。时珍曰：出苏淞、浙江，大者长四五寸，身圆如箸[1]，洁白如银，无鳞。清明前有子，食之甚美。清明后子出而瘦，但可作鲊腊耳。

甘，平，无毒。主治：作羹食，宽中健胃。

鱊鱼

音聿。一名春鱼。作腊，名鹅毛脡。按：段公路《北户录》云，广之恩州出鹅毛脡，用盐藏之，其细如毛，其味绝美。郭义恭所谓“武阳小鱼，大如针，一斤千头，蜀人以为酱”者也。又《一统志》云：广东阳江县出之，即鱊鱼儿也。然今兴国州诸处亦有之，彼人呼为春鱼。云：春月自岩穴中随水流出，状似初化鱼苗，土人取收，曝干为脡，以充苞苴，食以姜醋，味同虾米。或云：即鲤鱼苗也。

鳗鲡鱼

一名白鳝，又名蛇鱼。干者名风鳗。

甘，平，有毒。

鳝鱼

一名黄䱇。甘，大温，无毒。主治：补中益血，疗瀋唇，补虚损，补气，补五脏，逐十二风邪，妇人产后恶露淋沥，血气不调，羸瘦，止血，除腹中冷气，腹肠鸣及湿痹气。

黑者有毒。宗奭曰：动风气，多食令人霍乱。曾见一郎官食此，吐利几死也。时珍曰：按，《延寿书》云，多食发诸疮，亦损人寿。大者有毒，杀人。不可合犬肉、犬血食之。

泥鳅

一名鳛鱼音酋。闽广人劙去脊骨，作臛食甚美。《相感志》云：灯心煮鳛甚妙。

甘，平，无毒。主治：暖中益气，醒酒，解消渴。同米粉煮羹食，调中收痔。

不可合白犬血食。一云凉。

鳣鱼

音邅。其居也，在矶石湍流之间；其食也，张口接物，听其自入，食而不饮，蟹鱼多误入之。昔人所谓“鳣鲔岫居”，世俗所谓“鲟鳇鱼吃自来食”是矣。其小者，近百斤；其大者，长二三丈，至一二千斤。味极肥美，楚人尤重之。

甘，平，有小毒。主治：利五脏，肥美人。

多食难克化，发气动风，发疮疥。和荞麦食，令人失音。时珍曰：服荆芥药不可食。

鲟鱼

甘，平，无毒。主治：补虚益气，令人肥健。煮汁饮，治血淋。

诜曰：有毒，味虽美而发诸药毒，动风气，发一切疮疥。久食令人心痛、腰痛。

〔1〕箸：原作“筋”，据《本草纲目》改。

服丹石人忌之。勿与干笋同食，发瘫痪风。小儿食之，成咳嗽及癥瘕。

鳀鱼

音偃。一名鲇鱼，一名鳀鱼音夷。古曰鳀，今曰鲇。北人曰鳀，南人曰鲇。凡食鲇，先割翅下悬之，则涎自流尽，不黏滑也。

甘，温，无毒。主治：百病。作臛补人，疗水肿，利小便。

无鳞，寒而有毒，非佳品也。勿多食。赤目、赤须、无腮者，并杀人。不可合牛肝食，令人患风噎。涎不可合鹿肉食，令人筋甲缩。涎不可合野猪肉食，令人吐泻。时珍曰：肉反荆芥。

附方：口眼㖞斜，用活鲇鱼切尾尖，朝吻贴之，即正。

鳑鱼

音啼。一名人鱼。荆州临沮青溪多有之，似鳀而有四足，声如小儿，其膏燃[1]之不消耗，秦始皇骊山冢中所用人鱼[2]膏是也。徐铉《稽神录》云：谢仲玉者，见妇人出没水中，腰已下皆鱼，乃人鱼也。又《徂异记》云：查道奉使高丽，见海沙中一妇人，肘后有红鬣，问之曰：人鱼也。此二者乃名同物异，非鳑，鲵也。

甘，有毒。主治：食之疗瘕疾，无蛊疾。

鲵鱼

音倪。生山溪中，似鲇，有四足，长尾，能上树。大旱，则含水上山，以草叶覆身，张口，鸟来饮水因吸食之。声如小儿啼。

甘，有毒。主治：食之已疫疾。

河豚鱼

一名鯸鱼一作鲑，一名嗔鱼。时珍曰：豚，言其味美也。今吴越最多，彼人春月甚珍贵之，尤重其腹腴，呼为西施乳。

甘，温，无毒。主治：补虚，去湿气，理腰脚，去痔疾，杀蛊。三月后则为斑鱼，毒最甚，不可食也。河豚有六毒，而云无毒，何也？味虽珍美，修治失法，食之杀人，厚生者宜远之。

海豚鱼

一名鲟鲱音敷沛。海豚生海中，候风潮出没，形如豚，鼻在脑上，作声，喷水直上，百数为群。其子如蠡鱼子，数万随母而行。人取子击水中，其母自来就而取之。江豚生江中，状如海豚而小，出没水上，舟人候之占风。其中有曲脂，点灯照樗蒲即明，照读书工作即暗，俗言懒妇所化也。

咸，腥味如水牛肉，无毒。主治：飞尸、蛊毒、瘴疟，作脯食之。

其骨硬，其肉肥，不中食。

比目鱼

一名鲽音蝶，一名鞋底鱼。《尔雅》所谓“东方有比目鱼，不比不行，其名曰

---

〔1〕燃：原作“然”，据文义改。

〔2〕鱼：原脱，据《本草纲目》补。

鰈”是也。段氏《北户录》谓之鰜音兼，《吴都赋》谓之魪音介，《上林赋》谓之鲑音墟。

甘，平，无毒。主治：补虚益气力，多食动气。

乌贼鱼

干者名鲞。

肉 酸，平，无毒。味珍美。主治：益气强志，益人，通月经。动风气。

骨 名海螵蛸。

章鱼

一名章举。章鱼生南海，形如乌贼而大，八足，身上有肉。闽粤人多采鲜者，姜醋食之，味如水母。韩退之所谓“章举马甲柱，斗以怪自呈”者也。石距亦其类，身小而足长，入盐烧食极美。

甘、咸，寒，无毒。主治：养血益气。

鰕〔1〕

音霞，俗作虾。凡虾之大者，蒸曝去壳，谓之虾米。食以姜醋，馔品所珍。

甘，温，有小毒。主治：法制壮阳道。煮汁吐风痰，捣膏傅虫疽。

动风热，发疮疥，冷积有病人勿食。生水田及沟渠者有毒，鲊内者尤有毒。以热饭盛密器中作鲊食，毒人至死。无须及腹下通黑，并煮之色白者，并不可食。小儿及鸡狗食之，脚屈弱。

附方：补肾兴阳，用虾米一斤，蛤蚧二枚，茴香、蜀椒各四两。并以青盐化酒炙炒，以木香粗末一两和匀，乘热收新瓶中密封。每服一匙，空心盐酒嚼下，甚妙。

宣吐风痰，用连壳虾半斤，入葱、姜、酱煮汁。先吃虾，后吃汁，紧束肚腹，以翎探引取吐。

海虾

一名红虾，一名鰝音浩。时珍曰：按，段公路《北户录》云，海中大红虾，长二尺余，头可作杯，须可作簪、杖，其肉可为鲙，甚美。闽中有五色虾，亦长尺余，彼人两两干之，谓对虾，以充上馔。

甘，平，有小毒。同猪肉食，令人多唾。

鲍鱼

一名薨鱼《礼记》音考，一名萧折鱼，一名乾鱼。时珍曰：鲍，即今之乾鱼也。鱼之可包者，故字从包。《礼记》谓之薨，《魏武食制》谓之萧折，皆以萧蒿而成故也。其淡压为腊者曰淡鱼、曰鳙鱼音搜；以物穿风干者曰法鱼、曰鲅鱼音怯；其以盐渍成者曰腌鱼、曰咸鱼、曰鲍鱼音叶、曰鲸鱼音蹇，今俗通呼曰乾鱼。旧注混淆不明，今并消正于下。

肉 辛，臭，温，无毒。

〔1〕鰕：同“虾”。

妊妇食之，令子多疾。

海蛇

音诧。俗作海折，《异苑》名石镜也。蛇生东南海，状如血衃，大者如床，小者如斗，无眼目腹胃，以虾为目，虾动蛇沉，故曰水母目虾。亦犹蛩蛩之与駏驴也。炸出，以姜醋进之。其厚者谓之蛇头，味更胜。生熟皆可食，腌之良，海人以为常味。

咸，温，无毒。主治：疗河鱼之疾。

介　部

团鱼

一名鳖。《类从》云：鼍一鸣而鳖伏，性相制也。又畏蚊，生鳖遇蚊叮则死，死鳖得蚊煮则烂，而熏蚊者复用鳖甲，物性报复如此异哉。凡食鳖者，宜取沙河小鳖，斩头去血，以桑灰汤煮熟，去骨甲，换水再煮，入葱、酱作羹膳食，乃良。其胆味辣，破入汤中，可代椒而辟腥气。鳖肉主聚，鳖甲主散，食鳖剉甲少许入之，庶几稍平。

肉　甘，平，无毒。主治：伤中。益气，补不足，去血热，补虚，补阴。作臛食，治久痢，长髭须。作丸服，治虚劳，痃癖，脚气。常食之，治妇人漏下五色，羸瘦，带下，血瘕，腰痛。

久食性冷损人。《礼记》"食鳖去丑"，谓颈下有软骨如龟形者也，食之令人患水病。凡鳖之三足者、赤足者独目者、头足不缩者、其目四陷者、腹下有王字卜字文者、腹有蛇文者，是蛇化也。在山上者名旱鳖，并有毒杀人，不可食。忌猪、兔、鸭肉、鸡子、苋菜、芥子、薄荷。妊妇食鳖，令子短项。

蟹

一名螃蟹音蟹。凡蟹生烹、盐藏、糟收、酒浸、酱汁浸，皆为佳品。但久留易沙，见灯亦沙。得椒易膩[1]。得皂荚，或蒜，及韶粉，可免沙膩。葱及五味子同煮，则色不变。藏蟹名曰蝑蟹音泻。

咸，寒，有小毒。主治：胸中邪气，热结痛，㖞僻面肿，解结散血，愈漆疮，养筋益气，散诸热，治胃气，理经脉，消食。以醋食之，利肢节，去五脏中烦闷气，益人。以酒食之，治产后肚痛血不下者。去壳同黄捣烂，微炒，能续断绝筋骨，纳入疮中，筋即连也。

娠妇食之，令子横生。此物极动风，风疾人不可食，屡见其事。不可同柿及荆芥食，发霍乱动风，木香汁可解，详柿下。未被霜甚有毒。独螯独目、两目相向、六足四足、腹下有毛、腹中有骨头、背有星点足斑、目赤者，并不可食，有毒害人，冬瓜

〔1〕膩：原作"脏"。

汁、紫苏汁、蒜汁、芦根汁，皆可解之。

鲎鱼

音后。生南海，大小皆牝牡相随，牝无目，得牡始行。雄小雌大，雌常负雄，失其雌，则雄即不动。故闽人婚礼用之，南人以肉作鲊酱。

肉 辛、咸，平，微毒。主治：治痔，杀虫。

多食发嗽及癣。小者名鬼鲎，食之害人。

蛤蜊

生东南海中，白壳紫唇，大二三寸者，闽浙人以其肉充海错，亦作为酱醯[1]。其壳火煅作粉，名曰蛤蜊粉也。

肉 咸，冷，无毒。主治：润五脏，止消渴，开胃，治老癖为寒热。煮食，醒酒及治妇人血块。

此物性虽冷，乃与丹石人相反，食之令腹结痛。

蛏

乃海中小蚌也。闽粤人以田种之，候潮泥壅沃，谓之蛏田，呼其肉为蛏肠。

肉 甘，温，无毒。主治：补虚，主冷痢，煮食之。去胸中邪热烦闷，饭后食之。与服丹石人相宜，治妇人产后虚损。天行病后不可食。

淡菜

一名海蜌音陛，一名东海夫人。生东南海中，似珠母，一头小，中衔少毛，味甘美，南人好食之。常时烧食即苦，不宜人。与少米先煮熟，后除去毛，再入萝卜，或紫苏，或冬瓜同煮即更妙。虽形状不典，而甚益人。有生海藻上，故治瘿，与海藻同功。

甘，温，无毒。主治：虚劳伤惫，精血衰少及吐血，久痢肠鸣，腰痛疝瘕，妇人带下，产后瘦瘠，产后血结，腹内冷痛。治癥瘕，润毛发，治崩中带下，烧食一顿令饱。煮熟食之，能补五脏，益阳事，理腰脚气，能消宿食，消瘿气，除腹中冷气痃癖，亦可烧汁沸出食之。

多食令人头目闷暗，发丹石，令人肠结。久食脱人发。

虫　部

蜂蜜

崖蜜别是一蜂，如陶所说，出南方崖岭间，房悬崖上，或土窟中，人不可到，但以长竿刺令蜜出，以物承取，多者至三四石。味酽，色绿，入药胜于凡蜜。张华《博物志》云：南方诸山幽僻处，出蜜蜡。蜜蜡所着，皆绝崖石壁，非攀缘所及。惟于山

〔1〕醯：即醋。

顶以蓝举悬下，遂得采取。蜂去，余蜡在石，有鸟如雀，群来吸之殆尽，名曰灵雀。至春，蜂[1]归如旧，人亦占护其处，谓之蜜塞，此即石蜜也。颂曰：食蜜亦有两种：一在山林木上作房，一在人家作窠、槛收养之。蜜皆浓厚味美。近世宣州有黄连蜜，色黄，味小苦，主目热。雍洛间有梨花蜜，白如凝脂。亳州太清宫有桧花蜜，色小赤。柘城县有何首乌蜜，色更赤。并蜂采其花作之，各随花性之温凉也。陈藏器所谓灵雀者，小鸟也。一名蜜母，黑色，正月则至崖石间，寻求群蜂随之也。南方有之。时珍曰：蜂蜜，生凉熟温，不冷不燥，得中和之气。

甘，平，无毒。主治：心腹邪气，诸惊痫痓，安五脏诸不足，益气补中，调脾胃，养脾气，和营卫，通三焦，除众病及心烦，饮食不下，止肠澼，肌中疼痛，牙齿疳䘌，唇口疮，目肤赤瘴，明耳目，杀虫解毒，和诸药。久服强志轻身，面如花红，不饥不老，延[2]年神仙。

时珍曰：多食生湿热虫䘌，小儿尤当戒之。思邈曰：七月勿食生蜜，令人暴下霍乱。青赤酸者，食之心烦，不可与生葱、莴苣同食，令人利下。食蜜饱后不可食鲊，令人暴亡。

附方：治卒心痛及赤白痢，水作蜜浆，顿服一碗止；或以姜汁同蜜各一合，水和顿服。

治心腹血刺痛及赤白痢，同生地黄汁各一匙服，即下。

面上[3]皯点，取白蜜和茯苓末涂之，七日便瘥也。

蛙

四月食之最美，五月渐老，可采入药。《考工记》云：以脰鸣者，蛙黾之属。农人占其声之早晚大小，以卜丰歉。故唐人章孝标诗云：田家无五行，水旱卜蛙声。蛙亦能化为鴽，见《列子》。

甘，寒，无毒。主治：利水消肿。烧灰，涂月蚀疮。馔食，解劳热，调疳瘦，补虚损，尤宜产妇。捣汁服，治虾蟆瘟病，治小儿赤气，肌疮脐伤，止痛，气不足，热疮。杀尸疰病虫，去劳劣，解热毒。

按：《延寿书》云，蛙骨热，食之小便苦淋。妊娠食蛙，令子寿夭。小蛙食多，令人尿闭，脐下酸痛，有至死者，擂车前水饮可解。吴瑞曰：正月出者名黄蛤，不可食。

附方：毒痢噤口，水蛙一个，并肠肚捣碎，瓦烘热，入麝香五分，作饼，贴脐上，气通，即能进食也。

时行面赤项肿，名蛤蟆瘟，以金线蛙捣汁，水调，空腹顿饮，极效。

〔1〕蜂：原脱，据《本草纲目》补。
〔2〕延：原作“廷”，据《本草纲目》改。
〔3〕上：原作“下”，据《本草纲目》改。

校后记

《上医本草》四卷，为明代赵南星所辑，刊于 1620 年，是一部关于食养食治的专著。

一、作者与成书

作者赵南星，生于 1550 年，卒于 1627 年，高邑（今河北高邑）人。字梦白，号侪鹤，别号清都散客。赵氏为明代万历二年（1574 年）进士，初授汝宁推官，迁户部主事，太常少卿。曾遭魏忠贤党徒弹劾，谪戍代州（今山西代县）。最后，以考功郎中致仕。

据赵氏《上医本草》自序称，他曾于万历丙辰（1616 年）冬得病，至第二年则大病绵连。因多所更医，服药过多而杂，而损伤脾胃，至于戊午（1618 年）之秋，遂不能用药。因此，撷取李时珍所著《本草纲目》中所载谷蔬食治之类，择其有益者用之，根据自身情况而加减增损。并根据书中所言禁忌调理日常饮食。至庚申年（1620 年）春夏之间，其病大愈，因此深感于“饮食之于养生大矣”。

出于自身得病而经食治愈的经历，赵氏对《内经》“上工不治已病，治未病”的思想有着深刻的理解，他认为“治之未病，在乎节饮食”，而“养之不善，以至于有病”。于是，将李时珍《本草纲目》中关于饮食养生与防病治病的内容，辑为此书。名为《上医本草》，刊于泰昌元年（1620 年）。

赵氏医学著作除《上医本草》外，尚著有《赵忠毅集》《味檗斋文集》《芳茹园乐府》《史韵》《学庸正说》《笑赞》等文史书籍。

二、主要内容与特点

《上医本草》全书四卷，共分十部，载食物药凡 227 种，去除重复的 7 种，实际上为 220 种。其中，水部 12 种，谷部 27 种，造酿部 39 种（除去与果部黄橘皮重复之陈皮，为 38 种），果部 36 种（除去与造酿部重复之杏，为 35 种），菜部 64 种（除去与造酿部重复之秦椒、胡椒、大茴香、小茴香、生姜 5 种，为 59 种），禽部 7 种，兽部 7 种，鳞部 27 种，介部 6 种，虫部 2 种。

虽然各种药物所摘录内容详略不同，但大致都包括了 3 个方面的内容：其一，药物来源、鉴别及采集、炮制；其二，性味、主治、功效与禁忌；其三，附方。其理论虽然主要来自于李时珍的《本草纲目》，但其选择真正注意到了百姓日常饮食所用，并明显偏向于植物食品，223 种食品中，动物类只占 49 种。尤其是禽兽类，各只选了 7 种，其他食物书中常见的山禽野兽类，如仙鹤、孔雀、老虎、狐狸之类，一概未选。这是此书最为鲜明的特点。

此书在内容的选择上，未能摆脱文人辑书注重格物与涉奇的特点，费了很大的笔墨，放在品种来源鉴别及传奇方面。如“果部·梨”条下，以大量的文字记载了多个传奇故事。

“唐武宗有此疾，百药不效。青城山邢道人以此梨绞汁进之，帝疾遂愈，复求之不可得。常山郡忽有一株，因缄封以进帝。多食之，解烦躁，殊效。岁久木枯，不复有种，今人不得而用之矣。魏文帝诏云：直定御梨大如拳，甘如蜜，脆如菱，可以解烦释悁。辛氏《三秦记》云：含消梨大如五升器，坠地则破，须以囊承取之，汉武帝尝种于上苑。此又梨之奇品也。《物类相感志》言：梨与萝卜相间收藏，或削梨蒂种于萝卜上藏之，皆可经年不烂。今北人每于树上包裹，过冬乃摘，亦妙。慎微曰：孙光宪《北梦琐言》云，有一朝士见奉御梁新，诊之，曰：风疾已深，请速归去。复见鄜州马医赵鄂诊之，言与梁同，但请多吃消梨，咀龁不及，绞汁而饮。到家旬日，唯吃消梨，顿爽也。按：《类编》云，一士人状若有疾，厌厌无聊，往谒杨吉老，诊之。杨曰：君热证已极，气血消铄，此去三年，当以疽死。士人不乐而去。闻茅山有道士，医术通神而不欲自鸣，乃衣仆衣，诣山拜之，愿执薪水之役，道士留置弟子中。久之，以实白道士。道士诊之，笑曰：汝便下山，但日日吃好梨一颗，如生梨已尽，则取干者泡汤，食滓饮汁，疾自当平。士人如其戒，经一岁复见吉老。见其颜貌腴泽，脉息和平，惊曰：君必遇异人，不然，岂有痊理？士人备告吉老。吉老具衣冠，望茅山设拜，自咎其学之未至。此与《琐言》之说仿佛，观夫二条，则梨之功，岂小补哉？”

而言至其性味功效：“甘、微酸，寒，无毒。主治：热嗽，止渴。切片贴汤火伤，止痛不烂。”区区 20 余字而已，与医家的视角有着明显的不同。

正如作者在自序中所云：“其所引诸书，亦间采之，以资虞玩，吝于思虑，未暇袯饰厥文也。”其采撷《本草纲目》的主治内容，大多删除了原书出处，而将之内容集中一处，因此，常有语意欠通之憾。如“鳞部·河豚鱼”条下：“甘，温，无毒。主治：补虚，去湿气，理腰脚，去痔疾，杀蛊。三月后则为斑鱼，毒最甚，不可食也。河豚有六毒，而云无毒，何也？味虽珍美，修治失法，食之杀人，厚生者宜远之。”由于删除了原书出处，前云“甘温无毒”，后又云“河豚有六毒，而云无毒，何也？”读来前后语意不能一气贯通。

此外，本书在“造酿部·大豆豉”条之后，收入 16 味制作大豆豉时所用香料药，以致于在菜部形成重复。其中，大茴香、小茴香、生姜三味，作者在菜部只给出了名称，而注曰：“见豆豉方下，造酿部内。”而实际上，重复的不止此三味，另有：陈皮，与“果部·橘”条下“黄橘皮”重复；杏实，与“果部·杏”重复；花椒，与“菜部·秦椒”重复；胡椒，在“造酿部”与“菜部”重出。文字虽小有不同，但只是分次选择所形成，主体内容基本一样。这与赵氏本人非医药人才，不熟悉药名直接相关。

三、本次校点的相关说明

据《中国中医古籍总目》记载，此书现存有4种刻本。其中，以明泰昌元年（1620年）初刻本为最早。本次校点，以中国中医科学院图书馆藏明泰昌元年初刻本为底本，以北大图书馆藏明刻本为主校本，以明代金陵本《本草纲目》为旁校本。底本刻版有多处散漫不清之处，均据校本补上。原书目录分散各卷之首，校点时将之全部移到书前。

杨金生　屈建峰